J. R. Strub / J. C. Türp / S. Witkowski / M. B. Hürzeler / M. Kern
Curriculum Prothetik, Band I

Curriculum Prothetik

Band I
Geschichte
Grundlagen
Behandlungskonzept
Vorbehandlung

von

Prof. Dr. med. dent. Jörg Rudolf Strub
Dr. med. dent. Jens Christoph Türp
ZTM Siegbert Witkowski, C.D.T.
Abteilung Poliklinik für Zahnärztliche Prothetik
der Albert-Ludwigs-Universität Freiburg

PD Dr. med. dent. Markus Beat Hürzeler
Privatpraxis München

Prof. Dr. med. dent. Matthias Kern
Klinik für Zahnärztliche Prothetik, Propädeutik und Werkstoffkunde
der Christian-Albrechts–Universität Kiel

2., überarbeitete Auflage

Quintessenz Verlags-GmbH

Berlin, Chicago, London, Paris, Barcelona, São Paulo, Tokio,
Moskau, Prag und Warschau

Die Deutsche Bibliothek - CIP-Einheitsaufnahme

Curriculum Prothetik/von Jörg Rudolf Strub ... - Berlin;
Chicago; London; Paris; Barcelona; São Paulo; Tokio; Moskau;
Prag; Warschau: Quintessenz-Verl.
   ISBN 3-87652-522-5 (1. Aufl.)
   ISBN 3-87652-532-2 (2. Aufl.)

Bd. I. Geschichte, Grundlagen, Behandlungskonzept,
Vorbehandlung. - 2. Aufl. - 1999
   ISBN 3-87652-527-6

2. Auflage

Copyright © 1999 by Quintessenz Verlags-GmbH, Berlin

Dieses Werk ist urheberrechtlich geschützt. Jede Verwertung
außerhalb der engen Grenzen des Urheberrechtsgesetzes ist
ohne Zustimmung des Verlags unzulässig und strafbar. Das
gilt insbesondere für Vervielfältigungen, Übersetzungen,
Mikroverfilmungen und die Einspeicherung und Verarbeitung
in elektronischen Geräten.

Druck und Bindearbeiten: WB-Druck GmbH & Co., Rieden am Forggensee
Printed in Germany

ISBN 3-87652-532-2   (Band I-III)
ISBN 3-87652-527-6   (Band I)
ISBN 3-87652-528-4   (Band II)
ISBN 3-87652-529-2   (Band III)

Die Autoren dieses Buches

Prof. Dr. med. dent. *Jörg Rudolf Strub*
Ärztlicher Direktor der
Abteilung Poliklinik für Zahnärztliche Prothetik
Universitätsklinikum Freiburg

Dr. med. dent. *Jens Christoph Türp*
Abteilung Poliklinik für Zahnärztliche Prothetik
Universitätsklinikum Freiburg

ZTM *Siegbert Witkowski,* C.D.T.
Laborleiter der
Abteilung Poliklinik für Zahnärztliche Prothetik
Universitätsklinikum Freiburg

Dr. med. dent. *Markus Beat Hürzeler*
Institut für Parodontologie und Implantologie, München
Clinical Assistant Professor, Department of Stomatology,
Division of Periodontics, University of Texas, Houston

Prof. Dr. med. dent. *Matthias Kern*
Ärztlicher Direktor der Klinik für Zahnärztliche Prothetik,
Propädeutik und Werkstoffkunde
der Christian-Albrechts-Universität Kiel

unter Mitarbeit von:
PD Dr. med. dent. *Kurt Werner Alt*
Institut für Humangenetik und Anthropologie
der Albert-Ludwigs-Universität Freiburg

Prof. Dr. rer. nat. *Heinrich Friedrich Kappert*
Leiter der Zentralen Forschungseinrichtung
Experimentelle Zahnheilkunde
Universitätsklinikum Freiburg

Geleitwort zur 1. Auflage

Das in der prothetischen Abteilung der Universitäts-Kieferklinik Freiburg unter Leitung und Federführung von Prof. Jörg Strub zusammengestellte dreibändige *Curriculum Prothetik* stellt ein Novum unter den prothetischen Lehrbüchern dar. Während sich die Fachbücher der letzten Jahre zunehmend auf Spezialbereiche der „klassischen" Teilgebiete der Zahn-, Mund- und Kieferheilkunde konzentrierten, werden im vorliegenden Lehrbuch alle im Rahmen einer prothetischen Behandlung relevanten Fragestellungen abgehandelt und für den Leser verständlich und verdichtet angesprochen. Der Schwerpunkt liegt dabei auf Themenkreisen, die für den Studenten und den praktisch tätigen Zahnarzt von primärer Bedeutung sind.

Zwar war und ist der Trend zur Spezialisierung innerhalb der Zahnheilkunde nicht aufzuhalten und aufgrund der rasanten Weiterentwicklung unseres Faches auch logisch, der Schlüssel für den angestrebten Behandlungserfolg liegt jedoch trotz aller Spezialkenntnisse in einer umfassenden und auf die Gesamtsanierung ausgerichteten Behandlungsweise.

Beispielhaft soll hier genannt sein, daß der rekonstruktiv tätige Zahnarzt in vielen Fällen den prothetischen Ersatz auf zunächst parodontal oder endodontisch erkrankten Pfeilern abstützen muß; die in dieser Hinsicht sachgerechte und fachkundige Vorbehandlung stellt somit die Grundlage einer jeden prothetischen Behandlung dar. Auch die Hygienephase und damit der Aufbau einer – falls nicht vorhanden – exakten Mundhygiene des zu behandelnden Patienten wird heute in der präprothetischen Phase kontrollierter und ernster durchgeführt als noch vor 10 oder 20 Jahren. Zunehmend bildet eine mehr biologisch geprägte Denkweise die Basis für eine umfassende prothetische Sanierung, wobei der nach neuesten werkstoffkundlichen Erkenntnissen technisch perfekt hergestellte Zahnersatz letztlich nur den Endpunkt einer Vielzahl zahnärztlicher Maßnahmen darstellt.

Die von Prof. Strub geleitete Abteilung für Zahnärztliche Prothetik am Klinikum der Universität Freiburg bemüht sich seit Jahren in praktisch-klinischen Kursen für Zahnärzte und Studenten sowie in entsprechenden Publikationen um Darstellung eines logischen synoptischen Behandlungskonzepts. Das hier zusammengestellte Werk stellt schwerpunktmäßig eine Zusammenfassung der dort angesprochenen und diskutierten Probleme und Fragestellungen dar und ist somit praxisrelevant und aktuell.

Für den Leser bietet es den Vorteil, nicht in verschiedenen Büchern, in mehr oder weniger spezialisierten Darstellungen, sondern in Kürze und auf das Wesentliche beschränkt, praktisch alle anfallenden Fachfragen und therapeutischen Zielsetzungen prothetischer Sanierungen dargestellt zu finden. Entsprechende Literaturhinweise eröffnen, falls erwünscht und notwendig, zusätzliche Informationen. Die Konzeption dieses Werks ist zeitnah und zukunftsorientiert. Bleibt nur noch, dieser neuen Form eines prothetischen Lehrbuchs viel Erfolg und weite Verbreitung zu wünschen.

Prof. Dr. Dr. H. Spiekermann, Aachen

Geleitwort zur 1. Auflage

Wie jede ärztliche Diziplin ist die zahnärztliche Prothetik in einen historischen Hintergrund eingebettet und mit den anatomischen Grundlagen des Faches fest verbunden. Das vorliegende Werk spannt einen weiten Bogen von der historischen Entwicklung der zahnärztlichen Prothetik bis hin zu den psychologischen Aspekten des Zahnverlusts und der prothetischen Rehabilitation. Dabei wird der Student mit einem Gesamtsystem der oralen Rehabilitation vertraut gemacht, welches die Versorgung mit Zahnersatz sinnvoll einschließt.
Jede prothetische Versorgung stellt für den Patienten einen mehr oder minder großen Eingriff in das orofaziale System dar. Dabei ist es mit dem Zahnersatz allein nicht getan. Die geplante und sachgerechte Vorbereitung des Kauorgans auf die eigentliche prothetische Therapie hat für den Erfolg oder den Mißerfolg letztendlich einen mindestens genauso großen Stellenwert wie die Ausführungsform und die Qualität des Zahnersatzes selbst. So werden in dem vorliegenden dreibändigen Werk der Anamnese, der Befundaufnahme und der Planung, besonders aber auch der Vorbehandlung, breiter Raum gewidmet. Nur aus ausführlicher Befunderhebung und Diagnostik sowie sorgfältiger Planung und vollständiger Vorbehandlung kann eine problembezogene und befundgerechte prothetische Therapie erwachsen. Die korrekte Vorbehandlung erfordert aber häufig einen höheren Zeitaufwand als die abschließende prothetische Behandlung selbst. Die Vorbehandlung stellt das Fundament dar, von dessen Qualität all das, was darauf aufbaut, abhängt.
Die prothetische Therapie basiert auch ganz wesentlich auf der Sicherstellung der Mundhygiene. Diese bildet nicht nur die Schlüsselstellung für den Erfolg einer parodontalen Vorbehandlung, sondern ebenso für den Langzeiterfolg des prothetischen Behandlungsmittels. Parodontalprophylaktische Kriterien sind nicht nur im Rahmen der Vorbehandlung zu beachten, sie sind von gleicher Bedeutung bei der provisorischen Versorgung und bei der Gestaltung des Zahnersatzes. Zu beachten ist weiterhin, daß differentialtherapeutische Erwägungen die Kenntnis des gesamten therapeutischen Spektrums erfordern. Dies wird ganz besonders bei der Indikationsstellung für enossale Implantate ersichtlich. Die Indikation für ein Implantat kann nur gestellt werden, wenn das gesamte Spektrum der „konventionellen" Prothetik beherrscht wird.
Mit dem *Curriculum Prothetik* wird ein umfassendes Behandlungskonzept dargestellt, welches die Prothetik in Zusammenschau mit allen zahnärztlichen Nachbardisziplinen sieht. Bei dieser Synopsis werden auch die werkstoffkundlichen und zahntechnischen Zusammenhänge berücksichtigt, ohne deren Kenntnis zahnärztliche Prothetik nicht sachgerecht durchgeführt werden kann. Alle einzelnen prothetischen Behandlungsmittel sind in ein richtungsweisendes Gesamtbehandlungskonzept integriert. Das Autorenteam mit und um J.R. Strub aus Freiburg demonstriert gezielte und konsequent durchgeführte orale Rehabilitation. Dem Werk, derzeitig einzigartig in seiner Konzeption, ist eine weite Verbreitung zu wünschen.

Prof. Dr. K.M. Lehmann, Marburg

Geleitwort zur 1. Auflage

Pflegen Sie in einem Buch auch das Vorwort zu lesen? Ich kaum, und von fast allen, die ich befragen konnte, erhielt ich eine ähnliche Antwort. In diesem Bewußtsein eröffnet sich mir die reizvolle Möglichkeit, relativ unbeachtet über dieses Buch sagen zu können, was ich mir wirklich denke.
Sorgfältig habe ich die Kapitel durchgeblättert und Stichprobe um Stichprobe gezogen. Zunächst vom Alltag gehetzt – ganz ehrlich gesagt –, aber dann langsamer werdend und schließlich mit zunehmendem Vergnügen. Genau dargestellte technische Einzelheiten und glasklar aufgebaute, systematische Behandlungskonzepte nahmen mich in Anspruch. Kompromisse werden nicht gemacht, sondern es wird fundiert und zielstrebig eine Linie vertreten, zu der die Autoren selbst stehen. Offensichtlich auch bei der Behandlung ihrer eigenen Patienten. Ganz bewußt wird die Prothetik so gezeichnet, wie sie schwerpunktmäßig in Freiburg stattfindet. Das ist gut so, denn dieses Buch könnte ja auch Unmut hervorrufen bei jenen, die vergeblich nach irgendwelchen hergebrachten Konzepten suchen oder gar nach dem eigenen exklusiven Behandlungs- oder technischen Verfahren. Man wird sie nicht finden in diesem klaren Buch der Freiburger Schule. Das ist, finde ich, „cool" – um mit den Worten unserer Kinder zu sprechen. Stattdessen überraschen in jedem Kapitel Feinheiten und liebevoll ausgefeilte Details, deren frühere Kenntnis so manchen eigenen Mißerfolg wohl verhindert hätte. Je tiefer Sie eintauchen, geneigter Leser, desto eher werden Sie mir vielleicht dahingehend zustimmen, daß hier eigentlich gar kein Fachbuch vorliegt. Sollen wir es also besser als ein Buch von interdisziplinärem Gehalt unter dem Blickwinkel synoptischer Zahnheilkunde verstehen? Oder könnte es auch mehr sein?
Die Autoren und wir alle wissen, daß die Zahn-, Mund- und Kieferheilkunde des herankommenden 21. Jahrhunderts sich von der heutigen sehr wohl unterscheiden wird. Allgemein-medizinische Aspekte in einer älter gewordenen Population werden dominieren. Der Risikopatient wird der normale Patient sein. Alle Gesundheitsfragebögen, alle Behandlungskonzepte in diesem Buch zielen bereits darauf ab, den Lernenden auf diese Zukunft vorzubereiten und das für jede ärztliche Tätigkeit unentbehrliche allgemein-medizinische Grundwissen konsequent einzubauen. Ich lese aus jedem Kapitel dieses Werks nicht nur die präzisen Darstellungen der Freiburger prothetischen Schule, sondern darüber hinaus das gemeinsame Bekenntnis der Autoren dieses Werks – das Bekenntnis zur umfassenden Rehabilitation unserer Patienten, zum „primum nil nocere" und zur vollen ärztlichen Verantwortlichkeit.

Prof. Dr. K. Gausch, Innsbruck

Geleitwort zur 1. Auflage

Es gibt wohl nur wenige Autoren, die es wagen würden, den gesamten Bereich der zahnärztlichen Prothetik umfassend darzustellen, und zwar so, daß der Student – aber auch der interessierte Praktiker – in diesem schlußendlich auf 3 Bände angewachsenen Werk eine Antwort auf alle prothetischen Fragen finden kann. Einmal keine hyperspezialisierte Diskussion von Einzelproblemen, die dem interessierten Leser das Auffinden der notwendigen Information erschwert, sondern ein synoptisches Werk, welches die Prothetik als Gesamtbereich, aber immer bezogen auf die klinischen Probleme, mit der entsprechenden wissenschaftlichen Begründung zu begreifen versucht. Es ist klar, daß dieses umfangreiche Werk schon aus Kostengründen keine farbigen, sondern möglichst einfache, das Wesentliche deutlich darstellende schwarzweiße Abbildungen enthält, womit auch die einzelnen Probleme klarer und schematischer dargestellt werden konnten. Der Titel „Curriculum" – also ein „Lebenslauf" durch die ganze Prothetik – beschreibt dieses Werk in seinem großen Aufwand und Umfang wirklich am besten. Dem Studenten wird hier das Verständnis für den Gesamtbereich Prothetik enorm erleichtert; der interessierte Praktiker, aber auch der akademisch tätige Lehrer, findet in der Vielfalt dieses komprehensiven Werkes zahlreiche Fakten von größtem Interesse. Wenn eine solche, für den Unterricht hervorragend geeignete Gesamtdarstellung überhaupt geschrieben werden sollte, dann in der hier vorliegenden Form.

Prof. Dr. P. Schärer, M.S., Zürich

Geleitwort zur 1. Auflage

Die zahnärztliche Prothetik hat sich in den letzten zwanzig Jahren aufgrund der Entwicklung neuer Materialien und Behandlungsmethoden und der Gewinnung neuer Erkenntnisse aus der Forschung sehr stark weiterentwickelt. Die zahnärztliche Sanierung unserer Patienten im Rahmen unseres synoptischen Behandlungskonzepts gewinnt, unter Einbeziehung der klassischen Gebiete, wie der festsitzenden, abnehmbaren und kombinierten Prothetik, und unter Berücksichtigung materialkundlicher Aspekte, immer mehr an Bedeutung. Für den Langzeiterfolg sind die Prävention von Erkrankungen des stomatognathen Systems, die präprothetische Vorbehandlung, eine qualitativ hochwertige prothetische Behandlung und eine oft lebenslang andauernde Nachsorge von entscheidender Bedeutung. Nach Zahnverlust ist der aufgeklärte Patient oft nicht mehr nur mit der Wiederherstellung der Kaufunktion und des Kaukomforts zufrieden, sondern es müssen auch ästhetische, phonetische und psychische Aspekte mitberücksichtigt werden. Der optimal informierte, prothetisch tätige Zahnarzt arbeitet heute im Team mit verschiedenen Spezialisten der Medizin, Zahnmedizin, Zahntechnik und zahnärztlichen Prophylaxe (Dentalhygienikerin, Prophylaxehelferin) zusammen. Vor rund drei Jahren wurde mir von Mitarbeitern des Quintessenz-Verlags der Vorschlag gemacht, den Inhalt der Vorlesungen und Seminare, die im Rahmen der Studentenausbildung und Assistentenfortbildung gehalten wurden und werden, zu einem Kompendium zusammenzufassen. Obwohl auf aufwendige Darstellungen bewußt verzichtet worden ist, um den Verkaufspreis in einem erschwinglichen Rahmen halten zu können, sind es dennoch drei Bände geworden. Der Grund liegt in den umfangreichen Lehrinhalten der modernen zahnärztlichen Prothetik und ihren Randgebieten. Die vorliegenden Bände erheben aber nicht den Anspruch, ein Lehrbuch im klassischen Sinne zu sein, welches unter Darlegung des gesamten wissenschaftlichen Hintergrunds das Fach Zahnärztliche Prothetik darstellt, denn in einem solchen Werk würde der Leser mit Recht ein umfangreicheres Literaturverzeichnis erwarten. Die Literaturhinweise in dieser Buchreihe beschränken sich bewußt auf die wichtigsten Publikationen und Lehrbücher, die auch in jeder medizinischen Bibliothek zur Verfügung stehen. Vermittelt werden in dem vorliegenden Kompendium vor allem die Lehrinhalte, die an der Abteilung Poliklinik für Zahnärztliche Prothetik der Albert-Ludwigs-Universität Freiburg vertreten und unterrichtet werden, so daß eine schwerpunktmäßige Auswahl nicht ausbleibt.
Meinen früheren Lehrern und Mentoren Prof.Dr. P. Schärer, Zürich, Prof.Dr.Dr.h.c. H. R. Mühlemann, Zürich, Prof.Dr. N. K. Sarkar, New Orleans, Prof.Dr. H. H. Renggli, Nijmegen, und Prof.Dr. U. C. Belser, Genf, bin ich zu großem Dank verpflichtet, denn sie haben mir die theoretischen Grundlagen und das klinische Rüstzeug mitgegeben, um das synoptische Behandlungskonzept in Lehre und Forschung realisieren zu können. Den Freunden und Mitarbeitern meiner Klinik bin ich für die große Unterstützung und die kritischen Anregungen bei der Herstellung des Manuskripts dankbar. Weiterhin bedanke ich mich bei Herrn cand.med.dent. H. Schulze für die Anfertigung der Zeichnungen, sowie bei der Sekretärin Frau A. Wehrle, dem Verleger Herrn H.-W. Haase und allen Mitarbeitern des Quintessenz-Verlags, Berlin, die dieses Projekt in aufopfernder Art und Weise unterstützt haben.

Es war mir seit längerer Zeit ein Anliegen, den Studierenden der Zahnmedizin eine Darstellung der Grundlagen der synoptischen Zahnmedizin unter spezieller Berücksichtigung der zahnärztlichen Prothetik, der Materialkunde und der Zahntechnik in die Hand zu geben, die so gestaltet ist, wie ich es mir während meines Studiums als unterrichtsbegleitendes Fachbuch gewünscht hätte. Ich würde mich freuen, wenn das Autorenteam diesem Ziel sehr nahe gekommen ist. Es ist zu hoffen, daß das *Curriculum Prothetik* in dieser aktuellen Form nicht nur Studierende der Zahnmedizin anspricht, sondern auch engagierte ZahntechnikerInnen und interessierte ZahnärztInnen.

Freiburg, den 22. Juni 1994   Jörg R. Strub

Geleitwort zur 2. Auflage
Curriculum Prothetik

Im Frühjahr 1998 sind wir von den Mitarbeitern des Quintessenz-Verlages gebeten worden, die zweite Auflage des Curriculum Prothetik vorzubereiten. Da zwischen der ersten und zweiten Auflage nur vier Jahre vergangen sind, läge es nahe, die Buchreihe ohne Änderungen zu veröffentlichen. Auf Anregung unserer StudentInnen und einiger Rezensenten haben wir uns bei der Neuauflage entschlossen, einige Ungereimtheiten zu eliminieren, gewisse Kapitel umfassender zu gestalten und neue Bereiche hinzuzufügen. Zu diesen Überlegungen trug die Beobachtung bei, das sich der Kreis der Leser über die angesprochene Gruppe der Studierenden hinaus erweitert hat und die diskutierten Themen auch niedergelassene ZahnärztInnen und ZahntechnikerInnen angesprochen haben. Damit haben wir zum Teil das in meinem Vorwort vom 22. Juni 1994 erwähnte Ziel erreicht.

Freiburg, im Oktober 1998   Jörg R. Strub

Danksagungen

Zu besonderem Dank sind die Autoren folgenden Personen verpflichtet, ohne deren aktive Mithilfe und konstruktive Verbesserungsvorschläge dieses Lehrbuch in der vorliegenden Form nicht hätte erscheinen können:

Herrn Prof. Dr. *Ralf Radlanski*, Berlin, für die Durchsicht der einführenden anatomisch-prothetischen Grundlagen;

Herrn Prof. Dr. *Gisbert Krekeler*, Freiburg, für seine Mithilfe bei der Gestaltung des Kapitels „Anamnese";

Herrn Prof. Dr. Dr. *J. Düker*, Freiburg, für das Korrekturlesen des Abschnitts „Bildgebende Verfahren" (Kapitel 11);

Herrn Privatdozent *Dr. Dr. Ulrich Teuscher*, Zürich, für seine Hinweise zur kieferorthopädischen Vorbehandlung;

Herrn Zahntechnikermeister *Max Bosshart*, Zürich, und Herrn Zahnarzt *Heinz Mack*, München, für ihre Anmerkungen zum Thema „Artikulatoren";

Herrn Dr. *Frank Einsele*, Freiburg, für den Aufsatz „Implantatmaterialien und ihre Biokompatibilität";

Herrn Oberarzt Dr. *Ralf Kohal*, Freiburg, für die Darstellung des klinischen und labortechnischen Vorgehens bei der Implantation;

Herrn Dr. Dipl.-Psych. *Anton Fabinger* und Herrn Dr. *Johannes Röckl*, Freiburg, für ihre Vorschläge zu den Themengebieten „Maxillofaziale Prothetik" und „Psychologische Aspekte des Zahnverlusts und der prothetischen Rehabilitation";

sowie allen Mitarbeiterinnen und Mitarbeitern der Abteilung Poliklinik für Zahnärztliche Prothetik der Albert-Ludwigs-Universität Freiburg, die durch die Vorbereitung und Durchführung von Seminaren, Vorlesungen und Kursen einen wichtigen Grundstock für die Entwicklung dieses Lehrbuches geschaffen haben.

Ein ganz spezieller Dank gilt Herrn *Henning Schultze*, Freiburg, für die geduldige Ausführung und die künstlerische Gestaltung der Abbildungen. Bedanken möchten wir uns auch bei Frau *Andrea Wehrle*, die einen Großteil der anfallenden Schreibarbeiten ausführte.

Nicht zuletzt möchten wir dem Verleger und allen beteiligten Mitarbeitern des Quintessenz-Verlags, Berlin, Dank sagen für die angenehme und problemlose Zusammenarbeit.

Inhaltsverzeichnis Band I

	Vorworte	**6**
	Danksagungen	**12**
1	**Die historische Entwicklung der zahnärztlichen Prothetik**	**37**
1.1	Einleitung	37
1.2	Heilkunst und Kulturgeschichte	37
1.3	Der kosmetisch-ästhetische Wert der Zähne in Vergangenheit und Gegenwart	40
1.4	Ernährung und Zahnverlust	42
1.5	Die Bedeutung archäologisch-prothetischer Fundobjekte für die medizinhistorische Forschung	43
1.6	Früheste archäologische Quellen zur Zahntechnik aus Ägypten	44
1.7	Zahnersatz zur Zeit der Antike (Etrusker, Phöniker, Griechen, Römer)	45
1.7.1	Etrusker	45
1.7.2	Phöniker	46
1.7.3	Griechen	47
1.7.4	Römer	48
1.8.	Zahnersatz vom Ende der Antike bis zum Ausgang des Mittelalters	48
1.9	Zahnersatz der Neuzeit	51
2	**Einführende anatomisch-prothetische Grundlagen**	**63**
2.1	Terminologie, Zahnschemata und Zahnmerkmale	63
2.1.1	Terminologie	63
2.1.2	Zahnschemata	68
2.1.3	Zahnmerkmale	70
2.2	Phylogenese der Zähne	72
2.3	Odontogenese, Zahndurchbruch und Milchzähne, Durchbruchszeiten der bleibenden Zähne	78
2.3.1	Odontogenese	78
2.3.2	Zahndurchbruch und Milchzähne	82
2.3.3	Durchbruchszeiten der bleibenden Zähne	85
2.4	Aufbau der Zähne und des Zahnhalteapparates	86
2.4.1	Aufbau der Zähne	87
2.4.2	Aufbau des Zahnhalteapparates	90
2.5	Makroskopische Anatomie der Perioralregion und der Mundhöhle	95

2.6		Morphologie der bleibenden Zähne	101
2.6.1		Frontzähne	102
2.6.2		Seitenzähne	105
2.7		Gebiß als Ganzes	111
2.7.1.		Zahnbogen und Bezugsebenen - Definitionen	111
2.7.2		Okklusion der Zahnreihen	115
2.7.3		Zahn-zu-Zahn-Beziehungen	116
2.7.4		Okklusionskonzepte der dynamischen Okklusion	120
2.8		Anatomie: Stomatognathes System, Unterkiefer, Kaumuskulatur, Zungenbeinmuskulatur, Kiefergelenk	122
2.8.1		Stomatognathes System	122
2.8.2		Unterkiefer	123
2.8.3		Kaumuskulatur	125
2.8.4		Zungenbeinmuskulatur	131
2.8.5		Kiefergelenk (Articulatio temporomandibularis)	132
2.8.6		Kieferbewegungen	137
3		**Synoptisches Behandlungskonzept**	**145**
3.1		Einleitung	145
3.2		Behandlungskonzept	145
3.3		Diskussion	148
4		**Anamnese**	**151**
4.1		Einleitung	151
4.2		Erläuterungen zum Gesundheitsfragebogen	152
5		**Befundaufnahme und Planung**	**177**
5.1		Einleitung	177
5.2		Erhebungen anhand des Befundbogens	186
5.2.1		Anamnese	186
5.2.2		Befund	186
5.3		Praktische Maßnahmen am (bezahnten) Patienten	196
5.3.1		Situationsabformung in Ober- und Unterkiefer	196
5.3.2		Arbiträre Gesichtsbogenübertragung	201
5.3.3		Zentrisches Wachsregistrat	202
5.4		Arbeiten und Analysen im Labor	204
5.4.1		Montage des Oberkiefermodells im Artikulator (SAM 2)	204
5.4.2		Montage des Unterkiefermodells	205
5.4.3		Kontrolle und Analysen	206
5.5		Komplettierung des Befundbogens	206
5.5.1		Diagnose	207
5.5.2		Prognose	208
5.5.3.		Weitere diagnostische und Behandlungsmaßnahmen sowie Behandlungsplanung mit Terminplanung	208
5.6		Rechtliche Aspekte - Patientenaufklärung	213
6		**Hygienephase: Parodontale Vorbehandlung**	**215**
6.1		Einleitung	215
6.2		Ablauf	215

6.2.1	Behandlung akuter Probleme	216
6.2.2	Aufklärung	217
6.2.3	Mundhygienemaßnahmen	217
6.2.4	Mundhygieneinstruktion	217
6.2.5	Ernährungsberatung	217
6.2.6	Zahnsteinentfernung/Zahnreinigung	217
6.2.7	Beeinflussung der Plaque durch chemische Agentien (Spüllösungen)	219
6.2.8	Rekonturieren insuffizienter Füllungen, Entfernen abstehender Kronenränder und Korrektur von falsch gestalteten Brückenzwischengliedern	219
6.2.9	Elimination grober Vorkontakte	221
6.2.10	Provisorische Versorgung kariöser Läsionen und apikaler Aufhellungen	221
6.2.11	Reparatur und provisorische Versorgung von abnehmbarem Zahnersatz	221
6.2.12	Scaling und Root Planing (Feindepuration)	221
6.2.13	Reevaluation der Hygienephase	231

7 Hygienephase: Aufklärung, Mundhygienemotivation und -instruktion — 233

7.1	Einleitung	233
7.2	Aufklärung und Motivation zur Mundhygiene	234
7.3	Instruktion in die Mundhygiene	236
7.3.1	Zahnbürste	236
7.3.2	Zahnputztechniken	238
7.3.3	Elektrozahnbürsten	242
7.3.4	Zahnpasta	242
7.3.5	Interdentalraumreinigung	243
7.3.6	Mundduschen	250
7.3.7	Anwendung von Spüllösungen zur Plaquehemmung	250
7.3.8	Empfehlungen zu Häufigkeit und Dauer der Mundhygienemaßnahmen	251
7.4	Kariesprophylaxe durch Fluoridanwendung	252
7.5	Prothesenpflege	253

8 Hygienephase: Ernährungsberatung - Der Einfluß der Ernährung auf die Zahngesundheit — 255

8.1	Einleitung	255
8.2	Plaque, Kohlenhydrate und Zahngesundheit	256
8.3	Erosionen	258
8.4	Ernährungsanamnese und -beratung	258
8.5	Zuckeraustauschstoffe und künstliche Süßstoffe	262
8.6	Ernährungsempfehlungen	263

9 Präprothetische Vorbehandlung, Phase I — 265

9.1	Einleitung	265
9.2	Möglichkeiten der präprothetischen Vorbehandlung, Phase I	265
9.2.1	Oralchirurgische Vorbehandlung	265

9.2.2 Extraktion nicht-erhaltungswürdiger Zähne und
strategische Extraktionen 266
9.2.3 Provisorische Versorgung, Schienung gelockerter Zähne 267
9.2.4 Endodontische Vorbehandlung 267
9.2.5 Konservierende Vorbehandlung, plastische und
gegossene Aufbauten 277

**10 Funktionelle Vorbehandlung:
Symptome, Epidemiologie, Ätiologie und Klassifikation
von Funktionsstörungen** **293**

10.1 Einleitung 293
10.2 Definition und Leitsymptome 293
10.3 Subjektive und objektive Symptome 294
10.4 Der persistierende (chronische) Schmerz 295
10.5 Epidemiologische Aspekte 297
10.5.1 Verbreitung (Prävalenz) von funktionellen Beschwerden
in der Bevölkerung 297
10.5.2 Der Helkimo-Index 299
10.6 Ätiologie 303
10.6.1 Anatomisch-pathologische Faktoren 303
10.6.2 Traumata 304
10.6.3 Psychosoziale und psychische Faktoren 304
10.6.4 Pathophysiologische, systemische Faktoren 306
10.7 Klassifikation von Funktionsstörungen im
stomatognathen System 306
10.7.1 Intrakapsuläre Störungen: Arthropathien 307
10.7.2 Extrakapsuläre Störungen: Myopathien 319

**11 Funktionelle Vorbehandlung:
Diagnostik von Myoarthropathien des Kausystems** **325**

11.1 Einleitung 325
11.2 Anamnese 326
11.2.1 Derzeitige Beschwerden und ihre Lokalisation 341
11.2.2 Charakteristika der Beschwerden 341
11.2.3 Besonderheiten aus dem Gesundheitsfragebogen
(allgemeinmedizinische Fragen) 342
11.2.4 Psychosoziale Anamnese 342
11.3 Klinische Untersuchung 344
11.3.1 Allgemeine Inspektion des Kopf-Hals-Bereichs 344
11.3.2 Überprüfung der Beweglichkeit des Unterkiefers 345
11.3.3 Untersuchung der Kiefergelenke 349
11.3.4 Palpation der Kau- und Halsmuskulatur 351
11.3.5 Untersuchung zur Beweglichkeit der Halswirbelsäule 352
11.3.6 Intraorale Untersuchung 353
11.4 Weitere klinische Maßnahmen 353
11.5 Bildgebende Verfahren 356
11.5.1 Panoramaschichtaufnahme 357
11.5.2 Schräglaterale transkranielle Röntgenaufnahme 357
11.5.3 Röntgentomographie 358
11.5.4 Arthrotomographie 359

11.5.5	Computer-Tomographie	359
11.5.6	Kernspin-Tomographie (Magnetresonanz-Tomographie)	360
11.5.7	Arthroskopie	361
11.6	Zusätzliche diagnostische Möglichkeiten	361
11.7	Stellen einer (Arbeits-)Diagnose	363

12 Funktionelle Vorbehandlung: Therapie von Myoarthropathien des Kausystems — 367

12.1	Einleitung	367
12.2	Aufklärung	369
12.3	Selbstbeobachtung	370
12.4	Ruhe und Vermeidung	370
12.5	Schienentherapie	371
12.5.1	Stabilisierungschiene	372
12.5.2	Repositionsschiene	377
12.6	Pharmakologische Therapie	377
12.6.1	Nichtopiat-Analgetika und nicht-steroidale Antiphlogistika (NSA)	378
12.6.2	Muskelrelaxantien bzw. Tranquillantien („minor tranquilizer") als Myotonolytika	379
12.6.3	Weitere Medikamente	380
12.7	Physikalische Therapie (Physiotherapie)	381
12.7.1	Kältetherapie (Kryotherapie)	381
12.7.2	Wärmetherapie	382
12.7.3	Massage	382
12.7.4	Stromtherapie	382
12.7.5	Lasertherapie	385
12.7.6	Krankengymnastik: Muskel- und Bewegungsübungen, Haltungsübungen	385
12.7.7	Gelenkmobilisation	387
12.8	Akupunktur/Akupressur	387
12.9	Psychologische Therapie	387
12.9.1	Streßbewältigung/Muskelentspannung	388
12.9.2	Psychologische Schmerztherapie	388
12.9.3	Gesprächstherapie	389
12.10	Definitive okklusale Maßnahmen	389
12.11	Kieferchirurgie	390

13 Präprothetische Vorbehandlung, Phase I: Kieferorthopädie und orthognathe Kieferchirurgie — 393

13.1	Einleitung	393
13.2	Kieferorthopädische Vorbehandlung	393
13.2.1	Indikationen	393
13.2.2	Kontraindikationen	394
13.2.3	Ziele	394
13.2.4	Behandlungsmittel und -grundsätze	395
13.2.5	Interdisziplinäres Behandlungskonzept (Kieferorthopädie/Prothetik)	396
13.2.6	Stabilität des Behandlungsergebnisses	399
13.3	Kieferchirurgische Vorbehandlung	400

**14 Präprothetische Vorbehandlung, Phase II:
Parodontal- und oralchirurgische Eingriffe**   **403**

14.1	Einleitung	403
14.2	Reevaluation der präprothetischen Vorbehandlung, Phase I	403
14.3	Lokalanästhetika	404
14.3.1	Dauer und Art des Eingriffs	404
14.3.2	Vorerkrankungen des Patienten	404
14.3.3	Höchstdosis	405
14.4	Eingriffe während der präprothetischen Vorbehandlung, Phase II	406
14.4.1	Gingivektomie und Gingivoplastik	407
14.4.2	Mukogingivale Chirurgie: Freies Schleimhauttransplantat	413
14.4.3	Modifizierte Widman-Lappenoperation	418
14.4.4	Apikaler Verschiebelappen (chirurgische Kronenverlängerung) mit gleichzeitiger Osteoplastik bzw. Ostektomie	423
14.4.5	Tunnelierung, Hemisektion/Trisektion/Prämolarisierung, Wurzelamputation	430
14.4.6	Wurzelspitzenresektion (WSR)	435
14.4.7	Geführte parodontale Geweberegeneration	436
14.4.8	Kieferkammaufbau	438
14.4.9	Enossale Implantate	444
14.4.10	Präparation und provisorische Versorgung der Pfeilerzähne	444
14.4.11	Provisorische Versorgung zahnloser Kieferabschnitte	444
14.5	Komplikationen nach Parodontaloperationen	444
14.6	Reevaluation der präprothetischen Vorbehandlung, Phase II	445

Sachregister Band I bis III   **447**

Inhaltsverzeichnis Band II

15	**Artikulatoren**	**495**
15.1	Einleitung	495
15.2	Einteilung von Artikulatoren	496
15.2.1	Einteilung nach Einstellmöglichkeiten	496
15.2.2	Einteilung nach der Art der Gelenksimulation	499
15.3	Unterschiede SAM 2 - Condylator	500
15.3.1	Charakteristika des SAM 2-Artikulators	500
15.3.2	Charakteristika der Condylatoren „Individual" bzw. „Vario"	501
16	**Farbe, Farbbestimmung und Farbangleichung**	**505**
16.1	Physikalische Aspekte des Farbsehens	505
16.2	Physiologische Aspekte des Farbsehens	505
16.3	Farbvalenzen und Farbklassen	506
16.4	Primär-, Sekundär-, Komplementär-, Kompensationsfarben	507
16.5	Einflüsse auf die Farbempfindung	507
16.6	Metamerie und ihre Konsequenzen	509
16.7	Farbordnungssysteme - Das Munsell-Color-System	510
16.8	Grundlegende Prinzipien für die Farbbestimmung in der Zahnmedizin	511
16.9	Farbringsysteme	512
16.10	Farbbestimmung durch Zahntechniker oder Zahnarzt?	514
16.11	Spezifische Einflüsse auf Farbbestimmung und Farbangleichung	516
16.12	Spezielle Aspekte zur Farbbestimmung in der Metallkeramik	517
16.13	Perspektiven	518
17	**Ästhetik in der Zahnmedizin**	**521**
17.1	Einleitung	521
17.2	Prinzipien der Ästhetik	521
17.3	Kosmetik	526
17.4	Ästhetik im Gesichtsbereich	526
17.5	Ästhetik in der Mundregion: Der Weichteilrahmen	532
17.6	Ästhetik in der Mundregion: Die Sichtbarkeit der Zähne	533
17.7	Morphologie der Zähne aus ästhetischer Sicht	538
17.8	Klinische Konsequenzen	541
17.8.1	Festsitzender Zahnersatz	542

17.8.2	Kombinierter Zahnersatz	543
17.8.3	Abnehmbarer Zahnersatz: Modellgußprothetik	543
17.8.4	Abnehmbarer Zahnersatz: Hybrid- und Totalprothetik	543
17.9	Schlußbetrachtung	544

18 Provisorische Versorgung — 547

18.1	Einleitung	547
18.2	Provisorien bei festsitzendem Zahnersatz	547
18.2.1	Anfertigung direkt im Mund	547
18.2.2	Schalenprovisorien	550
18.2.3	Langzeitprovisorien laborgefertigt (ohne oder mit Gerüst)	557
18.2.4	Langzeitprovisorien mit NEM-Gerüst	562
18.3	Provisorien bei abnehmbarem Zahnersatz	568

19 Abformmassen, Abformlöffel, Abformmethoden — 573

19.1	Einleitung	573
19.2	Anforderungen an Abformmassen	574
19.3	Einteilung von Abformmassen	574
19.4	Beispiele für die klinische Anwendung von Abformmassen	575
19.5	Abformlöffel	580
19.6	Abformmethoden	581
19.7	Desinfektion von Abformungen	582

20 Präparationstechnik — 585

20.1	Einleitung	585
20.2	Erhaltung der Zahnstrukturen und Schutz der Pulpa	585
20.3	Schutz des marginalen Parodonts	587
20.4	Retentions- und Widerstandsform	587
20.5	Werkstoffkundliche und konstruktionsbedingte Kriterien	589
20.6	Ästhetische Kriterien	590
20.7	Weitere zu beachtende Faktoren	590
20.8	Präparationsformen	590
20.9	Präparationssatz „Prothetik" der Universitäten Freiburg und Kiel	592
20.10	Hilfsmittel bei der Präparation	594
20.11	Kontrolle der Präparation	594
20.12	Schutz des präparierten Stumpfes	595
20.13	Abformung und Präparation	595
20.14	Empfohlene Präparationsformen	595
20.15	Tendenzen	596

21 Metalle in der Zahnmedizin und ihre Verarbeitung aus klinischer Sicht — 599

21.1	Einleitung: Metallische Eigenschaften	599
21.2	Die für den Zahnersatz unnötigen und störenden metallischen Eigenschaften	599

21.3	Die für den Zahnersatz nützlichen metallischen Eigenschaften	600
21.4	Physik der metallischen Bindung	602
21.5	Die Frage nach der Verantwortung	602
21.6	Dentallegierungen: Einteilung und Normung	607
21.7	Kennzeichnung von Dentallegierungen	609
21.8	Titan	610
21.8.1	Mechanisch-physikalische Eigenschaften	611
21.8.2	Herstellen von Zahnersatz aus Titan	613
21.8.3	Verblendtechniken	613
21.9	Galvanotechnik	614
21.9.1	Grundlagen der Galvanotechnik	615
21.9.2	Das Prinzip	616
21.9.3	Feingold	617
21.10.	Allgemeine Forderungen für gute Dentallegierungen	617
21.10.1	Biologische Verträglichkeit	618
21.10.2	Mechanische Dauerfestigkeit	619
21.10.3	Forderungen bezüglich Zusammensetzung und Gefüge	620
21.11	Zusammenfassung	625

22 Keramik als zahnärztlicher Werkstoff — 631

22.1	Einleitung	631
22.2	Keramik als zahnärztlicher Werkstoff	631
22.3	Materialtechnische Aspekte von Oxidkeramiken	633
22.3.1	Aluminiumoxid	633
22.3.2	Zirkoniumoxid	634
22.4	Metallkeramik	636
22.4.1	Niedrigschmelzende Massen	637
22.4.2	Metall-keramischer Verbund	640
22.4.3	Klinische Bewertung	640
22.5	Vollkeramik	641
22.5.1	Zusammensetzung	641
22.5.2	Festigkeitssteigerung bei Vollkeramik	645
22.5.3	Festigkeitsprüfung	650
22.5.4	Korrelation zur klinischen Beanspruchung	652
22.5.5	Klinische Bewertung	654
22.5.6	Anwendungsbereiche für vollkeramische Systeme	656

23 Einführung in die Kronen-Brücken-Prothetik — 661

23.1	Definition von Kronen und Brücken	661
23.2	Historische Entwicklung des Kronen- und Brückenersatzes	661
23.3	Einteilung, Indikationen und Kontraindikationen von Kronenzahnersatz	663
23.3.1	Einteilung von Kronenzahnersatz	663
23.3.2	Indikationen von Kronenzahnersatz	664
23.3.3	Kontraindikationen von Kronenzahnersatz	665
23.4	Aufbau, Einteilung, Aufgaben, Indikationen und Kontraindikationen von Brückenzahnersatz	666
23.4.1	Aufbau von Brückenzahnersatz	666

23.4.2	Einteilung von Brückenzahnersatz	666
23.4.3	Aufgaben von Brückenzahnersatz	669
23.4.4	Indikationen von Brückenzahnersatz	670
23.4.5	Kontraindikationen von Brückenzahnersatz	670
23.5	Verblockungsarten	670
23.6	Langzeitresultate bei konventionellem festsitzendem Zahnersatz (Vollguß, Metall-Kunststoff, Metallkeramik)	671

24 Metall- und Vollkeramiksysteme in der Kronen-Brücken-Prothetik   675

24.1	Einleitung	675
24.1.1	Metallkeramische Systeme	675
24.1.2	Vollkeramische Systeme	676
24.2	Metallkeramische Systeme	677
24.2.1	Gußtechnisch hergestellte Gerüste	677
24.2.2	Galvanotechnisch hergestellte Gerüste	679
24.2.3	Mittels Sintertechnik hergestellte Metallgerüste	681
24.2.4	Durch Kaltverformung hergestellte Gerüste (Folientechniken)	682
24.2.5	Durch Maschinenfräsung hergestellte Gerüste	684
24.3	Vollkeramische Kronensysteme	687
24.3.1	Einleitung	687
24.3.2	Keramische Verbundsysteme	688
24.3.3	Nicht-Verbundsysteme	689
24.3.4	Durch Maschinenschleifung/-fräsung hergestellte Keramikrestaurationen	691
24.3.5	Durch Sonoerosion hergestellte Keramikrestaurationen	692
24.4	Klinische Betrachtungen	692

25 Zahntechnische Gesichtspunkte zum ästhetischen Erfolg bei festsitzendem Zahnersatz   697

25.1	Einleitung	697
25.2	Angleichung von Rekonstruktionen an den Restzahnbestand	697
25.3	Anfertigung von Restaurationen ohne Korrespondenz zum Restzahnbestand	702
25.4	Systematisches Behandlungskonzept für optimale ästhetische Erfolge bei festsitzendem Zahnersatz	703

26 Kronen-Brücken-Prothetik: Zahntechnische Arbeitsunterlagen   709

26.1	Einleitung	709
26.2	Sägemodellherstellung	709
26.2.1	Richtlinien zur Sägemodellherstellung	709
26.2.2	Lagerung und Vorbehandlung der Abformungen	710
26.2.3	Die Herstellung des Zahnkranzes	712
26.2.4	Der Modellsockel mit integriertem Magnetsplit-Cast	718
26.2.5	Segmentierung des Zahnkranzes	722
26.2.6	Die Modellstumpfvorbereitung	723

26.3	Die flexible Zahnfleischmaske für das Arbeitsmodell	725
26.4	Die Herstellung eines individuellen Frontzahnführungstellers	728
26.5	Das Aufwachsen von Zahnformen (Wax-up)	731

27 Kronen-Brücken-Prothetik: Herstellung von Gußteilen — **735**

27.1	Einleitung	735
27.2	Die Wachsmodellation	736
27.2.1	Die äußere Kontur	736
27.2.2	Die Paßgenauigkeit des Käppchens insgesamt	736
27.2.3	Paßgenauigkeit im Randbereich	739
27.3	Gerüstgestaltung für die verblendete Restauration (mit Keramik oder Kunststoff)	740
27.3.1	Unterstützung der Keramik	741
27.3.2	Stabilität des Gerüstes	743
27.3.3	Gerüstgestaltung aus ästhetischer Sicht	744
27.3.4	Konturierung im marginalen Bereich	746
27.3.5	Zwischengliedgestaltung	747
27.3.6	Lötverbindungsflächen	749
27.3.7	Übergang vom Metall zur Keramik	750
27.3.8	Gerüstgestaltung für die Kunststoffverblendung	752
27.4	Setzen der Gußkanäle	754
27.4.1	Syfon-Guß (Schlaufenguß)	754
27.4.2	Direktes Anstiften	755
27.4.3	Direktes Anstiften mit Extrareservoir	755
27.4.4	Direktes Anstiften bei Brücken	756
27.4.5	Balkenguß	756
27.4.6	Kühlrippen zur Lenkung der Erstarrung	757
27.5	Wahl der Muffel	758
27.6	Lage des Gußobjekts in der Muffel	758
27.7	Einbetten und Vorwärmen	759
27.7.1	Muffeleinlage	759
27.7.2	Expansionssteuerung	759
27.7.3	Vorwärmen der Gußmuffel	760
27.8	Das Vergießen von Dentallegierungen	762
27.9	Ausbetten	764
27.10	Feinaufpassung der Gußteile	765

28 Kronen-Brücken-Prothetik: Klinischer und labortechnischer Ablauf — **769**

28.1	Einleitung	769
28.2	Labor: Diagnostische Präparation	769
28.3	Klinik: Farbauswahl, Präparation am Patienten	769
28.3.1	Zirkuläre Stufenpräparation	770
28.3.2	Zirkuläre Hohlkehlpräparation (Seitenzähne)	773
28.3.3	Zirkuläre Hohlkehlpräparation (untere Frontzähne)	775
28.4	Klinik: Postpräparatorische Maßnahmen am Patienten	777
28.4.1	Abformung	777
28.5	Labor: Modellherstellung	781

28.6	Klinik: Gesichtsbogenübertragung, Kieferrelationsbestimmung (zentrisches Wachsregistrat)	781
28.7	Labor: Vom Gipsmodell zur gegossenen Restauration	781
28.8	Klinik: Gerüstanprobe	782
28.9	Die Verblendung von Gerüsten	785
28.9.1	Die keramische Verblendung	785
28.9.2	Die Kunststoffverblendung	790
28.10	Klinik: Rohbrandanprobe (Keramik)	791
28.10.1	Allgemeines	791
28.10.2	Oberflächenkorrektur an der Keramik	792
28.11	Labor/Klinik: Fertigstellung und Anprobe der Arbeit	798
28.12	Klinik: Eingliederung der festsitzenden Arbeit	799
28.12.1	Vorgehen beim Zementieren mit Zinkoxid-Phosphat-Zement	800
28.12.2	Vorgehen beim Zementieren mit Glasionomerzement (GIZ)	801

29 Extensionsbrücken — **805**

29.1	Definition	805
29.2	Indikationen	805
29.3	Kontraindikationen	806
29.4	Klinische und labortechnische Voraussetzungen	806
29.4.1	Klinik	806
29.4.2	Labor	807
29.5	Langzeitstudien	807

30 Festsitzende prothetische Versorgung im parodontal stark reduzierten Gebiß — **811**

30.1	Einleitung	811
30.2	Behandlungsplanung und Behandlungsablauf	812
30.3	Langzeitstudien	820
30.4	Schlußfolgerung	820

31 Einführung in die Adhäsivprothetik — **823**

31.1	Definition	823
31.2	Geschichte der Adhäsivprothetik	824
31.3	Metall - Kleber - Verbund	825
31.3.1	Makromechanische Methoden	826
31.3.2	Mikromechanische Methoden	827
31.3.3	Mechano-chemische Methoden	827
31.4	Indikationen von Adhäsivbrücken	829
31.5	Kontraindikationen	830
31.6	Langzeitresultate von Adhäsivbrücken	831
31.7	Zusammenfassung: Vor- und Nachteile von Adhäsivbrücken	832
31.8	Tendenzen	833
31.9	Extrakoronale Adhäsivverankerung	833

32 Adhäsivprothetik: Klinischer und labortechnischer Ablauf — 837

- 32.1 Klinik: Anamnese, Befundaufnahme, Situationsabformung, Gesichtsbogenübertragung, Kieferrelationsbestimmung, Diagnose, Planung — 837
- 32.2 Labor: Herstellung von Studienmodellen, Modellanalyse — 837
- 32.3 Klinik: Hygienephase, präprothetische Vorbehandlung, Reevaluation der Vorbehandlung — 837
- 32.4 Labor: Diagnostische Präparation, evtl. diagnostisches Wax-up — 838
- 32.5 Klinik: Präparation am Patienten — 839
- 32.6 Klinik: Definitive Abformung, Gesichtsbogenübertragung, Kieferrelationsbestimmung — 842
- 32.7 Labor: Modellherstellung, Modellmontage im Artikulator — 842
- 32.8 Labor: Technische Vorgehensmöglichkeiten bei der Herstellung von Adhäsivbrücken — 842
- 32.9 Labor: Modellation des Gerüstes in Wachs — 843
- 32.10 Labor: Einbetten, Gießen, Ausarbeiten — 844
- 32.11 Klinik: Gerüstanprobe und Farbauswahl — 845
- 32.12 Labor: Verblendung von Adhäsivbrücken — 846
- 32.13 Klinik: Anprobe der Verblendung (Keramik: Rohbrandanprobe) — 846
- 32.14 Labor: Fertigstellung — 847
- 32.15 Klinik: Anprobe der fertigen Arbeit — 847
- 32.16 Labor: Metallkonditionierung — 847
- 32.17 Klinik: Eingliederung von Adhäsivbrücken — 848
- 32.18 Klinik: Kontrolle und definitives Ausarbeiten der Ränder — 849
- 32.19 Klinik: Nachsorge — 850
- 32.20 Klinik: Wiederbefestigung von Adhäsivbrücken — 850
- 32.21 Behandlungsablauf bei extrakoronalen Adhäsivverankerungen — 851

Sachregister Band I bis III — 853

Inhaltsverzeichnis Band III

33	**Einführung in die Teilprothetik**	**903**
33.1	Zahnverlust und seine Folgen	903
33.2	Aufgaben von partiellem Zahnersatz	904
33.3	Die historische Entwicklung des partiellen Zahnersatzes	905
33.4	Einteilung der Lückengebisse	905
33.4.1	Einteilung nach Kennedy	906
33.4.2	Einteilung nach Wild	909
33.4.3	Einteilung nach Eichner	909
33.5	Einteilung der partiellen Prothesen	913
33.5.1	Topographische Einteilung	913
33.5.2	Einteilung nach Tragedauer	913
33.5.3	Einteilung nach dem Material oder der zugrundeliegenden zahntechnischen Konstruktion	913
33.5.4	Einteilung nach dem Funktionswert (funktionelle Einteilung)	913
33.5.5	Einteilung nach der Abstützungsmöglichkeit	916
33.6	Das Gerüst einer partiellen Prothese	918
33.6.1	Zahntragende Sattelteile	918
33.6.2	Großer Verbinder	919
33.6.3	Kleine Verbinder	921
33.6.4	Verankerungselemente	922
33.7	Forderungen an eine parodontal-tegumental gelagerte Teilprothese	922
34	**Zahntechnische Gesichtspunkte zum ästhetischen Erfolg bei herausnehmbarem Zahnersatz**	**925**
34.1	Einleitung	925
34.2	Angleichung einer individuellen Verblendung an die Prothesenzähne bei kombiniertem Zahnersatz	925
34.3	Die Position von Halteklammern im sichtbaren Bereich	926
34.4	Die Teilprothese unter Berücksichtigung der Prothesenzahnlänge und des Gingivaverlaufs	927
34.5	Totalprothetik	928
35	**Einführung in die Modellgußprothetik**	**933**
35.1	Einleitung	933
35.2	Statische Grundlagen	933
35.3	Werkstoffkundliche Aspekte	935

35.3.1	Der Elastizitätsmodul	936
35.3.2	Elastische Verformung	936
35.3.3	Die 0,2 %-Dehngrenze	937
35.3.4	Korrosionsfestigkeit und Biokompatibilität	937
35.3.5	Titan	938
35.4	Bestandteile einer Gußklammer	938
35.5	Vor- und Nachteile von Gußklammern	940
35.6	Empfohlene Gußklammerformen	940
35.7	Langzeitresultate	945

36 Modellgußprothetik: Klinischer und labortechnischer Ablauf — 949

36.1	Einleitung	949
36.2	Klinik: Vorbehandlung des Restgebisses	949
36.3	Zahnarzt/Labor: Planung der Modellgußprothese	950
36.4	Klinik: Präparation und postpräparative Maßnahmen	950
36.5	Herstellung der Arbeitsmodelle und, sofern nötig, Herstellung von Registrierschablonen	951
36.6	Klinik: Kieferrelationsbestimmung	952
36.7	Labor: Aufstellen der Prothesenzähne in Wachs	952
36.8	Klinik: Anprobe der Wachsaufstellung	952
36.9	Zahnarzt: Komplettierung der Arbeitsunterlagen für das Labor	952
36.10	Labor: Endgültige Vermessung und Gerüstherstellung	953
36.11	Klinik: Gerüstanprobe	957
36.12	Zahntechniker/Klinik: Vorbereitung und Durchführung einer Kompressionsabformung bei vorhandenen Freiendsätteln	958
36.13	Zahntechniker/Patient: Fertigstellung der Modellgußprothese	958
36.14	Patienteninstruktion	959
36.15	Nachsorge	959

37 Einführung in die Geschiebeprothetik (mit klinischem und labortechnischem Ablauf) — 963

37.1	Einleitung	963
37.2	Teilhülsengeschiebe	963
37.3	Semipräsizions- und Präzisionsgeschiebe	964
37.4	Steggeschiebe und Steggelenke	971
37.5	Scharnier- und Resilienzgelenke	972
37.6	Klinisches und labortechnisches Vorgehen	973
37.7	Langzeitergebnisse	977

38 Geschiebeprothetik: Doppelkronensysteme - Einführung — 979

38.1	Einleitung	979
38.2	Vor- und Nachteile von Doppelkronen	980
38.3	Zylinderteleskope	981
38.4	Konuskronen	983
38.5	Doppelkronen mit zusätzlichen Hafteelementen	984
38.6	Verblendung von Doppelkronen	986

38.7	Gestaltung des Modellgußgerüsts bei Doppelkronen	988
38.8	Langzeituntersuchungen	989

39 Geschiebeprothetik: Doppelkronensysteme – klinischer und labortechnischer Ablauf — 993

39.1	Einleitung	993
39.2	Planung	993
39.3	Klinik: Präparation und Abformung der Pfeilerzähne	995
39.4	Labor: Herstellung von Präparationsmodell (Sägemodell) und Innenkronen	996
39.5	Klinik: Anprobe der Innenkronen und Fixationsabformung	998
39.6	Labor: Herstellung von Konstruktionsmodell und Registrierschablone	1001
39.7	Klinik: Gesichtsbogenübertragung, Kieferrelationsbestimmung und Modellmontage	1001
39.8	Labor: Zahnaufstellung in Wachs	1003
39.9	Klinik: Anprobe der Zahnaufstellung in Wachs	1004
39.10	Labor: Herstellung der Außenkronen und des Modellgußgerüsts	1004
39.11	Klinik: Anprobe des Modellgußgerüsts zusammen mit der definitiven Zahnaufstellung in Wachs	1006
39.12	Labor: Fertigstellung der Doppelkronenkonstruktion	1007
39.13	Klinik: Anprobe der fertigen Arbeit und Zementieren	1008
39.14	Nachsorge	1011

40 Einführung in die Hybridprothetik — 1013

40.1	Einleitung	1013
40.2	Indikationsstellung und Voraussetzungen	1013
40.3	Verankerungselemente	1014
40.4	Gestaltung der Wurzelstiftkappe	1015
40.5	Gerüstgestaltung	1016
40.6	Okklusionskonzept	1018
40.7	Langzeitprognose	1018

41 Hybridprothetik: Klinisches und labortechnisches Vorgehen — 1021

41.1	Klinik: Präparation der Pfeilerzähne und Abformung der Wurzelkappen	1021
41.2	Labor: Herstellung der Wurzelstiftkappen und eines individuellen Löffels	1022
41.3	Klinik: Anprobe der Wurzelstiftkappen und Abformung	1022
41.4	Labor: Herstellen der Meistermodelle und der Registrierschablonen	1022
41.5	Klinik: Gesichtsbogenübertragung und intraorale Registrierung	1023
41.6	Labor: Einartikulieren der Meistermodelle und Zahnaufstellung in Wachs	1023
41.7	Klinik: Anprobe(n) der Zähne in Wachs/Labor: eventuelle Korrekturen	1023

41.8	Labor: Verschlüsselung der Situation, Auswahl der Verankerungselemente, Erstellung eines Einbettmassenmodells, Anfertigung der Wachsmodellation des Gerüsts	1023
41.9	Klinik: Anprobe der Wurzelstiftkappen und des Gerüsts	1024
41.10	Labor: Zahnaufstellung in Wachs	1024
41.11	Klinik: Wachsanprobe der Aufstellung/Labor: Fertigstellung in Kunststoff	1024
41.12	Klinik: Anprobe der fertigen Arbeit, Einkleben der Matrizen, Eingliederung der fertigen Arbeit	1024
41.13	Klinik: Kontrolle; Nachregistrierung	1025

42 Einführung in die Totalprothetik — **1029**

42.1	Einleitung	1029
42.2	Geschichte der Totalprothetik	1031
42.3	Besonderheiten der zahnärztlichen Anamnese in der Totalprothetik	1032
42.4	Abformmethoden in der Totalprothetik	1036
42.5	Merkmale des Totalprothetikkonzepts nach Gerber	1037
42.6	Die Frontzahnauswahl	1038
42.7	Die Frontzahnaufstellung beim Totalprothetikkonzept nach Gerber	1041
42.8	Die Seitenzahnaufstellung beim Totalprothetikkonzept nach Gerber	1046
42.9	Andere Aufstellungskonzepte	1053
42.9.1	Aufstellung nach Gysi	1053
42.9.2	Aufstellung nach Hiltebrandt	1055
42.9.3	Aufstellung nach Haller	1056
42.9.4	Aufstellung nach Fehr	1057
42.9.5	Front-Eckzahn-kontrollierte Aufstellung	1058
42.10	Das Ausmodellieren der Prothesenaußenfläche	1058
42.11	Das Reokkludieren	1059
42.12	Das Einschleifen	1059
42.12.1	Einschleifen der Zentrik	1059
42.12.2	Einschleifen der Protrusion	1060
42.12.3	Einschleifen des Seitschubs nach rechts und links	1060
42.12.4	Einschleifen der Retralbewegungen	1061
42.12.5	Feineinschleifen	1061
42.13	Nachsorge	1061
42.14	Langzeitstudien	1062

43 Totalprothetik: Klinischer und labortechnischer Ablauf — **1065**

43.1	Einleitung	1065
43.2	Klinik: Situationsabformung	1065
43.3	Labor: Herstellen von Situationsmodellen und individuellen Abformlöffeln	1068
43.4	Klinik: Löffelanprobe, Kerr-Rand-Gestaltung, modifizierte mukostatische Abformung	1069
43.5	Labor: Herstellung der Meistermodelle und der Registrierschablonen	1073

43.5.1	Modellherstellung	1073
43.5.2	Herstellung der Registrierschablonen	1075
43.6	Klinik: Vertikale Kieferrelationsbestimmung	1077
43.7	Labor: Vorbereitung des Artikulators, provisorisches Einartikulieren der Meistermodelle und Herstellen der Registrierbehelfe für eine Gerber-Registrierung	1080
43.7.1	Vorbereitung des Artikulators	1080
43.7.2	Provisorisches Einartikulieren	1081
43.7.3	Herstellung der Registerbehelfe	1082
43.8	Klinik: Extraorale Registrierung, definitives Einartikulieren des Unterkiefer-Meistermodells, horizontale Kieferrelationsbestimmung, Frontzahnauswahl	1083
43.8.1	Extraorale Registrierung	1083
43.8.2	Einartikulieren des Unterkiefermodells	1085
43.8.3	Horizontale Kieferrelationsbestimmung	1086
43.8.4	Frontzahnauswahl	1088
43.9	Labor: Definitives Einartikulieren des Oberkiefermeistermodells, Modellanalyse, Frontzahnaufstellung in Wachs	1089
43.9.1	Modellanalyse	1089
43.10	Klinik: Registratkontrolle, Anprobe der Frontzahnaufstellung	1090
43.11	Labor: Seitenzahnaufstellung in Wachs, Ausmodellierung der Wachsaufstellung	1091
43.12	Klinik: Gesamtanprobe in Wachs	1092
43.13	Labor: Einbetten, Pressen des Kunststoffs, Polymerisieren, Reokkludieren, Ausarbeiten	1093
43.13.1	Einbetten der Wachsaufstellung	1093
43.13.2	Ausbrühen und Vorbereiten der Küvette zum Kunststoffpressen	1094
43.13.3	Das Kunststoffpressen	1096
43.13.4	Das Reokkludieren	1096
43.13.5	Das Ausarbeiten der eingeschliffenen Prothesen	1097
43.14	Klinik: Anprobe der fertigen Prothesen, Trimmen der Ränder, Patienten-Instruktion	1097
43.15	Klinik: Nachregistrierung intra- und extraoral	1100
43.16	Labor: Remontage, Einschleifen	1101
43.17	Nachsorge; Unterfütterung	1102

44 Einführung in die dentale Implantologie   1109

44.1	Einleitung	1109
44.2	Die zwölf Faktoren der erfolgreichen Osseointegration	1110
44.3	Spezielle Implantatsysteme	1120
44.3.1	Sofortimplantate	1120
44.3.2	Spätimplantate	1121
44.4	Langzeitresultate	1122
44.4.1	Zahnlose Patienten	1122
44.4.2	Lückengebiß	1125
44.4.3	Einzelzahnersatz	1126
44.5	Zukunft der enossalen oralen Implantologie	1126

45 Implantatmaterialien und ihre Biokompatibilität 1129

45.1	Einleitung	1129
45.2	Biokompatiblität	1129
45.3	Einteilung der Implantatmaterialien	1129
45.4	Der implantogingivale Abschluß	1135
45.5	Wertung, Ausblick, Weiterentwicklung der Implantatwerkstoffe	1136

46 Zahntechnische Konstruktionsprinzipien für implantatretinierte und -getragene Suprastrukturen 1141

46.1	Einleitung	1141
46.2	Konstruktionsmerkmale von prothetischen Hilfsteilen (systemübergreifend)	1144
46.3	Implantatretinierte Hybridprothese	1151
46.3.1	Druckknopf	1151
46.3.2	Steggeschiebe oder -gelenk	1151
46.3.3	Magnetische Retentionen	1153
46.4	Implantatgetragene Extensionsbrücke	1154
46.5	Implantatgetragene Einzelzahnversorgung	1156
46.5.1	Einzelzahnimplantate	1156
46.5.2	Die Befestigung von Kronen auf Einzelzahnimplantaten	1158

47 Implantologie: Klinisches und labortechnisches Vorgehen 1161

47.1	Einleitung	1161
47.2	Operatives Vorgehen	1161
47.2.1	Vorbereitung des OP-Raums und des Patienten	1161
47.2.2	Erforderliches Instrumentarium (Implantation)	1161
47.2.3	Prämedikation und präoperative Maßnahmen	1163
47.2.4	Chirurgische Phasen	1163
47.2.5	Komplikationen	1169
47.2.6	Nachsorge	1169
47.3	Prothetisches Vorgehen	1170
47.3.1	Einzelzahnersatz	1170
47.3.2	Einzelzahnersatz mit „konventioneller" Einzelzahndistanzhülse	1170
47.3.3	CeraOne®-System	1172
47.3.4	Brückenversorgung beim Teilbezahnten: EsthetiCone®-System und abgewinkelte Distanzhülsen	1174
47.3.5	Extensionsbrücke nach dem Brånemark®-Konzept (unbezahnter Kiefer)	1178
47.3.6	Hybridprothese (unbezahnter Kiefer)	1189

48 Ursachen und Therapie der periimplantären Destruktion 1195

48.1	Einleitung	1195
48.2	Ursachen der periimplantären Destruktion	1195
48.3	Mikrobiologische Aspekte	1196
48.4	Prävention von periimplantären Krankheiten	1197

48.5	Behandlung der Implantatoberfläche	1197
48.6	Therapiemöglichkeiten der Mukositis und Periimplantitis	1198
48.7	Zusammenfassung	1201

49 Nachsorge in der Prothetik — 1205

49.1	Einleitung	1205
49.2	Ablauf der Anamnese und Befundaufnahme im Rahmen der Nachsorge	1206
49.2.1	Anamnese	1206
49.2.2	Befundaufnahme	1206
49.3	Therapie im Rahmen der Nachsorge	1210
49.3.1	Patientenaufklärung	1210
49.3.2	Mundhygiene-Remotivation und -Reinstruktion	1211
49.3.3	Entfernung von Plaque, Zahnstein und Konkrementen	1211
49.3.4	Zahnreinigung und Politur	1211
49.3.5	Fluoridierung	1211
49.3.6	Weitere Maßnahmen	1212
49.3.7	Festlegen eines Nachsorgeintervalls	1212

50 Maxillofaziale Prothetik (Epithetik, Defektprothetik) – eine Übersicht — 1215

50.1	Einleitung	1215
50.2	Geschichte der maxillofazialen Prothetik	1216
50.2.1	Epithetik	1216
50.2.2	Obturatoren	1216
50.3	Folgen von Kiefer-Gesichts-Defekten und Funktionen maxillofazialer Prothesen	1217
50.4	Heute verwendete Werkstoffe	1218
50.5	Abformung für die Herstellung von maxillofazialen Prothesen	1219
50.6	Verankerungsmöglichkeiten von maxillofazialen Prothesen	1220
50.7	Behandlungsablauf bei der Herstellung von maxillofazialen Prothesen	1220

51 Mundschutz (Zahnschutz) im Sport — 1223

51.1	Einleitung	1223
51.2	Definition	1223
51.3	Hauptaufgaben und Vorteile eines Mundschutzes	1224
51.4	Mögliche Nachteile eines Mundschutzes	1224
51.5	Anforderungen an einen Mundschutz	1225
51.6	Materialien	1225
51.7	Mundschutztypen und deren Herstellungstechniken	1225
51.8	Verhaltensmaßregeln und Nachsorge	1227
51.9	Schlußbewertung	1228

**52 Psychologische Aspekte des Zahnverlusts und der
prothetischen Rehabilitation**   **1231**

    52.1   Symbolwert von Zähnen   1231
    52.2   Patientenreaktionen auf Zahnverlust und Zahnersatz   1232
    52.3   Konsequenzen für den Zahnarzt   1233

**53 Wechselwirkungen zwischen zahnärztlichen Materialien
und menschlichem Organismus**   **1237**

    53.1   Einleitung   1237
    53.2   Systemische oder lokale Toxizität   1237
    53.3   Allergische oder neuro-allergische Reaktion   1238
    53.4   Kanzerogene Wirkung   1240
    53.5   Galvanismus   1240
    53.6   Korrosion   1242
    53.7   Dentale Werkstoffe und Plaque-Interaktionen   1243
    53.8   Schlußfolgerungen für die zahnärztliche Praxis   1243

54 Arbeitssystematik   **1245**

    54.1   Einleitung   1245
    54.2   Belastungen im Zahnarztberuf   1245
    54.3   Arbeitsplatzgestaltung   1247
    54.4   Patientenlagerung   1248
    54.5   Arbeitshaltung   1248
    54.6   Absaug- und Haltetechnik   1249
    54.6.1 Rechter Oberkiefer (Zähne 1 8 bis 1 4)   1249
    54.6.2 Oberkiefermitte (Zähne 1 3 bis 2 3)   1250
    54.6.3 Linker Oberkiefer (Zähne 2 4 bis 2 8)   1251
    54.6.4 Linker Unterkiefer (Zähne 3 4 bis 3 8)   1252
    54.6.5 Unterkiefermitte (Zähne 4 3 bis 3 3)   1252
    54.6.6 Rechter Unterkiefer (Zähne 4 4 bis 4 8)   1253
    54.7   Infektionsprophylaxe   1253

Sachregister Band I bis III   **1255**

Seite 37-62	Die historische Entwicklung der zahnärztlichen Prothetik	1
Seite 63-144	Einführende anatomisch-prothetische Grundlagen	2
Seite 145-150	Synoptisches Behandlungskonzept	3
Seite 151-176	Anamnese	4
Seite 177-214	Befundaufnahme und Planung	5
Seite 215-232	Hygienephase: Parodontale Vorbehandlung	6
Seite 233-254	Hygienephase: Mundhygienemotivation und -instruktion	7
Seite 255-264	Hygienephase: Der Einfluß der Ernährung auf die Zahngesundheit	8
Seite 265-292	Präprothetische Vorbehandlung, Phase I	9
Seite 293-324	Funktionelle Vorbehandlung: Symptome, Epidemiologie, Ätiologie und Klassifikation von Funktionsstörungen	10
Seite 325-365	Funktionelle Vorbehandlung: Diagnostik von Funktionsstörungen	11
Seite 367-392	Funktionelle Vorbehandlung: Therapie von Funktionsstörungen	12
Seite 393-401	Kieferorthopädische und kieferchirurgische Vorbehandlung	13
Seite 403-446	Präprothetische Vorbehandlung, Phase II: Parodontal- und oralchirurgische Eingriffe	14

1 Die historische Entwicklung der zahnärztlichen Prothetik

Kurt Werner Alt

„Sind die Zähne schon allein zur Erhaltung der Gesundheit wichtig, so sind sie für die Sprache, für die Aussprache und Artikulation der Worte und zur Zierde des Gesichts absolut notwendig."

(*Pierre Fauchard*, 1678 – 1761)

1.1 Einleitung

Die geschichtliche Herausbildung einer medizinischen Spezialdisziplin wie der zahnärztlichen Prothetik (Zahnersatzkunde) kann nicht ohne den Hintergrund der gesamthistorischen Entwicklung gesehen und erörtert werden. Nur eine Betrachtungsweise, die in hinreichendem Maße die gesellschaftlichen und wirtschaftlichen Bedingungen sowie die technischen Möglichkeiten und geistigen Strömungen der jeweiligen Zeit erfaßt, kann Erklärungen dafür liefern, weshalb Entwicklungen diesen oder jenen Weg nehmen, geographisch oder zeitlich beschränkt bleiben, und welche Voraussetzungen erfüllt sein müssen, damit sie sich durchsetzen und schließlich etablieren können. Die historische Beschäftigung mit den Zähnen darf sich nicht auf Fragen nach den Behandlungsmethoden, nach der Anwendung und Weiterentwicklung von Instrumenten und Materialien reduzieren, sondern sollte immer im Kontext mit den jeweiligen sozialen Verhältnissen und Lebensgewohnheiten der Menschen gesehen werden. Aus diesen Gründen muß in eine Darstellung der Entwicklung der zahnärztlichen Prothetik neben der allgemeinen Medizin- und Zahnmedizingeschichte die Kulturgeschichte angemessen eingebunden sein.

1.2 Heilkunst und Kulturgeschichte

Heilkunde und Pflege, die sich aus ursprünglichen Instinkthandlungen und empirischen Wurzeln entwickelt haben, stellen einen wichtigen Mosaikstein innerhalb der kulturellen Leistungen des Menschen dar. Sie kommen universal vor, unterscheiden sich jedoch inhaltlich aufgrund differierender, kulturell determinierter Vorstellungen von Krankheit und Heilung stark voneinander. Heilhandlungen und Pflegemaßnahmen aus der Frühzeit der

Menschheit können lediglich indirekt erfaßt werden, und zwar zum einen über archäologische Funde und Befunde, zum anderen durch die Beurteilung und Interpretation biohistorischer Quellen. Als solche zählen die Skelettreste ur- und frühgeschichtlicher Menschen, die häufig Hinweise zur Paläopathologie liefern und mitunter Spuren durchgeführter Therapien zeigen, aber auch ökologische und sozialgeschichtliche Aussagen ermöglichen. Neben empirisch erworbenen Erfahrungswerten prägen über die längsten Phasen der Menschheitsgeschichte magisch-religiöse Vorstellungen das Verhalten und Handeln auf heilkundlichem Gebiet.

Die Entstehung von Hochkulturen und die Entwicklung von Schriftsystemen geben den wesentlichen kulturellen Rahmen ab für die in der medizinhistorischen Forschung als archaisch bezeichnete Medizin des 3. bis 1. Jahrtausends v. Chr., die jedoch geographisch-kulturell beschränkt bleibt. Ihre Fortschritte und Veränderungen gegenüber der magisch-religiösen Medizin beruhen auf der langsam einsetzenden Anwendung des Kausalitätsdenkens in der Diagnostik, auf exakter Beobachtung und Systematik und erstmalig in der schriftlichen Weitergabe des medizinischen Wissens. Eine Vielzahl hygienischer Maßnahmen für das Gemeinwohl (z.B. Kanalisationen, Bäder) sind durch Baudenkmäler eindrucksvoll überliefert.

Im letzten Jahrtausend vor der Zeitenwende etabliert sich in Griechenland die erste theoretisch begründete Medizin. Sie entsteht auf dem Boden eines kulturellen Neubeginns, der stark von naturphilosophischen Strömungen beeinflußt ist. Dadurch vermag sie sich von der religiösen Dogmatik der sogenannten Tempelmedizin zu lösen und in ersten Einrichtungen, Vorstufen der späteren medizinischen Schulen, den Boden für die „hippokratische Lehre" zu bereiten. Deren wissenschaftliche Grundlagen bilden nicht nur die Basis für die griechisch-römische Medizin der Antike (7. Jh. v. Chr. bis 4. Jh. n. Chr.), sondern stellen auch für die Medizin der Neuzeit die wichtigste Entwicklungsphase dar.
Ihre Errungenschaften zeitigen Auswirkungen bis heute und sind durch ein umfangreiches medizinisches Schrifttum belegt. Wichtige Quellen für die medizinische Literatur jener Zeit sind das „Corpus Hippocraticum", eine Sammlung medizinischer Schriften, die auf Hippokrates (460 bis 370 v. Chr.) und seine Schüler zurückgeht, der medizinische Teil „De medicine libri octo" einer Enzyklopädie von Aulus Cornelius Celsus aus der ersten Hälfte des 1. Jahrhunderts n.Chr. und die Gesamtdarstellung der Medizin bei Galen (129 bis 199 n. Chr.). Das Ende der Periode der antiken Medizin wird chronologisch unterschiedlich bewertet. Der politische Zerfall des römischen Weltreichs in einen östlichen und westlichen Teil (330 n.Chr.), teils auch das Jahr 395 n.Chr., werden häufig als das Ende der Antike angesehen.

Während die medizinische Tradition der Antike im Osten durch byzantinische Kompilatoren ihre oft als steril bezeichnete Fortführung fand – positive Stimmen heben allerdings ihre Originalität hervor –, gerieten im Westen die medizinischen Fertigkeiten und Kenntnisse aufgrund der politischen und wirtschaftlichen Folgeerscheinungen, die mit dem Untergang des weströmischen Reiches verbunden waren, in Vergessenheit. Wesentliche Ereignisse im Westen stellen die Germaneneinfälle und die Wirren der Völkerwanderungszeit dar.

Während des Mittelalters (5. bis 15. Jh. n. Chr.) gelangt antikes medizinisches Wissensgut durch Rezeption, Kompilation und Übersetzungstätigkeit allmählich aus dem arabisch-islamischen Sprach- und Kulturraum in die christliche Welt (Übersetzungen aus dem Arabischen ab 11. Jh., aus dem Griechischen ab 12. Jh.). Frühe Medizinschulen wie Salerno, Toledo, Montpellier und Bologna fungieren ab dem 11. Jahrhundert als Vermittler des theoretischen Wissens für die in der medizinhistorischen Forschung als Zeit der Klostermedizin und Scholastik bekannten medizinischen Perioden.

Bis zum Spätmittelalter verharren Medizin und Zahnmedizin in West- und Mitteleuropa weitgehend auf dem Kenntnisstand der Antike. Im Laufe der Zeit werden jedoch eigene Konzepte entwickelt, und gegen Ende des Mittelalters entsteht eine weniger stark von antikem medizinischem Gedankengut geprägte Literatur. Eine selbständige Entwicklung der Medizin (die Zahnmedizin eingeschlossen) beginnt in West- und Mitteleuropa erst mit dem 16. Jahrhundert. Die Erfindung der Buchdruckerkunst (um 1450) begünstigt das Entstehen und die Verbreitung einer eigenständigen medizinischen Literatur und führt damit schließlich zu einer immer stärkeren Abwendung vom traditionellen Schrifttum.

Vom allgemeinen Aufschwung der Chirurgie mitgetragen, beginnt dann im 16./17. Jahrhundert eine eigenständige Entwicklung der Zahnmedizin, was u. a. in der Entstehung einer spezifischen Fachliteratur zum Ausdruck kommt. Bis weit in das 18. Jahrhundert hinein besteht zahnärztliche Therapie jedoch noch primär in der Durchführung von Extraktionen durch Chirurgen und umherreisende „Zahnbrecher". Daneben erbringen aber bereits geschickte Handwerker Leistungen auf zahntechnischem Gebiet, allerdings für eine nur verschwindend geringe Zahl von begüterten Patienten. Wie schriftliche Quellen und Funde prothetischer Arbeiten aus dieser Zeit belegen, erfolgte die methodische Abkehr von den antiken und mittelalterlichen Behandlungsmaßnahmen eher langsam. Dennoch standen die Zahnbehandler des 18. Jahrhunderts an der Schwelle zu einer autonomen Zahnheilkunde (vgl. *Hoffmann-Axthelm* 1985).

1.3 Der kosmetisch-ästhetische Wert der Zähne in Vergangenheit und Gegenwart

Den individuellen Wert und die kulturelle Bedeutung der Zähne und des Gebisses in Vergangenheit und Gegenwart spiegeln archäologische Funde, schriftliche antike Quellen sowie ethnologische Feldstudien wider. So haben z. B. Zähne bei Naturvölkern weniger einen funktionellen als einen idealisierenden Wert. Für die in vielen Gebieten der Welt vorkommenden artifiziellen Veränderungen an Zähnen, wie Färbungen, Schmuckeinlagen und Zahnfeilungen, werden religiös-kultische, soziologisch-wirtschaftliche, ästhetisch-künstlerische und medizinisch-hygienische Gründe geltend gemacht (*Alt* et al. 1990). Die Bräuche stehen scheinbar im Widerspruch zu der von Europäern schlechthin als Schönheitsideal empfundenen Natürlichkeit der Zähne in Form, Farbe und Stellung, die bereits Griechen und Römer vertraten. Daß kosmetisch-ästhetische Vorstellungen aber stark von kulturspezifischem Brauchtum abhängen, zeigt die in islamischen Ländern noch häufig zu beobachtende Sitte, Zähne im sichtbaren Bereich mit Gold zu überkronen, um damit die Zugehörigkeit zu einer bestimmten sozialen Schicht zu demonstrieren, ähnlich wie in Japan die Schwarzfärbung der Zähne bis ins 19. Jahrhundert Verheiratung bekundete (zum Themenkomplex „Ästhetik" s. Kap. 17).

In der modernen Zahnmedizin bildet die Wiederherstellung der gestörten Kaufunktion den Schwerpunkt jeder prothetischen Behandlung. Daneben sind funktionelle, ästhetische und phonetische Aufgaben zu erfüllen. Wie jeder zahnärztliche Behandler bestätigen wird, sind für die Patienten primär ästhetische Beweggründe für den Wunsch nach Anfertigung von Zahnersatz maßgebend, weil den Zähnen für das Leben in der Gesellschaft und Öffentlichkeit hohe Bedeutung zukommt. Zahnlosigkeit im Frontzahngebiet z.B. wird in der Regel nur kurze Zeit von den Betroffenen akzeptiert, wobei viele Patienten bis zur Fertigstellung einer Interimsversorgung sogar krank geschrieben werden möchten. Während bei lückigem Frontgebiß Patienten meist von sich aus mit dem Wunsch nach einer prothetischen Rehabilitation kommen, stört Zahnlosigkeit im Seitenzahngebiet selten und es bedarf vielfach besonderer Hinweise des Zahnarztes auf Funktionsstörungen, bevor hier in eine prothetische Versorgung eingewilligt wird.

Erfahrungsgemäß sind es also weniger die funktionellen Auswirkungen von Zahnverlust und Zahnlosigkeit – einmal abgesehen von den Sprachschwierigkeiten – als vielmehr die Störungen des äußeren Erscheinungsbilds, das Empfinden eines körperlichen Defekts, die Patienten in die zahnärztliche Praxis und in eine prothetische Behandlung führen. Fehlfunktionen werden oft über längere Zeit durch reaktives Verhalten kompensiert, Schmerzen bisweilen durch Selbstmedikation therapiert und die Nahrungsaufnahme den Möglichkeiten angepaßt. Ein lückenhaftes, schadhaftes und ungepflegtes Gebiß dagegen weckt bei vielen Menschen ein Schamgefühl und löst psychosoziale Störungen aus, weil mit dem schlechten Gebiß ein Verlust an Jugend, Schönheit und Attraktivität assoziiert und der Gebißzustand vielfach dem individuellen Fehlverhalten des Trägers angelastet wird (vgl. Kap. 52).

Die Erkenntnis, daß seitens der Patienten kosmetische Beweggründe Priorität vor funktionellen Erwägungen bei Zahnverlust haben, ist nicht auf die Verhältnisse in modernen Gesellschaften beschränkt. Bereits in der zeitgenössischen antiken Literatur werden die negativen Auswirkungen von Zahnverlust auf das Befinden der Betroffenen geschildert, die, wenn sie es sich leisten konnten, technisch zwar unzulänglichen, kosmetisch aber wohl befriedigenden Zahnersatz herstellen ließen. Archäologisch überlieferte, kaufunktionell völlig insuffiziente Konstruktionen von Zahnersatz sind der konkrete Beweis dafür, daß die Wiederherstellung des Kauorgans allenfalls sekundär von Bedeutung war. Bis ins 19. Jahrhundert bestimmte primär der Wunsch nach ästhetischer Rehabilitation die Herstellung von Zahnersatz.

An Behandlungsgrundsätzen sind, außer der Absicht, die entstandene Lücke zu schließen und eingefallen wirkende Gesichtspartien auszupolstern, meist keine weiteren Kriterien erkennbar. Funktionelle Erwägungen scheinen kosmetischen Zwecken immer nachgeordnet, wenngleich einige Fundstücke belegen, daß „Zahnkünstler" mit den ihnen zur Verfügung stehenden Mitteln und mit Geschick und Können gelegentlich versucht haben, funktionelle Gesichtspunkte (z. B. Okklusion) bei der Herstellung von Zahnersatz zu berücksichtigen. Dies gelang meist nur unvollkommen. Überhaupt hatten die Behandlungsversuche oftmals nur kurzfristig Erfolg, da eine den Restzahnbestand schonende Verankerung des Zahnersatzes noch nicht möglich war. Nach Eingliederung des Ersatzes waren die Pfeilerzähne durch Fehlbelastungen bald geschädigt und gingen vielfach vorzeitig verloren.

Als Werkstoff für die Herstellung von Stiftzähnen, Brücken und Prothesen mußten, sofern diese nicht in einem Stück, aus Knochen, Elfenbein, Walroß- und Flußpferdhauern (Stoßzähne) geschnitzt waren, sonstige Tierzähne oder auch menschliche Zähne von Toten herhalten. Die aus organischen Materialien bestehenden Werkstoffe waren für prothetische Konstruktionen wenig geeignet: Sie fielen wie die eigenen Zähne der Karies zum Opfer, verfärbten sich rasch, verbreiteten einen intensiven Geruch und mußten häufig erneuert werden. Nahezu unumgänglich war es, den Zahnersatz vor dem Essen herauszunehmen, da damit nicht gekaut werden konnte. Weil das Tragen von Zahnersatz wahrscheinlich lange Zeit nichts Beschämendes an sich hatte, sondern von Luxus zeugte, kam der Verwendung von Metall (meist Gold) im sichtbaren Bereich eher ein dekorativer Effekt zu.

Von den frühesten prothetischen Arbeiten durch Etrusker und Phöniker um die Mitte des ersten Jahrtausends v. Chr. bis weit ins 19. Jahrhundert bedeutete das Tragen von Zahnersatz ein Privileg, das sich auf wenige Begüterte beschränkte. Die Art der prothetischen Versorgung, die Werkstoffe und Herstellungsmethoden blieben während der ganzen Zeit nahezu unverändert, jedoch gab es kulturspezifisch deutliche Unterschiede bezüglich der technischen Umsetzung, was in hohen Qualitätsunterschieden beim Zahnersatz zum Ausdruck kam. Erst nachdem die Zahnheilkunde im 16. Jahrhundert ein Teilbereich der Medizin wurde, ab dem 18. Jahrhundert eine eigenständige Entwicklung nahm und im 18./19. Jahrhundert als fachspezifische Disziplin die Prothetik entstand, wurden deutliche Fortschritte erzielt. Für die Erfindung und Nutzung geeigneter Materialien spielte der allgemeine technische Fortschritt dabei eine wichtige Rolle.

1.4 Ernährung und Zahnverlust

Traumen, parodontale Insuffizienz und apikale Entzündungen (Ostitiden) – oft als Folge progressiver Abrasion – sind Ursachen, weshalb Zähne in ur- und frühgeschichtlicher Zeit verlorengehen; Zahnverlust durch Karies kommt aufgrund der Ernährungsgewohnheiten demgegenüber lange Zeit nur in geringem Ausmaß vor. Die Ernährung von Jägern und Sammlern beschränkt sich über Jahrhunderttausende auf das Sammeln von Pflanzen, Wurzeln und Früchten, die vielfach roh verzehrt werden und etwa zwei Drittel der Nahrung ausmachen. Ergänzend dazu findet Jagd auf verfügbares Wild statt, dessen Fleisch eine wichtige Energiequelle bildet.
Die grobe, faserreiche Kost bewirkt eine starke Abrasion der Zahnhöcker und -fissuren, weshalb auf den Okklusalflächen der Zähne kaum einmal Karies entsteht. Ein nennenswerter Konsum niedermolekularer Zucker findet vor dem 16. Jahrhundert in der Normalbevölkerung nicht statt. Wilder Honig, Früchte, Sirup und Most, geographisch-regional Datteln und Feigen sind Beispiele für vorhandene Nahrungsmittel mit kariogenem Potential. Rohrzucker ist bereits seit dem Altertum verfügbar, wird anfänglich jedoch nur in der Oberschicht konsumiert (u. a. als Medikament).

Da die mittlere Lebenserwartung unserer Vorfahren bis ins Mittelalter nur bei etwa 30 Lebensjahren liegt, ist die Kariesfrequenz limitiert und der Zahnverlust gering. Relativ chronologisch läßt sich das Anwachsen der Karies und damit einhergehend erhöhter Zahnverlust mit bestimmten kulturhistorischen (zivilisatorischen) Ereignissen in Verbindung bringen. Im Zuge der sogenannten neolithischen Revolution domestiziert der Mensch in der Jungsteinzeit Pflanzen und Tiere. Durch den wirtschaftlichen Wechsel ändert sich die Zusammensetzung und Zubereitung der Nahrung in der Folgezeit entscheidend, da zunehmend neue Produkte (z.B. Getreide) und weichere (gekochte) Nahrung verzehrt werden. Als Folge dieser geänderten Ernährungsgewohnheiten steigen Karieshäufigkeit und Zahnverlust immer stärker an.

Soziokulturelle Werte, die in den Hochkulturen das Interesse an Zahnersatz aufkommen lassen und später das Herausbilden eines prothetischen Handwerks begünstigen, sind zu Beginn der Jungsteinzeit noch zu vernachlässigen. In einer mehr oder weniger egalitären Gesellschaft mit wenig ausgeprägtem Statusdenken hat Zahnverlust keine gesellschaftlichen

Benachteiligungen zur Folge. Da nur wenige Menschen ein hohes Alter erreichen, ist Zahnverlust, vor allem im Frontzahnbereich, selten. Erst in den sozial stratifizierten Bevölkerungen der nachfolgenden Metallzeiten und der Hochkulturen finden wir gesellschaftliche Bedingungen vor, die bei Zahnverlust den Wunsch nach prothetischer Versorgung aufkeimen lassen. Jedoch ist anzunehmen, daß sich allenfalls die Oberschicht den Luxus von Zahnersatz leisten konnte. Die Erfolge der ersten „Zahnkünstler" mögen dann zur Nachahmung animiert haben. Wie weit letztlich der Wunsch nach Zahnersatz historisch zurückreicht, kann jedoch nur spekulativ bleiben.

1.5 Die Bedeutung archäologisch-prothetischer Fundobjekte für die medizinhistorische Forschung

Wenngleich prothetische Wiederherstellungen in historischer Zeit zunächst sehr begrenzt und auf die Oberschicht beschränkt gewesen sein mögen, begründete der Wunsch nach ästhetischer Rehabilitation eine immer stärkere Nachfrage nach derartigen Diensten und schuf so mit der Zeit die Notwendigkeit eines speziellen zahntechnisch tätigen Handwerks. Ein Problem der medizinhistorischen Forschung ist der häufige Widerspruch zwischen schriftlichen Quellen – auf die Prothetik bezogen z.B. der Nachweis der Tätigkeit eines zahntechnischen Handwerks in der Antike – und den konkreten Funden an Zahnersatz, die durch die Ausgrabungstätigkeit von Archäologen zutage kommen. Insgesamt gesehen erstaunt die Seltenheit der Funde und in vielen Fällen sind die technischen Details und Materialien andere, als sie nach der Lektüre der medizinischen Literatur zu erwarten wären. Gerade wegen dieser häufigen Diskrepanzen sind archäologische Objekte als Vergleichsmaterial wertvolle Quellen.

Da Fundobjekte aus dem Bereich der zahnärztlichen Prothetik bis ins 19. Jahrhundert selten sind und wir unser Wissen darüber primär dem Schrifttum der jeweiligen Zeit verdanken, ist jeder archäologische Fund von Zahnersatz aus medizin- und kulturhistorischer Sicht eine wertvolle Quelle. Während Ausgrabungen in antiken oder mittelalterlichen Fundkomplexen, wo Zahnersatz noch wenig verbreitet ist, häufig vorgenommen werden, stellen Ausgrabungen in frühneuzeitlichen Fundzusammenhängen, in denen öfter Zahnersatz zu erwarten ist, eine Ausnahme dar. Diesbezügliche Funde stammen häufig aus Kirchengrabungen, da sakrale Bauten grundsätzlich unter Denkmalschutz stehen. Von der Antike bis ins 19. Jahrhundert ist Zahnersatz nur unter den gehobenen Ständen verbreitet, für die es auch ein Privileg darstellt, sich innerhalb der Kirchen bestatten zu lassen. Es verwundert daher nicht, daß viele frühneuzeitliche Funde von Zahnersatz aus Sakralbauten stammen.

1.6 Früheste archäologische Quellen zur Zahntechnik aus Ägypten

Halten wir uns an die direkten Quellen als Belege für die Herstellung von zahntechnischen Arbeiten, so weisen diese zuerst nach Ägypten. Chronologisch gesehen gelten die Funde von Gizeh (ca. 2500 v.Chr.; *Junker* 1929), eine Schienung zweier unterer Molaren mit Golddrahtgebinde (Abb. 1), und eine weitere Schienung von oberen Frontzähnen aus dem Gräberfeld von El-Quatta aus der gleichen Zeit (*Harris und Iskander* 1975) als die frühesten Beispiele für Zahnersatzkonstruktionen. Es ist allerdings fraglich, ob hier überhaupt zahnärztliche Tätigkeiten vorliegen. Wahrscheinlicher ist, daß es sich um postmortale Maßnahmen handelt, weil angenommen wurde, daß für das Leben nach dem Tod die Unversehrtheit des Körpers wichtig wäre (*Harris* et al. 1975).

Abb. 1 Schienung von zwei unteren Molaren mit Golddraht; Ägypten: Gizeh, ca. 2500 v. Chr. (Roemer- und Pelizaeus Museum, Hildesheim)

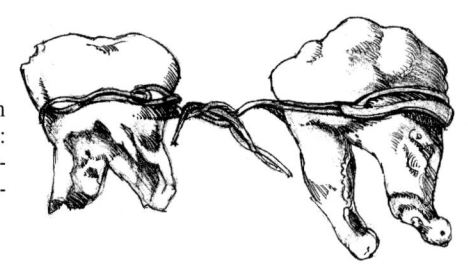

Die Auswertungen von Beamtentiteln sowie von medizinischen Papyri (Papyrus Ebers/Smith) ergeben zwar Hinweise auf Zahnbehandler, nennen Zahn- und Kiefererkrankungen und erwähnen medikamentöse Therapien; es fehlt aber jedes Indiz für die Anfertigung von Zahnersatz oder für die Schienung gelockerter Zähne bei Lebenden. Die beiden oben genannten Funde sind die bisher einzigen Fälle zahntechnischer Maßnahmen aus dem ägyptischen Kulturbereich, obwohl Tausende von Bestattungen, darunter viele Königsmumien, paläodontologisch untersucht worden sind. Das dürftige Ausgrabungsmaterial und die Schriftquellen lassen gegensätzliche Interpretationen und widersprüchliche Ansichten zu (*Kornemann* 1989). Es wird daher nicht von ungefähr vermutet, daß die beiden oben genannten Zahngebinde von Präparatoren im Zusammenhang mit dem Bestattungszeremoniell post mortem hergestellt sein könnten.

1.7 Zahnersatz zur Zeit der Antike (Etrusker, Phöniker, Griechen, Römer)

Die ersten echten zahntechnischen Arbeiten sind Fundobjekte, die aus der Mitte des ersten Jahrtausends vor der Zeitenwende stammen. Aufgrund archäologischer Fundzusammenhänge, geographisch-regionaler Feinheiten in der Ausführung und Herstellung und der relativen Häufigkeit ihres Vorkommens, aber auch aufgrund der historischen Überlieferung wird angenommen, daß sie nicht, wie für die ägyptischen Fundstücke vermutet wird, religiös-kultischen Ursprungs sind. Wahrscheinlich ist der Wunsch nach Zahnersatz in erster Linie allein auf die menschliche Eitelkeit, weniger auf die Wiederherstellung der Kaufunktion zurückzuführen. Die Kulturen bzw. Ethnien, bei denen Zahnersatz aus ästhetischen Beweggründen erstmals eine Rolle spielt, sind Etrusker, Phöniker, Griechen und Römer.

In das erste Jahrtausend vor Christus datieren Funde von Zahnersatz etruskischer und phönikischer Herkunft, die nahezu zeitgleich, wohl aber voneinander unabhängig hergestellt wurden. Nimmt man die als unsicher einzuschätzenden ägyptischen Funde aus, liegen mit ihnen die ältesten Beispiele für kosmetische Bemühungen vor, parodontal insuffiziente Zähne durch Schienung zu erhalten bzw. entstandene Zahnlücken durch Zahnersatz zu schließen. Während über die archäologisch-prothetischen Fundobjekte hinaus von den Etruskern keine und von den Phönikern kaum schriftliche Quellen zur Zahnmedizin vorliegen, existieren diesbezügliche Textstellen im medizinischen Schrifttum der Griechen und Römer in größerer Zahl. Ihre Inhalte sind jedoch primär Ausführungen über die Zahnheilkunst der Zeit, der im wesentlichen eine Mischung aus Volksbrauch und Aberglaube zugrundeliegt, während nur wenige Aussagen über die Zahnersatzkunst darin zu finden sind.

1.7.1 Etrusker

Die zahlreichen, technisch herausragenden etruskischen Funde von Zahnersatzarbeiten und parodontalen Schienungen datieren vor und zeitgleich mit den phönikischen Arbeiten, weshalb man die Etrusker als die ersten Hersteller von Zahnbrücken und -prothesen bezeichnen darf. Das Volk der Etrusker ließ sich im Zuge indogermanischer Wanderungen zu Beginn des 1. Jahrtausends v. Chr. in Oberitalien nieder und dehnte seinen Machtbereich weit nach Süden aus, bevor es im 4. Jahrhundert v. Chr. von den Römern unterworfen wurde. Wenngleich kaum schriftlichen Quellen über die Zahnmedizin der Etrusker vorliegen, sprechen die direkten Zeugnisse einer hochentwickelten Zahntechnik für eine frühe Blütezeit der Prothetik.

Zur Schienung gelockerter Zähne benutzten die Etrusker meist 3 - 5 mm breite Goldbänder. Bei Zahnverlust wurden Goldbänder aneinander genietet (Abb. 2 a) oder gelötet und in die entstehenden Schlaufen Ersatzzähne von Menschen und/oder Tieren gesetzt und mit Klammern oder Draht befestigt. Mehrere Zähne wurden mittels Draht oder Bändern als „Zahnbrücken" an Pfeilerzähnen verankert (Abb. 2 b). Wie eine große Anzahl originaler prothetischer Arbeiten in italienischen Museen (z. B. Museo Archeologico per l'Etruria Meridionale, Rom; Museo Archeologico, Florenz) zeigt (*Tabanelli* 1958), bestimmten primär kosmetische Zwecke diese Bemühungen, während kaufunktionelle und phonetische Erwägungen noch keine Rolle spielten. Überblickt man die Folgezeit, wird deutlich, wie vergleichsweise zufriedenstellend die Etrusker zahntechnische Probleme lösten, denn ihr „Qualitätsstandard" handwerklicher Leistungen wurde erst im 19. Jahrhundert wieder erreicht.

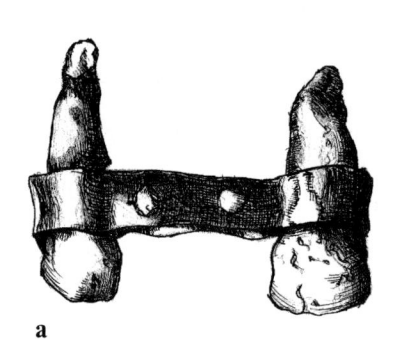

Abb. 2a und b
Etruskische Brückentechnik
a) Zwei an Goldbänder vernietete Ersatzzähne
b) Zwei mit Goldbändern gefaßte Pfeilerzähne für eine Brückenkonstruktion

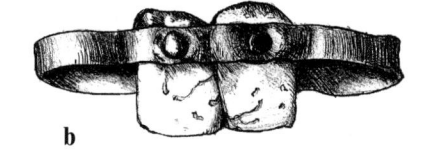

1.7.2 Phöniker

Aus Gräbern in und nahe bei Sidon im heutigen Libanon stammen zwei Zahnersatzarbeiten, die den Phönikern zugeschrieben werden und sich anhand von Grabbeigaben in das 6. bis 4. Jh. v.Chr. datieren lassen (*Renan* 1864). In beiden Fällen handelt es sich um Schienungen aus Golddrahtgebinde. Während im erstgefundenen Fall eine sorgfältig vorgenommene Bindung von sechs Frontzähnen in Form eines Brückenersatzes vorliegt, der von Eckzahn zu Eckzahn reicht und zwei hinsichtlich des Materials unbekannte Ersatzzähne einbezieht (Louvre, Paris) (Abb. 3a und b), handelt es sich im zweiten Fall um eine klassische Schienung von parodontal

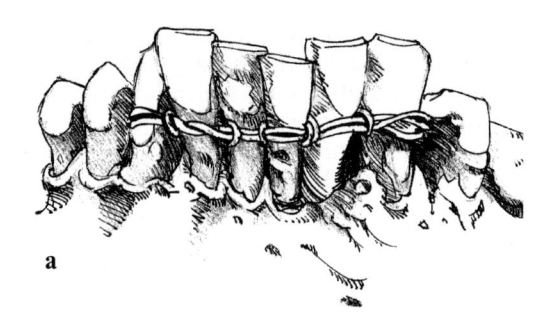

Abb. 3a und b Phönikische mit Golddraht befestigte Unterkieferfrontzahnbrücke zum Ersatz der Zähne 3 1 und 3 2 (Louvre, Paris) (nach *Hoffmann-Axthelm* 1985).

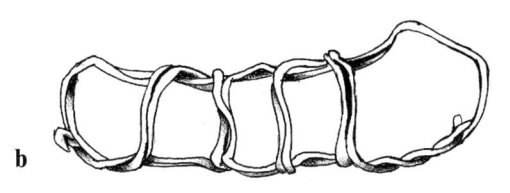

Abb. 4 Phönikische Schienung mit Golddraht und Brückenersatz im Unterkiefer-Frontzahnbereich (Zähne 3 1, 3 2 sind ersetzt) (nach *Hoffmann-Axthelm* 1985).

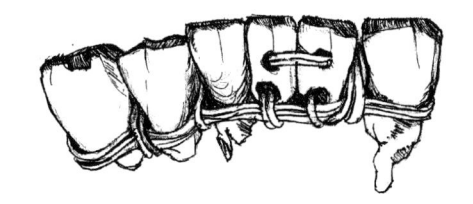

insuffizienten unteren Frontzähnen mit gleichzeitigem Ersatz von zwei Frontzähnen, die in situ aufgefunden wurde (Abb. 4). Das damals schon vorgenommene Schließen einer Frontzahnlücke mittels zweier am Restzahnbestand befestigter Ersatz-Schneidezähne darf als echte prothetische Leistung gelten. Einflüsse aus den Hochkulturen des Zweistromlands (Euphrat und Tigris) und Ägypten wären aufgrund der geographischen Mittellage des Libanon denkbar, jedoch sprechen zwei Jahrtausende Zeitdifferenz und technische Details gegen diese Vermutung.

1.7.3 Griechen

Im klassischen Griechenland etabliert sich im 5. Jahrhundert v.Chr. eine neue, wissenschaftlich ausgerichtete Medizin, als deren Begründer Hippokrates gilt. Dessen umfangreiches medizinisches Schrifttum enthält auch zahnmedizinisch relevante Passagen, welche sich jedoch primär auf die

Zahnanatomie und auf Therapievorschläge bei Erkrankungen der Zähne und Kiefer beziehen. Hippokrates erwähnt zwar die Drahtligatur zur Fixierung lockerer Zähne, doch fehlen bei ihm wie bei weiteren wichtigen Medizinautoren der Antike (z.B. Galen) jegliche Hinweise auf eine prothetische Versorgung. Archäologische Funde von Zahnersatz aus dem klassischen Griechenland sind selten, was insofern verwundert, als Zahnausfall nicht mit den Schönheitsvorstellungen der Griechen vereinbar war. Eine Erklärung für die Seltenheit der Funde könnten Verluste durch antike Grabräuber sein, die nach Gold suchten. Das Fehlen von Hinweisen in der medizinischen Literatur kann durch die Zugehörigkeit der Prothetik zum Handwerk begründet sein.

1.7.4 Römer

Die Heilkunde im römischen Imperium war stark griechisch beeinflußt. Nach der Eroberung Griechenlands wurde sie zunächst von griechischen Sklaven, später von freigelassenen und zugewanderten Ärzten ausgeübt. Die Zahnersatztechnik hatten die Römer von den Etruskern übernommen, und nach historischen Quellen soll Zahnersatz in der Oberschicht weit verbreitet gewesen sein. Die Verwendung von Gold für Zahnersatzarbeiten ist bereits durch die Zwölftafelgesetze (Cicero, de legibus 2,24,60) aus dem fünften vorchristlichen Jahrhundert belegt.

Hygiene, Gesundheitsfürsorge und kosmetische Aspekte sind zwar charakteristisch für die römische Medizin, da Zahnersatzarbeiten aber als handwerkliche Tätigkeiten galten, finden sie in der medizinischen Literatur kaum Erwähnung. Eine gute Quelle ist dagegen die zeitgenössische römische Literatur (z.B. Horaz, Ovid), wo häufig indirekt auf Zahnersatz eingegangen wird. Wie in Griechenland steht auch im römischen Reich die geringe Zahl an Fundobjekten nicht mit den schriftlichen Überlieferungen in Übereinstimmung, die auf eine existierende Zahnersatzkunst verweisen. Der Widerspruch läßt sich möglicherweise dadurch erklären, daß auch hier viele Zahnersatzarbeiten antiken Grabräubern zum Opfer fielen.

1.8 Zahnersatz vom Ende der Antike bis zum Ausgang des Mittelalters

Der Niedergang des römischen Reiches, gleichbedeutend mit dem Ende der klassischen Antike, geht einher mit einem Rückgang in Kunst und Wissenschaft. Die Heilkunde der Antike wird jedoch vom kulturellen Aufschwung des Islam weitergetragen, der an die griechisch-römische Heiltradition anknüpft. Medizingelehrte des islamischen Kulturkreises, darunter so berühmte Vertreter wie Albucasis (936 bis 1013?) und Avicenna (980 bis 1037), die medizinische Texte der Antike kompilieren und systematisieren, benötigen zwar Jahrhunderte, um das Erbe griechisch-römischer Errungenschaften umzusetzen, sind letztlich jedoch in ihrer Auswirkung auf die Medizin des europäischen Mittelalters nicht hoch genug einzuschätzen.

Aus der Zeit vom Ende der Antike bis zur Verselbständigung der Zahnmedizin im 16. Jahrhundert liegen nur wenige schriftliche Quellen zur Zahnmedizin und speziell zur zahnärztlichen Prothetik vor. Arabischen Quellen wie Albucasis ist zu entnehmen, daß zur Schienung gelockerter Zähne weiterhin Golddraht benutzt und auch Zahnersatz aus Rinderknochen angefertigt wurde. Aus anderen Teilen der Welt liegen ebenfalls kaum Zeugnisse für die Existenz einer zahnärztlichen Prothetik bis zum Ende des Mittelalters vor. Aus der Neuen Welt gibt es von den Maya medizinische Texte, die über die Anfertigung von Zahnersatz aus Knochen berichten, archäologische Zeugnisse dafür fehlen (*Schultze* 1944). In Japan belegen historische Quellen, daß keine zahnärztliche Prothetik existierte.

Das für die Entwicklung der europäischen Medizin herausragende Ereignis war die Entstehung der medizinischen Schule von Salerno, wo im 12. Jahrhundert der erste universitäre Medizinunterricht beginnt. Die Anfänge der Schule von Salerno datieren bereits in das 9. Jahrhundert und stehen unter griechischem Einfluß, was auf enge Beziehungen zu Byzanz zurückzuführen ist. Entscheidend für die gesamte spätere Entwicklung der Medizin in Europa war aber die Rezeption und Vermittlung islamischer Heilkunde. Die Araber gelten im Sinne von „ex oriente lux" als die eigentlichen Bewahrer des medizinischen Wissens des Altertums. Ein wesentlicher Anteil der Bedeutung von Salerno etwa ist Constantinus Africanus (1010/15 bis 1087) zuzuschreiben, dessen Übersetzungen medizinischer arabischer Autoren ins Lateinische das z.T. verlorengegangene Wissen der Antike wieder zugänglich machten, da die großen Kompendien der islamischen Medizin in wesentlichen Teilen direkte Übersetzungen fundierter antiker Quellen, wie Hippokrates und Galen, waren.

Wissenschaftliche Anleihen aus dem Altertum und der Einfluß der arabisierten galenischen Medizin bleiben im Hoch- und Spätmittelalter in der zahnmedizinischen Literatur bestimmend, allerdings vermischen sie sich mit volksmedizinischem Gedankengut und eigenen Beobachtungen. Wichtige lokale Medizinzentren sind Montpellier, Toledo, Verona, Padua und Bologna. Bezüglich der zahnärztlichen Prothetik ist die medizinische Literatur jener Zeit relativ unergiebig, wie beispielsweise die „Chirurgia Magna" von Guy de Chauliac (gest. 1368) zeigt, der lediglich den schon bekannten, aus Knochen geschnitzten Zahnersatz erwähnt. Schwerpunkte im kompilatorisch entstandenen Schrifttum bilden Empfehlungen gegen den Zahnschmerz, Vorschläge zur chirurgischen und medikamentösen Zahnentfernung und Rezepturen gegen Zahnfleischerkrankungen.

Archäologischer Neufund: Ins 12. Jahrhundert datiert der Unterkieferzahnersatz eines Individuums aus dem slawischen Gräberfeld Sanzkow, Kr. Demmin. Dieser mitteleuropäische Fund demonstriert einfache prothetische Bemühungen aus dem Mittelalter, wo entsprechende Funde selten sind. Wahrscheinlich wurden die eigenen, locker gewordenen mittleren unteren Frontzähne extrahiert. Sie fanden dann als Prothesenzähne Verwendung, indem sie mittels einer zementartigen Kittmasse und einer kleinen Metallplatte befestigt wurden (*Ullrich* 1973). Die Kittmasse ist dem Kieferkamm sattelförmig angepaßt und liegt den Nachbarzähnen dicht an. Die Ausführung läßt vermuten, daß dem Hersteller die antiken Vorläufer unbekannt waren (Abb. 5a und b).

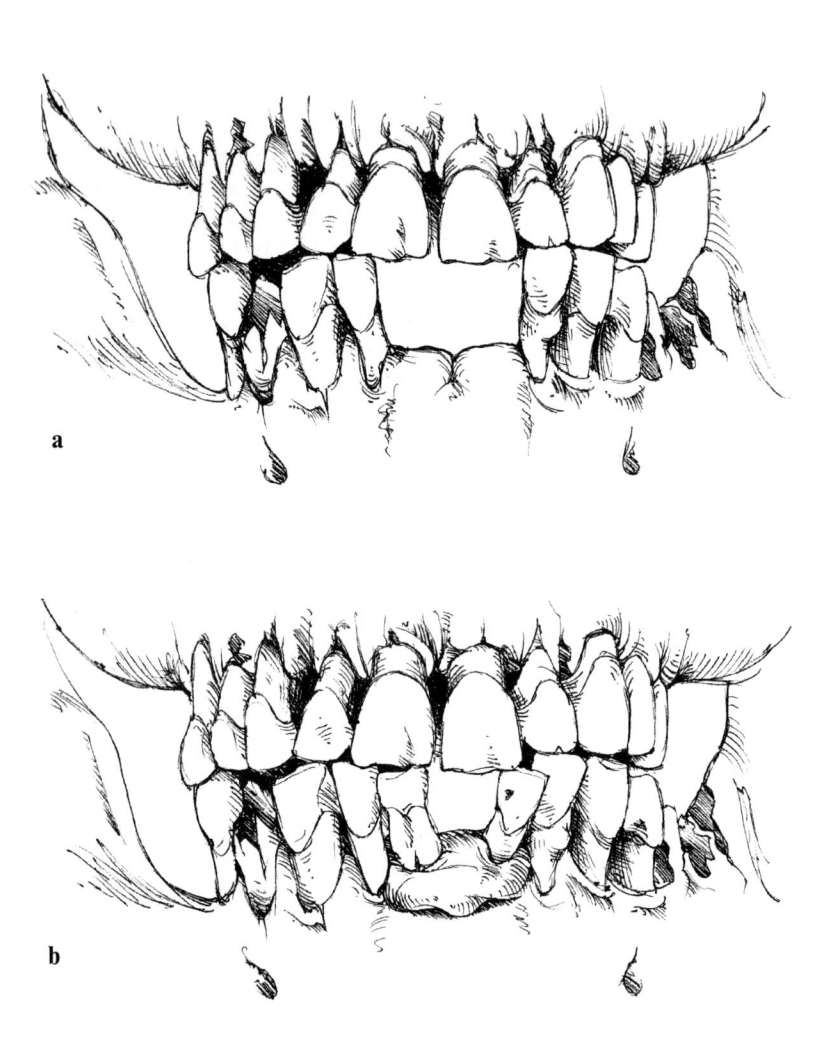

Abb. 5 Kleine sattelförmige Unterkieferprothese aus dem 12. Jahrhundert; Zähne 4 1 und 3 1 mit zementartiger Kittsubstanz befestigt; durch bronzenes Metallplättchen im Vestibulum abgestützt (nach *Ullrich* 1973).
a) Defekt
b) Prothese in situ

1.9 Zahnersatz der Neuzeit

Das 16. Jahrhundert markiert den Übergang vom Mittelalter zur Neuzeit. Die von Italien ausgehende kulturelle Bewegung der Renaissance ist durch eine allgemeine Rückbesinnung auf die Vorbildfunktion der Antike gekennzeichnet und zieht weitreichende Veränderungen auf vielen Gebieten nach sich. Sie beeinflußt Wissenschaft, Kunst, Literatur und Philosophie, nicht zuletzt auch die Politik. Die geistigen Wandlungen machen auch vor dem Gebiet der Medizin nicht halt, wobei die ersten Fortschritte von außen in das Fach getragen werden. Der Künstler Leonardo da Vinci (1452 bis 1519) etwa ist mit seinen exakten anatomischen Studien, darunter Zeichnungen von Zähnen und Kiefern, einer der Vorläufer einer rasanten Entwicklung der Anatomie, die dann durch Anatomen wie Andreas Vesal (1514 bis 1564) geprägt wird. Der bedeutendste Arzt dieser Zeit ist Paracelsus (1493 bis 1541), der mit den alten Traditionen bricht und als Begründer einer neuen Heilkunde gilt.

Der Aufschwung der Anatomie hatte starke Auswirkungen auf die Chirurgie. Deren Entwicklung in Frankreich ist mit das Verdienst von *Ambroise Paré* (1510 bis 1590), der zu den wichtigsten Medizinautoren des 16. Jahrhunderts zählt. Er bringt vielfach eigene, praktische Erfahrungen in seine Schriften ein, allerdings sind seine Ausführungen über Zahnersatz nur Rezeptionen früherer Theoretiker, wie ein Zitat aus Parés Werk „Dix livres de la chirurgie" zeigt: „Dentz artificielles faittes d'os, qui s'attachent par vn fil d'argent en lieu des autres qu'on aura perdues" (zit. n. *Hoffmann-Axthelm* 1985) (zu deutsch: „Künstliche Zähne aus Knochen, die mit Hilfe eines Silberdrahts anstelle der verlorengegangenen Zähne befestigt sind") (Abb. 6).

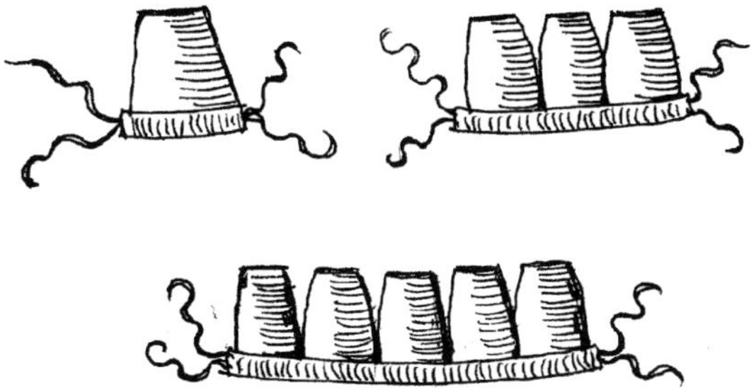

Abb. 6 Brückenzahnersatz des 16. Jahrhunderts (Paré), der mit Gold- oder Silberdraht an den Pfeilerzähnen verankert wird (nach *Hoffmann-Axthelm* 1985).

Im 16. Jahrhundert erscheint in deutscher Sprache das erste, vollständig der Zahnheilkunde gewidmete Kompendium eines anonym bleibenden Verfassers („Artzney Buchlein", 1530) (Abb. 7), das unter dem bekannteren Titel „Zene Artzney" ab 1532 viele weitere Auflagen erfährt, jedoch keine Abschnitte über zahnärztliche Prothetik enthält. Zum Teil werden zu dieser Zeit odontologische Themata in der chirurgischen Literatur abgehandelt; daneben entstehen zahnheilkundliche Volksbücher. Wesentlichen Anteil an dem Aufschwung, den die Medizin insgesamt nimmt, hat die Entwicklung der Buchdruckerkunst, da wissenschaftliche Neuerungen dadurch rascher einem größeren Kreis bekannt werden und durch den Druck kaum noch Übertragungsfehler von Wort und Bild auftreten. In die Zeit des 16. Jahrhunderts fallen die ersten Dissertationen mit zahnmedizinischem Inhalt, die jedoch wenig ergiebig sind und keine prothetischen Themen abhandeln (vgl. *Monau* 1578; *Rümelin* 1606).

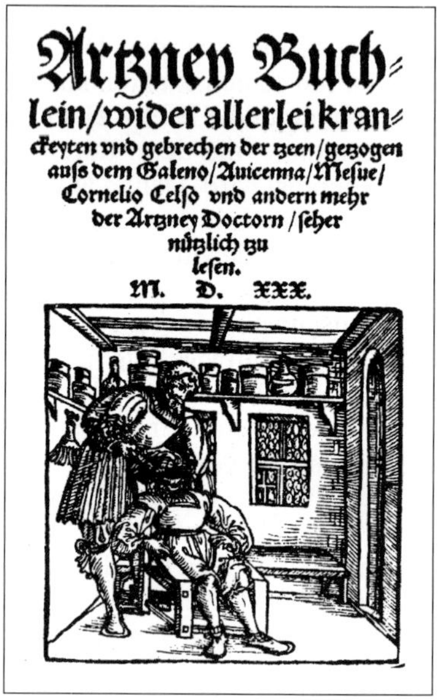

Abb. 7 Titelblatt der 1. Auflage des ältesten zahnärztlichen Lehrbuchs der Welt („Artzney Buchlein"; 1530); Verfasser unbekannt.

Das 17. Jahrhundert bringt der Zahnmedizin noch keinen entscheidenden Durchbruch zu Eigenständigkeit. Therapeutisch steht noch immer die Zahnextraktion im Vordergrund, für die bisher kaum in Erscheinung getretene Prothetik werden jedoch bereits wichtige Erkenntnisse gewonnen und weitergegeben, welche im folgenden Jahrhundert die Entwicklung dieser Fachdisziplin prägen sollten. In seinem erstmals 1684 erschienenen Buch „Großer und gantz neu-gewundener Lorbeer-Krantz, oder Wund-Artzney" gibt *M. G. Purmann* (1648 bis 1711) aus Breslau erstmals eine Empfehlung für ein Wachsmodell vor der Anfertigung von Zahnersatz, das allerdings noch außerhalb des Mundes modelliert wurde. Der Vorschlag zum Durchbohren gesunder Zähne zur Befestigung des so hergestellten Zahnersatzes mit Drahtligaturen läßt auf eine praktische Unkenntnis Purmanns schließen, der als Stadtarzt primär chirurgisch tätig war.

Archäologischer Neufund: In der Oberhofener Kirche in Göppingen (Baden-Württemberg) wurde bei einem dort bestatteten Individuum eine Frontzahnprothese, die vermutlich aus Flußpferdzahn besteht, zum Ersatz der vier Schneidezähne des Oberkiefers gefunden. Nach der Baugeschichte der Kirche datiert der Fund an das Ende des 16. bzw. den Anfang des 17. Jahrhunderts (*Czarnetzki* und *Alt* 1991). Wie Durchbohrungen an der Prothese zeigen, wurde diese, wahrscheinlich mit Golddraht, an den Eckzähnen befestigt. Da erste Hinweise auf die Verwendung von Flußpferdzahn erst Ende des 17. Jahrhunderts auftauchen (*Nuck* 1692), der Werkstoff dann allerdings bis zur Ersetzung durch Kautschuk in der zweiten Hälfte des 19. Jahrhunderts das führende Basismaterial für Zahnersatz bleibt, bliebe physiko-chemisch zu überprüfen, ob die Vermutung, es handele sich um Flußpferdzahn, auf diesen frühen Fund zutrifft (Abb. 8a und b).

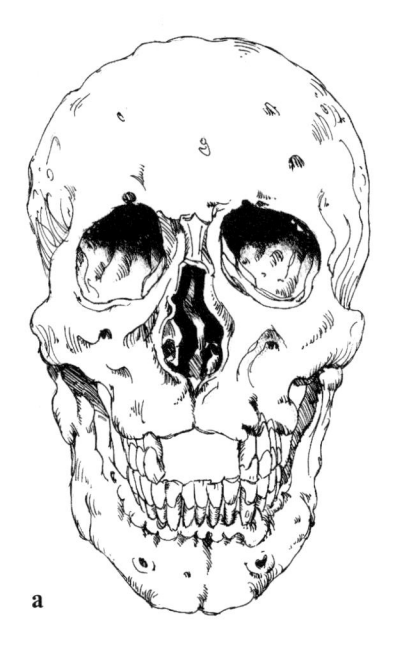

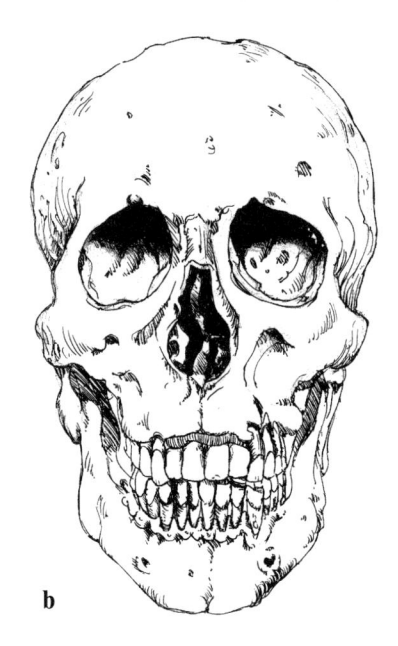

a b

Abb. 8a und b Frontzahnbrücke zum Ersatz von 4 Schneidezähnen im Oberkiefer aus Flußpferdzahn in situ; ehemals mit Golddraht an Pfeilerzähnen befestigt (nach *Czarnetzki* und *Alt* 1991).
a) Defekt
b) Prothese in situ

Erste Hinweise, die auf die Bedeutung der Kaufunktion bei der Herstellung von Vollprothesen verweisen, finden sich in dem oben erwähnten Werk des Leidener Anatomen *A. Nuck* (1650 bis 1692) von 1692. Abgesehen von den geschilderten Ausnahmen ist die zahnärztliche Literatur des 17. Jahrhunderts, insbesondere was die Prothetik betrifft, ein Spiegelbild früherer Jahrhunderte. Diesbezügliche Ausführungen lassen erkennen, daß nach wie vor keine kaufunktionellen, sondern nur kosmetische, allenfalls phonetische Gründe die Anfertigung von Zahnersatz bestimmen.

Im 18. Jahrhundert löst sich die zahnärztliche Prothetik in Mitteleuropa allmählich von der Chirurgie und dem „Zahnbrecherwesen" und erreicht eine gewisse Selbständigkeit. Ausgangspunkt der Entwicklung, die zur Etablierung der Zahnmedizin als selbständiger medizinischer Disziplin führt, ist Frankreich. 1728 erscheint das zweibändige Werk „Le Chirurgien Dentiste ou traité des dents" von *P. Fauchard* (1678 bis 1761), das erstmals das Fachwissen der Zeit zusammenfaßt (Abb. 9a bis c). Mit einer Reihe weiterer Publikationen, wie dem ersten speziellen Buch über Zahntechnik von *C. Mouton* (1746) und Veröffentlichungen von *L. Lécluse* (1754) und *E. Bourdet* (1786), hat Fauchards Werk Auswirkungen auf die generelle Entwicklung der Zahnheilkunde und deren Etablierung als Wissenschaft in den Nachbarländern. Der bedeutsamste Erfolg von Fauchard war zweifellos die Überführung der Prothetik – seines Spezialgebiets – vom reinen Handwerk in eine wissenschaftliche Disziplin. Fauchards Wirken war durch seine präzisen technischen Beschreibungen zur Herstellung von Zahnersatz für die Fortentwicklung der Prothetik enorm innovativ.

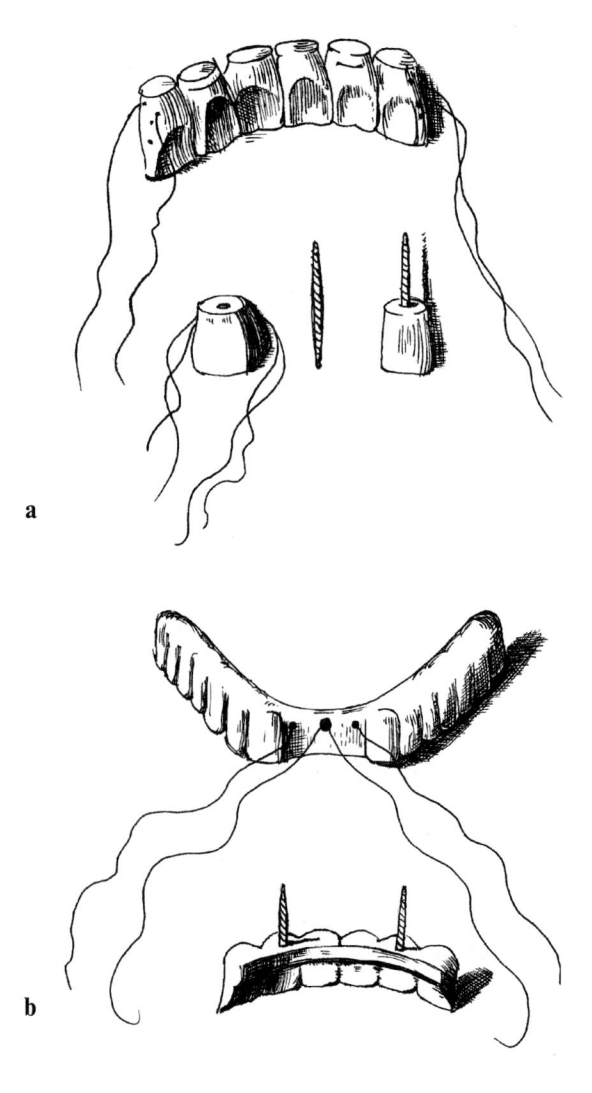

a

b

Zahnersatz der Neuzeit

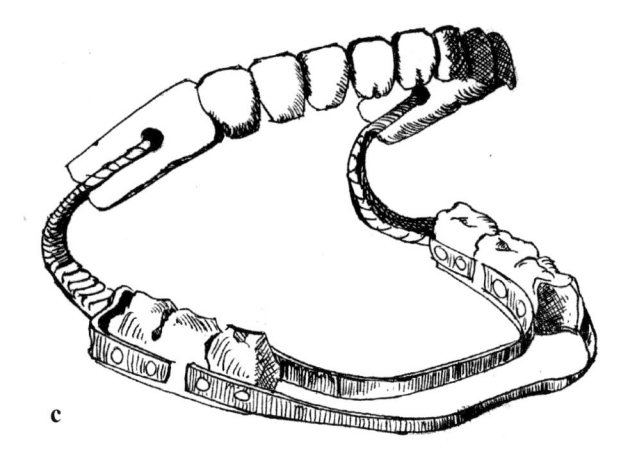

c

Abb. 9a bis c   Verschiedene Ausführungen von Zahnersatz des 18. Jahrhunderts nach *Fauchard* (nach *Hoffmann-Axthelm* 1985)

Als Werkstoffe für Zahnersatz dienten Fauchard nach wie vor Menschenzähne (meist an Toten gewonnen), Tierknochen, Flußpferd- bzw. Walroßhauer und Elfenbein. Zur Fixierung des Zahnersatzes im Mund verwendete er noch immer, wie früher üblich, Fäden oder Draht; eine Neuheit bedeutete jedoch die Herstellung von Stiftzähnen, wobei gekerbte Metallstifte mit Kittmasse an gekürzten menschlichen Zähne befestigt und dann im Wurzelkanal mit organischen Materialien wie Hanf oder Flachs verankert wurden. Einzelne Zähne oder Stiftzahnbrücken wurden an Gold- oder Silberschienen genietet, Ober- und Unterkieferersatz durch die Verwendung von Federn miteinander verbunden. Vollprothesen aus den Oberschenkelknochen von Tieren wurden an der Basis mit Gold- oder Silberblech eingefaßt und der sichtbare Teil mit Email überzogen.

Das erste spezifisch prothetische Fachbuch publizierte Mouton 1746 unter dem Titel „Essay d'Odontotechnie". Wie Fauchard beschreibt auch Mouton Stiftzahnkonstruktionen, die als optimaler Ersatz gelten, Neuerungen betreffen die Befestigung von Brückenersatz durch Federn, was einer Art Klammerbefestigung gleichkommt. Ungleich wichtiger ist die Herstellung von Bandkronen (Goldkappen), wenngleich die Verwendung für den Frontzahnbereich als kosmetisch unzulänglich bezeichnet wird, was er durch Emaillierung umgeht. Bourdet führt dann für Zahnersatz die Metallbasis aus Gold ein, die ein Goldschmied nach einem Wachsmodell herstellt. In künstliche metallene Alveolen, die in die Basis eingearbeitet waren, wurden die gekürzten Leichenzähne mit Stiften befestigt (Abb. 10) oder mit Mastix eingekittet. Der sichtbare Bereich wurde mit Email überzogen.

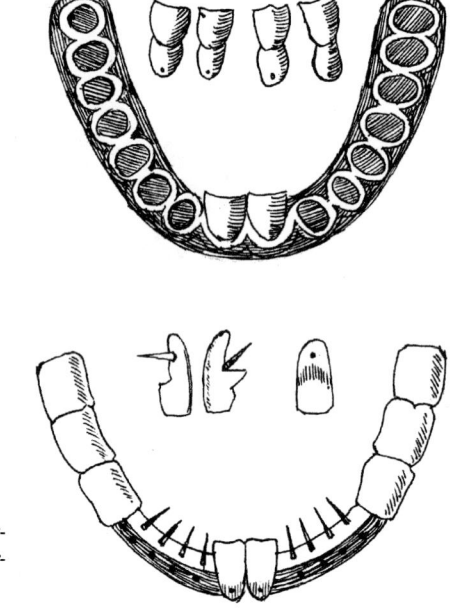

Abb. 10 Zahnersatz des 18. Jahrhunderts mit Metallbasis nach *Bourdet* (nach *Hoffmann-Axthelm* 1985)

Den bedeutsamsten Beitrag zur Entwicklung der Zahnmedizin in England leistet *J. Hunter* (1728 bis 1793), allerdings nicht auf prothetischem, sondern anatomischem Gebiet. Sein 1771 erschienenes Werk „The Natural History of the Human Teeth" ist die erste neuzeitliche anatomische Beschreibung über Zähne und Kiefer. Bei Zeitgenossen Hunters wie dem britischen Hofzahnarzt *T. Berdmore* (1771) finden sich lediglich unbedeutende Anmerkungen über Zahnersatz.

In Deutschland lag die praktische Ausübung der Zahnheilkunde nach wie vor in den Händen von Zahnbrechern und Wundärzten – ein bekannter Vertreter dieses Standes im 18. Jahrhundert ist J. A. Eisenbart (1663 bis 1727) –, weshalb sie sich nur langsam aus der traditionellen Rolle befreien konnte. *L. Heister* (1683 bis 1758), ein Anatom und Chirurg, widmete sich eingehend odontologischen Problemen. Er erwähnt in seinem Werk „Kleine Chirurgie oder Handbuch der Wundartzney" von 1755 das von Purmann bekannte Wachsmodell, das bereits als Abdruck bezeichnet wird, und beschreibt differenziert die Herstellung von partiellem und totalem Zahnersatz aus den bekannten Materialien.

Auf gleich hohem wissenschaftlichen Niveau wie Fauchards Werk steht die 1756 erschienene „Abhandlung von den Zähnen des menschlichen Körpers und deren Krankheiten" von *P. Pfaff* (1713? bis 1766), in die sowohl eigene Erfahrungen als auch neue Ideen einfließen. Neben Altbekanntem, wie der Schienung parodontal erkrankter Zähne mit Golddraht und der Bevorzugung von Walroßhauern als Werkstoff für Zahnersatz (Abb. 11), erfährt man, daß Pfaff von der Verwendung menschlicher Zähne wegen ethischer Bedenken und der Abscheu vieler Patienten meist Abstand nimmt. Forschungsgeschichtlich wichtige Neuerungen in seinem Werk stel-

Zahnersatz der Neuzeit 57

len die direkte Abdrucknahme des Kiefers mit Siegelwachs, die Modellanfertigung mit Gips und die Bißnahme zur Okklusionssicherung bei Restzahnbestand dar, die präzise beschrieben werden.

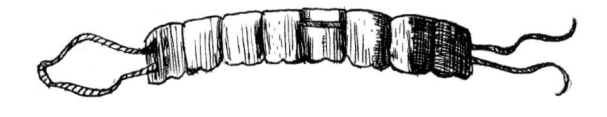

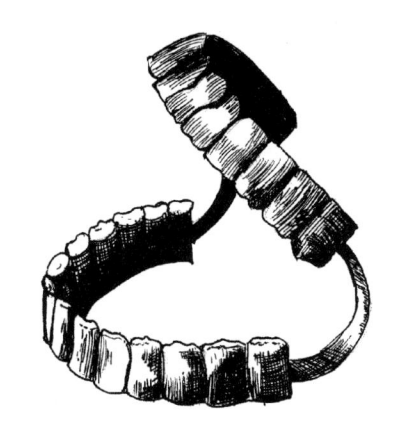

Abb. 11 Zahnersatz des 18. Jahrhunderts nach Pfaff (nach *Hoffmann-Axthelm* 1985).

Archäologische Neufunde: Eine Prothese zum Ersatz der Schneidezähne im Oberkiefer wurde in einem barockzeitlichen Grab eines Mannes gefunden, der um 1700 in der Nikolai-Kirche in Berlin bestattet wurde (*Thierfelder* et al. 1987). Sie war durchbohrt, um ihre Befestigung am Restzahnbestand mit Hilfe von Draht zu ermöglichen (Abb. 12).

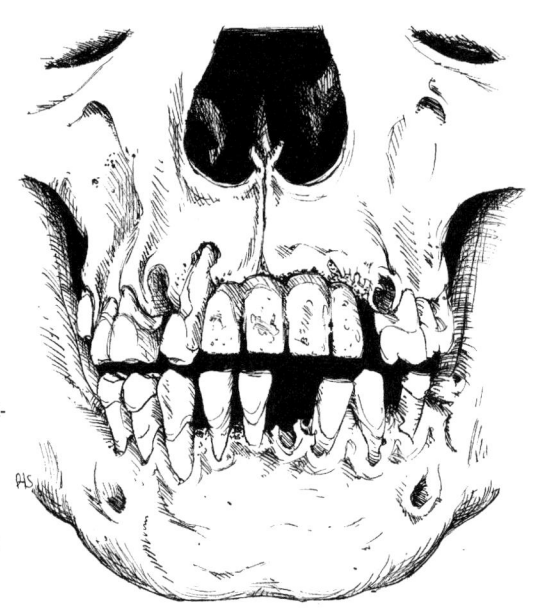

Abb. 12 Viergliedrige geschnitzte Oberkieferfrontzahnbrücke aus tierischem Horn vom Ende des 17. Jahrhunderts in situ; ehemals mit Golddraht an den Pfeilerzähnen befestigt (nach *Thierfelder* et al. 1987).

Zwei aktuelle Funde aus Grand-Saconnex, Genf, aus der Mitte des 18. Jahrhunderts demonstrieren, daß die Zahnersatzkunst der Antike bis dato noch immer Anwendung fand (*Alt* 1993). Im einzelnen finden sich Drahtligaturen zum Schienen parodontal insuffizienter Frontzähne, primitiver, aus Tierzähnen geschnitzter Brückenersatz, der mit Golddraht an Nachbarzähnen befestigt war sowie eine große, aus einem Stück geschnitzte Prothese, die ebenfalls an den Nachbarzähnen mit Golddraht befestigt wurde. Diese Beispiele für Zahnersatz, zur Zeit des Wirkens eines *P. Fauchard* in Paris angefertigt, verdeutlichen, daß sich Neuerungen vermutlich nicht so rasch durchsetzen konnten (Abb. 13a bis d).

Abb. 13a   Fund aus Grand-Saconnex, Genf, aus der Mitte des 18. Jahrhunderts (*Alt* 1993): Schienung mehrerer Frontzähne im Oberkiefer mit Golddraht.

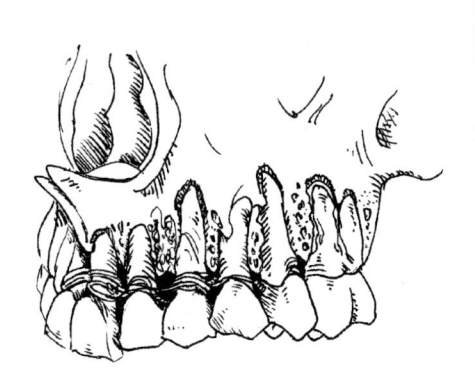

Abb. 13b   Fund aus Grand-Saconnex, Genf, aus der Mitte des 18. Jahrhunderts (*Alt* 1993): Geschnitzter Brückenersatz aus Tierzahnmaterial zum Ersatz der Zähne 3 4, 3 5 und 3 6; mit Golddraht an den Pfeilerzähnen 3 3 und 3 7 befestigt.

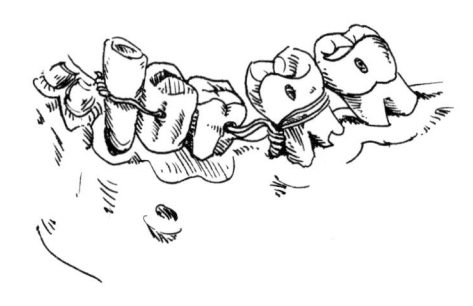

Abb. 13c   Fund aus Grand-Saconnex, Genf, aus der Mitte des 18. Jahrhunderts (*Alt* 1993): Prothese aus Elfenbein zum Ersatz von 9 Zähnen; mit Golddraht an den Pfeilerzähnen 4 3 und 3 8 befestigt.

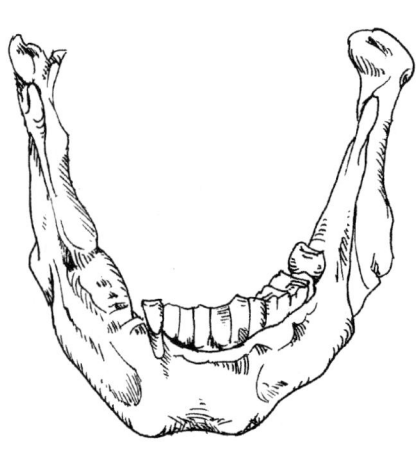

Abb. 13d Fund aus Grand-Saconnex, Genf, aus der Mitte des 18. Jahrhunderts (*Alt* 1993): Elfenbeinbrücke für den linken Frontzahnbogen im Oberkiefer.

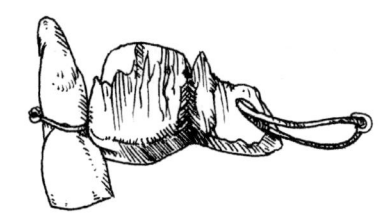

Die allmählich einsetzende, allgemeine staatliche Anerkennung der Zahnheilkundigen und die Möglichkeit, als Stadtzahnarzt zu praktizieren, trugen in Mitteleuropa nicht unwesentlich zum Wechsel vom „Zahnkünstler" zum Zahnarzt bei. Ein weiterer wichtiger Schritt in Richtung einer wissenschaftlichen Fachdisziplin bedeutet die Ausgrenzung der zahnärztlichen Prothetik aus dem Handwerk. Damit verlagert sich im 19. Jahrhundert die Herstellung von Zahnersatz aus dem handwerklich-künstlerischen Gewerbe in einen speziellen, zahntechnischen Bereich, der bis Mitte des 20. Jahrhunderts von den Zahnärzten zum Teil selbst abgedeckt wird, sich heute aber, zumindest in den Industrieländern, berufsmäßig von der Zahnmedizin getrennt hat. Wenngleich die Konstruktionsprinzipien für Zahnersatz seit Beginn unseres Jahrhunderts im wesentlichen feststehen, nimmt, wie in den Jahrhunderten zuvor, auch im 20. Jahrhundert die Entwicklung neuer Materialien und innovativer Behandlungskonzepte immer wieder entscheidend Einfluß auf die Weiterentwicklung der zahnärztlichen Prothetik.

Eine entscheidende Erfindung war Ende des 18. und zu Beginn des 19. Jahrhunderts die Entdeckung und Weiterentwicklung eines anorganischen Grundstoffs, der sich als Basismaterial für Zahnersatz eignete. 1774 ließ sich der Pariser Apotheker F.T. Duchateau (1751 bis 1829) für sich selbst ein Gebiß aus Porzellan brennen. Nach diesem Rezept brachte der Pariser Zahnarzt *N. D. de Chémant* (1753 bis 1824) 1788 die erste Mineralpaste für Zahnersatz auf den Markt. Aufgrund der bei der Herstellung auftretenden Schrumpfungen, die die Paßgenauigkeit stark beeinträchtigten, führten die in einem Stück gebrannten Porzellangebisse zu massiven Druckstellen, waren bruchanfällig und klapperten. Trotz dieser Mängel scheint die Popularität der Gebisse, für die mit den Schlagworten „geruchlos und unverweslich" geworben wurde, groß gewesen zu sein, wie plakative Karikaturen von Porzellangebißträgern vermuten lassen. Die in einem Stück gebrannten Porzellanprothesen ließen sich durch die Verwendung von Metalloxiden in verschiedenen Farben tönen.

Dem Italiener G. Fonzi (1768 bis 1840) gelang 1808 die Entwicklung einer Methode zur Herstellung von Einzelzähnen mit eingebrannten Platinstiften (sog. Crampons). Damit war der entscheidende Schritt zum neuzeitlichen Zahnersatz getan, denn nunmehr konnte man Basis und Zähne getrennt herstellen. Die industrielle Produktion von Mineralzähnen begann 1825 in Amerika durch S.W. Stockton (1800 bis 1872), ab 1844 auch durch die noch heute bestehende Firma S. S. White Corporation. Obwohl nun verschiedene Varianten von Industriezähnen zur Verfügung standen, wie die Röhrenzähne des Engländers C. Ash (1815 bis 1892), die einen zentralen Kanal zur Verankerung eines Stifts hatten, oder die sogenannten Blockzähne („continuous gums") von J. Allen (1810 bis 1892), drei zusammengefaßte Frontzähne mit angrenzendem Zahnfleisch, wurden noch bis weit über die Jahrhundertmitte hinaus weiterhin menschliche Zähne und Zahnbein von Tieren für Zahnersatz verwendet.

Ohne die Entwicklung der Bohrmaschine zum Aufbohren von Kavitäten und zum Beschleifen von Zähnen wären die technischen Möglichkeiten für Zahnersatz und zum Füllen von Zähnen jedoch wenig erfolgreich geblieben. Zwar ist die Verwendung von Fiedel- oder Drillbohrern schon aus der jüngeren Steinzeit bekannt, wo bereits Zähne mit Feuersteinbohrern trepaniert wurden (vgl. *Alt* 1989), im Bereich der Zahnmedizin dauerte es jedoch nach bescheidenen Vorläufern bis 1871, bevor mit der Tretbohrmaschine von J.B. Morrison (1829 bis 1917) das erste voll funktionstüchtige Gerät zur Verfügung stand. Ebenso wichtig wie der Gebrauch der Bohrmaschine waren neue Abformmaterialien für den Fortschritt in der Prothetik. Auf diesem Gebiet zählen die Entwicklung eines Verfahrens mit hydrokolloidalen Agar-Stoffen durch A. Poller (1927), die Benutzung von elastischen Gelatinemassen seit 1938 und ab 1940 die Verwendung des Naturprodukts Alginat als Abformmaterial zu den wesentlichen Neuerungen.

War die Zahnersatzkunst über Jahrtausende allein durch den Wunsch von Patienten nach Ästhetik bestimmt, so wurde im 19. und 20. Jahrhundert der Wiederherstellung der Funktion eine immer größere Bedeutung zugemessen, was durch die Tendenz zu einer funktionellen Betrachtung des stomatognathen Systems zum Ausdruck kommt. Davon beeinflußt, und bedingt durch technische Innovationen, kam es und kommt es in den einzelnen prothetischen Teilgebieten wie Kronen-Brücken-Ersatz, kombiniert festsitzend-herausnehmbarer Zahnersatz und Totalprothetik zu entscheidenden Fortentwicklungen. In jüngster Zeit wurden mit der Adhäsivprothetik und dem implantatgestützten Zahnersatz wichtige Ergänzungen zum bestehenden Behandlungsspektrum geschaffen. Die Darstellung dieser Entwicklungen ist den jeweiligen Spezialkapiteln dieses Buches vorbehalten.

Literatur

Alt K.W.: Odontologische Befunde aus Archäologie und Anthropologie. Zahnärztl Mitt 1989; 79: 785-796.

Alt K.W., Parsche F., Pahl W.M., Ziegelmayer G.: Gebißdeformation als „Körperschmuck"- Verbreitung, Motive und Hintergründe. Zahnärztl Mitt 1990; 80: 2448-2456.

Alt K.W.: Praktische Zahnmedizin im 18. Jahrhundert. Historische Funde aus Saint Hippolyte du Grand-Saconnex, Genf. Schweiz Monatsschr Zahnmed 1993; 103:1147-1154.

Berdmore T.: Abhandlung von den Krankheiten der Zähne und des Zahnfleisches. Altenburg 1771.

Bourdet E.: Recherches et observations sur toutes les parties de l'art du dentiste. 2 Bde. Paris 1786.

Czarnetzki A., Alt K.W.: Eine Frontzahnbrücke aus Flußpferdzahn – Deutschlands älteste Prothese? Zahnärztl Mitt 1991; 81: 216-219.

de Chémant N.D.: Dissertation sur les dents artificielles en general. Paris 1797.

Fauchard P.: Le chirurgien dentiste ou traité des dents. 2 Bde. Paris 1728.

Harris J.E., Iskander Z.: A skull with silver bridge to replace a central incisor. Annales du Service d'Antiquités de l'Egypte. T. LXII, Kairo 1975.

Harris J.E., Iskander Z., Farid S.: Restorative dentistry in ancient Egypt: An archaeological fact! J Michigan Dent Ass 1975; 57: 401-404.

Heister L.: Kleine Chirurgie oder Handbuch der Wundartzney. Nürnberg 1755.

Hoffmann-Axthelm W.: Die Geschichte der Zahnheilkunde. 2. Auflage. Quintessenz, Berlin 1985.

Hunter J.: The natural history of the human teeth. London 1771.

Junker H.: Giza I. Die Mastabas der IV. Dynastie auf dem Westfriedhof. Denkschriften der Akademie der Wissenschaften, Phil.-hist. Klasse. 69 Band, 1. Abhandlung. Wien, Leipzig 1929.

Kornemann K.: Literaturstudien über die problematische Existenz eines Zahnärztestandes im Alten Reich Ägyptens. Med Diss, Berlin 1989.

Lécluse L.: Nouveaux éléments d'odontologie. Paris 1754.

Monau P.: De dentibus affectibus. Med Diss, Basel 1578.

Mouton C.: Essay d'Odontotechnique ou dissertation sur les dents artificielles. Paris 1746.

Nuck A.: Operationes et experimenta chirurgica. Lugduni Batavorum, 1692.

Paré A.: Dix livres de la chirurgie. Paris 1564.

Pfaff P.: Abhandlung von den Zähnen des menschlichen Körpers und deren Krankheiten. Berlin 1756.

Purmann M.G.: Grosser und gantz neu-gewundener Lorbeer-Krantz, oder Wund Artzney. Frankfurt-Leipzig 1684.

Renan E.: Mission de Phénicie et la campagne de Sidon. Paris 1864.

Rümelin J.: Medica de dentium statu et naturali et preternaturali. Med Diss, Tübingen 1606.

Schultze L.: Popol Vuh, das heilige Buch der Quiché-Indianer von Guatemala. Quellenwerke zur alten Geschichte Amerikas. Stuttgart-Berlin 1944.

Tabanelli M.: La medicina nel mondo degli Etruschi. Florenz 1958.

Thierfelder C., Hesse H., Schott L., Sommer K.: Zahnersatz im alten Berlin. Med. aktuell. 1987; 13, 585.

Ullrich H.: Behandlung von Krankheiten in frühgeschichtlicher Zeit. In: Berichte über den II. Int. Kongreß für Slaw. Archäologie, Bd. 1973; 3: 475-481, Taf. 16, Berlin.

Weiterführende Literatur

Bennion E.: Alte zahnärztliche Instrumente. Deutscher Ärzte Verlag, Köln 1988.

Eckart W.: Geschichte der Medizin. Springer, Berlin 1990.

Hammer H.: Die Zahnheilkunde. Ihre Entwicklung vom Handwerk zur Wissenschaft. Hirt, Kiel 1956.

Lässig H., Müller R.: Die Zahnheilkunde in Kunst- und Kulturgeschichte. DuMont, Köln 1983.

Proskauer C., Witt F.H.: Bildgeschichte der Zahnheilkunde. DuMont, Köln 1962.

Strübig W.: Geschichte der Zahnheilkunde. Deutscher Ärzte Verlag, Köln 1989.

Woodforde J.: Die merkwürdige Geschichte der falschen Zähne. Moos, München 1968.

2 Einführende anatomisch-prothetische Grundlagen

2.1 Terminologie, Zahnschemata und Zahnmerkmale

2.1.1 Terminologie

Zum Zwecke genauer Richtungsangaben werden in der allgemeinen Anatomie bestimmte, aus dem Lateinischen abgeleitete Bezeichnungen verwendet.
Dazu zählen unter anderem (Abb. 14 bis 16):

medial:	zur Mitte (Medius) hin
lateral:	zur Seite (Latus) hin
ventral:	zum Bauch (Venter) hin
dorsal:	zum Rücken (Dorsum) hin
kranial:	zum Kopf/Schädel (Cranium) hin
kaudal:	zum Steiß/Schwanz (Cauda) hin
anterior:	nach vorne hin
posterior:	nach hinten hin

Vor allem in der Zahnmedizin sind darüber hinaus spezielle Termini verbreitet. So unterscheidet man an einem Einzelzahn (Abb. 17 bis 18):

koronal:	zur Zahnkrone (Corona dentis) hin (im Kronenbereich)
zervikal:	zum Zahnhals (Cervix dentis) hin (im Kronen- und Wurzelbereich)
apikal:	zur Wurzelspitze (Apex radicis dentis) hin (im Wurzelbereich)
okklusal:	zur Kaufläche hin [Seitenzähne]
inzisal:	zur Schneidekante hin [Frontzähne]
approximal:	zum Nachbarzahn hin
mesial:	zur Zahnbogenmitte hin
distal:	von der Zahnbogenmitte weg

Die Zähne selbst befinden sich in der Mundhöhle (Cavum oris). Außerhalb dieser *intraoralen* Region liegt der *extraorale* Bereich (Gesicht). In ihrer Gesamtheit bilden die Zähne in Ober- und Unterkiefer jeweils einen Zahnbogen. Der Zahnbogen des Oberkiefers ähnelt in seinem Verlauf einer halben Ellipse, der des Unterkiefers einer Parabel (*Mühlreiter* 1870; s. Abb. 85 und 86).
Durch die Zahnbögen (Zahnreihen) wird die Mundhöhle in einen zungenwärtigen *oralen* Abschnitt, der zur eigentlichen Mundhöhle (Cavum oris proprium) hin gerichtet ist, und einen *vestibulären*, d.h. im Mundvorhof (Vestibulum oris) befindlichen Bereich unterteilt (Abb. 19).

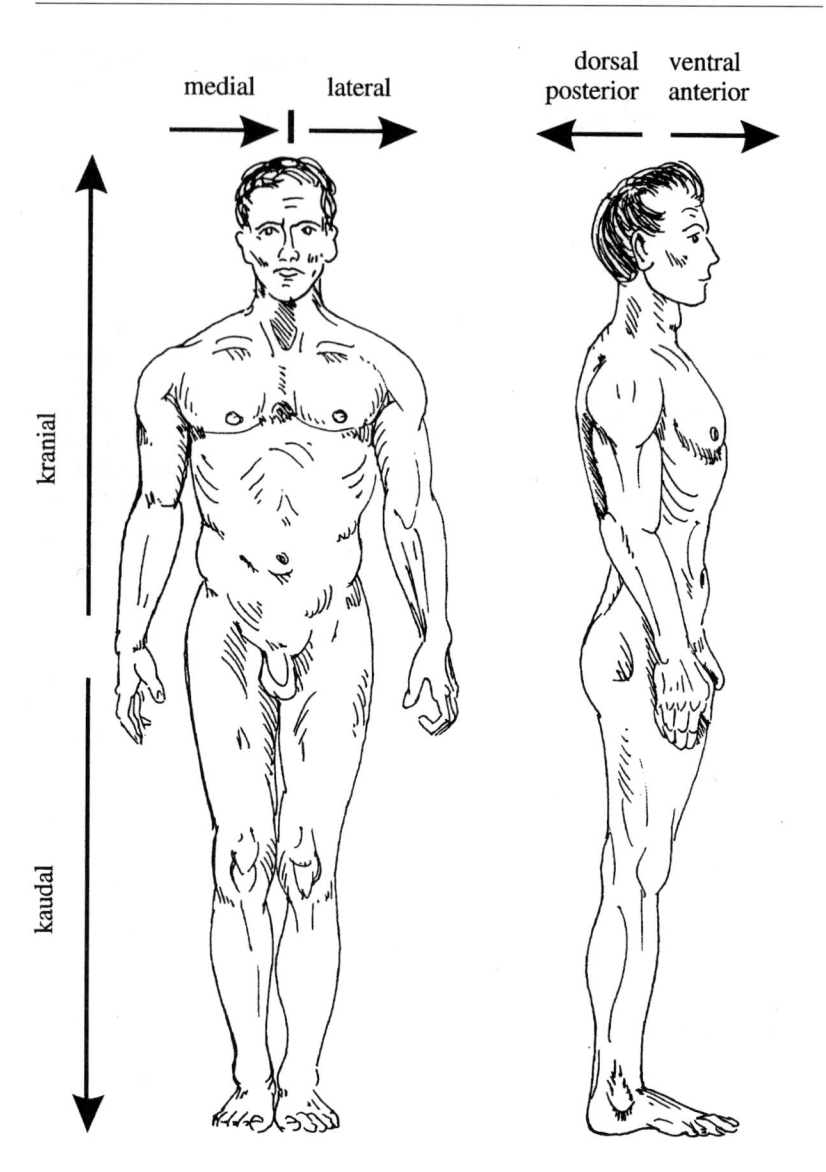

Abb. 14 Anatomische Richtungsbezeichnungen; Ansicht von frontal

Abb. 15 Anatomische Richtungsbezeichnungen; Ansicht von lateral

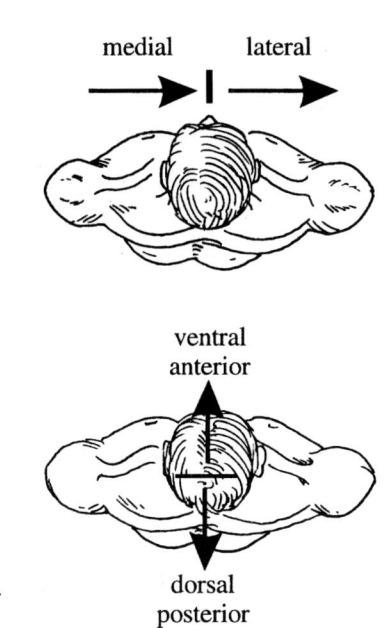

Terminologie, Zahnschemata und Zahnmerkmale 65

Abb. 16 Anatomische Richtungsbezeichnungen; Ansicht von kranial

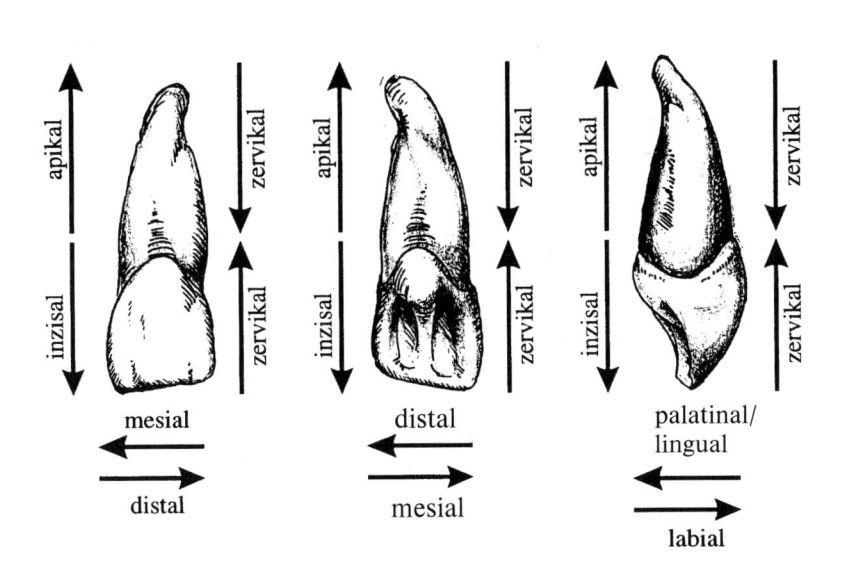

Abb. 17 Anatomische Bezeichnungen am Beispiel des Zahnes 21

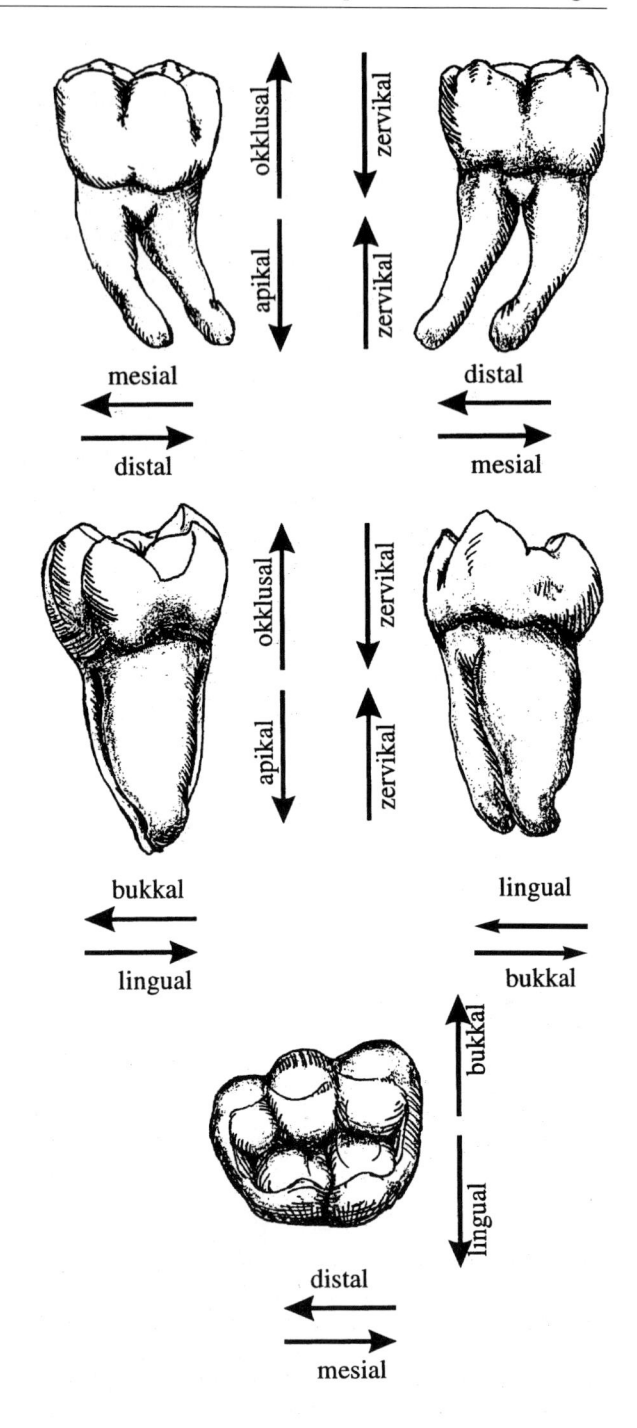

Abb. 18 Anatomische Bezeichnungen am Beispiel des Zahns 3 6

Terminologie, Zahnschemata und Zahnmerkmale

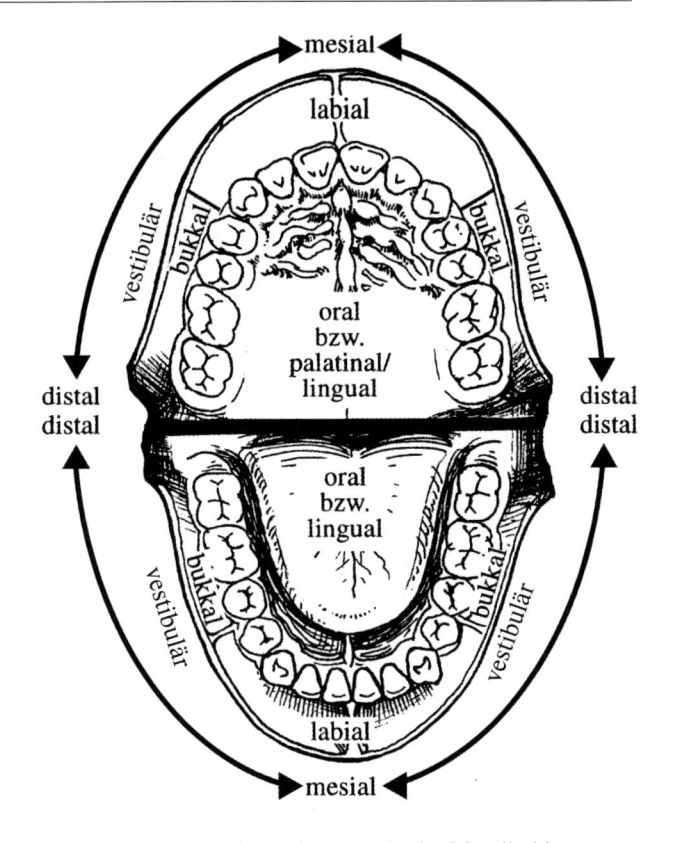

Abb. 19 Richtungsbezeichnungen in der Mundhöhle

Anstelle der Bezeichnung „oral" kann in beiden Kiefern auch der Begriff *lingual* verwendet werden. Im Oberkiefer wird die orale (linguale) Seite aber häufiger als *palatinal* (zum Gaumen hin) bezeichnet.
Der vestibuläre Abschnitt der Mundhöhle kann nach der topographischen Lokalisation innerhalb des Kiefers weiter differenziert werden. Anterior, im Bereich der Frontzähne, liegt der *labiale* (zur Lippe hin gerichtete), posterior, im Bereich der Seitenzähne, der *bukkale* (zur Wange hin gerichtete) Teil.

Bei den Zähnen unterscheidet man das Milchgebiß von dem bleibenden Gebiß. Das Milchgebiß besteht aus 20 Zähnen. In jeder Kieferhälfte kommen fünf Zähne vor, nämlich zwei Schneidezähne (*Incisivi*), ein Eckzahn (*Caninus*) und zwei *Molaren*. Das bleibende Gebiß weist mit den Weisheitszähnen 32 Zähne auf. Jeder Quadrant besitzt i. d. R. acht Zähne, nämlich zwei Schneidezähne, einen Eckzahn, zwei *Prämolaren* und drei (häufig auch nur zwei) Molaren. Schneide- und Eckzähne bilden zusammen die *Frontzähne*, Prämolaren und Molaren die *Seitenzähne*.

2.1.2 Zahnschemata

Im Laufe der Geschichte wurden in der Zoologie, Anthropologie und Zahnmedizin diverse Zahnschemata vorgestellt. Sie alle hatten bzw. haben das Ziel, bestimmte Zähne eindeutig zu kennzeichnen. Große Verbreitung in der Zahnmedizin fanden vor allem die Einteilungen nach Zsigmondy (1861) und Palmer (1870), nach Haderup (1887) sowie das amerikanische und das internationale Zahnschema der Fédération Dentaire Internationale (FDI) aus dem Jahre 1970 (*FDI* 1971).

Die Zahnschemata nach Zsigmondy und Palmer, nach Haderup und nach der FDI weisen folgende Gemeinsamkeiten auf:

1. Das Gebiß wird mittels eines Achsenkreuzes in vier Quadranten (Kieferhälften) eingeteilt.
2. Wenn man vor dem Patienten steht, entsprechen die auf der rechten Seite der Zahnschemata befindlichen Quadranten (I, IV) der linken Seite des Behandlers.

OK   I   II

$$R \quad \frac{8\ 7\ 6\ 5\ 4\ 3\ 2\ 1 \ | \ 1\ 2\ 3\ 4\ 5\ 6\ 7\ 8}{8\ 7\ 6\ 5\ 4\ 3\ 2\ 1 \ | \ 1\ 2\ 3\ 4\ 5\ 6\ 7\ 8} \quad L$$

UK   IV   III

Quadranteneinteilung der bleibenden Zähne

3. Die Milchzähne werden gesondert gekennzeichnet.

2.1.2.1 Zahnschema nach Zsigmondy und Palmer

Charakteristisch für dieses Zahnschema ist, daß die Quadranten durch Plazierung eines Winkelzeichens gekennzeichnet und die Zähne von mesial nach distal gezählt werden. Das bleibende Gebiß wird mit arabischen Ziffern, das Milchgebiß mit römischen Ziffern angegeben.
Beispiel:

Bleibender linker oberer Eckzahn: $\underline{|\ 3}$

Rechter unterer zweiter Milchmolar: $\overline{V\ |}$

2.1.2.2 Zahnschema nach Haderup

Die Quadrantenkennzeichnung erfolgt durch Plazierung von Plus- (Oberkiefer) und Minuszeichen (Unterkiefer). Auch hier verläuft die Zahnkennzeichnung von mesial nach distal. Milchzähne werden zusätzlich mit einer „Null"(0) vor der Zahl des jeweiligen Zahns gekennzeichnet.

Terminologie, Zahnschemata und Zahnmerkmale 69

Bleibendes Gebiß:

$$R \; \frac{8+ \; 7+ \; 6+ \; 5+ \; 4+ \; 3+ \; 2+ \; 1+ \;|\; +1 \; +2 \; +3 \; +4 \; +5 \; +6 \; +7 \; +8}{8- \; 7- \; 6- \; 5- \; 4- \; 3- \; 2- \; 1- \;|\; -1 \; -2 \; -3 \; -4 \; -5 \; -6 \; -7 \; -8} \; L$$

Milchgebiß:

$$R \; \frac{05+ \; 04+ \; 03+ \; 02+ \; 01+ \;|\; +01 \; +02 \; +03 \; +04 \; +05}{05- \; 04- \; 03- \; 02- \; 01- \;|\; -01 \; -02 \; -03 \; -04 \; -05} \; L$$

Beispiel: Bleibender linker oberer Eckzahn: +3
Rechter unterer zweiter Milchmolar: 05−

2.1.2.3 Amerikanisches Zahnschema (Universalzahnschema nach Parreidt)

Die Numerierung im Universalzahnschema beginnt mit dem oberen rechten Weisheitszahn. Die bleibenden Zähne werden fortlaufend im Uhrzeigersinn mit arabischen Zahlen, die Milchzähne mit großen lateinischen Buchstaben gekennzeichnet. In Nordamerika ist dieses Zahnschema heute noch stark verbreitet.

Bleibendes Gebiß:

$$R \; \frac{1 \;\; 2 \;\; 3 \;\; 4 \;\; 5 \;\; 6 \;\; 7 \;\; 8 \;\;|\;\; 9 \;\; 10 \;\; 11 \;\; 12 \;\; 13 \;\; 14 \;\; 15 \;\; 16}{32 \;\; 31 \;\; 30 \;\; 29 \;\; 28 \;\; 27 \;\; 26 \;\; 25 \;\;|\;\; 24 \;\; 23 \;\; 22 \;\; 21 \;\; 20 \;\; 19 \;\; 18 \;\; 17} \; L$$

Milchgebiß:

$$R \; \frac{A \;\; B \;\; C \;\; D \;\; E \;|\; F \;\; G \;\; H \;\; I \;\; J}{T \;\; S \;\; R \;\; Q \;\; P \;|\; O \;\; N \;\; M \;\; L \;\; K} \; L$$

Beispiel: Bleibender linker oberer Eckzahn: 11
Rechter unterer zweiter Milchmolar: T

2.1.2.4 Internationales Zahnschema der FDI

Das Internationale Zahnschema ist ein zweiziffriges Schema. Es ist heute international am weitesten verbreitet. In einigen Ländern, darunter den USA, hat es allerdings noch keine weite Verbreitung gefunden (*Türp* und *Alt* 1995).
Die Quadranten werden im bleibenden Gebiß mit 1 bis 4, im Milchgebiß mit 5 bis 8 bezeichnet.
Die Zahnkennzeichnung erfolgt in jedem Quadranten von mesial nach distal, beginnend mit dem mittleren Schneidezahn und endend mit dem dritten Molaren. Die bleibenden Zähne werden demnach wie folgt gekennzeichnet:

re $\dfrac{18\ 17\ 16\ 15\ 14\ 13\ 12\ 11\ \mid\ 21\ 22\ 23\ 24\ 25\ 26\ 27\ 28}{48\ 47\ 46\ 45\ 44\ 43\ 42\ 41\ \mid\ 31\ 32\ 33\ 34\ 35\ 36\ 37\ 38}$ li

Kennzeichnung der Milchzähne nach dem FDI-System:

re $\dfrac{55\ 54\ 53\ 52\ 51\ \mid\ 61\ 62\ 63\ 64\ 65}{85\ 84\ 83\ 72\ 81\ \mid\ 71\ 72\ 73\ 74\ 75}$ li

Beispiel: Bleibender linker oberer Eckzahn: 23
Rechter unterer zweiter Milchmolar: 85

Im deutschsprachigen Raum ist heute im klinischen Sprachgebrauch neben der Bezeichnung der Zähne nach dem Internationalen Zahnschema auch eine informelle Benennung verbreitet, indem beispielsweise vom „linken oberen Dreier" oder vom „rechten unteren Milch-Fünfer" gesprochen wird.

2.1.3   Zahnmerkmale

An jedem Zahn lassen sich topographisch-anatomisch verschiedene Abschnitte voneinander unterscheiden. Im Bereich der Schmelz-Zement-Grenze (Zahnhals, Cervix dentis) geht die von Zahnschmelz überzogene Zahnkrone (Corona dentis) in die zementbedeckte Zahnwurzel (Radix dentis) über, die an der Wurzelspitze (Apex radicis dentis) endet.

Jeder Zahn weist bestimmte Merkmale auf, die es erlauben, gleiche Zähne der rechten und linken Seite voneinander zu unterscheiden. Es sind dies das Krümmungs-, das Winkel- und das Wurzelmerkmal (*Mühlreiter* 1870).

2.1.3.1 Krümmungsmerkmal (Abb. 20)
Die Beurteilung des Krümmungsmerkmals erfolgt von inzisal bzw. okklusal. Aus dieser Sicht ist der Wölbungsgipfel der Vestibulärfläche nach mesial verschoben, d.h. der Zahn ist im mesialen Bereich massiger.

Abb. 20 Krümmungsmerkmal am Beispiel des Zahns 11   **distal**   **mesial**

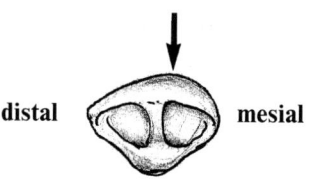

2.1.3.2 Winkelmerkmal (Abb. 21a)

Das Winkelmerkmal wird von vestibulär beurteilt. Bei Beurteilung des Winkels, der zwischen der Schneidekante und den Seitenflächen der Zahnkrone entsteht, erkennt man, daß dieser mesial spitzer als distal ausfällt.

Das Winkelmerkmal ist bei den Oberkiefer-Schneidezähnen am ausgeprägtesten vorhanden.

Abb. 21a Winkelmerkmal am Beispiel des Zahns 11

2.1.3.3 *Wurzelmerkmal* (Abb. 21b)

Das Wurzelmerkmal wird bei Betrachtung des Zahns von vestibulär beurteilt. Man erkennt, daß die Zahnwurzeln nach distal gekrümmt sind. Außer bei den mittleren unteren Schneidezähnen kommt dieses Merkmal in der Regel bei allen Zähnen vor. In einzelnen Fällen kann es jedoch schwach ausgeprägt oder gar nicht wahrnehmbar sein.

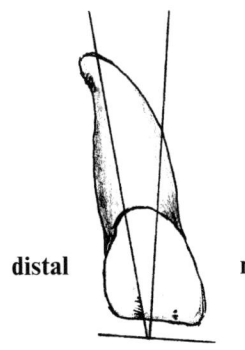

Abb. 21b Wurzelmerkmal am Beispiel des Zahns 11

2.1.3.4 *Weitere Unterscheidungshilfen*

– Zahnhalsmerkmal
Das Zahnhalsmerkmal (Abb. 21c) wird von vestibulär beurteilt. Hierbei ist der apikalste Punkt des labialen Zahnhalses nach distal verschoben. Dieses Merkmal tritt bei den Frontzähnen auf und ist bei oberen mittleren Schneidezähnen besonders ausgeprägt.

Abb. 21c Zahnhalsmerkmal am Beispiel des Zahns 11

− Furchenmerkmal
Im Wurzelbereich weisen untere Frontzähne distal oftmals eine Eindellung auf. Durch diese Konkavität lassen sich die in der Regel sehr symmetrisch gebauten unteren Schneidezähne gut der jeweiligen Seite zuordnen.

2.2 Phylogenese der Zähne

Die heutigen Zähne des Menschen sind das Ergebnis einer langen stammesgeschichtlichen (phylogenetischen) Entwicklung, die bei den Fischen begann und sich über Amphibien und Reptilien zu den Säugetieren fortsetzte.
Vorläufer der „echten" Zähne waren sog. „unechte" Zähne. Diese zeigen zwar noch nicht den typischen Aufbau echter Zähne, nehmen aber zahntypische Aufgaben war. Unechte Zähne können z. B. epitheliale Hornbildungen („Hornzähne") sein, wie sie etwa im und um den Saugmund von Zyklostomen (= Rundmäuler) (z. B. Neunauge Petromyzon marinus), am Lippenrand von Amphibienlarven oder in Mundhöhle, Schlund und Speiseröhre der Lederschildkröte vorkommen. Auch Knochenzacken, wie beispielsweise bei Plakodermen (Panzerfischen), können die zahntypischen Funktionen erfüllen.

Im Gegensatz zu „unechten" Zähnen bestehen „echte" Zähne neben einer Zahnpulpa aus Zahnhartsubstanzen (Dentin, Schmelz, Zement). Mindestens Dentin muß vorhanden sein, weshalb „echte" Zähne nach Waldeyer auch als „Dentinzähne" bezeichnet werden (*Peyer* 1963).
Dentinzähne traten in der Stammesgeschichte erstmals vor rund 300 Millionen Jahren bei den Fischen auf.

Bei Fischzähnen handelt es sich um einfache spitze Fangzähne, die alle dieselbe Form aufweisen (Homodontie, Isodontie) und in sehr großer Zahl vorkommen. Ein Zahnwechsel findet unbegrenzt häufig statt (Polyphyodontie). Die Befestigung der Zähne erfolgt entweder über Bindegewebsfasern bzw. Bänder oder durch Verwachsung mit dem Kieferknochen (*Keil* 1966). Dies bedingt, daß die Zähne relativ leicht ausfallen, ein Umstand, der durch die vorhandene Polyphyodontie ausgeglichen wird.
Am Beispiel des Haifischs (Klasse: Knorpelfische) lassen sich typische Charakteristika der Fischzähne besonders deutlich zeigen. Bei den heute lebenden Haien sind der gesamte Körper und die Mundschleimhaut mit Tausenden sog. Plakoidschuppen bedeckt. Diese tragen jeweils einen kleinen Zahn. Im Mundbereich, genauer gesagt auf den Kieferrändern, haben sich im Laufe der Stammesgeschichte die typischen größeren Gebißzähne differenziert. Diese auf einer knöchernen Basalplatte aufsitzenden Zähne bestehen aus einer kegelförmigen Dentinkrone, die mit einem schmelzartigen Überzug bedeckt ist und eine Bindegewebspapille mit Blutgefäßen, Nerven und Odontoblasten, die Zahnpulpa, einschließt. Es lassen sich Funktionszähne von Ersatzzähnen unterscheiden. Der Zahnwechsel beim Haifisch läuft unbeschränkt häufig ab und erfolgt von lingual nach vesti-

bulär (sog. „Revolvergebiß"). Je nach Haifischart wechseln jeweils nur einzelne Zähne oder ganze Zahnreihen im Block. Eine Resorption der knöchernen Basalplatte findet nicht statt. Aufgrund der Zahn- und Kieferform ist nur ein Schnappen bzw. Abbeißen sowie ein unzerteiltes Verschlucken der Beute möglich, d. h. ein Kauen und Zermahlen der Beute im Mund kann nicht erfolgen.

Die nächste Stufe der Evolution sind die Amphibien. Sofern diese bezahnt sind, weisen die Zähne noch typische Charakteristika von Fischzähnen auf: Sie sind homodont, kegelförmig (haplodont) und polyphyodont. Erstmals in der Phylogenese kommt echter Zahnschmelz vor, der dem Dentin in einer dünnen Schicht aufliegt, aber noch prismenlos ist.

Die in der Regel polyphyodonten und homodonten Reptilienzähne zeigen eine haplodonte oder eine dreihöckerige Form (*Berkovitz* et al. 1980). Die Befestigung im Kiefer erfolgt, wie z. B. beim Leguan, in einer Knochenrinne (Pleurodontie) oder, wie etwa beim Chamäleon, auf dem Kieferkamm (Akrodontie). Dabei sind die Zähne über sog. Befestigungsknochen mit dem Kiefer ankylosiert (*Peyer* 1963). Bei Krokodilen sind demgegenüber erstmals in der Stammesgeschichte die mit einer Zementschicht überdeckten Wurzeln über einen Zahnhalteapparat in einem knöchernen Zahnfach (Alveole) federnd-elastisch aufgehängt. Diese auch für den Menschen typische Verankerungsform bezeichnet man als Thekodontie.

Die heutigen Vögel sind im Gegensatz zu ihren fossilen Vorläufern (z. B. Archaeopteryx [im Jura]) nicht mehr bezahnt. Statt dessen besitzen sie einen Hornschnabel zur Aufnahme und einen Kaumagen (darin Sand, Kieselsteine) zur Zerkleinerung der Nahrung.

Die typischen Säugetierzähne sind unter anderem dadurch gekennzeichnet, daß sie verschiedene Zahnformen aufweisen (Heterodontie, Heteromorphie). Als weiteres Charakteristikum kommen bei den Säugern im Gegensatz zu ihren phylogenetischen Vorläufern nur zwei Zahngenerationen vor (Diphyodontie). Da bei einigen Säugern, darunter auch beim Menschen, nicht alle bleibende Zähne Milchzahnvorläufer besitzen, kommt bei ihnen keine reine Diphyodontie vor. So entstehen beim Menschen die bleibenden Molaren odontogenetisch aus einer distalen Aussprossung der Milchzahnleiste, der Zuwachszahnleiste, und nicht, wie die anderen bleibenden Zähne, aus der Ersatzzahnleiste (*Schroeder* 1992). Daher sind die Molaren der zweiten Dentition monophyodont (nur eine Zahngeneration vorhanden), weshalb das menschliche Gebiß im gesamten auch als semiphyodont bezeichnet werden kann (*Gängler* 1991).
Säugetierzähne sind in Alveolen verankert (Thekodontie). Der Schmelz besitzt eine Prismenstruktur.

Die Urzahnformel der Säugetiere (bleibende Zähne) lautet für die bleibende Zahngeneration 3 - 1 - 4 - 3, d. h. pro Quadrant kommen drei Schneidezähne, ein Eckzahn, vier Prämolaren und drei Molaren vor (Abb. 22).

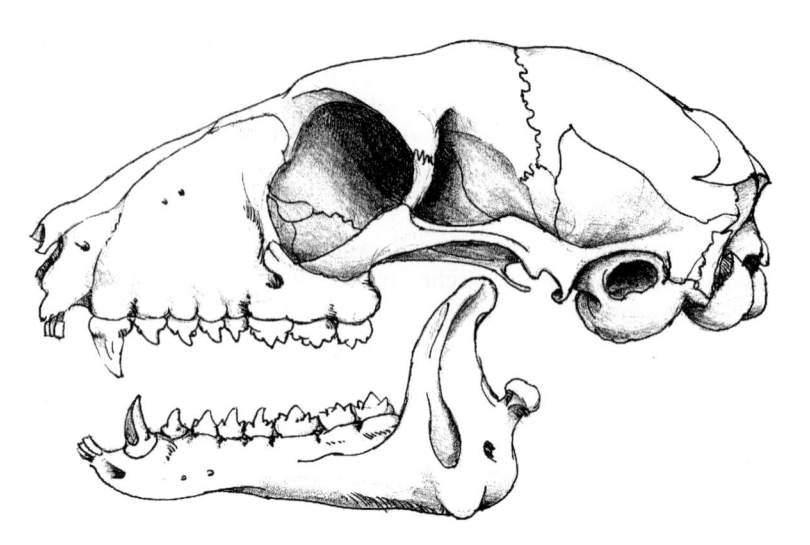

Abb. 22 Hypothetischer plazentaler Säuger mit der Urzahnformel 3-1-4-3

Diese Zahnformel kann auch auf andere Arten ausgedrückt werden, z. B.

$$\left|\frac{3\ 1\ 4\ 3}{3\ 1\ 4\ 3}\right. \triangleq \frac{22}{22} \triangleq 44$$

oder

$$I\frac{3}{3}\ \ C\frac{1}{1}\ \ P\frac{4}{4}\ \ M\frac{3}{3}$$

oder

$$\left|\begin{array}{cccc} 1.\ 2.\ 3. & 1. & 1.\ 2.\ 3.\ 4. & 1.\ 2.\ 3. \\ 1.\ 2.\ 3. & 1. & 1.\ 2.\ 3.\ 4. & 1.\ 2.\ 3. \end{array}\right.$$
$$\quad\ \ \ \text{I}\qquad\ \ \text{C}\qquad\ \ \ \text{P}\qquad\qquad \text{M}$$

Bei vielen Säugern, wie beispielsweise bei den schmalnasigen Altweltaffen (Catarrhini), zu denen auch der Mensch gerechnet wird, fand eine sog. phylogenetische Gebißreduktion statt: Die beiden ersten Prämolaren und wahrscheinlich der dritte (eventuell stattdessen der zweite) Schneidezahn der Ursäuger gingen in der Evolution verloren. Die Zahnformel lautet dementsprechend

$$\left|\begin{array}{cccccccccccc} 1. & 2. & 0. & 1. & 0. & 0. & 3. & 4. & 1. & 2. & 3. \\ 1. & 2. & 0. & 1. & 0. & 0. & 3. & 4. & 1. & 2. & 3. \end{array}\right.$$
$$\quad\;\; I \qquad\quad C \qquad\quad P \qquad\quad M$$

oder

$$2-1-2-3.$$

Die Zähne der verschiedenen Säugetierarten unterscheiden sich bezüglich der Zahnzahl und der Zahnform zum Teil deutlich voneinander (vgl. *Hillson* 1986). Diese feststellbaren Unterschiede sind in engem Zusammenhang mit der jeweils verzehrten Nahrung zu sehen.

Herbivore (pflanzenfressende) Säuger erzielen mit ihren Zähnen eine Erhöhung der Kaueffizienz, indem die Kaufläche der Seitenzähne verbreitert und der Schmelz in anterior-posterior Richtung zu sog. Schmelzrippen gefaltet ist („Schmelzfaltigkeit").
Da die Zahnwurzeln permanent offenbleiben, findet ein langes oder dauerndes Wurzelwachstum statt.
Zu den herbivoren Säugern zählen die Paarhufer. Die Wiederkäuer unter den Paarhufern - darunter fallen zum Beispiel Schaf und Hausrind - weisen für das bleibende Gebiß folgende Zahnformel auf (*Keil* 1966):

$$\left|\frac{0(1) \quad 0(1) \quad 3 \quad 3}{3 \quad\;\; 1 \quad\;\; 4 \quad 3}\right. \triangleq \frac{12\,(16)}{20} \triangleq 32\,(36)$$

Die schweineartigen Nichtwiederkäuer sind im Vergleich zu den Wiederkäuern durch eine erhöhte Zahnzahl gekennzeichnet (*Keil* 1966):

$$\left|\frac{2\text{-}3 \quad 1 \quad 4 \quad 3}{1\text{-}3 \quad 1 \quad 4 \quad 3}\right. \triangleq \frac{20\text{-}22}{18\text{-}22} \triangleq 38\text{-}44$$

Dabei bezeichnet man das Phänomen, daß an Höckern von Prämolaren und Molaren halbmondförmige Leisten vorkommen, als Selenodontie.

Pferde als typische Unpaarhufer besitzen demgegenüber noch die Zahnformel der Ursäuger:

$$\left|\frac{3 \quad 1 \quad 4 \quad 3}{3 \quad 1 \quad 4 \quad 3}\right. \triangleq \frac{22}{22} \triangleq 44$$

Nagetiere sind durch eine stark reduzierte Zahnzahl gekennzeichnet. So weist die Maus folgende bleibende Zahnformel auf (*Keil* 1966):

$$\left| \frac{1\ 0\ 0\ 2}{1\ 0\ 0\ 2} \right. \;\hat{=}\; \frac{6}{6} \;\hat{=}\; 12$$

Ratten besitzen demgegenüber in jeder Kieferhälfte einen Molaren mehr. Die mittleren Schneidezähne der Nagetiere sind zu Nagezähnen umgewandelt, die ein permanentes Längenwachstum zeigen. Auf diese Weise ist ein Ausgleich der verschleißbedingten Abnutzung der Nagezähne möglich. Da laterale Schneidezähne nicht vorkommen, werden Nagetiere auch als Simplizidentaten bezeichnet.

Hasentiere weisen ebenfalls zwei zentrale Nagezähne auf. Da sie darüber hinaus auch seitliche Schneidezähne aufweisen, bezeichnet man sie als Duplizidentaten.
Die Zahnformel eines typischen Vertreters der Hasentiere, der Kaninchen, lautet (*Berkovitz* et al. 1980):

$$\left| \frac{2\ 0\ 3\ 3}{1\ 0\ 2\ 3} \right. \;\hat{=}\; \frac{16}{12} \;\hat{=}\; 28$$

Bei den Elefanten ist der mittlere Schneidezahn zu einem Stoßzahn (Dentinzahn) umgewandelt. Auch sie sind Simplizidentaten. Sie haben in der Summe die Zahnformel (*Keil* 1966):

$$\left| \frac{1\ 0\ 6}{1\ 0\ 6} \right. \;\hat{=}\; \frac{14}{14} \;\hat{=}\; 28$$

Die sechs Seitenzähne sind nicht alle zugleich, sondern nacheinander vorhanden. Die zeitlich als erste drei Seitenzähne durchbrechenden Molaren werden als Milchmolaren, die letzten drei als bleibende Molaren eingestuft. Beim Elefanten steht pro Kieferhälfte immer nur ein Zahn in Funktion. Der Zahnwechsel findet in horizontaler Richtung statt: Der von distal durchbrechende Zahn bewegt sich mesialwärts und ersetzt den vorhergehenden, abgenutzten Zahn (*Keil* 1966).

Fleischfresser (Carnivoren) sind vor allem durch lange und zugespitzte Eckzähne gekennzeichnet, die zu Reiß- oder Fangzähnen umgewandelt sind. Das Auftreten scharfkantiger, spitzer Prämolaren bezeichnet man auch als Sekodontie (Sekonodontie).
Die Carnivoren werden in verschiedene Familien untergliedert. Beispielhaft sei die Zahnformel der katzenartigen Raubtiere (Feliden), zu denen u. a. Löwe, Tiger und Hauskatze zählen, genannt (*Hillson* 1986):

$$\left| \frac{3\ 1\ 3\ 1}{3\ 1\ 2\ 1} \right. \;\hat{=}\; \frac{16}{14} \;\hat{=}\; 30$$

Phylogenese der Zähne

Hunde besitzen die Zahnformel

$$\left|\frac{3\ 1\ 4\ 2}{3\ 1\ 4\ 2\text{-}3}\right. \triangleq \frac{20}{20\text{-}22} \triangleq 40\text{-}42$$

Bären die Zahnformel

$$\left|\frac{3\ 1\ 4\ 2}{3\ 1\ 4\ 3}\right. \triangleq \frac{20}{22} \triangleq 42$$

Wale heben sich, bezogen auf das Zahnsystem, von den anderen Säugern dadurch ab, daß sie in der Regel nur eine Zahngeneration aufweisen (Monophyodontie) und eine zunehmende Tendenz zur Homodontie zeigen. Hatte der Urwal (Protocetus) noch 44 heterodonte Zähne (Incisivi, Canini, Prämolaren, Molaren) (Ursäugerformel!), so ist der rezente weibliche Narwal zahnlos, während die männliche Form nur einen durchgebrochenen Zahn aufweist, nämlich in der Regel den linken oberen Caninus (Stoßzahn, Dentinzahn) (*Peyer* 1963). Delphine können demgegenüber je nach Delphinart in beiden Kiefern zusammen bis über 200 haplodonte Zähne besitzen (*Keil* 1966).

Die rezenten Primaten werden in die Unterordnungen der Halbaffen (Prosimii) und der echten Affen (Simii) eingeteilt (*Henke* und *Rothe* 1994). Bei den echten Affen unterscheidet man die Zwischenordnung der breitnasigen Neuweltaffen (Platyrrhini) und die der schmalhalsigen Altweltaffen (Catarrhini).
Die Platyrrhinen weisen zwei Familien auf: Die Cebidae mit der Zahnformel

$$\left|\frac{2\ 1\ 3\ 3}{2\ 1\ 3\ 3}\right. \triangleq \frac{18}{18} \triangleq 36$$

und die Callitrichiden (Krallenaffen) mit der Zahnformel

$$\left|\frac{2\ 1\ 2\ 3}{2\ 1\ 2\ 3}\right. \triangleq \frac{16}{16} \triangleq 32$$

Die Catarrhinen setzen sich aus zwei Überfamilien zusammen: den Cercopithecoidea und den Hominoidea. Während die Cercopithecoidea, zu denen beispielsweise die Gattungen Macaca und Papio (Pavian) zählen, die Zahnformel

$$\left|\frac{2\ 1\ 3\ 3}{2\ 1\ 3\ 3}\right. \triangleq \frac{18}{18} \triangleq 36$$

aufweisen, sind die Hominoidea mit ihren drei Unterfamilien Hylobatidae (Gibbons), Pongidae (Menschenaffen, mit den Gattungen Orang-Utan,

Schimpanse und Gorilla) und Hominidae (mit der Gattung Homo) durch die Formel

$$\left| \frac{2\ 1\ 2\ 3}{2\ 1\ 2\ 3} \right. \triangleq \frac{16}{16} \triangleq 32$$

gekennzeichnet.

Vergleicht man die Kiefer und Zähne der Familien der Pongiden und der Hominiden miteinander, so kann man charakteristische Unterschiede ausmachen:

	Pongiden	Hominiden
Kiefer	lang	schmaler
Zahnbögen	U-förmig	verkürzt, parabelförmig
Zähne	breit sehr große Canini	schmaler in der Größe reduzierte Canini
Besonderheiten	„Affenlücken" (= „Primatenlücken") im bleibenden Gebiß Ok: zwischen 2 u. 3 Uk: zwischen 3 u. 4	„Affenlücken" (= „Primatenlücken") im Milchgebiß Ok: zwischen II u. III Uk: zwischen III u. IV

(Für weitere Einzelheiten zur Phylogenese der Zähne siehe *Alt* und *Türp* 1997).

2.3 Odontogenese, Zahndurchbruch und Milchzähne, Durchbruchszeiten der bleibenden Zähne

2.3.1 Odontogenese (vgl. *Schroeder* 1992, *Radlanski* 1993)

Die Zahnentwicklung kann verkürzt wie folgt zusammengefaßt werden: In der 5. Embryonalwoche beginnt im Epithel der Mundschleimhaut die Bildung der (generellen) Zahnleiste. Aus ihr sprossen in jedem Kiefer zehn epitheliale Zahnknospen aus (Knospenstadium der Zahnentwicklung), die sich weiter zu Zahnkappen (Kappenstadium) und Zahnglocken (Glockenstadium) differenzieren (Abb. 23a bis c). Letztere bleiben über die laterale Zahnleiste zunächst noch mit der generellen Zahnleiste verbunden.

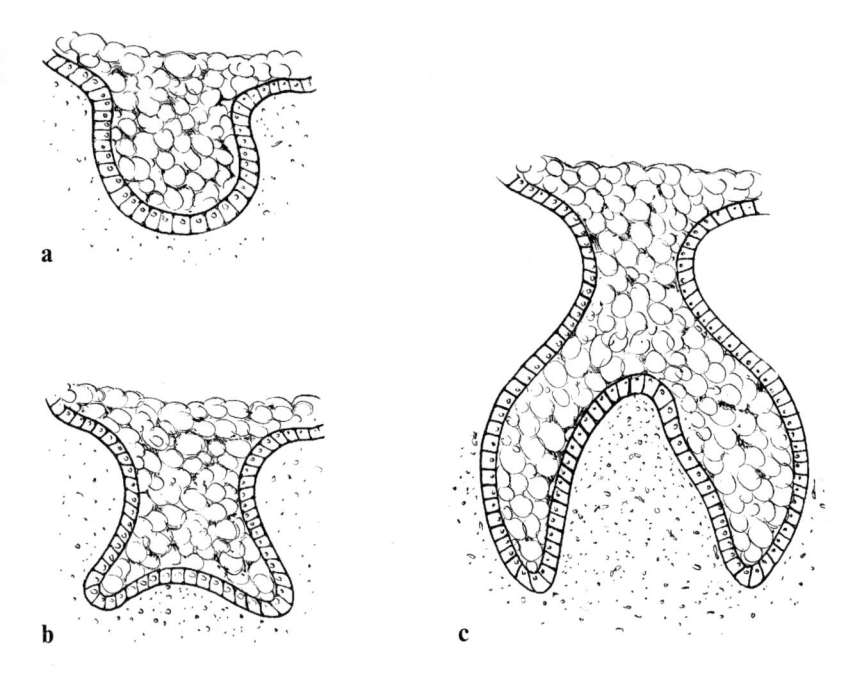

Abb. 23a bis c Stadien der Zahnentwicklung
a) Knospenstadium
b) Kappenstadium
c) Glockenstadium

In der Zahnglocke (Schmelzorgan) kann man drei Strukturen, nämlich das äußere Schmelzepithel, die Schmelzpulpa (= epitheliales Schmelzretikulum) sowie das innere Schmelzepithel, voneinander unterscheiden. In der Konkavität der Zahnglocke befindet sich die Zahnpapille. Sie besteht aus Mesenchym (embryonales Bindegewebe); aus ihr entwickeln sich später Dentin und Pulpa. Zahnglocke und Zahnpapille werden vom ebenfalls mesenchymalen Zahnsäckchen umgeben, aus dem sich Zement und Desmodontalfasern differenzieren. Alle drei Strukturen, also Zahnglocke, Zahnpapille und Zahnsäckchen, bilden zusammen den Zahnkeim. Der Alveolarknochen entsteht demgegenüber aus dem „freien Mesenchym".
Eine Aussprossung der generellen Zahnleiste nach distal (ab ca. der 14. Embryonalwoche) wird als Zuwachszahnleiste bezeichnet, aus der sich die Zuwachszähne, d.h. die bleibenden Molaren, entwickeln werden. Da diese keine Milchzahnvorläufer haben, gilt für sie das Prinzip der Monophyodontie. (Beachte: Die Nachfolger der Milchmolaren sind die Prämolaren des bleibenden Gebisses.)
Lingual der Milchzahnanlagen bildet sich die Ersatzzahnleiste für die Ersatzzähne, d. h. für die bleibenden Frontzähne und die Prämolaren (Diphyodontie). Mit der Differenzierung der Ersatzzahnleiste beginnt die Auflösung der lateralen Zahnleiste.

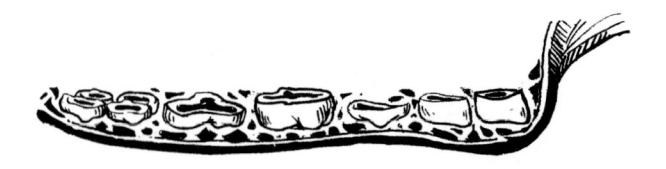

Abb. 24 Zahnentwicklung (24. bis 26. Schwangerschaftswoche)

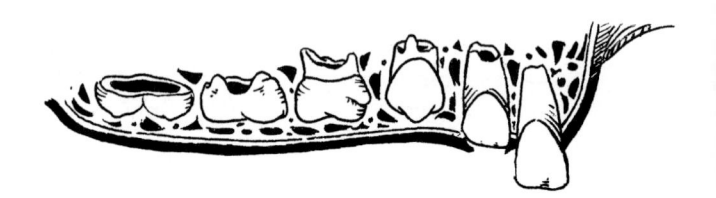

Abb. 25 Zahnentwicklung (8. bis 10. Lebensmonat)

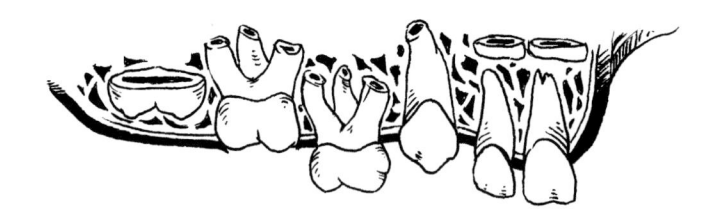

Abb. 26 Zahnentwicklung (2. Lebensjahr)

Wenn Milch- und Ersatzzähne mit der Schmelz- und Dentinbildung beginnen, lösen sich auch die generelle und die Ersatzzahnleiste auf. Reste können als (harmlose) Serressche Epithelkörperchen erhalten bleiben (Abb. 24 bis 26).
Die Schmelz- und Dentinbildung nimmt durch die Umwandlung des inneren Schmelzepithels in Präameloblasten und schließlich Ameloblasten (= Adamantoblasten) sowie die Differenzierung der an das innere Schmelzepithel angrenzenden Zellen der Zahnpapille in Präodontoblasten und schließlich in Odontoblasten ihren Anfang. Zunächst wird von den Ameloblasten eine Schmelzmatrix abgeschieden, die allmählich zu prismenförmig aufgebautem Zahnschmelz mineralisiert (Amelogenese). Dabei bewegen sich die Ameloblasten immer näher an das äußere Schmelzepithel heran. Odontoblasten sind für die Bildung von Prädentin verantwortlich, das zu Dentin mineralisiert (Dentinogenese). Die Odontoblasten rücken immer mehr nach innen Richtung entstehender Pulpa (Abb. 27).

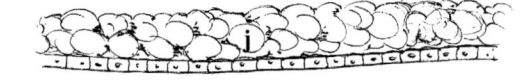

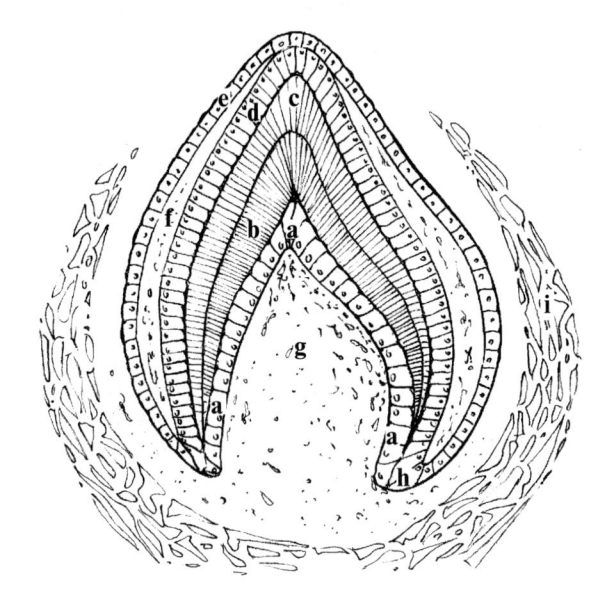

Odontogenese, Zahndurchbruch und Milchzähne 81

Abb. 27 Bildung der Zahnhartsubstanzen
a Odontoblasten
b Dentin
c Schmelz
d Ameloblasten: hochprismatisch, mit basalen Kernen und pyramidenartigen Fortsätzen
e Äußere Schmelzepithelzellen: flach
f Schmelzpulpa
g Zahnpapille
h Hertwigsche Epithelscheide
i Alveolarknochen
j Mundhöhlenepithel

Als Abschluß der Schmelzbildung wird der Zahnschmelz von dem sog. reduzierten Schmelzepithel überdeckt.
Kurz vor Zahndurchbruch beginnt die Wurzelbildung: Die Ränder der Zahnglocke, d.h. das aneinanderliegende äußere und innere Schmelzepithel, wachsen, ohne daß sie zwischen sich Schmelzpulpa einschließen, als Doppellamelle apikalwärts (Hertwigsche Epithelscheide oder Wurzelscheide). Im Bereich der sich bildenden Wurzelspitze knickt das Ende der Scheide nach zentral. Auf diese Weise entsteht ein Diaphragma mit einer Öffnung, die den Übergang der Zahnpapille zur Umgebung markiert. Wurzeldentin wird dadurch gebildet, daß sich der Epithelscheide benachbarte Mesenchymzellen der Zahnpapille zu Odontoblasten umwandeln, die dann mit der Bildung von Prädentin beginnen.

Reste der sich auflösenden Epithelscheide können im Desmodont als sog. Malassezsche Epithelreste erhalten bleiben.
Die dem Wurzeldentin zugewandten Mesenchymzellen des Zahnsäckchens (Lamina cementoblastica) differenzieren sich zu Zementoblasten, welche sich an die Dentinoberfläche der sich bildenden Wurzel anlagern und mit der Produktion von Zement beginnen (Zementogenese).
Die äußeren Zellen des Zahnsäckchens (Lamina osteoblastica) wandeln sich in Osteoblasten um. Sie bilden die Alveolarfortsätze von Ober- und Unterkiefer. Die Bildung der kollagenen Faserbündel des Parodonts erfolgt durch die Zellen der mittleren Zone des Zahnsäckchens (Lamina periodontoblastica).

2.3.2 Zahndurchbruch und Milchzähne

Der Zahndurchbruch (Eruption) beginnt nach Vollendung der Kronenbildung, wenn die Wurzelbildung eingesetzt hat.
Die Wurzelbildung ist in der Regel erst mit vollständigem Zahndurchbruch, d. h. nach Erreichen der Okklusionsebene, beendet.
Die Durchbruchszeiten der Milchzähne (Dentes decidui, Dentes lactales) sind durchschnittlich wie folgt:

1. Mittlerer Incisivus   6. bis 8. Lebensmonat
2. Seitlicher Incisivus   8. bis 12. Lebensmonat
3. 1. Molar   12. bis 16. Lebensmonat
4. Eckzahn   16. bis 20. Lebensmonat
5. 2. Molar   20. bis 30. Lebensmonat

Die Durchbruchsreihenfolge lautet demnach 1 - 2 - 4 - 3 - 5.
Die Abbildungen 28 bis 37 zeigen die typische Anatomie der Milchzähne in den Ansichten von vestibulär, oral und mesial.

Abb. 28   Zahn 61

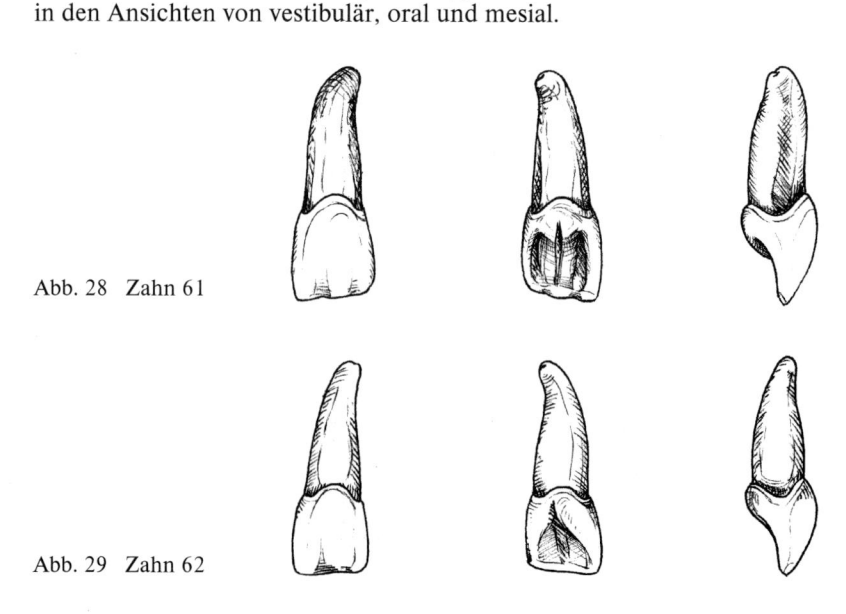

Abb. 29   Zahn 62

Odontogenese, Zahndurchbruch und Milchzähne   83

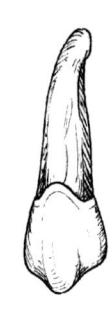

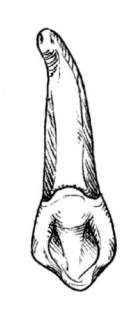

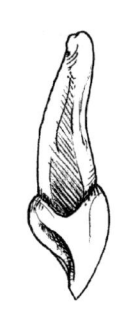

Abb. 30   Zahn 63

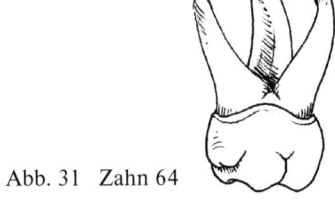

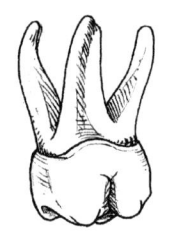

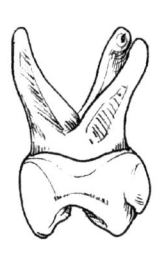

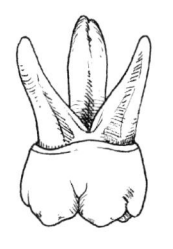

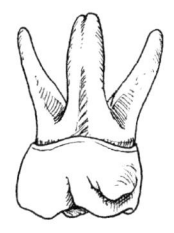

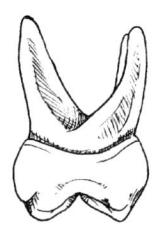

Abb. 31   Zahn 64

Abb. 32   Zahn 65

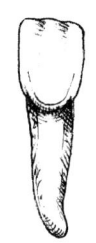

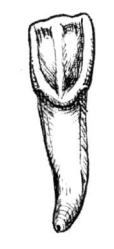

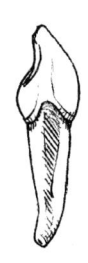

Abb. 33   Zahn 71

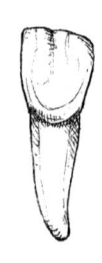

Abb. 34   Zahn 72

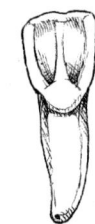

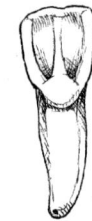

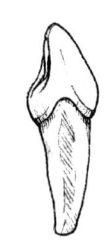

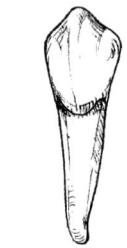

Abb. 35   Zahn 73

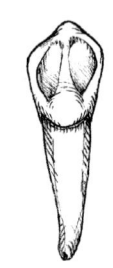

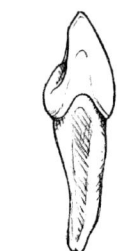

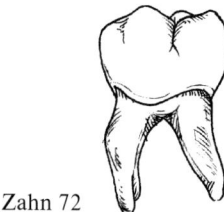

Abb. 36   Zahn 72

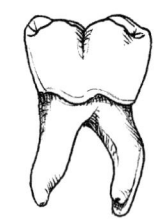

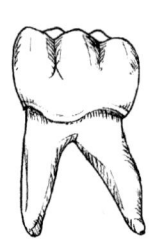

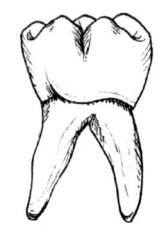

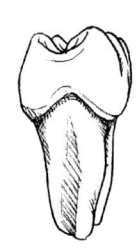

Abb. 37 Zahn 75

Milchzähne weisen folgende Charakteristika auf:
Sie sind kleiner, gedrungener und rundlicher als bleibende Zähne.
Ihre Pulpakammer ist relativ groß, ihr Hartsubstanzmantel ist dünner als der bleibender Zähne. Milchzähne weisen zum Teil einen ausgeprägten zervikalen Schmelzwulst auf (Cingulum basale). Ihre Farbe ist bläulich-weißlich; von daher rührt auch der Name „Milchzähne" (= Dentes lactales).
Milchzähne haben ein nur schwach ausgeprägtes Wurzelmerkmal.
Die Incisivi weisen eine Wurzel auf, die unteren Molaren zwei, die oberen Molaren drei. Die Wurzeln der Milchmolaren sind gespreizt, die der Milchfrontzähne sind nach vestibulär abgebogen. Milchzähne unterliegen einer schnelleren Abnutzung (Abrasion) als bleibende Zähne. Die Krone des ersten Milchmolaren stellt eine Zwischenform der typischen Prämolaren- und Molarenkrone dar.
Der zweite Milchmolar ähnelt stark dem ersten bleibenden Molar.

Den Milchzahnwurzeln können folgende Funktionen zugeschrieben werden:
- Verankerungsfunktion des betreffenden Zahns
- Schutzfunktion für die Anlage des Ersatzzahns (aufgrund der starken Wurzelspreizung)
- Platzhalterfunktion für den Ersatzzahn
- Steuerungsfunktion für den Durchbruch des jeweiligen Ersatzzahns (Resorption der Milchzahnwurzel).

2.3.3 Durchbruchszeiten der bleibenden Zähne

Die bleibenden Zähne brechen im Durchschnitt zu folgenden Zeiten durch (Abb. 38 bis 40):

1. 1. Molar   5. bis 8. Lebensjahr
2. Mittlerer Incisivus   6. bis 9. Lebensjahr
3. Seitlicher Incisivus   7. bis 10. Lebensjahr
   1. Prämolar   9. bis 12. Lebensjahr
   Eckzahn   9. bis 12. Lebensjahr
   2. Prämolar   10. bis 12. Lebensjahr
7. 2. Molar   12. bis 14. Lebensjahr
8. 3. Molar   16. bis 40. Lebensjahr oder
                              noch später/nie

Typische Durchbruchsreihenfolge
```
Ok:  6 - 1 - 2     —     4 - 5 - 3 - 7    —    8
Uk:  6 - 1 - 2     —     3 - 4 - 5 - 7    —    8
     └─────┘    └──┘    └─────────┘
     frühes     Ruhe-     spätes
     Wechsel-   pause     Wechsel-
     gebiß                gebiß
     (6.-9.    (9.-10.   (11.-13.
     Jahr)     Jahr)     Jahr)
```

Variationen in der Durchbruchsreihenfolge kommen vor. So bricht z. B. bei vielen Kindern der mittlere Inzisivus vor dem 1. Molaren durch.

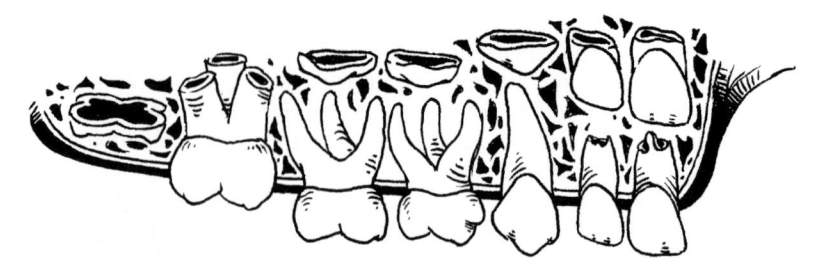

Abb. 38 Zahnentwicklung (5. bis 6. Lebenjahr)

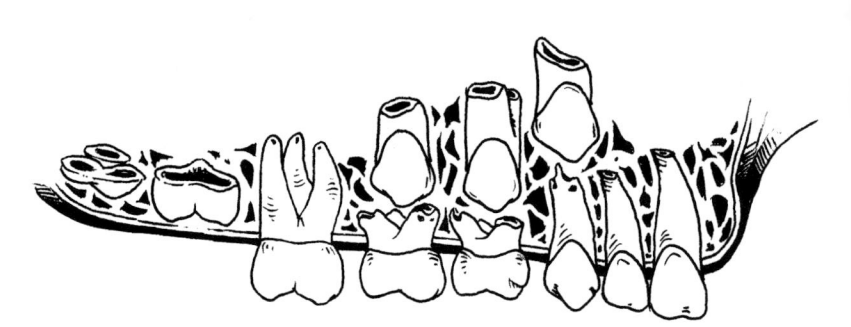

Abb. 39 Zahnentwicklung (8. bis 9. Lebenjahr)

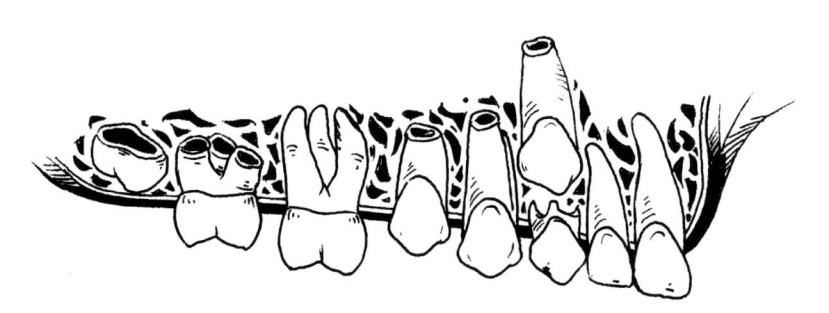

Abb. 40 Zahnentwicklung (12. Lebenjahr)

2.4 Aufbau der Zähne und des Zahnhalteapparats

Zähne sind aus der Pulpa und den Hartsubstanzen Dentin, Schmelz und Zement aufgebaut. Das Zement ist integraler Bestandteil des Zahnhalteapparats (Abb. 41).

Aufbau der Zähne und des Zahnhalteapparats

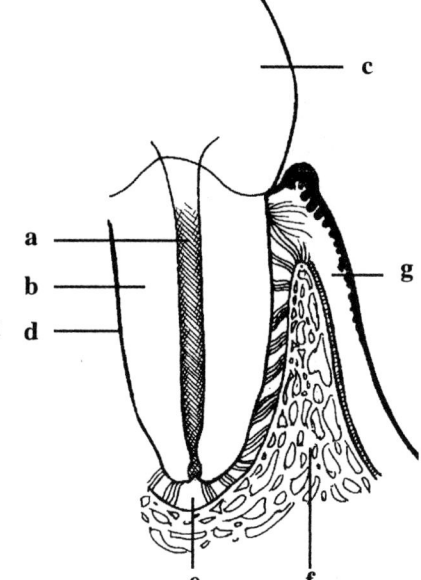

Abb. 41 Längsschnitt durch Zahn und Zahnhalteapparat
a Pulpa
b Dentin
c Schmelz
d Zement
e Desmodont
f Alveolarknochen
g Gingiva

2.4.1 Aufbau der Zähne (vgl. *Schroeder* 1992)

2.4.1.1 *Pulpa (Inhalt der Cavitas dentis)*

Die Pulpa (Zahnmark) besteht aus einer inneren Pulpakernzone und drei peripher gelegenen Randzonen. Bei den peripheren Randzonen handelt es sich von innen nach außen um eine zellkernreiche Zone (bipolare Zone mit Fibroblasten und undifferenzierten Mesenchymzellen), eine zellkernarme Weilsche Zone (Zellfortsätze, Raschkowscher Nervenplexus, subodontoblastischer Kapillarplexus) und die Odontoblastenreihe, die die Auskleidung der Pulpahöhle bildet (Abb. 42).

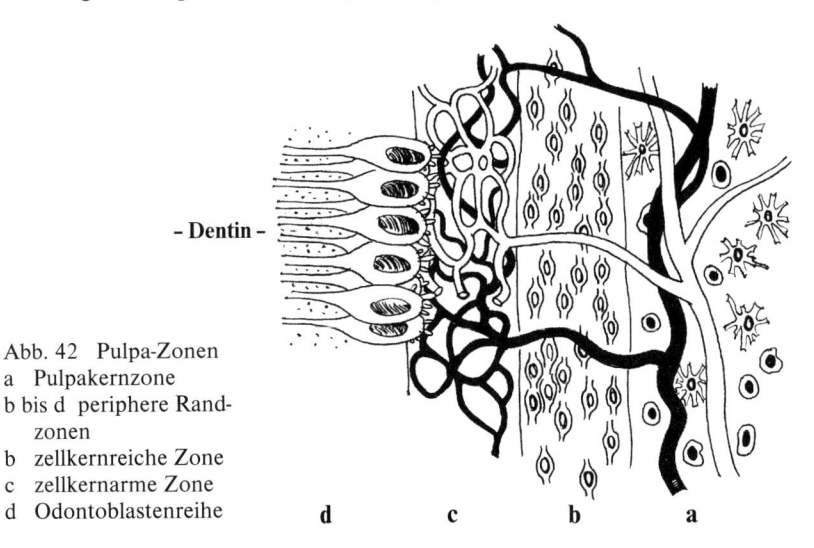

Abb. 42 Pulpa-Zonen
a Pulpakernzone
b bis d periphere Randzonen
b zellkernreiche Zone
c zellkernarme Zone
d Odontoblastenreihe

2.4.1.2 Dentin

Eines der typischsten Strukturmerkmale des Dentins (Zahnbein) sind die in ihm gelegenen Dentinkanälchen (Dentintubuli). Dichte und Durchmesser der Kanäle nehmen mit zunehmender Entfernung von der Pulpa ab. Als typische Durchschnittswerte für die bleibenden Zähne eines jungen Erwachsenen können für pulpanahe (0,1 bis 0,5 mm von der Pulpa-Dentin-Grenze entfernt) und pulpaferne Bezirke (3,1 bis 3,5 mm entfernt) angesehen werden (nach *Garberoglio* und *Brännström* 1976):

	pulpanah	pulpafern
Kanaldichte [Anzahl/mm^2]	43.000	19.000
Kanaldurchmesser [µm]	1,9	0,8

In den Dentinkanälchen liegen die Tomesschen Fasern, d. h. die Fortsätze der Odontoblasten. Der um die Fortsätze befindliche periodontoblastische Raum ist mit Gewebsflüssigkeit (Dentinliquor) ausgefüllt.

Chemisch ist das Dentin wie folgt zusammengesetzt (Gewichtsprozent) (*Schroeder* 1992):

Mineralien	70 %	(v. a. Kalzium und Phosphat in Hydroxylapatitkristallen)
organische Matrix	20 %	(v. a. Kollagen)
Wasser	10 %	

Im Längsschnitt durch einen Zahn erkennt man pulpanah eine relativ schmale Schicht unverkalkten Prädentins, an die sich die Hauptmasse des Dentins, das zirkumpulpale Dentin, anschließt. Schmelznah liegt als äußerste Dentinschicht das Manteldentin; es besteht aus stark verzweigten Odontoblastenfortsätzen, weist viele kollagene Fasern (von Korffsche Fasern) auf und ist weniger dicht mineralisiert als das zirkumpulpale Dentin (Abb. 43).

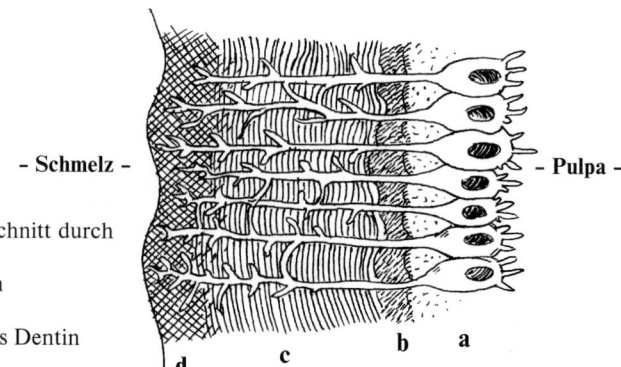

Abb. 43 Längsschnitt durch das Dentin
a Odontoblasten
b Prädentin
c zirkumpulpales Dentin
d Manteldentin

Im Querschnitt läßt sich das um die Kanälchen befindliche stark mineralisierte und faserlose peritubuläre Dentin von dem weniger mineralisierten, dafür kollagenfaserreichen intertubulären Dentin unterscheiden. Strukturelle Besonderheiten im Dentin stellen die schwächer mineralisierten (hypomineralisierten) Wachstumslinien (von Ebnersche Linien) dar, die, wenn sie besonders deutlich ausgebildet sind, als Owensche Konturlinien bezeichnet werden. Die am stärksten ausgeprägte Linie ist die bei der Geburt (Umstellung des Stoffwechsels) entstehende Neonatallinie.

Bestimmte Dentinbezirke sind weniger dicht mineralisiert als normal üblich. Im peripheren Bereich des zirkumpulpalen Dentins der Zahnkrone befindet sich in den sog. Interglobulärräumen (Czermak-Räume) das Interglobulardentin. Im Manteldentin der Zahnwurzel liegt die hypomineralisierte Tomessche Körnerschicht.

Im allgemeinen werden drei Dentinarten unterschieden:
Primärdentin ist regulär strukturiertes Dentin (Orthodentin), das während der Entwicklung des Zahns entsteht. Sekundärdentin wird nach der Bildung der Zahnwurzel gebildet. Es kann regulär oder irregulär strukturiert sein. Tertiärdentin ist demgegenüber immer irregulär aufgebaut; es wird nach Irritation, Läsion oder Infektion eines durchgebrochenen Zahns abgeschieden.

2.4.1.3 Zahnschmelz

Zahnschmelz besteht chemisch aus folgender Zusammensetzung (Angaben in Gewichtsprozent) (*Schroeder* 1992):

Mineralien	95 %
organische Matrix	1 %
Wasser	4 %

Da Schmelz weder Zellen noch Zellfortsätze enthält, wird er nicht als Hartgewebe, sondern als kristallines Gefüge angesehen (*Schroeder* 1983); gleichwohl wurde er von Zellen, den Ameloblasten, gebildet.

Menschlicher Zahnschmelz besteht aus Schmelzprismen (Dichte: 20.000 bis 30.000/mm^2 Schmelzfläche; durchschnittlicher Durchmesser: 5 µm), die aus Kristalliten (Apatitkristalle [Hydroxylapatit: $Ca_{10}(PO_4)_6(OH)_2$]) aufgebaut sind. Die oberflächliche Schmelzschicht ist bei allen Milchzähnen und bei ca. 70 % der bleibenden Zähne prismenlos.
Die Schmelzfläche ist an der Kronenoberfläche größer als an der Schmelz-Dentin-Grenze. Da die Schmelzprismen auf ihrem Weg von der Schmelz-Dentin-Grenze zur Schmelzoberfläche in ihrer Dicke jedoch konstant bleiben (mittlerer Durchmesser der Prismen bleibender Zähne: 5,5 µm) und zudem keine Hinweise für eine „interprismatische Kittsubstanz" vorhanden sind, gilt es heute als wahrscheinlich, daß die Prismen nach peripher zur Schmelzoberfläche hin immer gewundener verlaufen. Dabei nimmt ihre Schräglage zu, so daß in einem Schliff tangential zur Schmelzoberfläche eine immer breitere Schicht von einem Schmelzprisma sichtbar wird (*Radlanski* et al. 1988).

Auch der Zahnschmelz weist strukturelle Besonderheiten auf. Dazu zählen Hunter-Schregersche Streifen. Dabei handelt es sich um eine Hell-Dunkel-Streifung, die aufgrund des geschwungenen Verlaufs der Schmelzprismen zustandekommt.

Quer getroffene Schmelzprismenbündel ergeben im auffallenden Licht dunkle Streifen und werden als Diazonien bezeichnet. Parazonien sind längsgetroffene Prismenbündel; sie imponieren im auffallenden Licht als helle Streifen.

Die Wachstumslinien im Schmelz werden Retzius-Streifen genannt. Wie im Dentin, so kommt auch hier eine deutliche Neonatallinie vor.

An der Schmelzoberfläche vorhandene wellenförmige Linien mit Erhebungen und Einsenkungen werden als Perikymatien bzw. Imbrikationslinien bezeichnet.

Schmelzbüschel, die von der Schmelz-Dentin-Grenze ins innere Drittel des Schmelzmantels verlaufen, sowie Schmelzlamellen, die den gesamten Schmelz durchziehen, können vorkommen und stellen schwächer mineralisierte Bezirke dar.

In Zahnschmelz übertretende Dentinkanälchen werden Schmelzspindeln oder Schmelzkolben genannt.

2.4.2 Aufbau des Zahnhalteapparats (vgl. *Rateitschak* et al. 1989, *Schroeder* 1992)

Der Zahnhalteapparat (Parodontium, Periodontium) besteht aus Wurzelzement, Desmodont (Wurzelhaut), Gingiva und Alveolarknochen (Abb. 44).

Abb. 44 Parodontium
a Wurzelzement
b Desmodont (der besseren Anschaulichkeit wegen breiter gezeichnet als in Realität)
c Alveolarknochen
d Gingiva

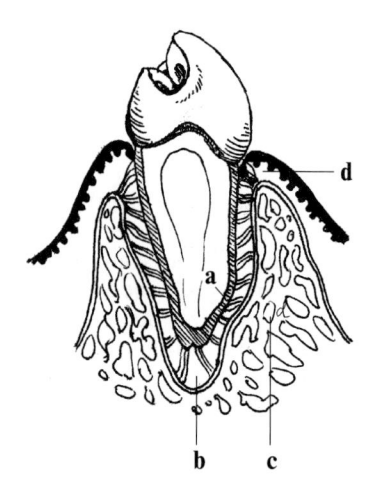

2.4.2.1 Wurzelzement

Das Wurzelzement gehört anatomisch zum Zahn, funktionell zum Zahnhalteapparat.
Es ist chemisch wie folgt zusammengesetzt (Gewichtsprozent) (*Schroeder* 1992):

Mineralien	61 %
organische Matrix	27 %
Wasser	12 %

Es gibt drei Möglichkeiten, wie das Zement im Zahnhalsbereich, d. h. an der Schmelz-Zement-Grenze, in den Schmelz übergehen kann:

a) Zement und Schmelz treffen scharf aufeinander. Dies kommt in rund 30 % aller Fälle vor (Abb. 45a).

b) Das Zement überragt den zervikalen Schmelzrand („supraalveolärer Zementkragen"). Diese Situation kommt in rund 60 % der Fälle vor. In einem Längsschnitt durch den Zahn erkennt man in diesem Bereich von innen nach außen folgende Schichten: Pulpa, Dentin, Schmelz, Zement (Abb. 45b).

c) Das Zement endet apikal vom Schmelz (10 %). In diesem Fall liegt das dazwischen befindliche Dentin frei (Abb. 45c).

Generell wird die Zementschicht von koronal (50 bis 150 μm) nach apikal (200 bis 600 μm) dicker (*Rateitschak* et al. 1989).
Während der koronale Zementbereich zellfrei ist, kommen im apikalen Abschnitt Zellen (Zementozyten) vor.

Abb. 45a bis c Übergangsmöglichkeiten Schmelz-Zement
a) Schmelz und Zement treffen scharf aufeinander
b) Das Zement überragt den zervikalen Schmelzrand
c) Das Zement endet apikal vom Schmelzrand

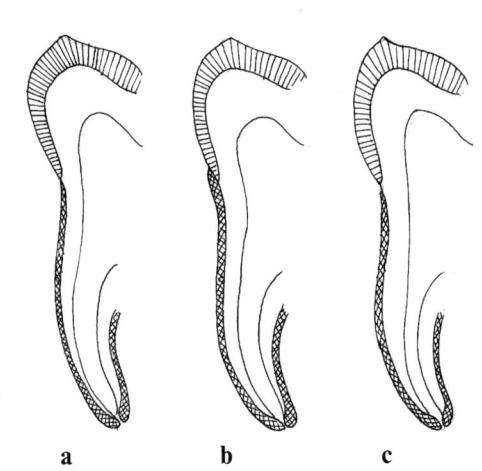

Zement enthält in der Regel kollagene Fasern. Zwei Fasersysteme können unterschieden werden:

1. Um die Zahnwurzel verlaufende, nur auf das Zement beschränkte Bündel kollagener Fibrillen (Fäserchen) („intrinsic fibers"), die sog. von-Ebner-Fibrillen. Solche Fasern sind immer vorhanden, wenn das Zement zellhaltig ist.
2. Von außen aus dem Desmodont einstrahlende Bündel kollagener Fibrillen („extrinsic fibers"), die sog. Sharpeyschen Fasern.

Nach *Schroeder* (1992) lassen sich vier Zementarten unterscheiden (Abb. 46):

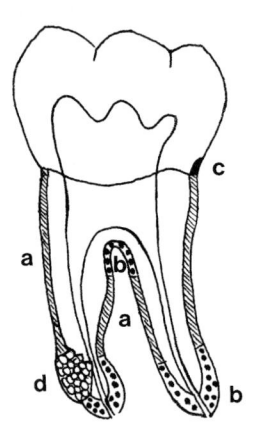

Abb. 46 Lokalisation der verschiedenen Zementarten
a Azelluläres Fremdfaserzement
b Zelluläres Gemischtfaserzement
c Azellulär-afibrilläres Zement
d Zelluläres Eigenfaserzement

1. Azelluläres Fremdfaserzement
   In diese zellfreie Zementart strahlen von außen Fremdfasern (Sharpeysche Fasern) ein. Es kommt in den zervikalen und mittleren Wurzelabschnitten vor.
2. Zelluläres Gemischtfaserzement
   Diese zellhaltige Zementart enthält Zementozyten und damit die von diesen Zellen gebildeten von-Ebner-Fibrillen (Eigenfasern). Darüber hinaus inserieren Sharpeysche Fasern (Fremdfasern). Zelluläres Gemischtfaserzement ist im apikalen Wurzeldrittel und im Bereich von Bi- und Trifurkationen lokalisiert.
3. Azellulär-afibrilläres Zement
   Diese Zementart liegt dem zervikalen Bereich des Schmelzes in Form von Zementzungen und Zementinseln auf.
4. Zelluläres Eigenfaserzement
   Es besteht aus Zementozyten und von-Ebner-Fibrillen. Es wird bei Reparationsprozessen (Wurzelresorptionen, Wurzelfrakturen, Zahntraumata) gebildet.

2.4.2.2 Desmodont und Gingiva

An jedem gesunden Zahn können bindegewebige und epitheliale Befestigungsstrukturen unterschieden werden. Sie werden vom Desmodont bzw. von der Gingiva gebildet.

a) Bindegewebige Befestigungsstrukturen des Zahns

1. Desmodont (Wurzelhaut)
Synonyme für den Begriff Desmodont sind Ligamentum periodontale, dentoalveolärer Faserapparat, Desmodontalfasern, Sharpeysche Fasern, Fibrae dentoalveolares und Fibrae cementoalveolares. Das Desmodont besteht aus untereinander dreidimensional verflochtenen kollagenen Faserbündeln, die in dem zwischen Alveolarknochen und Wurzelzement gelegenen (dentoalveolären) Desmodontalspalt (Parodontalspalt) verlaufen. Der Desmodontalspalt ist beim Erwachsenen normalerweise zwischen 150 und 200 µm (0,15 bis 0,2 mm) breit. Auf einer 1 mm^2 großen Zementoberfläche setzen durchschnittlich 28.000 Faserbündel an (*Rateitschak* et al. 1989). Je nach Verlauf und Topographie der Bündel lassen sich krestale, horizontale, schräge, apikale und interradikuläre Fasern unterscheiden (Abb. 47).

Über die Sharpeyschen Fasern hinaus enthält der Desmodontalspalt Zellen (v. a. Fibroblasten, ferner Osteoblasten, Osteoklasten, Zementoblasten, Leukozyten und Epithelzellen), dichte Gefäßnetze (Blut-, Lymphgefäße), Nervengeflechte, Schmerz- und Mechanorezeptoren (Druck) und Gewebsflüssigkeit.

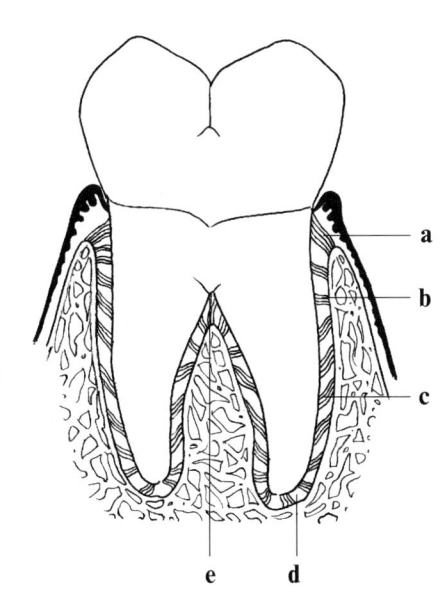

Abb. 47 Desmodontale Faserbündel
a krestale Fasern
b horizontale Fasern
c schräge Fasern
d apikale Fasern
e interradikuläre Fasern

2. Gingivale Faserbündel (supraalveolärer Faserapparat)

Bei der zweiten bindegewebigen Befestigungsstruktur handelt es sich um kollagene Faserbündel, die sich koronal der Desmodontalfasern zwischen Gingiva und Wurzelzement erstrecken.
Die wichtigsten Vertreter sind die Fibrae dentogingivales (dentogingivale Fasern), die die Gingiva (apikal des Saumepithels) auf der Zahnoberfläche fixieren (Abb. 48a).
Andere, nicht am Zahn ansetzende gingivale Faserbündel verlaufen innerhalb der Gingiva, um oder zwischen den Zähnen und/oder zur Kompakta des Alveolarfortsatzes. Diese Faserbündel stabilisieren die Zähne, gewährleisten die Formfestigkeit der Gingiva und bewirken die Befestigung der Gingiva am Alveolarfortsatz.

b) Epitheliale Haftstruktur der marginalen Gingiva an der Zahnoberfläche (d.h. an Schmelz, Zement oder nicht von Schmelz oder Zement bedecktem Dentin) (dentogingivale Verbindung): Saumepithel

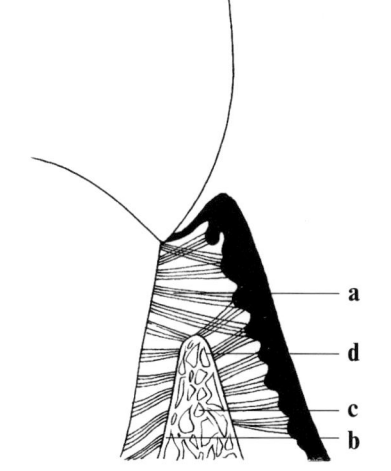

Abb. 48 Gingivale Faserbündel
a Gingivale Fasern
b Alveolenwand
c Spongiosa
d Kompakta

Das Saumepithel umschließt ringförmig den Zahnhalsbereich. Seine Höhe beträgt durchschnittlich 1 mm.
Die (marginale) Gingiva ist auf der Zahnoberfläche durch den vom Saumepithel gebildeten Epithelansatz fixiert (sog. epitheliale Verhaftung), der seinerseits aus einer internen Basallamina und Hemidesmosomen besteht. Die koronalsten Zellen des Saumepithels bilden den Boden des Sulcus gingivae (Sulkusboden).
Auf der Höhe des Sulkusbodens geht das Saumepithel in das orale Sulkusepithel über. Letzteres stellt die laterale Begrenzung des Sulcus gingivae dar.
Vestibulärwärts schließt sich an das Saumepithel das subepitheliale Bindegewebe (Lamina propria) an. Es enthält kollagene (gingivale) Faserbündel, Zellen (v.a. Fibroblasten), Blut- und Lymphgefäße, Nerven, Schmerz- und Mechanorezeptoren (Druck) und Gewebsflüssigkeit. Die

äußere Schicht der Gingiva wird vom oralen Gingivaepithel gebildet. Subepitheliales Bindegewebe und orales Epithel bilden zusammen die sog. mastikatorische Schleimhaut der Gingiva.

c) Alveolarknochen
Der Alveolarknochen ist ein Teil der (zahnabhängigen) Alveolarfortsätze. Die Alveolarfortsätze bestehen aus drei Strukturen: Innen befindet sich die Alveolenwand (= Alveolarknochen, Os alveolare, Lamina cribriformis, Lamina dura [da sie im Röntgenbild als röntgendichte Struktur erscheint]). Die Alveolenwand weist Perforationen auf, durch die Blut-, Lymphgefäße und Nerven in den Desmodontalspalt gelangen.
In der Mitte des Alveolarfortsatzes liegt die mit Fettmark gefüllte Spongiosa. Die Kompakta bildet den äußeren Anteil des Alveolarfortsatzes. An ihr setzt ein Teil der gingivalen Faserbündel an.

2.5 Makroskopische Anatomie der Perioralregion und der Mundhöhle

Extra- bzw. perioral sind für den Zahnarzt verschiedene oberflächlich gelegene anatomische Strukturen von Bedeutung.
Die wichtigsten Muskeln der mimischen Muskulatur sind der die Wangen (Buccae) bildende M. buccinator sowie der die Lippen (Labia oris) bildende M. orbicularis oris.
Vom Nasenseptum verläuft in der Medianen eine seichte Rinne nach kaudal in Richtung Oberlippe (Labium superius), das Philtrum. Dieses endet an der Oberlippe mit einem kleinen Höcker, dem Tuberculum labii superioris (Abb. 49).

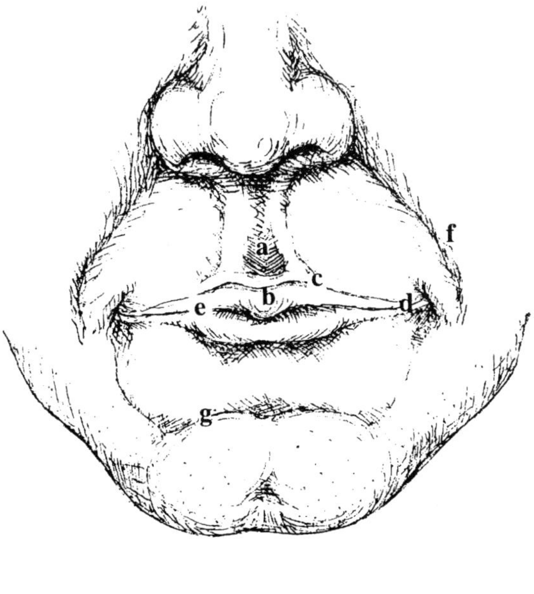

Abb. 49 Periorale Strukturen
a Philtrum
b Tuberculum labii superioris
c Limbus cutaneus oris
d Angulus oris
e Rima oris
f Sulcus nasolabialis
g Sulcus mentolabialis

Die Grenze zwischen Lippenweiß und Lippenrot wird als Limbus cutaneus oris bezeichnet. Die Commissura labiorum markiert im Bereich des Mundwinkels (Angulus oris) den Übergang der Ober- in die Unterlippe (Labium inferius). Bei geschlossenem Mund bildet die Berührungslinie beider Lippen die Mundspalte (Rima oris). Sie liegt in der Regel auf Höhe der Inzisalkanten der unteren Schneidezähne und reicht in etwa bis zu den Eckzähnen. Vom Ansatz des äußeren Nasenflügels zum Mundwinkel verläuft der Sulcus nasolabialis (Nasolabialfalte). Er trennt Oberlippen und Wangen voneinander.

Die Unterlippe wird vom Kinn (Mentum) – einer typisch menschlichen Bildung – durch eine quer verlaufende Falte, den Sulcus mentolabialis (Sulcus transversus menti, Supramentalfalte, Kinnlippenfurche), abgegrenzt. Bei vielen Personen ist im Kinnbereich ein Kinngrübchen (Fovea mentalis) ausgebildet.

Über die Mundöffnung gelangt man von extraoral nach intraoral in die Mundhöhle. Die Gesamtoberfläche der Mundhöhle wird zu rund einem Fünftel von den Zähnen, aber zu vier Fünftel von der Schleimhaut gebildet. Durchschnittlich kommen in der Mundhöhle fünfzig Billionen (5×10^{13}) anaerobe und aerobe Mikroorganismen vor.

Von den Speicheldrüsen werden pro Tag 1 bis 1,5 l Speichel produziert. Alle Oberflächen der Mundhöhle sind von einem ca. 1 µm dicken Film überzogen, der vor allem aus dem Speichel stammende Glykoproteine enthält (sog. Speichelmuzine).

Begrenzt wird die Mundhöhle kaudal vom Mundboden (M. mylohyoideus), ventral von den Lippen (Rima oris), lateral von den Wangen, kranial vom harten und weichen Gaumen und dorsal von der Rachenenge (Isthmus faucium) [hier geht die Mundschleimhaut in die Rachenhöhle (Mesopharynx = Oropharynx) über] mit vorderem Gaumenbogen (Arcus palatoglossus), Gaumenmandel (Tonsilla palatina) und hinterem Gaumenbogen (Arcus palatopharyngeus).

Die Mundhöhle hat verschiedene Funktionen. Sie nimmt die Nahrung auf, zerkleinert sie, leitet die Vorverdauung der Kohlenhydrate ein und befördert den Speisebolus schließlich Richtung Speiseröhre (mastikatorische Funktion). Dabei wird aufgenommene Nahrung entsprechend ihrer Geschmacksqualität beurteilt (sensorische Funktion, Geschmacksfunktion).

Darüber hinaus hat die Mundhöhle aufgrund ihrer reichen Innervation und ihrer Ausstattung mit Rezeptoren für z. B. Druck und Geschmack eine Tast- und Warnfunktion (sensitive Funktion).

Die Mundhöhle ist im Zusammenwirken vor allem mit dem Kehlkopf maßgeblich an der Lautbildung beteiligt (phonetische Funktion). Des weiteren erfüllt sie Aufgaben bei der Mundatmung und erwärmt die Luft beim Einatmen (respiratorische Funktion).

Letztendlich kommt der Mundhöhle mit den nach extraoral angrenzenden Strukturen (Lippen, periorale mimische Muskulatur) eine wichtige ästhetisch-physiognomische Rolle zu.

Durch Zahnreihen und Alveolarfortsatz wird die Mundhöhle in zwei Abschnitte unterteilt, nämlich in das Vestibulum oris (Mundvorhof) und das Cavum oris proprium (Cavitas oris propria), die eigentliche Mundhöhle.

a) Vestibulum oris
Verfolgt man den Mundvorhof von der Außenfläche der Zähne Richtung Umschlagfalte und Lippen bzw. Wangen, so trifft man auf folgende anatomische Strukturen:
An die Vestibulärfläche der Zähne (Facies vestibularis) schließt sich in kaudaler Richtung am Limbus gingivae (Margo gingivalis, Zahnfleischrand) die Gingiva an. Zahnwärts befindet sich der unter physiologischen Verhältnissen 0,5 bis 1 mm tiefe und von außen nicht einsehbare Sulcus gingivalis (= gingivaler Sulkus) (Abb. 50). Der Limbus gingivae ist die koronale Begrenzung der „freien", marginalen Gingiva (Gingiva marginalis). Diese ist wie die Schleimhaut des harten Gaumens verhornt (keratinisiert) und wird mit dem Überbegriff „mastikatorische Schleimhaut" bezeichnet.

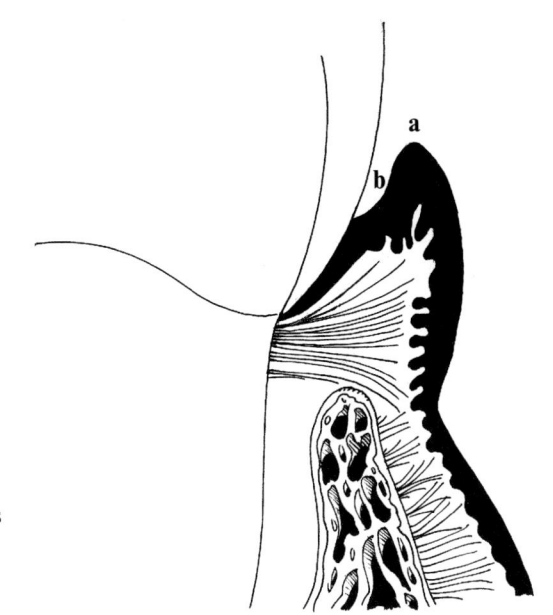

Abb. 50 Schnitt durch den zervikalen Bereich des Zahnhalteapparats
a Limbus gingivae
b Sulcus gingivae

Zwischen zwei Zähnen befindet sich (vestibulär und lingual) je eine Interdentalpapille (Papilla interdentalis, Papilla gingivalis). Dazwischen liegt interdental eine sattelförmige Einsenkung, der „Col".
Begrenzt durch die inkonstant vorkommende gingivale Furche geht die freie Gingiva in die ebenfalls keratinisierte befestigte Gingiva („mastika-

torische Schleimhaut") über. Letztere wird auch als angewachsene Gingiva, unverschiebliche Gingiva, „attached" Gingiva, Gingiva propria oder Gingiva fixa bezeichnet (Abb. 51).
An die mukogingivale Grenzlinie (Linea girlandiformis) schließt sich die bewegliche Alveolarschleimhaut (Alveolarmukosa, Mucosa alveolaris) an (Abb. 51). Sie ist im Gegensatz zur Gingiva nicht verhornt und wird als „auskleidende Schleimhaut" bezeichnet. Im Bereich der Alveolarmukosa inserieren Lippen- und Wangenbändchen zum Teil bis in die befestigte Gingiva hinein. Median liegen das Frenulum labii superioris und das Frenulum labii inferioris, lateral die Frenula buccae superioris und die Frenula buccae inferioris

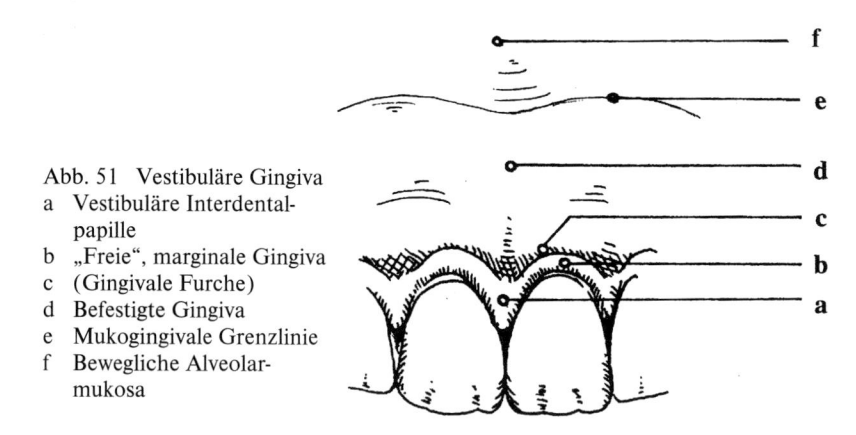

Abb. 51 Vestibuläre Gingiva
a Vestibuläre Interdentalpapille
b „Freie", marginale Gingiva
c (Gingivale Furche)
d Befestigte Gingiva
e Mukogingivale Grenzlinie
f Bewegliche Alveolarmukosa

Im Bereich der Umschlagfalte (Fornix vestibuli) geht die Alveolarmukosa in die ebenfalls nicht-verhornte Lippen- und Wangenschleimhaut über. In ihr liegen verschiedene kleine Speicheldrüsen (Glandulae labiales; Glandulae buccales, Glandulae molares). Auf Höhe der zweiten Oberkiefermolaren befindet sich an der Innenseite der Wange eine Vorwölbung, die Papilla parotidea, an der der Ausführungsgang (Ductus parotideus) der Glandula parotis in die Mundhöhle mündet. Die Glandula parotis sorgt für rund 25 % der Gesamtspeichelmenge.

b) Cavum oris proprium
Im Oberkiefer wird das Cavum oris proprium kranial vom Gaumen begrenzt. Im Bereich des harten Gaumens erkennt man eine median verlaufende Schleimhautleiste (Raphe palatini), an deren anterioren Ende sich oberhalb des Foramen incisivum eine Schleimhauterhebung, die Papilla incisiva, befindet. Im vorderen Bereich des Palatum durum verlaufen, weitgehend rechtwinklig zur Raphe palati angeordnet, quere Schleimhautfalten (Plicae palatinae transversae). Nicht selten kommt im hinteren Abschnitt des harten Gaumens in der Medianen eine längsförmige Kno-

chenverdickung vor, die als Torus palatinus bezeichnet wird. Seitlich davon liegen die Gaumenspeicheldrüsen (Glandulae palatinae).
An der Ah-Linie geht der harte Gaumen in den weichen Gaumen (Palatum molle) über, der das Gaumensegel (Velum palatinum) bildet. Das Gaumensegel endet dorsal median mit dem Gaumenzäpfchen (Uvula palatina) (Abb. 52).

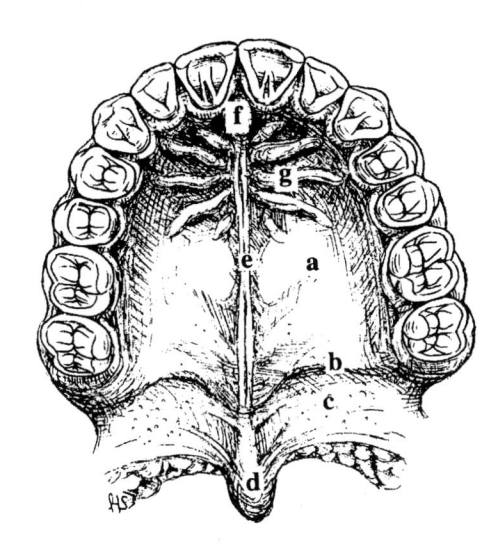

Abb. 52 Gaumen von oral
a Harter Gaumen
b Ah-Linie
c Weicher Gaumen
d Uvula
e Raphe palati
f Papilla incisiva
g Plicae palatinae transversae

Im Unterkiefer verläuft im Bereich der lingualen Schleimhaut oberhalb der Glandula sublingualis ein Schleimhautwulst, die Plica sublingualis, der dorsal der mittleren Unterkiefer-Frontzähne jeweils seitlich des Frenulum linguae mit einem kleinen Schleimhauthöcker (Caruncula sublingualis) endet. Dort münden zum einen der Ductus submandibularis, also der Ausführungsgang der Glandula submandibularis (Unterkieferdrüse), die rund 70 % der Gesamtspeichelmenge liefert, und zum anderen der Ductus sublingualis major, der Ausführungsgang der Glandula sublingualis (Unterzungendrüse), die zusammen mit den kleinen Speicheldrüsen zu rund 5 % zur Gesamtspeichelmenge beiträgt, in die Mundhöhle. Auf der Plica sublingualis und der Caruncula sublingualis münden in jeder Unterkieferhälfte rund vierzig kleine Ausführungsgänge in das Cavum oris proprium.

Die Hauptmasse der Zunge wird vom Zungenkörper (Corpus linguae) gebildet. Er geht ventral in die Zungenspitze (Apex linguae) und dorsal in die Zungenwurzel (Radix linguae) über. Die dem harten Gaumen gegenüberliegende Oberfläche des Zungenkörpers ist der Zungenrücken (Dorsum linguae) (Abb. 53). Der seitliche, mit den Zähnen in Kontakt stehende Zungenrand wird als Margo linguae bezeichnet. Zwischen Mundboden und Zungenunterfläche (Facies inferior linguae) verläuft in der Medianen das Zungenbändchen (Frenulum labii inferioris) (Abb. 54).

Topographisch lassen sich zwei Arten von Zungendrüsen unterscheiden, nämlich die im Bereich der Zungenspitze lokalisierte paarige Glandula lingualis anterior (= Glandula apicis linguae = Nuhnsche Drüse) (Abb. 54) sowie die seitlich und dorsal anzutreffenden Glandulae linguales (posteriores).

Verschiedenen auf der Zunge befindlichen Schleimhautpapillen (Papillae filiformes, fungiformes, vallatae, foliatae) kommen Geschmacks- und Tastfunktionen zu („spezialisierte Schleimhaut").

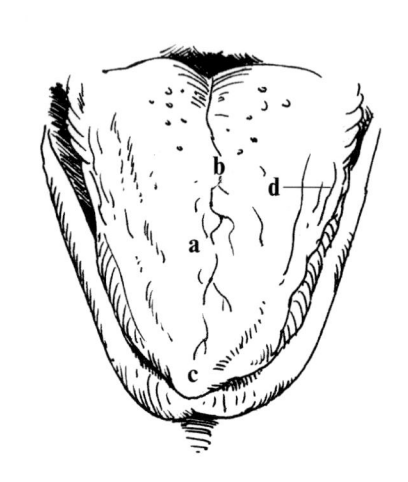

Abb. 53 Zungenrücken
a Dorsum linguae
b Corpus linguae
c Apex linguae
d Margo linguae

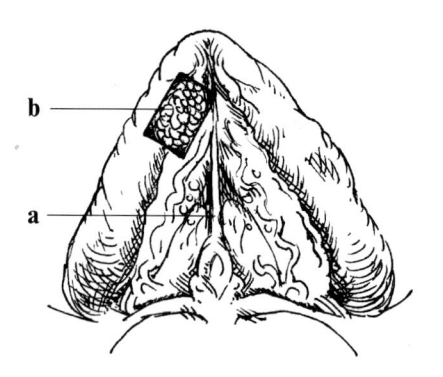

Abb. 54 Zunge, angehoben
a Frenulum
b Glandula lingualis anterior

2.6 Morphologie der bleibenden Zähne

Im folgenden werden die wichtigsten Charakteristika der bleibenden Zähne dargestellt. Angaben über die Anzahl der Wurzeln, Wurzelkanäle und Höcker der jeweiligen Zähne sind der Tabelle 1 zu entnehmen.

Tabelle 1 Anzahl der Wurzeln, Wurzelkanäle und Höcker der bleibenden Zähne des Ober- und Unterkiefers
[Die Angaben bezüglich der Anzahl der Wurzelkanäle stammen von *Ingle* und *Taintor* (1985). Die Angaben hinsichtlich Wurzel- und Höckerzahl beruhen auf *Schumacher* (1991).]

Oberkiefer	Wurzeln	Wurzelkanäle	Höcker
11/21	1	1	–
12/22	1	1	–
13/23	1	1	–
14/24	2 (> 60 %) 1 (3)	1 (9 %), 2 (85 %), 3 (6 %)	2
15/25	1 (> 85%) 2	1 (75 %), 2 (24 %), 3 (1 %)	2
16/26	3	3 (41,1 %), 4 (56,5 %), 5 (2,4 %)	4 (ohne Tuberculum Carabelli als akzessorischer Zusatzhöcker am mesiopalatinalen Höcker)
17/27	3	3, 4	4

Unterkiefer	Wurzeln	Wurzelkanäle	Höcker
31/41	1	1 (70,1 %), 2 (29,9 %), 3 (0,5 %)	–
32/42	1	1 (56,9 %), 2 (43,1 %)	–
33/43	1	1 (94 %), 2 (6 %)	–
34/44	1 (74 %) 2 (26 %)	1 (73,5 %), 2 (26,0 %), 3 (0,5 %)	2 (75 %) 3 (25 %)
35/45	1 (85 %) 2 (15 %)	1 (85,5 %), 2 (13,0 %), 3 (0,5 %)	3
36/46	2	2 (6,7 %), 3 (64,4 %), 4 (28,9 %)	5
37/47	2	2, 3, 4	4

2.6.1 Frontzähne

Zu den Frontzähnen rechnet man die Schneidezähne (Incisivi) und die Eckzähne (Canini). Bei ihnen lassen sich fünf Zahnflächen voneinander unterscheiden, nämlich eine Labial-, eine Lingual-, eine Mesial-, eine Distal- und eine Inzisalfläche. Entsprechend ihrer Schneidefunktion haben die Schneidezähne eine spatel- bzw. meißelartige Form. Die Eckzähne sind demgegenüber dafür ausgelegt, Nahrung bzw. Beute festzuhalten und abzureißen; sie weisen daher eine spitz zulaufende Form auf. Bei Raubtieren sind die Eckzähne zu Greif- oder Reißzähnen ausgebildet; ihre Funktion als Waffe wird besonders beim Wildschwein und Gorilla deutlich. Beim Gorilla hat der Eckzahn darüber hinaus eine wichtige Aufgabe für das innerartliche Drohen und Imponieren. Frontzähne weisen in der Regel immer nur eine Wurzel auf.

2.6.1.1 Oberkiefer-Frontzähne

Mittlere Schneidezähne (Abb. 55 und 56)
Die oberen mittleren Schneidezähne sind die größten aller Inzisivi. Sie weisen ein Krümmungsmerkmal, ein Winkelmerkmal und ein Wurzelmerkmal auf. Von labial betrachtet, ist der höchste Punkt des Zahnhalses nach distal verschoben (= Zahnhalsmerkmal). Palatinal befinden sich ein Tuberculum (Höckerchen) und zwei Randleisten. Der Wurzelquerschnitt ist rundlich.

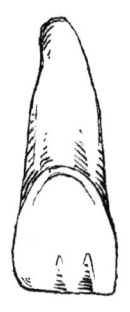

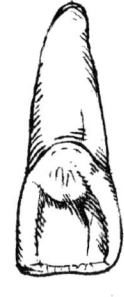

Abb. 55   Zahn 1 1 von vestibulär und palatinal

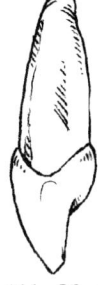

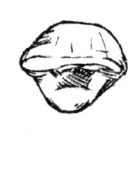

Abb. 56   Zahn 1 1 von mesial und inzisal

Seitliche Schneidezähne (Abb. 57 und 58)
Die oberen seitlichen Schneidezähne sind schmaler und kleiner als ihre mesialen Nachbarn. Winkel- und Zahnhalsmerkmal sind vorhanden, während das Krümmungsmerkmal weniger deutlich ausgeprägt ist. Der Zahn weist palatinal eine V-förmige Fissur auf. Häufig ist palatinal ein Foramen caecum, d. h. eine blind endende Einsenkung, vorhanden. Der Wurzelquerschnitt ist mehr oval. Formvariationen des Zahns kommen relativ häufig vor.

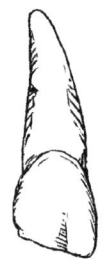

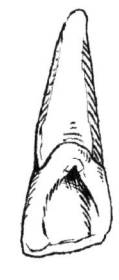

Abb. 57   Zahn 12 von vestibulär und palatinal

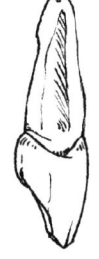

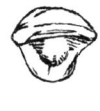

Abb. 58   Zahn 12 von distal und inzisal

Eckzähne (Abb. 59 und 60)
Die oberen Eckzähne sind die längsten Zähne des Menschen. Da ihre Wurzelspitze erst kurz vor der Augenhöhle endet bzw. direkt dorthin zeigt, werden die oberen Eckzähne auch als „Augenzähne" bezeichnet. Der Zahn weist eine Kauspitze auf. Die von ihr abfallende mesiale Kante ist kürzer und flacher als die distale. Am Übergang der distalen Kante zur distalen Approximalfläche weitet sich der Zahn etwas aus („Ohr"). Palatinal kommen meist Randleisten vor. Winkel-, Wurzel-, Krümmungs- und Zahnhalsmerkmal sind vorhanden. Der Wurzelquerschnitt ist mehr birnenförmig.

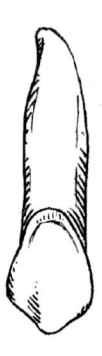

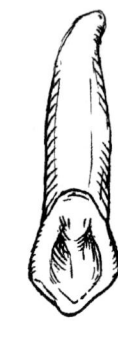

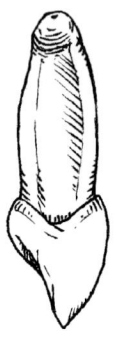

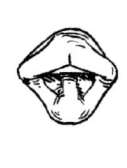

Abb. 59   Zahn 13 von vestibulär und palatinal

Abb. 60   Zahn 13 von distal und inzisal

2.6.1.2 *Unterkiefer-Frontzähne* (Abb. 61 und 62)

Mittlere Schneidezähne
Die unteren mittleren Schneidezähne sind die kleinsten Inzisivi des Menschen. Sie besitzen in der Regel kein Wurzel-, Winkel- und Zahnhalsmerkmal. Ein Krümmungsmerkmal kann vorhanden sein. Die Zähne weisen eine sehr symmetrische Form auf. Tuberculum dentis, Randleisten und Furchen sind nur schwach ausgebildet. Der Wurzelquerschnitt ist nierenförmig-oval.

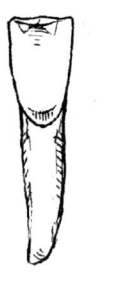

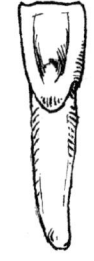

Abb. 61   Zahn 41 von vestibulär und lingual

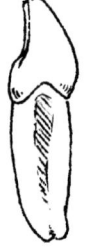

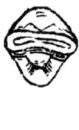

Abb. 62   Zahn 41 von distal und inzisal

Morphologie der bleibenden Zähne 105

Seitliche Schneidezähne (Abb. 63 und 64)
Die unteren lateralen Schneidezähne sind im Gegensatz zu den Verhältnissen im Oberkiefer etwas breiter als ihre mesialen Nachbarn. Die Zähne zeigen ein leichtes Winkel- und ein leichtes Wurzelmerkmal. Der Wurzelquerschnitt entspricht dem der unteren mittleren Schneidezähne.

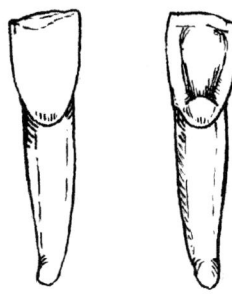

Abb. 63 Zahn 42 von vestibulär und lingual

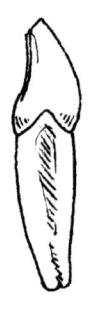

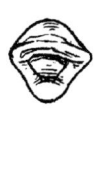

Abb. 64 Zahn 42 von distal und inzisal

Eckzähne (Abb. 65 und 66)
Die unteren Eckzähne sind schmaler als die oberen. Es ist ein fast glatter Übergang von der Wurzel zur Krone festzustellen.
Lingual sind schwache Randleisten und ein kleines Tuberculum vorhanden. Wie die Unterkiefer-Seitenzähne zeigen die unteren Eckzähne bereits eine leichte Kronenflucht. Krümmungs- und Wurzelmerkmal ist deutlich ausgeprägt.

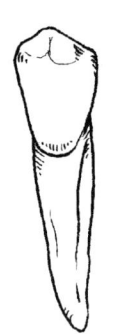

Abb. 65 Zahn 43 von vestibulär und lingual

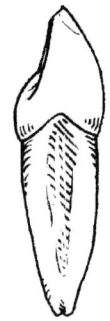

Abb. 66 Zahn 43 von distal und inzisal

2.6.2 Seitenzähne

Die Seitenzähne (Prämolaren und Molaren) besitzen wie die Frontzähne fünf Flächen. Anstelle des Margo incisalis ist bei Seitenzähnen eine Okklusalfläche vorhanden. Die weiteren Flächen sind die Bukkal-, die Lingual-, die Mesial- und die Distalfläche.

Die Aufgabe der Prämolaren (Dentes praemolares) besteht darin, Nahrung zu zerkleinern. In ihrer typischen Form bestehen sie aus zwei Höckern (bikuspid). Bei vielen Primaten kann die Form des mesial(st)en Prämolaren Richtung Eckzahn (Caninisierung), die des distal(st)en Prämolaren Richtung Molar (Molarisation) gehen.
Auch die Molaren (Dentes molares) haben die Aufgabe, Nahrung zu zerkleinern und zu zermalmen. Sie weisen beim Menschen vier Höcker auf; als Ausnahme besitzt der erste Unterkiefermolar fünf Höcker.

2.6.2.1 Oberkiefer-Seitenzähne

Erste Prämolaren (Abb. 67 und 68)
Die oberen ersten Prämolaren weisen in der Regel ein umgekehrtes Krümmungsmerkmal auf, d. h. von okklusal betrachtet ist der Wölbungsgipfel nach distal verschoben. Die Grundform des Zahns bildet ein Trapez; wenn eine mesiale Eindellung vorhanden ist, hat der Zahn ein mehr nierenförmiges Aussehen.
Der bukkale Höcker ist etwas höher und größer als der palatinale. Die bukkale Höckerspitze ist gegenüber der palatinalen nach distal versetzt, so daß die palatinale Höckerspitze weiter mesial liegt als die bukkale.
Die Krone verjüngt sich stark nach zervikal.
Die okklusale Hauptfissur verläuft schräg von mesio-palatinal nach disto-palatinal und weist, wie allgemein bei Seitenzähnen üblich, ein Gefälle nach distal auf.

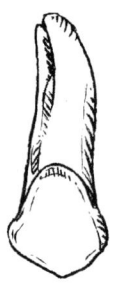

Abb. 67 Zahn 14 von vestibulär und palatinal

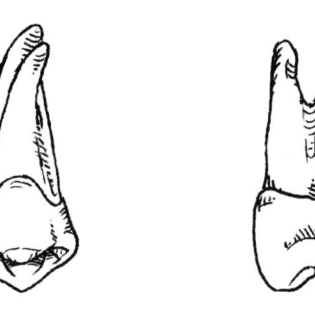

Abb. 68 Zahn 14 von distal und okklusal

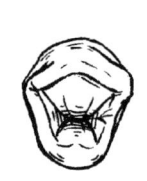

Zweite Prämolaren (Abb. 69 und 70)
Die oberen zweiten Prämolaren sind etwas kleiner als ihre mesialen Nachbarzähne. Bezüglich der Kronenform unterscheiden sich sich nur geringfügig von ihnen. Das Krümmungsmerkmal ist schwach ausgeprägt. Beide Höcker sind in etwa gleich hoch und gleich groß.

Morphologie der bleibenden Zähne 107

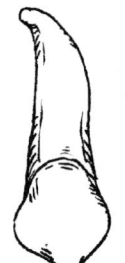

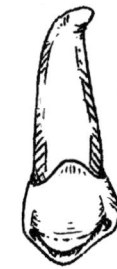

Abb. 69 Zahn 15 von vestibulär und palatinal

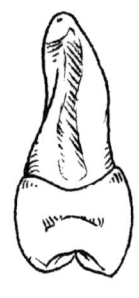

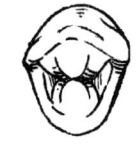

Abb. 70 Zahn 15 von distal und okklusal

Erste Molaren (Abb. 71 und 72)
Ein Rhombus bildet die Grundform der oberen ersten Molaren.
Die Zähne besitzen vier Höcker. Die mesialen Höcker sind größer und höher als die distalen: Der mesio-palatinale Höcker ist der größte, dann folgen der mesio-bukkale, der disto-bukkale und der disto-palatinale. Nicht selten kommt am mesiopalatinalen Höcker noch ein zusätzliches Tuberculum Carabelli vor. Obere erste Molaren weisen ein Winkel-, ein Krümmungs- und ein Wurzelmerkmal auf. Von den drei Wurzeln sind die ovale mesio-bukkale und die rundlich-ovale disto-bukkale Wurzel nach distal abgespreizt, während die runde palatinale Wurzel in palatinaler Richtung abgebogen ist.

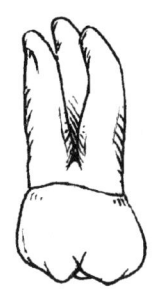

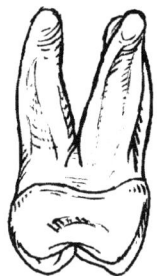

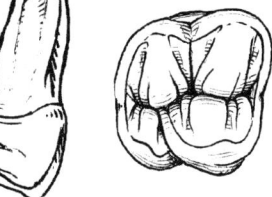

Abb. 71 Zahn 16 von bukkal und palatinal

Abb. 72 Zahn 16 von distal und okklusal

Zweite Molaren (Abb. 73 und 74)
Die Grundform der oberen zweiten Molaren entspricht der der ersten. Gleichwohl sind zweite Molaren etwas kleiner und sie zeigen eine größere Variationsbreite.

Abb. 73 Zahn 17 von
bukkal und palatinal

Abb. 74 Zahn 17 von
mesial und okklusal

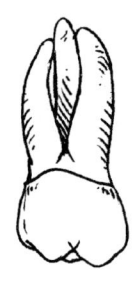

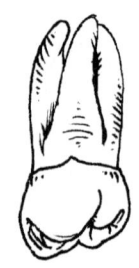

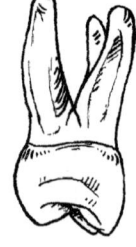

Dritte Molaren (Abb. 75)
Weisheitszähne haben eine sehr unregelmäßige Form. Die Wurzelspitzen sind häufig stark abgebogen und häufig miteinander verschmolzen.

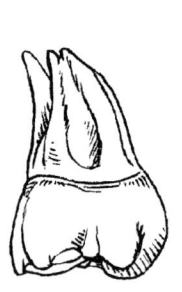

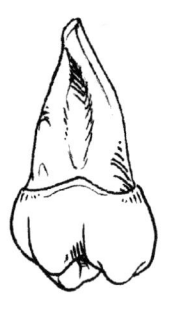

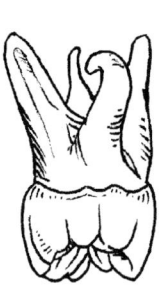

Abb. 75 Obere Weisheitszähne (verschiedene Varianten)

2.6.2.2 Unterkiefer – Seitenzähne

Erste Prämolaren (Abb. 76 und 77)
Untere erste Prämolaren sind die kleinsten der vier Prämolaren. Sie zeigen eine deutliche Kronenflucht, d. h. die Kronen sind gegenüber der Wurzel nach lingual abgeknickt, so daß sich die bukkale Höckerspitze in vertikaler Verlängerung der Wurzelachse befindet. Der bukkale Höcker ist deutlich höher als der oder die lingualen, die die Kauebene nicht erreichen. Die Hauptfissur fällt nach distal ab.
Die Grundform eines unteren ersten Prämolaren beschreibt fast einen Kreis (Glockenform). Krümmungs- und Wurzelmerkmal sind vorhanden.
Der Wurzelquerschnitt ist rundlich-oval.

Morphologie der bleibenden Zähne 109

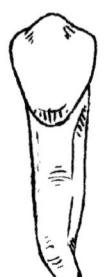

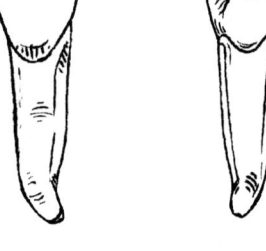

Abb. 76 Zahn 34 von
bukkal und lingual

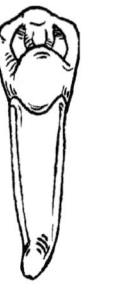

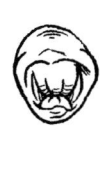

Abb. 77 Zahn 34 von
mesial und okklusal

Zweite Prämolaren (Abb. 78 und 79)
Untere zweite Prämolaren besitzen fast immer drei Höcker, einen bukkalen und zwei linguale.
Wie untere ersten Prämolaren weisen zweite Prämolaren Kronenflucht, Winkelmerkmal und Krümmungsmerkmal auf. Die Grundform eines unteren zweiten Prämolaren bildet einen Kreis (Glockenform). Die Y-förmige Hauptfissur sinkt nach distal ab.
Der Zahn hat in den meisten Fällen eine Wurzel, deren Querschnitt eine dreieckig-runde Form aufweist.

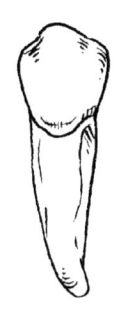

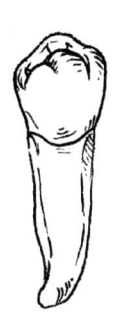

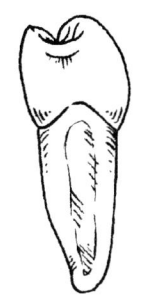

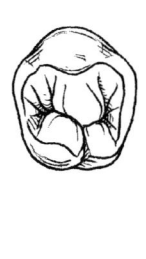

Abb. 78 Zahn 35 von
bukkal und lingual

Abb. 79 Zahn 35 von
mesial und okklusal

Erste Molaren (Abb. 80 und 81)
Die Grundform von unteren ersten Molaren ist ein Rechteck (Trapezform). Kronenflucht, Krümmungsmerkmal und Winkelmerkmal sind vorhanden. Typischerweise kommen fünf Höcker vor: drei bukkale und zwei linguale. Die bukkalen Höcker zeigen ein Höhengefälle von mesial nach distal, während die lingualen Höcker fast gleich hoch sind.

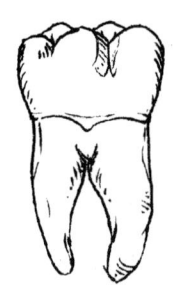

Abb. 80 Zahn 46 von
bukkal und lingual

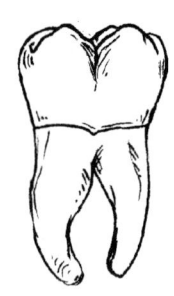

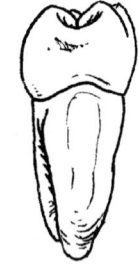

Abb. 81 Zahn 46 von
mesial und okklusal

Zweite Molaren (Abb. 82 und 83)
Untere zweite Molaren weisen Kronenflucht, Krümmungsmerkmal sowie ein leichtes Winkelmerkmal auf. Die Grundform entspricht der der ersten Molaren, aber zweite Molaren sind kleiner. Die vier Höcker sind sehr regelmäßig gebaut.

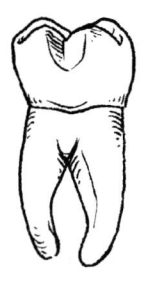

Abb. 82 Zahn 47 von
bukkal und lingual

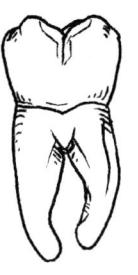

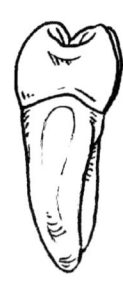

Abb. 83 Zahn 47 von
mesial und okklusal

Dritte Molaren (Abb. 84)
Untere Weisheitszähne sind wie obere sehr unregelmäßig gebaut. Ihre Wurzelspitzen sind oft stark abgebogen und häufig verschmolzen.

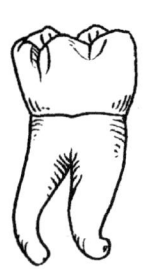

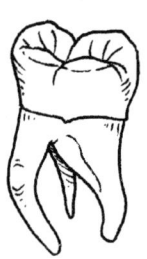

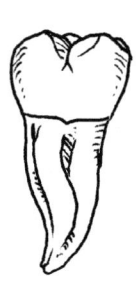

Abb. 84 Untere Weisheitszähne (Varianten)

2.7 Gebiß als Ganzes

2.7.1. Zahnbogen und Bezugsebenen – Definitionen

Der *Zahnbogen* ist definiert als die Verbindungslinie der Schneidekanten der Frontzähne und der bukkalen Höckerspitzen der Seitenzähne. Der Oberkiefer-Zahnbogen (Arcus dentalis superior) beschreibt eine halbe Ellipse, der Unterkiefer-Zahnbogen (Arcus dentalis inferior) eine Parabel (Abb. 85 und 86).

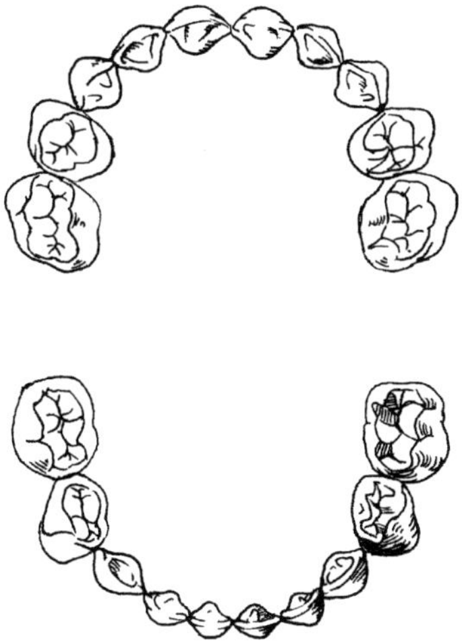

Abb. 85 Zahnbögen, Milchgebiß

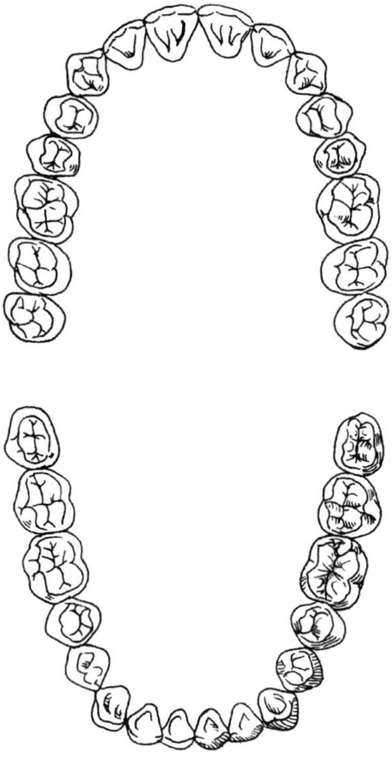

Abb. 86 Zahnbögen, bleibendes Gebiß

Die den Zahnbogen bildenden Zähne berühren sich an den sog. Approximalkontakten. Diese liegen gewöhnlich im oberen Kronendrittel und sind punkt- bzw. linienförmig (Abb. 87 und 88). Durch Abrasion wandeln sie sich im Laufe der Zeit in mehr flächenhafte Kontakte um.

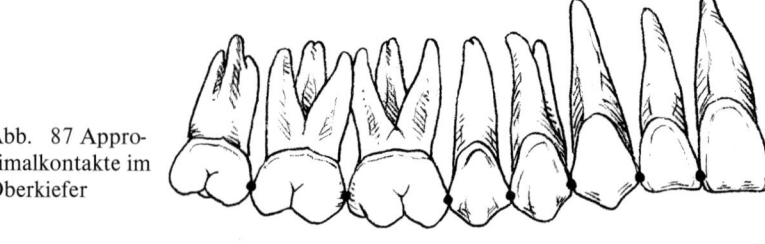

Abb. 87 Approximalkontakte im Oberkiefer

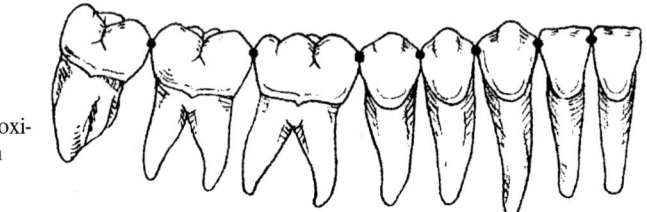

Abb. 88 Approximalkontakte im Unterkiefer

Unter dem Begriff *Okklusionsebene* (= Kauebene) versteht man eine gedachte Ebene, die durch den approximalen Berührungspunkt der unteren mittleren Schneidezähne (unterer Inzisalpunkt) und die Spitze der disto-bukkalen Höcker der zweiten unteren Molaren gebildet wird (Abb. 89).

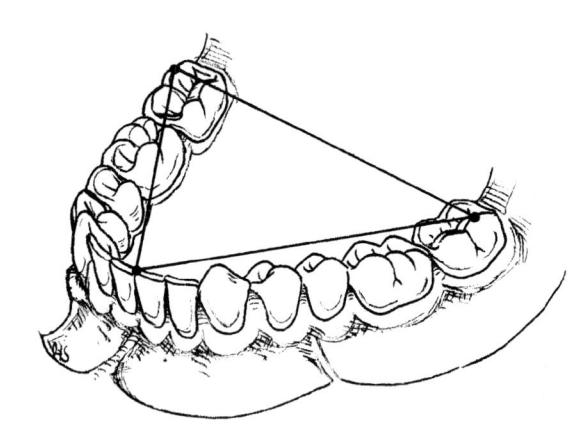

Abb. 89 Kauebene

Die *Campersche Ebene* ist eine gedachte Ebene, die durch die Spina nasalis anterior und den unteren Rand des Porus acusticus externus rechts und links (Traguspunkt) verläuft. Sie liegt parallel zur Kauebene (Abb. 90).
Die *Frankfurter Horizontale* ist eine gedachte, durch den untersten Punkt des knöchernen Orbitarandes und den oberen Rand des Porus acusticus externus verlaufende Ebene. Zur Camperschen Ebene bildet sie einen Winkel von 10 bis 15° (Abb. 90).

Gebiß als Ganzes

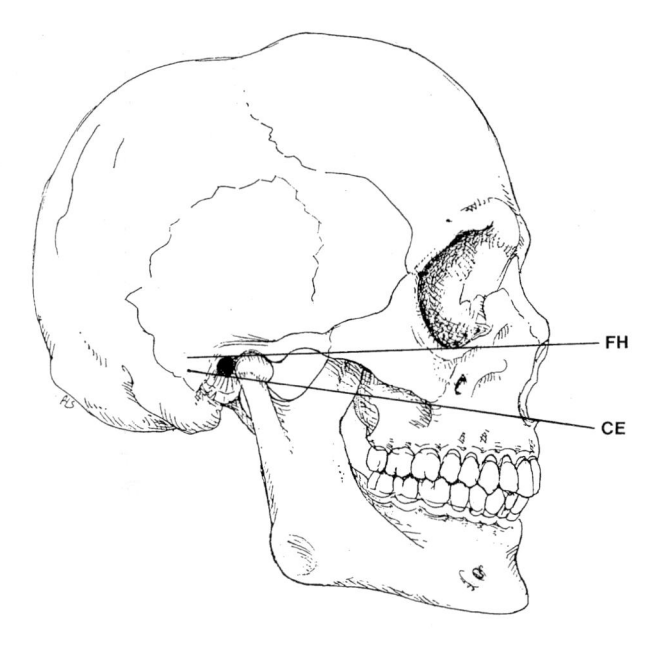

Abb. 90 FH = Frankfurter Horizontale
CE = Camper-Ebene

Die *Bipupillarlinie* ist eine gedachte, durch die Mitten beider Pupillen verlaufende Gerade (Abb. 91).

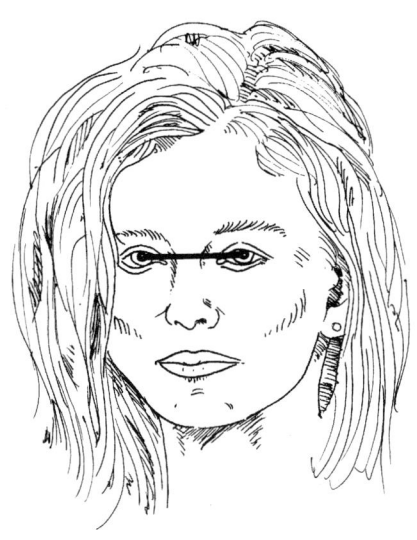

Abb. 91 Bipupillarlinie

Unter *Bonwill-Dreieck* versteht man ein gleichschenkliges Dreieck, das als Eckpunkte den Inzisalpunkt und den Mittelpunkt der Kondylen aufweist (Abb. 92). Die Schenkellänge beträgt durchschnittlich rund 10 cm. Zur Kauebene bildet das Bonwill-Dreieck einen Winkel von 20 – 25° (sog. *Balkwill*-Winkel).

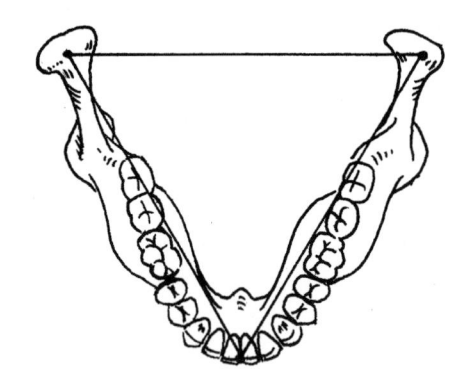

Abb. 92 Bonwill-Dreieck

Die *sagittale Kompensationskurve* (= sagittale Okklusionskurve, sagittale Verwindungskurve, Speesche Kurve) ist eine in mesio-distaler Richtung verlaufende Kurve, die von der Verbindungslinie der Höckerspitzen bzw. Kauflächen der Unterkiefer-Seitenzähne gebildet wird (Abb. 93). Nach *Spee* (1890) berührt diese Kurve die vordere Fläche des Kiefergelenkköpfchens; das Zentrum der Kurve liegt nach *Spee*s Beschreibung etwa in der Mitte der Augenhöhle. Die sagittale Kompensationskurve ist bei der Aufstellung von künstlichen Zähnen von Bedeutung (s. Kap. 42 und 43).

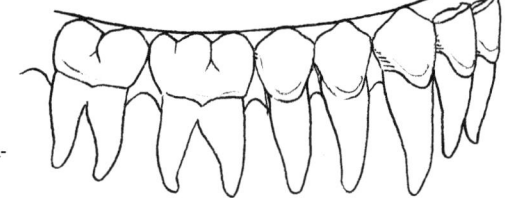

Abb. 93 Sagittale Kompensationskurve (Speesche Kurve)

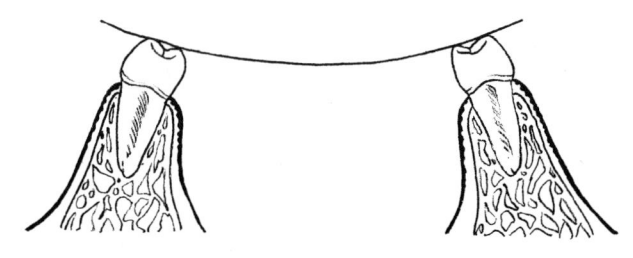

Die *transversale Kompensationskurve* (Wilson-Kurve) ist eine in transversaler Richtung verlaufende Kurve, die von der Verbindungslinie der Höckerspitzen bzw. Kauflächen der Unterkiefer-Seitenzähne gebildet wird und aufgrund der Lingualneigung der Unterkiefer- sowie der Bukkalneigung der Oberkiefer-Seitenzähne zustandekommt (Abb. 94). Die transversale Kompensationskurve ist bei der Aufstellung künstlicher Zähne bedeutungsvoll (s. Kap. 42 und 43.)

Abb. 94 Transversale Kompensationskurve (Wilson-Kurve)

2.7.2 Okklusion der Zahnreihen

[Vorbemerkung: Alle folgenden Definitionen entsprechen der von der Nomenklaturkommission der Arbeitsgemeinschaft für Funktionsdiagnostik innerhalb der Deutschen Gesellschaft für Zahn-, Mund- und Kieferheilkunde festgelegten Terminologie (Stand: November 1991). In eckigen Klammern werden weiterführende Erläuterungen sowie weit verbreitete, „inoffizielle" Bezeichnungen erwähnt.]

Unter *Okklusion* versteht man jeglichen Kontakt zwischen den Zähnen des Ober- und Unterkiefers. Dabei differenziert man Zahnkontakte, die ohne Bewegung des Unterkiefers zustande kommen (*statische Okklusion*), von Kontakten bei Unterkieferbewegungen (*dynamische Okklusion*). [Die dynamische Okklusion wurde früher auch „Artikulation" genannt.]
Die statische Okklusion mit maximal erreichbarem Vielpunktkontakt zwischen Ober- und Unterkieferzähnen wird als *maximale Interkuspidation* bezeichnet. Die gewohnheitsmäßig eingenommene statische Okklusion nennt man *habituelle Okklusion* oder *habituelle Interkuspidation* [frühere Bezeichnung: „Schlußbiß"]. Sie kann, muß aber nicht mit der maximalen Interkuspidation zusammenfallen.

Diejenige Unterkieferposition, bei der sich die nicht-seitenverschobenen Kondylen bei physiologischer Kondylus-Diskus-Relation und physiologischer Belastung der beteiligten Gewebe kranio-ventral relativ zur Fossa mandibularis befinden [sog. „Gelenkzentrik"], wird als *zentrische Kondylenposition* bezeichnet. [Diese allein durch die Lage der Kondylen relativ zur Fossa mandibularis bestimmte Unterkieferposition – zum Teil „zentrische Kontaktposition" (ZKP) genannt – wird unabhängig von Zahnkontakten definiert.] Im Falle einer maximalen Interkuspidation bei vorhandener zentrischer Kondylenposition spricht man im deutschen Sprachraum von einer *zentrischen Okklusion*. In der amerikanischen Literatur ist der Begriff „centric occlusion" demgegenüber mit der maximalen Interkuspidation identisch.
In der überwiegenden Zahl der Fälle (> 90 %) entspricht die zentrische Kondylenposition nicht der Position der Kondylen, die bei habitueller Interkuspidation auftreten. Bei letzterer Unterkieferposition, der sog. Interkuspidationsposition (IKP), liegen bei den meisten Personen die Kondylen weiter anterior.
Das Abgleiten des Unterkiefers von den in ZKP auftretenden Zahnkontakten Richtung habituelle Okklusion ohne größere vertikale Veränderungen wird als „freedom in centric" bezeichnet.
Stimmen ZKP und IKP überein, so liegt eine Punkt-Zentrik („point centric") vor. In vielen Fällen sind die Kondylen weiter nach retral führbar, als es der zentrischen Kondylenposition entspricht. Die dabei auftretende Kondylenlage („RUM-Position": „rearmost, upmost, midmost") ist unphysiologisch, weil das retrodiskale Gewebe komprimiert wird, und sollte daher für therapeutische Zwecke nicht angestrebt werden.

2.7.3 Zahn-zu-Zahn-Beziehungen

Im Frontzahnbereich unterscheidet man in der habituellen Interkuspidation den vertikalen Überbiß („Overbite") der oberen über die unteren Inzisivi von der sagittalen Frontzahnstufe („Overjet"). Unter letzterer ist die Distanz zwischen dem labialen Teil der Schneidekante der oberen ersten Inzisivi und der Labialfläche der unteren ersten Schneidezähne definiert (Abb. 95).

Abb. 95
a vertikaler Überbiß
b sagittale Frontzahnstufe

Da der Unterkieferzahnbogen in der Regel kleiner als der Oberkieferbogen ist und die unteren Frontzähne schmäler sind als die oberen, haben bei nicht-unterbrochener Zahnreihe die Zähne im Seitenzahngebiet nicht mit nur einem, sondern mit zwei Zähnen des Gegenkiefers Kontakt (sog. Zahn-zu-zwei-Zahn-Okklusion) (Ausnahme: der am weitesten distal stehende obere Seitenzahn hat nur einen Antagonisten). Entsprechend unterscheidet man einen Hauptantagonist von einem Nebenantagonisten (Beispiel: Der untere zweite Prämolar hat als Hauptantagonist den oberen zweiten Prämolaren und als Nebenantagonist den oberen ersten Prämolaren) (Abb. 96, 99; vgl. Tab. 2).

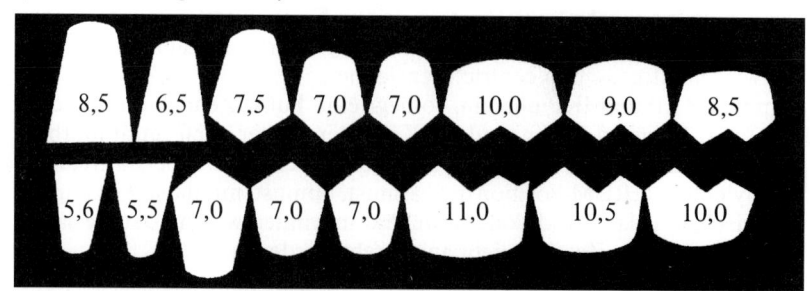

Abb. 96 Schematische Darstellung der Beziehung der Zähne in Ober- und Unterkiefer in maximaler Interkuspidation (nach Schumacher 1991), und durchschnittliche mesio-distale Breite der Zähne (in mm) (nach *Carlsson* et al. 1988).

Gebiß als Ganzes

Tabelle 2 Okklusale Beziehungen der Arbeitshöcker bei Normokklusion (vgl. Abb. 96)

*Okklusionskontakte der **palatinalen** Höcker der **Oberkiefer**-Seitenzähne*

1. oberer Prämolar	(4)	palatinaler Höcker	→	1. unterer Prämolar (4)	distale Randleiste
				2. unterer Prämolar (5)	mesiale Randleiste
2. oberer Prämolar	(5)	palatinaler Höcker-	→	2. unterer Prämolar (5)	distale Randleiste
				1. unterer Molar (6)	mesiale Randleiste
1. oberer Molar	(6)	mesio-palatinaler Höcker	→	1. unterer Molar (6)	zentrale Grube
		disto-palatinaler Höcker	→	1. unterer Molar (6)	distale Randleiste
				2. unterer Molar (7)	mesiale Randleiste
2. oberer Molar	(7)	mesio-palatinaler Höcker	→	2. unterer Molar (7)	zentrale Grube
		disto-palatinaler Höcker	→	2. unterer Molar (7)	distale Randleiste
				3. unterer Molar (8)	mesiale Randleiste

Merke: Im Oberkiefer haben die Arbeitshöcker Randleisten-Kontakte (Ausnahme: die mesio-palatinalen Höcker des ersten und zweiten Molaren, hier haben die genannten Höcker Fossa-Kontakte).

*Okklusionskontakte der bukkalen Höcker der **Unterkiefer**-Seitenzähne*

1. unterer Prämolar	(4)	bukkaler Höcker	→	1. oberer Prämolar (4)	mesiale Randleiste
2. unterer Prämolar	(5)	bukkaler Höcker	→	1. oberer Prämolar (4)	distale Randleiste
				2. oberer Prämolar (5)	mesiale Randleiste
1. unterer Molar	(6)	mesio-bukkaler Höcker	→	2. oberer Prämolar (5)	distale Randleiste
			→	1. oberer Molar (6)	mesiale Randleiste
		medio-bukkaler Höcker	→	1. oberer Molar (6)	zentrale Grube
		disto-bukkaler Höcker	→	1. oberer Molar (6)	distale Grube
2. unterer Molar	(7)	mesio-bukkaler Höcker	→	1. oberer Molar (6)	distale Randleiste
			→	2. oberer Molar (7)	mesiale Randleiste
		disto-bukkaler Höcker	→	2. oberer Molar (7)	zentrale Grube

Merke: Im Unterkiefer haben die Arbeitshöcker Randleisten-Kontakte (Ausnahme: der medio-bukkale Höcker des ersten Molaren und die disto-bukkalen Höcker des ersten und zweiten Molaren haben Fossa-Kontakte).

Bezüglich der in habitueller bzw. maximaler Interkuspidation zwischen den Haupt- und Nebenantagonisten auftretenden Zahnkontakte unterscheidet man Höcker-Fossa- von Höcker-Randleisten-Kontakten. Das Prinzip des Höcker-Fossa-Kontakts ist in Abbildung 97 wiedergegeben.

Im Bereich der Oberkiefer-Seitenzähne sind die tragenden Höcker (funktionelle Höcker, zentrische Höcker, Stampfhöcker) die palatinalen Höcker; im Bereich der Unterkiefer-Seitenzähne sind es die bukkalen Höcker. Die bukkalen Höcker im Ober- und die lingualen Höcker im Unterkiefer werden demgegenüber als nichttragende Höcker (nichtzentrische Höcker, Scherhöcker) bezeichnet. Die in bukkolingualer Richtung zwischen den Höckern des Ober- und Unterkiefers auftretenden Kontakte werden als A-, B- und C-Kontakte bezeichnet. A-Kontakte liegen zwischen den bukkalen Höckern der antagonistischen Zähne, B-Kontakte zwischen den tragenden Höckern und C-Kontakte zwischen den lingualen Höckern (Abb. 98).

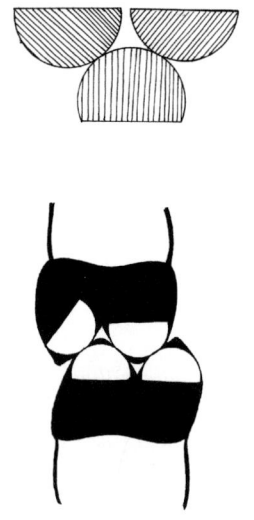

Abb. 97   Prinzip des Höcker-Fossa-Kontakts

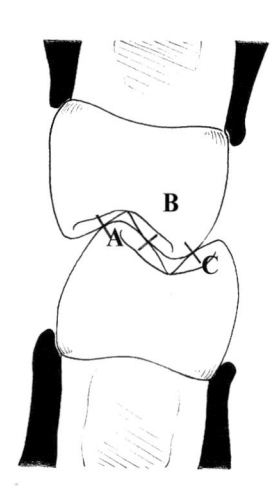

Abb. 98   A-, B- und C-Kontakte

Unter „Neutralbißstellung" versteht man eine Regelverzahnung der Seitenzähne in sagittaler Richtung. Dabei beißt der obere Eckzahn zwischen den unteren Eckzahn und den unteren ersten Prämolaren, während der obere erste Molar mit seinem mesiobukkalen Höcker in die zwischen mesio- und mediobukkalem Höcker liegende erste bukkale Hauptquerfissur (auch als mesiobukkale Interlobularfurche bezeichnet) des unteren ersten Molaren greift (Abb. 99). Stehen die Unterkiefer-Seitenzähne weiter mesial als normal, so liegt eine Mesialbißstellung vor (Abb. 100); im umgekehrten Fall ist eine Distalbißstellung vorhanden (Abb. 101 und 102). Veränderungen der Bißstellung im Sinne einer Mesial- oder Distalbißstellung werden in Prämolarenbreiten bzw. deren Bruchteilen angegeben. So spricht man zum Beispiel im Bereich der ersten Molaren von einer halben Prämolarenbreite Distalbißstellung, wenn dort eine Kopfbißrelation besteht. Eine Angabe in Millimetern ist nicht sinnvoll, weil dadurch Unterschiede der Zahngröße, die zwischen Individuen auftritt, nicht berücksichtigt würden.

Gebiß als Ganzes   119

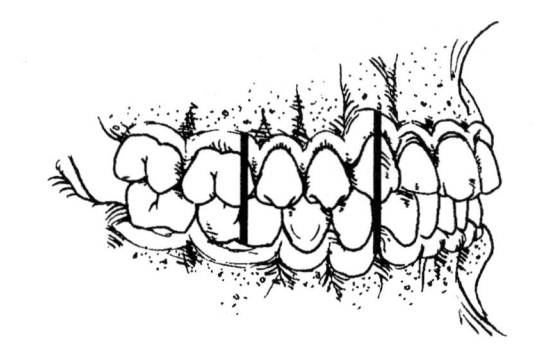

Abb. 99 Neutralbißstellung
(Angle-Klasse I)

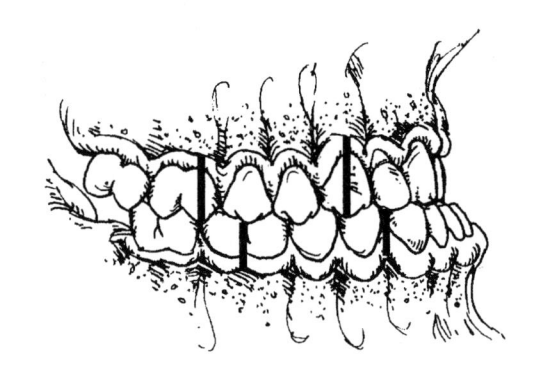

Abb. 100 Mesialbißstellung
(Angle-Klasse III)

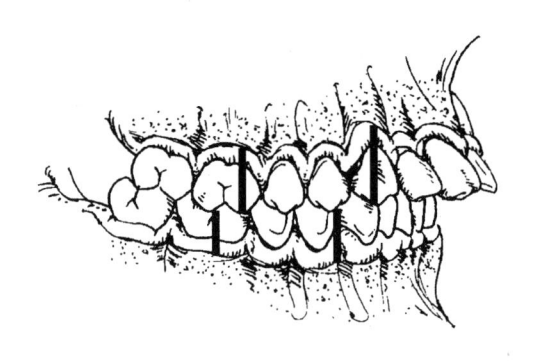

Abb. 101 Distalbißstellung
mit protrudierter Oberkiefer-
Front (Angle-Klasse II$_1$)

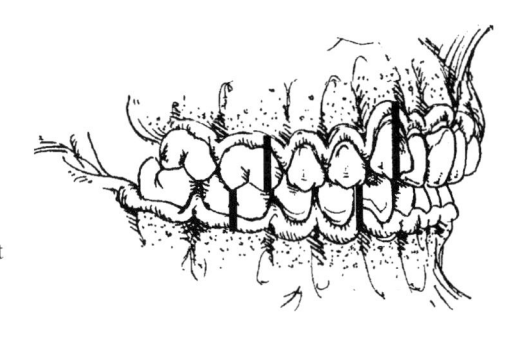

Abb. 102 Distalbißstellung mit
reduzierter Oberkiefer-Front
(Angle-Klasse II$_2$)

Von dem Begriff der Bißstellung ist der Begriff „Bißlage" zu unterscheiden, worunter man, unabhängig von der vorhandenen Bißstellung, die Lagebeziehung zwischen Ober- und Unterkiefer in habitueller Interkuspidation versteht.

In transversaler Richtung stehen die oberen Seitenzähne im Regelfall weiter vestibulär als die unteren (Normalbiß). Sind die unteren Zähne hingegen weiter vestibulär als die oberen, so liegen umgekehrte Bißverhältnisse vor (Kreuzbiß); stehen sie sich genau gegenüber, so ist ein Kopfbiß vorhanden.

2.7.4 Okklusionskonzepte der dynamischen Okklusion

[Vorbemerkung: Alle folgenden Definitionen entsprechen der von der Nomenklaturkommission der AG für Funktionsdiagnostik innerhalb der Deutschen Gesellschaft für Zahn-, Mund- und Kieferheilkunde festgelegten Terminologie (Stand: November 1991). In eckigen Klammern werden weiterführende Erläuterungen sowie weit verbreitete, „inoffizielle" Bezeichnungen erwähnt.]

Generell werden vier Formen der dynamischen Okklusion unterschieden: frontzahngeschützte, eckzahngeschützte, unilateral balancierte und bilateral balancierte Okklusion.

2.7.4.1 Frontzahngeschützte Okklusion

[Frontzahn-Führung; Front-Eckzahn-Führung]

Bei Bewegung des Unterkiefers nach ventral (Protrusion) sowie bei Bewegung einer Unterkieferseite von der Medianebene weg (Seitschub) kommt es nur an Ober- und Unterkiefer-Frontzähnen zu dynamischen Okklusionskontakten. Alle übrigen Zähne diskludieren sofort und sind daher vor nicht-achsialen Schubkräften weitgehend geschützt (Abb. 103a).

[Dieses Konzept wird, wenn immer möglich, beim festsitzenden Zahnersatz angestrebt.]

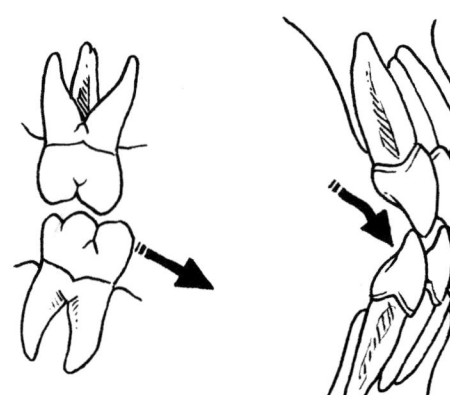

Abb. 103a Frontzahngeschützte Okklusion

2.7.4.2 Eckzahngeschützte Okklusion [Eckzahn-Führung]

Bei Protrusion und Laterotrusion kommt es nur an den Ober- und Unterkiefer-Eckzähnen zu dynamischen Okklusionskontakten. Alle übrigen Zähne diskludieren sofort und sind daher vor nicht-achsialen Schubkräften weitgehend geschützt (Abb. 103b).

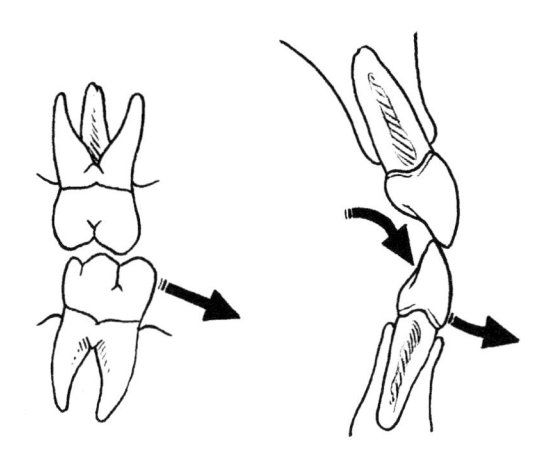

Abb. 103b Eckzahngeschützte Okklusion

2.7.4.3 Unilateral balancierte Okklusion [Gruppenführung]

Beim Seitschub führen alle Zähne auf der Arbeitsseite (Laterotrusionsseite), d. h. an allen Antagonistenpaaren (Eckzähne, Prämolaren, Molaren) der Laterotrusionsseite treten dynamische Okklusionskontakte – sog. *Gruppenkontakt* – auf (Abb. 104), während alle übrigen Zähne (Schneidezähne der Arbeitsseite, sämtliche Zähne der Nichtarbeitsseite) diskludieren. Auf dieses Okklusionskonzept wird häufig bei Teilprothesen zurückgegriffen, wenn eine frontzahngeschützte Okklusion nicht möglich ist.

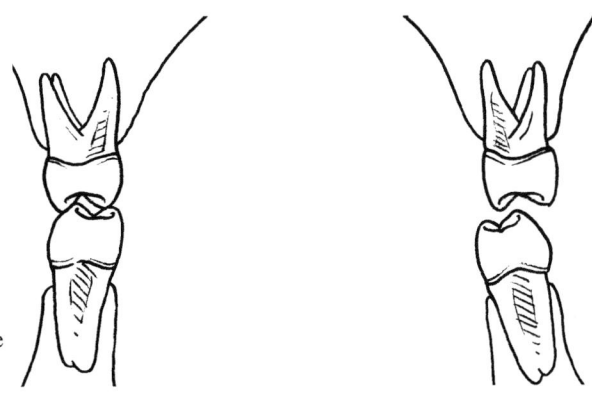

Abb. 104
Unilateral balancierte Okklusion

2.7.4.4 Bilateral balancierte Okklusion

Bei Unterkieferbewegungen treten sowohl auf der Arbeits- als auch auf der Balanceseite (Nichtarbeitsseite) dynamische Okklusionskontakte auf (Abb. 105). Dieses Okklusionskonzept wird typischerweise für Hybrid- und Totalprothesen gewählt, weil dadurch die Prothesen bei exzentrischen Bewegungen zusätzlich okklusal stabilisiert werden.

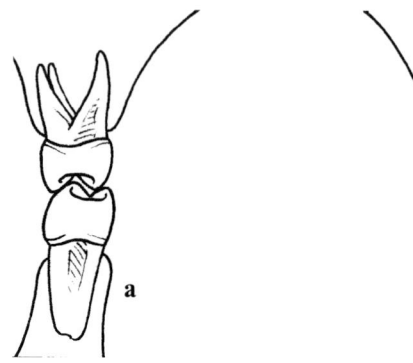

Abb. 105 Bilateral balancierte Okklusion
a Mediotrusionsseite
b Laterotrusionsseite

2.8 Anatomie: Stomatognathes System, Unterkiefer, Kaumuskulatur, Zungenbeinmuskulatur, Kiefergelenk

2.8.1 Stomatognathes System

Funktionell gesehen sind Zähne, Zahnhalteapparat, Kiefer, Kiefermuskulatur (Kaumuskulatur plus die am Unterkiefer ansetzende obere Zungenbeinmuskulatur) und Kiefergelenke nicht isoliert, sondern als eine Einheit zu sehen. Aus diesem Grund werden sie zusammen mit dem diese Strukturen steuernden zentralen Nervensystem unter dem Begriff „stomatognathes System" zusammengefaßt. Für diesen Ausdruck werden zahlreiche Synonyme verwendet, wie zum Beispiel „Kauorgan", „Kausystem", „mastikatorisches System" oder „orofaziales System". Um die enge funktionelle Verbindung zur Halswirbelsäule hervorzuheben, spricht man bisweilen auch von einem kraniozervikalen System. Die Funktion des stomatognathen Systems, zu dem in seiner gesamten Breite auch die benachbarten bzw. mit ihnen in Zusammenhang stehenden anatomischen Strukturen (z. B. Schädelknochen, mimische Muskulatur, Zunge, infrahyale Muskulatur, intraorale Schleimhaut, Speicheldrüsen, Nerven, Blutgefäße, Lymphge-

Anatomie 123

fäße, Geschmacksrezeptoren) gezählt werden müssen, beschränkt sich jedoch nicht allein auf den Kauvorgang, sondern hat weitere wichtige Aufgaben zu erfüllen, so z. B. bei der Lautbildung, beim Atmen und bei der Wahrnehmung verschiedener Reize (z. B. Geschmack, Temperatur, Druck).

2.8.2 Unterkiefer

Der Unterkiefer ist der einzige bewegliche Knochen des Gesichtsschädels. Er besteht aus einem Unterkieferkörper und zwei aufsteigenden Ästen (Abb. 106), welche nicht absolut symmetrisch zueinander sind (*Türp* et al. 1998).
Der Körper (Corpus mandibulae) setzt sich aus der Unterkieferbasis (Basis mandibulae) und dem Alveolarfortsatz (Pars alveolaris) zusammen. Letzterer ist von dem Vorhandensein von Zähnen abhängig; bei Zahnlosen ist

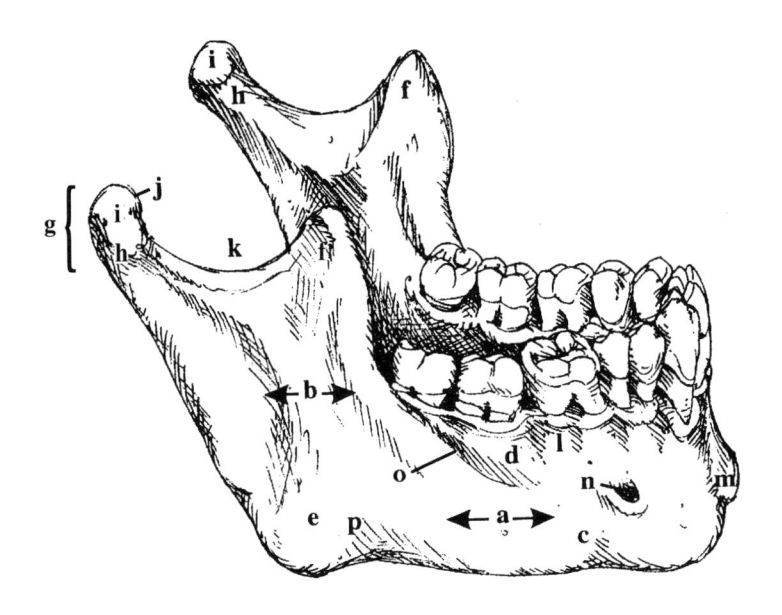

Abb. 106 Unterkiefer von lateral
- a Corpus mandibulae
- b Ramus mandibulae
- c Basis mandibulae
- d Pars alveolaris
- e Angulus mandibulae
- f Processus coronoideus
- g Processus condylaris
- h Collum mandibulae
- i Caput mandibulae
- j Fovea pterygoidea
- k Incisura mandibulae
- l Juga alveolaria
- m Protuberantia mentalis
- n Foramen mentale
- o Linea obliqua
- p Tuberositas masseterica

er weitestgehend resorbiert. Am Kieferwinkel (Angulus mandibulae) geht der Unterkieferkörper jeweils rechts und links in den aufsteigenden Unterkieferast (Ramus mandibulae) über (Abb. 106). Dieser endet kranial mit zwei Fortsätzen, dem Processus coronoideus (hier setzt der M. temporalis an) und dem Processus condylaris. Der Processus condylaris besteht aus einem Halsteil (Collum mandibulae) und einem Kopfteil (Caput mandibulae, Kondylus). An der ventralen Fläche des Processus condylaris befindet sich unterhalb des Caput mandibulae eine Vertiefung, die Fovea pterygoidea, in der beide Bäuche des M. pterygoideus lateralis inserieren. Zwischen Processus condylaris und Processus coronoideus verläuft eine nach kaudal gewölbte Knochenkante, die Incisura mandibulae (Abb. 106).

In der Ansicht von vestibulär erkennt man, daß sich aufgrund des Platzbedarfs der Zahnwurzeln die Alveolen nach vestibulär vorwölben. Diese leichten Erhebungen an der Außenfläche der Alveolarfortsätze werden als Juga alveolaria bezeichnet. Im anterioren Teil des Unterkieferkörpers befindet sich vestibulär im Bereich der Basis mandibulae der Kinnvorsprung (Protuberantia mentalis), der rechts und links jeweils einen kleinen Höcker (Tuberculum mentale) bildet. Kaudal des zweiten Prämolaren liegt das Foramen mentale. Hier tritt der N. alveolaris inferior, ein wichtiger Ast des N. mandibularis, als N. mentalis aus. Im Bereich der Molaren erstreckt sich vestibulär eine Linea obliqua schräg nach dorsokranial Richtung Unterkieferast (Abb. 106). Im Kieferwinkelbereich liegt vestibulär die Tuberositas masseterica (Abb. 106). An dieser Rauhigkeit setzt der M. masseter an. Betrachtet man die Pars alveolaris des Corpus mandibulae in der Aufsicht, so erkennt man, daß die Knochenfächer für die Aufnahme der Zähne (Alveoli dentales) einen Bogen bilden. Dieser wird als Arcus alveolaris bezeichnet. Die einzelnen Alveolen werden durch Knochenleisten (Septa interalveolaria) voneinander getrennt. Auch zwischen den Wurzeln mehrwurzeliger Zähne befinden sich Knochensepten (Septa interradicularia) (Abb. 106).

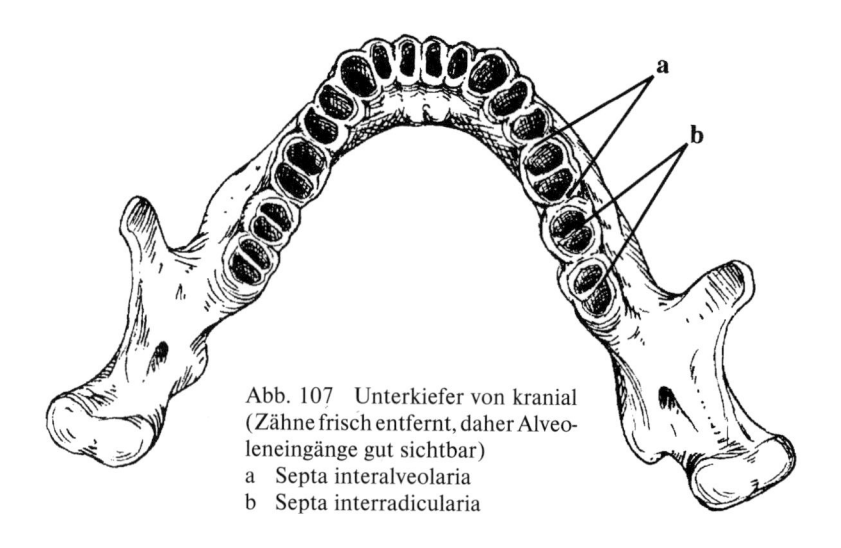

Abb. 107 Unterkiefer von kranial (Zähne frisch entfernt, daher Alveoleneingänge gut sichtbar)
a Septa interalveolaria
b Septa interradicularia

Lingual kann man im anterioren Bereich des Unterkiefers medial einen Knochenvorsprung erkennen, die Spina mentalis (Abb. 108). Hier haben der M. geniohyoideus und der M. genioglossus ihren Ursprung. Kaudal und lateral der Spina mentalis liegt die Fossa digastrica. In dieser Grube setzt der vordere Bauch (Venter anterior) des M. digastricus an. An der Linea mylohyoidea, die an der Innenseite des Unterkieferkörpers schräg nach oben Richtung Unterkieferast zieht, hat der M. mylohyoideus seinen Ursprung.

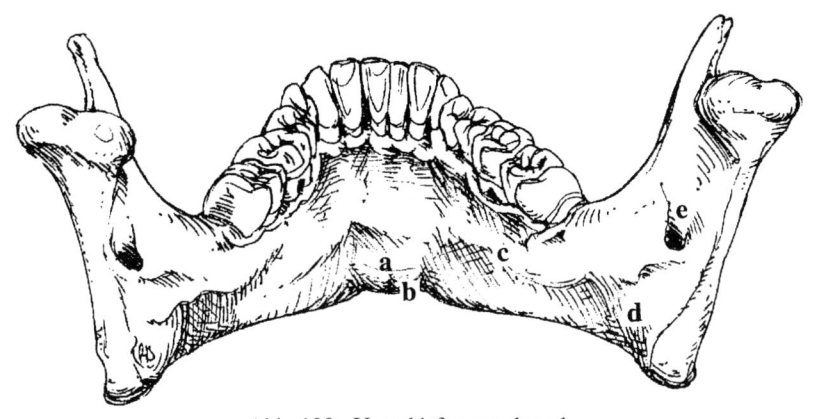

Abb. 108   Unterkiefer von dorsal
a   Spina mentalis
b   Fossa digastrica
c   Linea mylohyloidea
d   Tuberositas pterygoidea
e   Foramen mandibulae

Gegenüber der Tuberositas masseterica befindet sich auf der lingualen Seite die Tuberositas pterygoidea (Abb. 108), an der der M. pterygoideus medialis inseriert.
Durch das fast zentral an der Innenseite des Unterkieferastes lokalisierte Foramen mandibulae zieht der N. alveolaris inferior in den Canalis mandibulae des Unterkiefers. Diese Öffnung wird zum Teil von einer kleinen knöchernen Platte, der Lingula mandibulae, überdeckt.

2.8.3   Kaumuskulatur

Zur Kaumuskulatur werden vier paarige Muskeln gerechnet: M. temporalis, M. masseter, M. pterygoideus medialis und M. pterygoideus lateralis. Sie setzen alle am Unterkiefer an und sind daher – wie auch der Großteil der oberen Zungenbeinmuskulatur – direkt an den Bewegungen des Unterkiefers beteiligt. Die durch diese Muskeln hervorgerufenen Bewegungen lassen sich relativ leicht nachvollziehen, wenn man den topographischen Verlauf der Muskeln in allen drei Ebenen des Raumes kennt und wenn man weiß, wo Punctum fixum und Punctum mobile liegen: Prinzipiell führt ein sich zwischen zwei knöchernen Elementen erstreckender Muskel nur dann zu einer Lageveränderung dieser Elemente zueinander und damit letztlich zu einer Bewegung, wenn während der Kontraktion ein Knochenelement fixiert bleibt (Punctum fixum) und das andere die Möglichkeit hat, sich in seiner Position zu verändern (Punctum mobile). Im Falle der Kaumuskulatur liegt das Punctum fixum jeweils an Knochenelementen des unbeweglichen Gesichtsschädels (Ursprung des Muskels), während sich das Punctum mobile am Unterkiefer befindet (Muskelansatz). Durch Kontraktion der Muskeln wird entsprechend der Verlaufsrichtung der Muskelfasern das Punctum mobile an das Punctum fixum angenähert, wodurch zwangsläufig eine Bewegung des Unterkiefers ausgelöst wird.

2.8.3.1 M. temporalis (Schläfenmuskel)

Der M. temporalis entspringt an der Fossa temporalis (Schläfengrube), die sich zwischen Linea temporalis und Jochbogen (Arcus zygomaticus) erstreckt. Ein weiterer Ursprung ist die innere Oberfläche der den Muskel bedeckenden Fascia temporalis. Abhängig von der Verlaufsrichtung der Faserbündel des M. temporalis lassen sich nahezu horizontal verlaufende hintere Fasern von schräg angeordneten mittleren und vertikal verlaufenden vorderen Faseranteilen unterscheiden. Der Hauptteil des M. temporalis inseriert am Processus coronoideus des Unterkiefers (Abb. 109). Die hinteren Fasern setzen auch weiter dorsal bis abwärts zur tiefsten Stelle der Incisura mandibulae an. Die vorderen Faseranteile, die die Hauptmasse des Muskels ausmachen, inserieren demgegenüber zum Teil an der Vorderfläche des Processus coronoideus und des Ramus mandibulae.

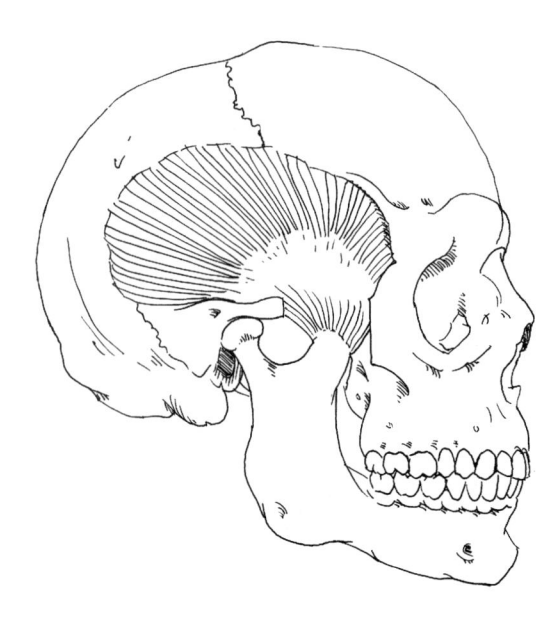

Abb. 109   M. temporalis

Je nachdem, welche Fasern aktiviert sind, bewirkt der M. temporalis aufgrund des unterschiedlichen Verlaufs seiner Anteile verschiedene Bewegungen des Unterkiefers:
Kontraktion der hintersten Fasern hat eine Adduktion[1] (Elevation[2]) des Unterkiefers (Kieferschluß) zur Folge. Außerdem sind diese Fasern an der Stabilisierung des Kiefergelenks bei Leer- und Mastikationsbewegungen beteiligt.
Die mittleren Anteile sind neben einer Adduktion für die Retrusion des Unterkiefers, d. h. für eine Bewegung nach dorsal, verantwortlich.
Die vorderen Fasern bewirken eine reine Adduktion des Unterkiefers. Zusätzlich können die oberflächlichen vorderen Fasern aufgrund ihres zum Muskelansatz hin medialwärtigen Verlaufs den Unterkiefer etwas zur Seite ziehen, während die alleinige Kontraktion der tiefen vorderen Fasern (zum Ansatz hin leicht lateralwärtiger Verlauf) eine leichte Mediotrusion, d. h. eine Bewegung der betreffenden Unterkieferseite zur Medianebene hin, bewirkt (Abb. 113).
Der M. temporalis wird von den Nn. temporales profundi (aus N. mandibularis [N. V]) versorgt.

2.8.3.2 M. masseter (Kaumuskel)

Der M. masseter besteht aus einem nahezu senkrecht verlaufenden tiefen Anteil (Pars profunda) und einer größeren, schräg verlaufenden oberflächlichen Portion (Pars superficialis) (Abb. 110).

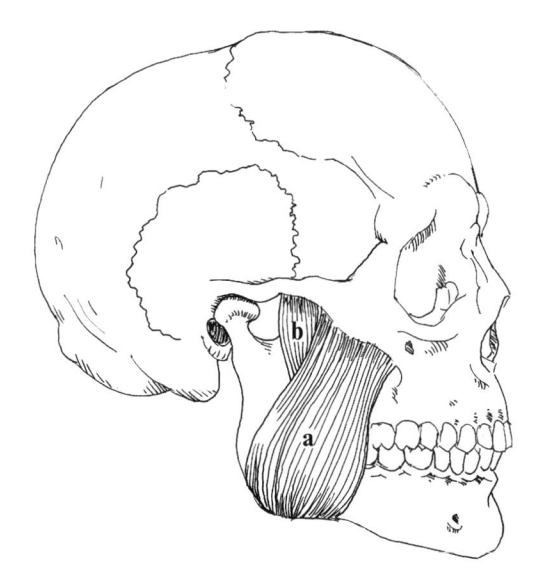

Abb. 110 M. masseter
a Pars superficialis
b Pars profunda

---

1 Der Begriff „Adduktion" ist eine Ableitung von dem lateinischen Verb „adducere" – „heranführen". „Adduktion" bedeutet demnach „das Heranführen", in diesem Fall des Unterkiefers an den Oberkiefer.

2 Der Begriff „Elevation" ist eine Ableitung von dem lateinischen Verb „elevare" – „emporheben". „Elevation" bedeutet demnach „das Emporheben", in diesem Fall des Unterkiefers in kraniale Richtung.

Die Pars superficialis entspringt von den vorderen zwei Dritteln des Jochbogens (Arcus zygomaticus) und setzt an der Außenfläche des Ramus mandibulae im Bereich des Kieferwinkels (Angulus mandibulae) an (Tuberositas masseterica). Dabei verläuft dieser Muskelanteil schräg von ventral, kranial und lateral medialwärts nach kaudal und dorsal. Die hinteren zwei Drittel des Jochbogens sind der Ursprung der Pars profunda des M. masseter. Diese bei verschiedenen Individuen sehr unterschiedlich stark ausgebildete Portion setzt kranial des oberflächlichen Muskelanteils am Ramus mandibulae an, wobei die Fasern senkrecht oder leicht schräg nach kaudal und ventral sowie in medialer Richtung verlaufen. Der zwischen beiden Anteilen des M. masseter gebildete Winkel beträgt durchschnittlich 30 bis 40 Grad.

Der M. masseter ist ein typischer Mundschließer. Aufgrund seines Verlaufs bewirkt er bei beidseitiger Kontraktion außerdem einen Vorschub des Unterkiefers. Eine unilaterale Kontraktion führt demgegenüber zu einer Laterotrusion der entsprechenden Unterkieferseite (vgl. Abb. 113). Innerviert wird der Muskel vom N. massetericus (aus N. mandibularis).

2.8.3.3 M. pterygoideus medialis (innerer Flügelmuskel)

Der M. pterygoideus – im englischsprachigen Schrifttum auch als M. pterygoideus internus bezeichnet – entspringt in der Fossa pterygoidea, die zwischen dem medialen und lateralen Blatt des Flügelfortsatzes (Processus pterygoideus) des Keilbeins (Os sphenoidale) gelegen ist. Er setzt an der Innenseite des Unterkieferwinkels (Tuberositas pterygoidea) an und beschreibt einen schrägen Verlauf: von ventral, kranial und medial lateralwärts nach kaudal und dorsal (Abb. 111). Der Muskel bildet mit dem (größeren) M. masseter eine funktionelle Muskelschlinge. Entsprechend seinem Verlauf ist er an der Adduktion und an der Protrusion des Unterkiefers beteiligt. Einseitige Kontraktion des M. pterygoideus medialis führt zu einer Mediotrusion der entsprechenden Unterkieferseite (Abb. 113).
Innerviert wird der innere Flügelmuskel vom N. pterygoideus medialis (aus N. mandibularis).

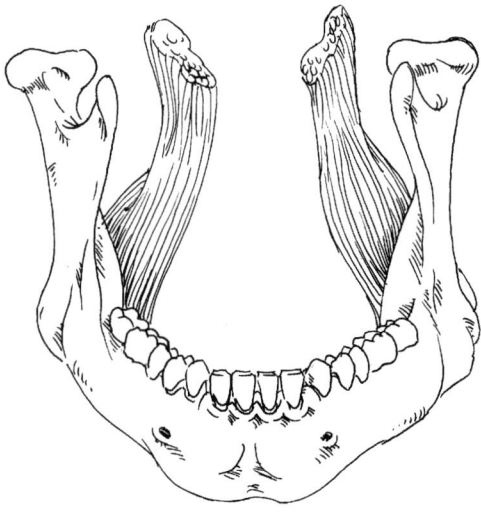

Abb. 111 M. pterygoideus medialis

2.8.3.4 M. pterygoideus lateralis (äußerer Flügelmuskel)

Der M. pterygoideus lateralis (M. pterygoideus externus) besteht aus einem oberen und einem unteren Kopf. Beide entspringen vom Keilbein (Os sphenoidale) (Abb. 112 und 113).
Der Ursprung des oberen Kopfes ist die Unterfläche des großen Keilbeinflügels (Ala major ossis sphenoidalis). Der ungefähr dreimal größere untere Kopf hat seinen Ursprung am seitlichen Blatt (Lamina lateralis) des Flügelfortsatzes (Processus pterygoideus) des Keilbeins. Beide Köpfe ziehen in der zwischen Flügelfortsatz des Os sphenoidale und Unterkieferast gelegenen Fossa infratemporalis (Unterschläfengrube) nach dorsal und lateral und setzen in der Fovea pterygoidea des Processus condylaris des Unterkiefers an. Die obere Portion inseriert darüber hinaus in vielen (nicht in allen) Fällen auch am Discus articularis. Der untere Bauch verläuft in dorsolateraler Richtung im Gegensatz zum annähernd horizontal angeordneten oberen Bauch leicht kranialwärts.
Die beiden Anteile des M. pterygoideus lateralis wirken funktionell unterschiedlich: Der stärkere untere Kopf leitet die Kieferöffnung ein, indem er den Kondylus nach ventral und kaudal zieht. Er ist auch an der Protrusion und, bei einseitiger Kontraktion, an der Mediotrusion der entsprechenden Unterkieferseite beteiligt. Der obere Kopf, der den Kondylus (und den Diskus) in ventrale Richtung bewegt, ist auch während des Mundschlusses aktiv. Während des Kauvorgangs soll ihm eine Stabilisierung des Kondylus und Diskus gegen die Eminentia articularis zukommen. Beim Mundschluß soll er dem Zug der elastischen Fasern der Lamina superior der bilaminären Zone des Diskus entgegenwirken und dadurch verhindern, daß der Diskus zu weit posterior zu liegen kommt.

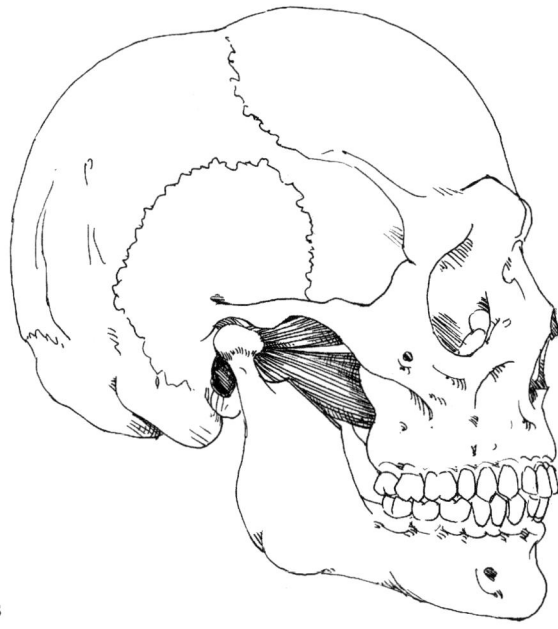

Abb. 112
M. pterygoideus lateralis

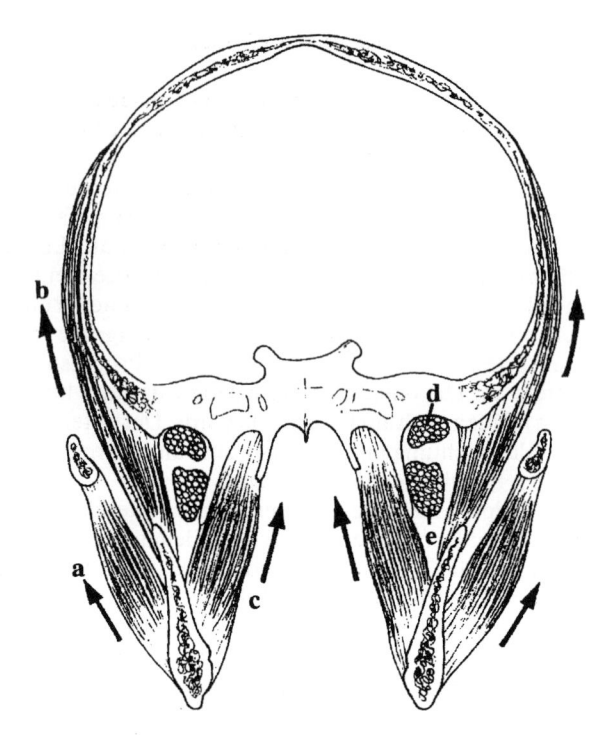

Abb. 113 Kaumuskeln im Frontalschnitt
a M. masseter
b M. temporalis
c M. pterygoideus medialis
d M. pterygoideus lateralis, Pars superior
e M. pterygoideus lateralis, Pars inferior

Nicht selten lassen sich die Muskelfasern der beiden Pterygoideus-Lateralis-Köpfe im Bereich ihrer Ansätze nicht mehr unterscheiden, weil sie sich stark durchflechten (*Dauber* 1987). In solchen Fällen erscheint eine strikte funktionelle Trennung der beiden Köpfe nicht sinnvoll.
Die Innervation des äußeren Flügelmuskels erfolgt durch den N. pterygoideus lateralis (aus N. mandibularis).

Zusätzlich zu den vier genannten Kaumuskeln sind beim Kauen, aber auch bei Leerbewegungen des Unterkiefers, die sog. akzessorischen Kaumuskeln aktiv. Dazu zählen zum einen Muskeln der (vom N. facialis innervierten) mimischen Muskulatur, vor allem der M. buccinator und der M. orbicularis oris, und zum anderen die Zunge (Lingua), bei der man innere, für die Formveränderung zuständige Muskeln von äußeren Muskeln unterscheiden kann, welche eine Lageveränderung der Zunge bewirken. Die motorische Innervation der Zungenmuskulatur erfolgt durch den N. hypoglossus (N. XII).

2.8.4 Zungenbeinmuskulatur

Getrennt durch das Zungenbein (Os hyoideum), unterscheidet man die kranial dieses Knochens befindliche suprahyale Muskulatur von der kaudal angeordneten unteren Zungenbeinmuskulatur (infrahyale Muskulatur). Der oberen Zungenbeinmuskulatur kommt eine wichtige Rolle bei den Bewegungen des Unterkiefers, vor allem der Kieferöffnung (Abduktion), zu. Zu der Gruppe der suprahyalen Muskeln zählen der M. mylohyoideus, der M. geniohyoideus, der M. digastricus und der M. stylohyoideus. An der Abduktion des Unterkiefers beteiligen sich vornehmlich der M. digastricus mit seinem vorderen Bauch, der M. geniohyoideus und der M. mylohyoideus.
Die infrahyale Muskulatur besteht aus dem M. omohyoideus, dem M. sternohyoideus sowie den tiefer gelegenen Muskeln M. thyreohyoideus und M. sternothyreoideus. Diese Muskeln (mit Ausnahme des M. sternothyreoideus) haben eine direkte Wirkung auf die Position des Zungenbeins.

2.8.4.1 *M. mylohyoideus*

Der M. mylohyoideus (Mundbodenmuskel), der in dorsaler Richtung leicht nach kaudal abfällt, bildet den Mundboden (Diaphragma oris). Sein Ursprung ist die Linea mylohyoidea des Unterkiefers. In einem von der Spina mentalis zum Zungenbeinkörper verlaufenden Bindegewebsstreifen, der Raphe mylohyoidea, laufen die Muskelfasern der rechten und linken Seite zusammen. Die dorsalen Fasern inserieren am Zungenbeinkörper. Innerviert wird der Muskel vom N. mylohyoideus (ein Ast des N. mandibularis). Die Funktion des M. mylohyoideus hängt davon ab, ob Unterkiefer oder Os hyoideum als Punctum fixum fungieren. In ersterem Fall, z. B. bei Fixierung (Stabilisierung) des Unterkiefers in habitueller Okklusion, wird bei Kontraktion des Muskels das Os hyoideum nach anterior und leicht nach kranial gezogen. Gleichzeitig werden Mundboden und Zunge leicht emporgehoben. Dies ist beispielsweise während des Schluckakts der Fall.
Wird demgegenüber das Os hyoideum durch Wirkung der infrahyalen Muskulatur in einer kaudalen bzw. posterioren Stellung fixiert, so wird der Unterkiefer, der in diesem Fall das Punctum mobile darstellt, bei Kontraktion des M. mylohyoideus nach kaudal und dorsal bewegt.

2.8.4.2 *M. geniohyoideus (Kinnzungenbeinmuskel)*

Der M. geniohyoideus entspringt an der Spina mentalis des Unterkiefers und setzt am Zungenbeinkörper an. Er liegt über dem M. mylohyoideus. Die Innervation erfolgt durch den N. hypoglossus (N. XII). Der M. geniohyoideus hat auf Unterkiefer und Zungenbein dieselbe Wirkung wie der M. mylohyoideus: Bei fixiertem Unterkiefer führt seine Kontraktion zu einer Verlagerung des Os hyoideum nach ventral (und kranial), bei fixiertem Zungenbein zu einer Bewegung vor allem des frontalen Unterkieferbereichs nach kaudal und dorsal.

2.8.4.3 *M. digastricus (zweibäuchiger Muskel)*

Der M. digastricus besteht aus zwei Bäuchen, einem vorderen (Venter anterior) und einem hinteren (Venter posterior). Der Muskel entspringt mit seinem hinteren Bauch in der Incisura mastoidea. Diese Rinne ist an der

Unterseite des Schläfenbeins (Os temporale), medial vom Warzenfortsatz (Processus mastoideus), gelegen. Mit seinem kürzeren vorderen Bauch setzt er an der Fossa digastrica des Unterkiefers an. Zwischen beiden Muskelbäuchen befindet sich eine Sehne, die mit einer Faszienschlinge am kleinen Horn (Cornu minus) des Zungenbeins befestigt ist. Der hintere Bauch verläuft von seinem Ursprung in kaudale und leicht ventrale, der vordere in ventrale und leicht kraniale Richtung. Die Innervation des Venter anterior erfolgt durch den N. mylohyoideus (Ast des N. mandibularis), die des Venter posterior durch den N. facialis (VII. Hirnnerv). Bei fixiertem Zungenbein wird durch die Wirkung des vorderen Bauchs die Unterkieferfront nach kaudal und dorsal gezogen.

In habitueller Interkuspidation bewirkt der hintere Bauch, daß das Os hyoideum (in diesem Fall Punctum mobile) kranialwärts (und leicht nach dorsal) bewegt wird.

2.8.4.4 M. stylohyoideus (Griffelfortsatzzungenbeinmuskel)

Der M. stylohyoideus entspringt vom Processus styloideus (Griffelfortsatz) des Os temporale und zieht quasi als hintere Ergänzung des Venter posterior des M. digastricus nach kaudal und leicht nach ventral zum großen Horn (Cornu majus) des Zungenbeins. Der Muskel wird vom N. facialis (N. VII) innerviert. Aufgrund seines Verlaufs kann er das Zungenbein nach kranial (und dorsal) ziehen. Seine Hauptaufgabe scheint in einer Stabilisierung der Position des Os hyoideum zu bestehen.

2.8.4.5 Infrahyale Muskulatur

Die infrahyalen Muskeln können das Zungenbein nach kaudal ziehen und dieses stabilisieren. Zugleich limitieren sie den durch die suprahyalen Muskeln bewirkten Zug des Os hyoideum nach kranial.

2.8.5 Kiefergelenk (Articulatio temporomandibularis)

Das Kiefergelenk befindet sich vor dem äußeren Gehörgang (Meatus acusticus externus) und hinter der Wurzel des Jochbogens. Es setzt sich aus Anteilen des Schläfenbeins (Fossa mandibularis und Eminentia articularis) und des Unterkiefers (Kondylus), dem dazwischenliegenden Discus articularis, einer Gelenkkapsel und verschiedenen Bändern zusammen.

Beim Kiefergelenk handelt es sich um ein „echtes" Gelenk, eine Diarthrose (Spaltgelenk, Synovialgelenk). Generell sind Diarthrosen dadurch gekennzeichnet, daß knorpelbedeckte Gelenkflächen vorhanden sind, die durch einen Spalt voneinander getrennt sind. Die Gelenke werden durch eine Kapsel von der Umgebung abgetrennt. Auf diese Weise wird eine Gelenkhöhle gebildet, die mit Gelenkschmiere (Synovialflüssigkeit) gefüllt ist, welcher, neben ihrer Funktion als „Schmierflüssigkeit", Ernährungs- und Reinigungsaufgaben zukommen. Bei einigen Spaltgelenken sind darüber hinaus intraartikuläre Strukturen vorhanden, wie z. B. ein Meniskus oder ein Diskus (*Tillmann* und *Töndury* 1987).

Auch wenn das Kiefergelenk in die Gruppe der Spaltgelenke eingereiht wird, weist es einige Besonderheiten auf, die seine Einzigartigkeit unter den Gelenken des menschlichen Organismus unterstreichen. Dazu zählt beispielsweise auch, daß die Zähne Einfluß auf die räumliche Lage der Gelenk-

Anatomie 133

komponenten und die Bewegungsmöglichkeiten im Gelenk ausüben. Auf weitere Besonderheiten wird im folgenden hingewiesen.

Die Gelenkgrube wird durch die Fossa mandibularis (Fossa articularis, Fossa glenoidalis) gebildet. Sie ist an der Unterfläche der Pars squamosa (Schläfenbeinschuppe) des Os temporale gelegen. Die Knochenstruktur der Fossa mandibularis ist sehr dünn. Der dorsal der Hinterwand der Kiefergelenkgrube unmittelbar vor dem Meatus acusticus externus gelegene und sich nach kaudal erstreckende Knochengrat verbreitert sich in der Regel nach lateral und wird in diesem Bereich in der englischsprachigen Literatur als Tuberculum postglenoidale oder Processus postglenoidalis bezeichnet (*DuBrul* 1988, *Hylander* 1992).

Betrachtet man das Schläfenbein von kaudal, so erkennt man, daß die Gelenkgrube in ihrem dorsalen Bereich lateral von der [nicht immer vorhandenen] Fissura tympanosquamosa (sie trennt die Pars squamosa von der Pars tympanica des Os temporale) und medial durch die Fissura petrosquamosa (sie trennt die Pars squamosa von der Pars petrosa [Felsenbein] des Os temporale) und die Fissura petrotympanica (Glaser-Spalte), die dorsal und in etwa parallel zur Fissura petrosquamosa verläuft, durchzogen wird (Abb. 114). Diese Fissuren teilen die Gelenkgrube in einen anterioren und einen posterioren Bereich. Der vordere, bis zum Tuberculum articulare (bzw. der Eminentia articularis) reichende Anteil bildet die Gelenk-

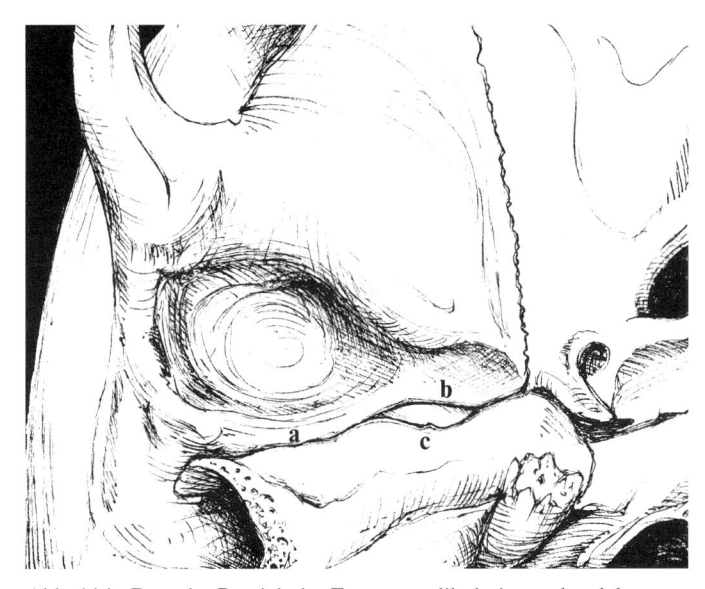

Abb. 114 Dorsaler Bereich der Fossa mandibularis von kaudal
a Fissura tympanosquamosa
b Fissura petrosquamosa
c Fissura petrotympanica

fläche (Facies articularis) für den Gelenkkopf, den Processus condylaris. Der hintere Bereich ist zwar noch ein Teil des Gelenks, aber keine Artikulationsfläche; er gibt dem Weichgewebe des sog. retroartikulären Polsters, bestehend aus lockerem Bindegewebe, Fett, Venen und Nerven, eine Anlagefläche (*Dauber* 1988).

Ventral schließt sich an die Fossa mandibularis das Tuberculum articulare (Gelenkhöckerchen) bzw. die Eminentia articularis an. Im englischsprachigen Schrifttum wird die vordere Wand der Fossa mandibularis, die die eigentliche Gelenkfläche (Facies articularis) bildet, als Eminentia articularis bezeichnet (*Ash* 1984) und dem kleinen, lateral der Eminentia gelegenen knöchernen Höcker (Tuberculum articulare), der keine artikulierende Fläche darstellt, entgegengesetzt (*DuBrul* 1988), *Hylander* 1992).

In der sagittalen Betrachtung erkennt man, daß Fossa mandibularis und Tuberculum articulare (bzw. Eminentia articularis) ein S-förmiges Profil bilden. Nach anterior geht die Eminentia articularis über ihren höchsten Punkt hinweg in das sog. Planum praeglenoidale über (*DuBrul* 1988, *Hylander* 1992), auf das sich bei sehr weiter Kieferöffnung Kondylus und Diskus bewegen können (Abb. 115).

Der Gelenkkopf wird durch das Caput mandibulae (Kondylus, Kieferköpfchen) des Processus condylaris mandibulae gebildet. Der vordere Anteil und der Scheitelbereich des Caput mandibulae bilden dabei die eigentliche Gelenkfläche.

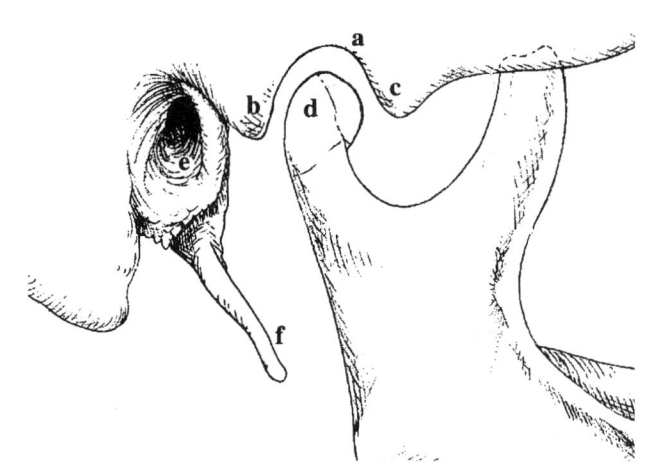

Abb. 115 Elemente des Kiefergelenks und benachbarter Strukturen
a Fossa mandibularis
b Processus postglenoidalis
c Eminentia articularis
d Caput mandibulae
e Meatus acusticus externus
f Processus styloideus

Im Unterschied zu den üblicherweise nur mit hyalinem Knorpel überdeckten Gelenkflächen von Spaltgelenken befindet sich im Kiefergelenk über der Knorpelschicht eine dünne, zellreiche Proliferationsschicht, die wiederum von avaskulärem, kollagenfaserreichem Bindegewebe bedeckt ist. (Eine aus fibrösem Bindegewebe überzogene Gelenkfläche findet sich bei Spaltgelenken sonst nur noch im Sternoclavicular- sowie im Akromioklavikulargelenk.) Im Bereich der artikulierenden Oberflächen des Kiefergelenks weisen diese Schichten einen größeren Durchmesser als in völlig unbelasteten Bezirken auf (*Hansson* et al. 1977).

Zwischen den oben genannten Kiefergelenkanteilen des Os temporale und der Mandibula liegt eine Gelenkzwischenscheibe (Discus articularis). Ein Discus articularis kommt im Körper sonst nur im Sternoclavikulargelenk und – unvollständig – im proximalen Handgelenk vor (*Tillmann* und *Töndury* 1987).

Durch den Diskus wird das Kiefergelenk unter physiologischen Verhältnissen in zwei vollständig voneinander getrennte Gelenkkammern geteilt: Kranial der Gelenkzwischenscheibe befindet sich die diskotemporale, kaudal die diskomandibuläre Gelenkkammer (Abb. 116), die mit Gelenkschmiere (Synovialflüssigkeit) gefüllt sind. In der diskomandibulären Kammer findet eine Rotation des Kondylus gegenüber dem Diskus, in der diskotemporalen Kammer eine Translation des Kondylus-Diskus-Komplexes gegenüber der Eminentia articularis statt. Aufgrund dieser zwei Bewegungsarten (Rotationsbewegung, Translationsbewegung) kann das Kiefergelenk als ein Doppelgelenk angesehen werden.

Abb. 116 Histologisches Präparat: Sagittalschnitt durch ein rechtes menschliches Kiefergelenk. Ansicht von lateral. Färbung: Goldner, Schnittdicke 12 µm. Cond.: Condylus mandibulae; F.m.: Fossa mandibularis; E.a.: Eminentia articularis; P.p.: Planum praeglenoidale; D.a.: Discus articularis; r.G.: retrodiskales Gewebe; M.p.l.: Fasern des M. pterygoideus lateralis (Präparat: A. Puff).
Aus: Türp J. C., Obrez A., Radlanski R. J.: Anatomie und Ontogenese des menschlichen Kiefergelenks. In: Alt K. W., Türp J. C. (Hrsg.): Die Evolution der Zähne. Phylogenie - Ontogenie - Variation. Quintessenz, Berlin 1997.

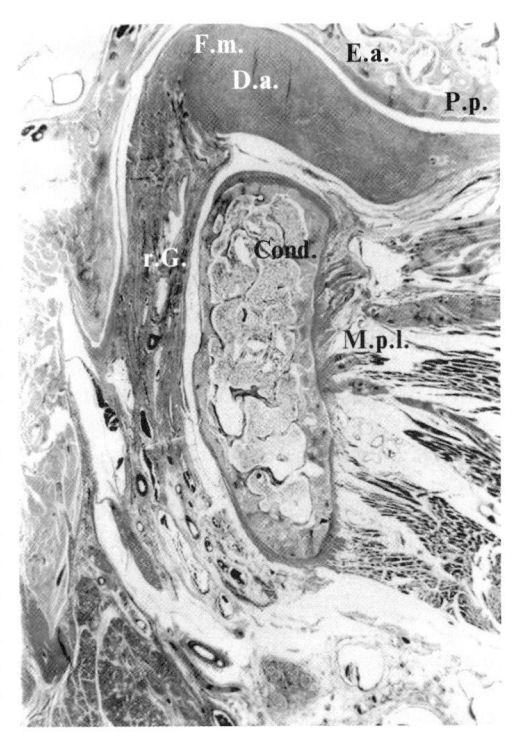

Beim Discus articularis unterscheidet man einen avaskulären, kollagenfaserreichen anterioren Teil von einem vaskularisierten posterioren Abschnitt (Abb. 116). Der anteriore Teil des Diskus besteht aus einem anterioren Band (ca. 2 mm dick), einer dünneren intermediären Zone (rund 1 mm dick) und einem posterioren Band (knapp 3 mm dick) und weist in seiner Gesamtheit eine bikonkave Form auf. Der posteriore Abschnitt ist reichhaltig vaskularisiert und innerviert und teilt sich dorsalwärts in zwei Blätter auf (bilaminäre Zone): Das obere, elastische Fasern enthaltende Blatt (Lamina superior oder Stratum superior) inseriert in der Fissura petrosquamosa und, sofern diese nicht verschlossen ist, in der Fissura tympanosquamosa (*Dauber* 1987), während das untere kollagenfaserreiche Blatt (Lamina inferior oder Stratum inferior) straff am Unterkieferhals (Collum mandibulae) befestigt ist. Zwischen den Blättern liegt das retroartikuläre Polster. Medial und lateral ist der Diskus über Diskusligamente („Kollateralbänder") an den medialen und lateralen Seiten (Polen) des Kondylus angeheftet; anterior steht er mit der Kiefergelenkkapsel und in vielen Fällen mit dem oberen Bauch des M. pterygoideus lateralis in Verbindung.

Im funktionell und pathologisch nicht veränderten Gelenk liegt in habitueller Interkuspidation der Discus articularis mit seiner intermediären Zone dem Kondylus wie eine Kappe auf. In der Betrachtung eines rechten Kiefergelenks von lateral schmiegt sich die Facies articularis des Kondylus in ihrer 12-Uhr-Position der posterioren Bande, in der 1-Uhr-Position der intermediären Bande an. Diese Angaben sind lediglich als Anhaltspunkte zu sehen, da häufig Variationen vorkommen, bei denen der Diskus weiter anterior liegt. Beim Öffnen und Schließen des Mundes bewegen sich Kondylus und Diskus gemeinsam nach vorne. Dabei schiebt sich der Kondylus etwas weiter nach vorne als der Diskus.

In nicht wenigen Fällen kommen Variationen in der Kiefergelenk-Anatomie vor (z. B. partielle Diskusverlagerungen), ohne daß bei der betreffenden Person irgendwelche Symptome (Schmerzen, Funktionseinschränkungen) nachzuweisen sind.

Umgeben wird das Gelenk von einer relativ weiten und mit Blutgefäßen und Nervenfasern reichlich versorgten Gelenkkapsel (Capsula articularis). Die Kapsel setzt am Schläfenbein und am Übergang des Caput zum Collum mandibulae des Unterkiefers an. Innen wird die Gelenkkapsel von einer Synovialmembran ausgekleidet. Die Kapsel erfährt durch zwei Bänder eine seitliche Verstärkung. Lateral zieht das relativ starke Lig. temporomandibulare (Lig. laterale) vom seitlichen Bereich des Tuberculum articulare in kaudaler und zum Teil leicht dorsaler Richtung zur lateralen Seite des Collum mandibulae. Das Lig. laterale ist nicht in allen Fällen vorhanden. Im medialen Bereich der Kapselwand befindet sich das schwächere Lig. mediale. Die Bänder werden aufgrund ihres Verlaufs bei leichter Kieferöffnung (Rotation) des Kondylus gespannt, bei weiterer Kieferöffnung (zusätzliche Translation des Kondylus) entspannt.

Weitere Bänder stehen nur indirekt mit dem Kiefergelenk in Zusammenhang. Sie werden im Gegensatz zu den vorher genannten intrinsischen Bändern teilweise auch als extrinsische Bänder bezeichnet: Das Lig. stylomandibulare, das sich vom Vorderrand des Processus styloideus des Os temporale nach kaudo-ventral zum hinteren Rand des Ramus mandibulae erstreckt, wird bei Protrusion gespannt und wirkt dadurch dieser Unter-

Anatomie 137

kieferbewegung entgegen. Das Lig. sphenomandibulare zieht von der Spina der Ala major des Os sphenoidale zur Lingula mandibulae. Es verläuft ebenfalls in kaudaler und ventraler Richtung und wird bei weiter Kieferöffnung gespannt. Es soll die in den Canalis mandibulae ziehenden Nerven und Blutgefäße bei der Kieferöffnung vor Kompression schützen. Zu den extrinsischen Bändern des Kiefergelenks wird in der Regel auch die Raphe pterygomandibularis gerechnet. Dabei handelt es sich um einen Sehnenstreifen, der sich zwischen dem Hamulus pterygoideus, einem am Ende der Lamina medialis des Processus pterygoideus (Flügelfortsatz) des Keilbeins gelegenen hakenförmigen Fortsatz, und der Unterkieferinnenseite erstreckt. Durch die Raphe wird der M. buccinator vom M. constrictor pharyngis superior getrennt. Die Bänder wirken demnach limitierend bei Extrembewegungen des Unterkiefers; eine Führung des Gelenks können sie aber nicht bewirken.

2.8.6 Kieferbewegungen

Bei den Bewegungen des Unterkiefers unterscheidet man Leerlauf- von Mastikationsbewegungen. Bei der initialen Kieferöffnung (15 bis 20 mm) steht die Dreh- bzw. Scharnierbewegung des Kondylus im Vordergrund, obwohl zugleich auch immer eine Translation stattfindet. Die Rotation findet in der unteren Gelenkkammer statt (diskomandibuläres Scharniergelenk). Die gedachte transversale Achse, um die sich die beiden Kondylen bei ihrer Rotation drehen, wird auch als Scharnierachse bezeichnet. Bei weiterer Kieferöffnung (ungefähr > 20 mm) kommt der körperlichen Bewegung (Translation) des Kondylus zusammen mit dem auf ihm befindlichen Discus articularis in anteriore Richtung eine immer größere Bedeutung zu (Gleit- oder Schlittenbewegung). Diese Bewegung vollzieht sich in der oberen Gelenkkammer (diskotemporales Gleitgelenk) (Abb. 117a bis d).

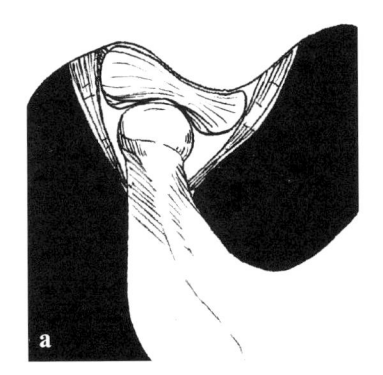

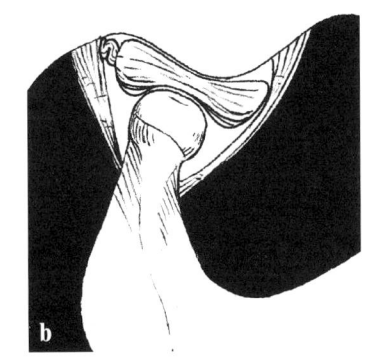

Abb. 117 Verhältnisse im Kiefergelenk bei maximaler Kieferöffnung
a) Ausgangssituation
b) Initiale Öffnungsphase

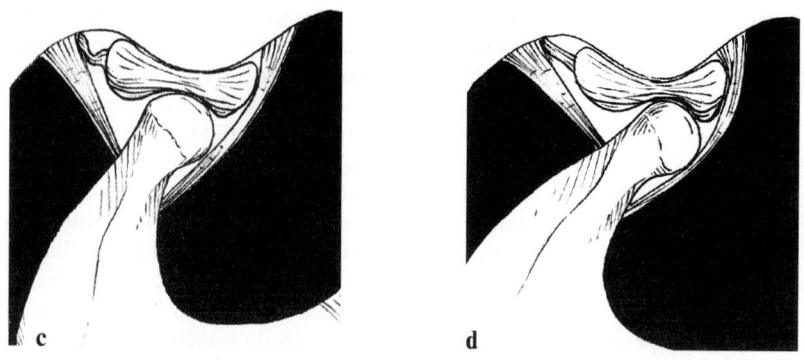

Abb. 117 Verhältnisse im Kiefergelenk bei maximaler Kieferöffnung
c) Beginnende Translation
d) Maximale Translation (maximale Kieferöffnung)

Neben Öffnungs- und Schließbewegungen (Abduktion; Adduktion) und Bewegungen in ventraler und dorsaler Richtung (Protrusion; Retrusion) (symmetrische Bewegungen) kann der Unterkiefer auch Seitwärts- sowie kombinerte Bewegungen (asymmetrische Bewegungen) ausführen. Letztere Bewegungsmöglichkeiten treten typischerweise beim Kauen von Nahrung, aber auch bei exzentrischen Bewegungen im Zuge von Parafunktionen (z. B. Knirschen oder Pressen) auf. Diejenige Seite, in deren Richtung sich der Unterkiefer von der Medianebene weg nach lateral bewegt, wird als Arbeitsseite (Laterotrusionsseite, Kauseite) bezeichnet (Abb. 118).

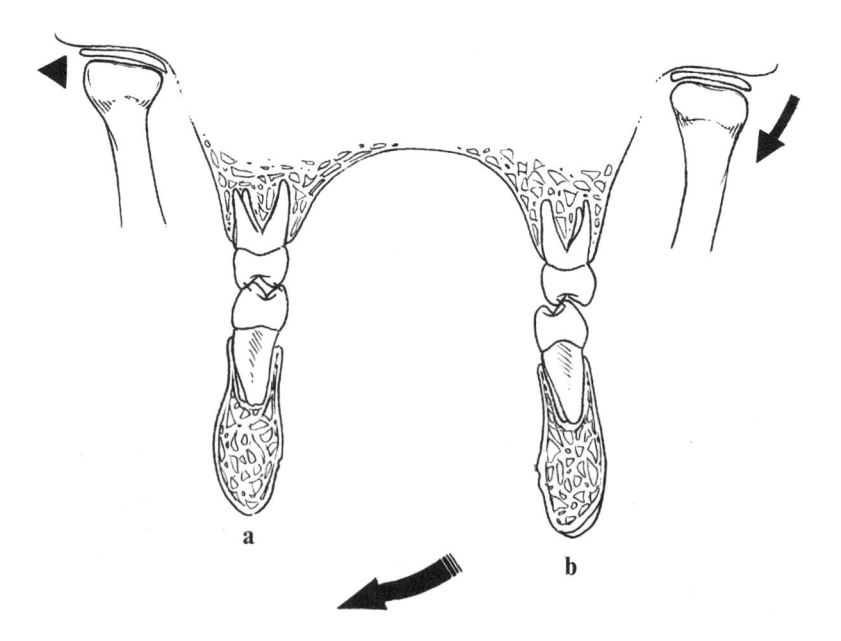

Abb. 118 Arbeits- und Nichtarbeitsseite
a Arbeitsseite
b Nichtarbeitsseite

Anatomie 139

Die der Arbeitsseite gegenüberliegende Seite, d. h. die Seite, die sich bei einer Seitwärtsbewegung zur Medianebene hinbewegt, ist die Nichtarbeitsseite (Mediotrusionsseite, Balanceseite, Leerlaufseite).

Aufgrund anatomischer Gegebenheiten (knöcherne und knorpelige Begrenzungen, Gelenkkapsel, Bänder) sind die Bewegungen des Unterkiefers limitiert.
Die Unterkiefer-Bewegungen erfolgen innerhalb bzw. entlang von Bewegungsgrenzen. Bewegungen, die die Bewegungsgrenzen darstellen, d.h. die maximalen Exkursionsbewegungen des Unterkiefers, werden als Grenzbewegungen bezeichnet. Im Zuge von Grenzbewegungen können Grenzpositionen (z. B. maximale Protrusion) eingenommen werden, die, sofern das Kiefergelenk und die Kaumuskulatur des Patienten keine Funktionsstörung aufweisen, durch eine relativ gute Reproduzierbarkeit gekennzeichnet sind. Die maximale Kieferöffnung beträgt durchschnittlich 40 – 60 mm, die maximale Protrusion 7 bis 11 mm, der maximale Seitschub nach rechts und links jeweils 7 bis 12 mm und die maximale Retrusion – sofern eine solche möglich ist – 0,5 bis 1,5 mm. Das individuelle Ausmaß der Grenzbewegungen hängt, wie das aller Kieferbewegungen, von verschiedenen Faktoren ab. Dazu zählen u.a. die Ausprägung der sagittalen Gelenkbahn, die Ausprägung der orofazialen Muskulatur und die Form und Stellung der Zähne. Bei bestimmten pathologischen Zuständen im Kiefergelenk und/oder der Kaumuskulatur ist die Bewegungskapazität des Kiefergelenks häufig eingeschränkt (s. Kap. 10).

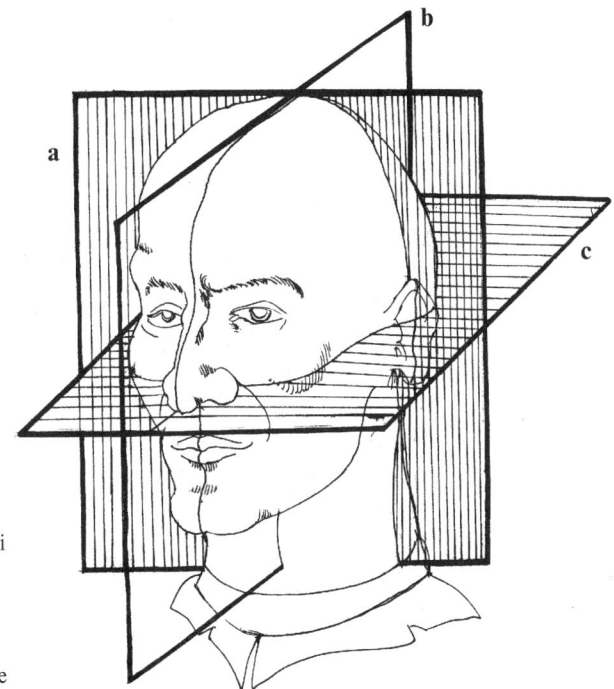

Abb. 119 Die drei Hauptebenen des Kopfes
a Frontalebene
b Sagittalebene
c Horizontalebene

Die Grenzbewegungen des Unterkiefers können in allen drei Ebenen des Kopfes (Abb. 119) dargestellt werden. In der Sagittalebene (Protrusion, Retrusion, Kieferöffnung, Kieferschluß) geschieht dies anschaulich mit Hilfe des sog. Posselt-Diagramms (Abb. 120). Dabei handelt es sich um die Bewegungsbahn, die vom Unterkiefer-Inzisalpunkt beschrieben wird.

Abb. 120 Grenzbewegungen des Unterkiefer-Inzisalpunkts in der Sagittalebene (Posselt-Diagramm)

MIK Interkuspidationsposition und maximale Interkuspidation (maximaler Vielpunktkontakt)
RK maximal retrudierter Unterkiefer
A maximale Kieferöffnung bei überwiegender Dreh-/Scharnierbewegung der Kondylen
B maximale Kieferöffnung bei kombinierter Dreh- und Gleitbewegung der Kiefergelenke
KK Beginn des Kante-Kante-Kontakts der Frontzähne
PR maximale Protrusion

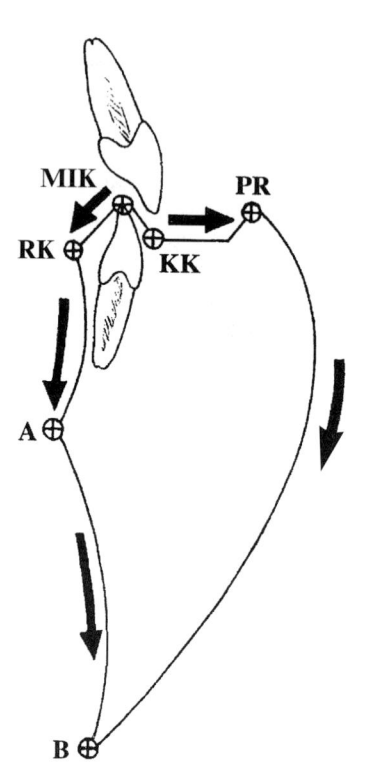

Die Grenzbewegungen des Unterkiefers in der Horizontalebene (Protrusion, Retrusion, Seitschub) lassen sich in Form des sog. gotischen Bogens darstellen (Abb. 121). Darunter versteht man die vom Unterkiefer beschriebene Bewegungsbahn bei Vor-, Rück- und Seitschub.
Klassischerweise wird sie durch eine intraorale Stützstiftregistrierung bestimmt. Für diesen Zweck befindet sich im Oberkiefer in der Medianen eine Schreibspitze, im Unterkiefer eine Schreibplatte. Nach Aufzeichnung der maximalen Protrusion und Retrusion sowie der Laterotrusion nach rechts und links aus der retrudierten Position heraus entsteht ein Pfeilwinkel, dessen Spitze die muskulär bestimmte retrudierte Unterkieferposition darstellt. Die habituelle Unterkieferposition liegt in der Regel leicht hinter der Pfeilspitze (0,5 bis 1,5 mm).

Anatomie   141

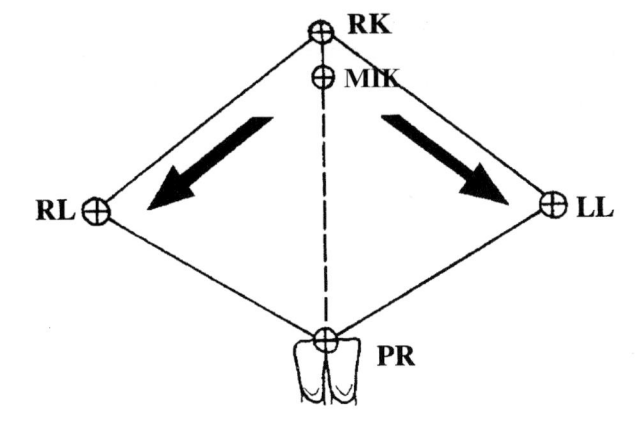

Abb. 121 Grenzbewegungen des Unterkiefers in der Horizontalebene
MIK maximale Interkuspidation (maximaler Vielpunktkontakt)
RK maximal retrudierter Unterkiefer
PR maximaler Vorschub
RL maximale Lateralbewegung nach rechts
LL maximale Lateralbewegung nach links

Die Grenzbewegungen des Unterkiefer-Inzisalpunkts in der Frontalebene sind in Abbildung 122 dargestellt.

Abb. 122 Grenzbewegungen des Unterkiefer-Inzisalpunkts in der Frontalebene

MIK maximale Interkuspidation (maximaler Vielpunktkontakt)
RK maximal retrudierter Unterkiefer
B maximale Kieferöffnung bei kombinierter Dreh- und Gleitbewegung der Kiefergelenke
EE Kontakt Eckzahnspitze-Eckzahnspitze
RL maximale Lateralbewegung nach rechts
LL maximale Lateralbewegung nach links

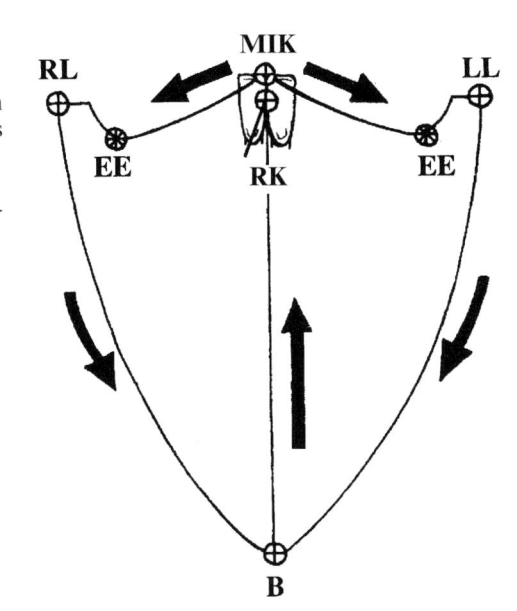

Im Zusammenhang mit den Bewegungen des Unterkiefers können bestimmte Bahnen und Winkel beschrieben werden.
Unter *sagittaler Gelenkbahn* bzw. sagittaler Kondylenbahn versteht man die vom Kondylus in der Sagittalebene beschriebene Gelenkbahn bei Protrusion.
Der Winkel, der zwischen der horizontalen Kondylenbahnneigung und der Camperschen Ebene gebildet wird, wird als *Gelenkbahn-* oder *Kondylenbahnwinkel* bezeichnet. Er beträgt durchschnittlich 33° (30 bis 35°). Wird der Winkel auf eine andere Schädelbezugsebene bezogen (z. B. auf die Frankfurter Horizontale), muß der Winkel zwischen dieser Bezugsebene und der Camperschen Ebene bei Bestimmung des Gelenkbahnwinkels berücksichtigt werden.
Der in der Sagittalebene gemessene Winkel zwischen der sagittalen Gelenkbahn, die bei Protrusion entsteht, und der (steileren) Bewegungsbahn („Mediotrusionsbahn") des Kondylus der Nichtarbeitsseite (Nichtarbeitskondylus) bei Seitschubbewegungen wird als *Fischer-Winkel* bezeichnet (Abb. 123). Er beträgt durchschnittlich 5 – 10°.

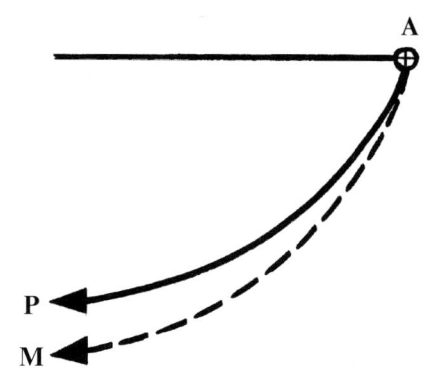

Abb. 123 Fischer-Winkel
A Ausgangsposition des Kondylus der Nichtarbeitsseite
P Endposition bei Protrusion
M Endposition bei Mediotrusion

Der in der Horizontalebene zu messende Winkel zwischen der Sagittalebene und der Verbindungslinie zwischen dem Anfangs- und einem Endpunkt auf der Mediotrusionsbahn des Balancekondylus ist der Bennettwinkel (Abb. 124). Er beträgt durchschnittlich 15 bis 20°.

Das im Zuge einer Seitwärtsbewegung (z.B. beim Kauen) auftretende seitliche Versetzen des Unterkiefers Richtung Arbeitsseite wird als *Bennett-Bewegung* bezeichnet. Dabei beschreibt der Kondylus der Balanceseite (Nichtarbeitsseite, Mediotrusionsseite) eine deutlich größere Bewegungsbahn als der der Arbeitsseite. Vom Kondylus der Balanceseite („schwingender Kondylus, Balancekondylus") wird vor der eigentlichen Unterkiefer-Seitwärtsbewegung häufig zunächst eine kleine initiale Medialverschiebung („immediate side shift") ausgeführt, woran sich eine nach anterior, medial und kaudal gerichtete kontinuierliche, synchron zur Unterkiefer-Lateralbewegung verlaufende Bewegung des Kondylus anschließt („progressive side shift"). Eine initiale Medialverschiebung ist jedoch nicht immer vorhanden.

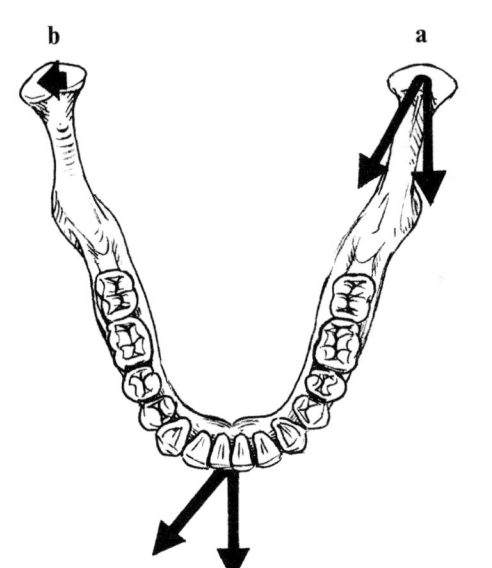

Abb. 124 Bennettwinkel
Bei einer Seitwärtsbewegung (nach rechts):
a Kondylus der Balanceseite
b Kondylus der Arbeitsseite

Der Kondylus der Arbeitsseite führt demgegenüber neben einer Rotation eine in erster Linie nach lateral gerichtete Bewegung geringen Ausmaßes aus, die Bennettsche Lateralbewegung (durchschnittlich ca. 0,75 mm). Sie entspricht dem „immediate side shift" der Balanceseite.
Eine besondere Bedeutung erhalten die angegebenen Bewegungsbahnen und ihre Beziehungen untereinander, wenn Unterkieferbewegungen im Artikulator simuliert werden sollen. Je genauer sich die individuellen Verhältnisse in einem Artikulator berücksichtigen lassen (Einstellmöglichkeiten, Austausch bestimmter Teile), desto eher ist es möglich, okklusionsnahe Unterkieferbewegungen patientenähnlich zu simulieren (vgl. Kap. 15). Dies ist sowohl in der Diagnostik als auch in der restaurativen Behandlung von großem Vorteil.

Literatur

Ash M. M.: Wheeler's Dental Anatomy, Physiology, and Occlusion. 6. Aufl. Saunders, Philadelphia 1984.

Alt K.W., Türp J.C.: Die Evolution der Zähne – Phylogenie, Ontogenie, Variation. Quintessenz, Berlin 1997.

Berkovitz B. K. B., Holland G. R., Moxham B. J.: Farbatlas und Lehrbuch der oralen Anatomie. Hanser, München 1980.

Carlsson G.E., Haraldson T., Mohl N.D.: The dentition. In: Mohl N.D., Zarb G.A., Carlsson G.E., Rugh J.D.: A Textbook of Occlusion. Quintessence, Chicago 1988.

Dauber W.: Die Nachbarschaftsbeziehungen des Discus articularis des Kiefergelenks und ihre funktionelle Deutung. Schweiz Monatsschr Zahnmed 1987; 97: 427 – 437.

DuBrul E.L.: Sicher's Oral Anatomy. 18. Aufl. Mosby, St. Louis 1988.

Fédération Dentaire Internationale (FDI): Two-digit system of designating teeth. Int Dent J 1971; 21: 104 – 106.

Gängler P.: Klinik der konservierenden Zahnheilkunde. 2. Auflage. Verlag Gesundheit, Berlin 1991.

Garberoglio R., Brännström M.: Scanning electron microscopic investigation of human dentinal tubules. Arch Oral Biol 1976; 21: 355-362.

Hansson T., Öberg T., Carlsson G.E., Kopp S.: Thickness of the soft tissue layers and the articular disk in the temporomandibular joint. Acta Odont Scand 1977; 35: 77-83.

Henke W., Rothe H.: Paläoanthropologie. Springer, Berlin 1994.

Hillson S.: Teeth. Cambridge Manuals in Archaeology. Cambridge University Press, Cambridge 1986.

Hylander W. L.: Functional Anatomy. In: Sarnat B. G., Laskin D. M.: The Temporomandibular Joint: A Biological Basis for Clinical Practice. 4. Aufl. Saunders, Philadelphia 1992.

Ingle J.I., Taintor J.F.: Endodontics. 3.Aufl. Lea & Febiger, Philadelphia 1985.

Keil A.: Grundzüge der Odontologie. Borntraeger, Berlin 1966.

Mühlreiter E.: Anatomie des menschlichen Gebisses. Von Arthur Felix, Leipzig 1870.

Peyer B.: Die Zähne. Ihr Ursprung, ihre Geschichte und ihre Aufgabe. Springer, Berlin 1963.

Puff A.: Zur funktionellen Anatomie des Kiefergelenkes. Dtsch Zahnärztl Z 1963; 18: 1385-1392.

Radlanski R.J., Jäger A., Seidl W., Steding G.: Durchmesser und Anordnung der Prismen im Zahnschmelz. Eine morphologische Untersuchung. Dtsch Zahnärztl Z 1988; 43: 1182-1192.

Radlanski R.J.: Contributions to the development of human deciduous tooth primordia. Quintessenz, Berlin 1993.

Rateitschak K. H., Rateitschak E. M., Wolf H. F.: Parodontologie. 2. Auflage. Farbatlanten der Zahnmedizin. Band 1. Thieme, Stuttgart 1989.

Salaorni C., Palla S.: Condylar rotation and anterior translation in healthy human temporomandibular joints. Schweiz Monatsschr Zahnmed 1994; 104: 415-422.

Schroeder H. E.: Pathobiologie oraler Strukturen. Karger, Basel 1983.

Schroeder H. E.: Orale Strukturbiologie. 4. Auflage. Thieme, Stuttgart 1992.

Schumacher G.-H.: Anatomie: Lehrbuch und Atlas. 2. Auflage. Barth, Leipzig-Heidelberg 1991.

Spee F. Graf: Die Verschiebungsbahn des Unterkiefers am Schädel. Arch Anat Entwicklungsgesch 1890; 285-294.

Tillmann B., Töndury G.: Gelenklehre. In: Tillmann B., Töndury G. (Hrsg.): Rauber/Kopsch – Anatomie des Menschen. Band I. Bewegungsapparat. Thieme, Stuttgart 1987.

Türp J.C., Alt K.W.: Designating teeth: the advantages of the FDI's two-digit system. Quintessence Int 1995; 26: 501-504.

Türp J.C., Alt K.W.: Grundwissen der Odontologie: Topographie, Terminologie und Klassifikation. In: Alt K.W. und Türp J.C. (Hrsg.): Die Evolution der Zähne – Phylogenie, Ontogenie, Variation. Quintessenz, Berlin 1997, S. 451-470.

Türp J.C., Alt K.W., Vach W., Strub J.R., Harbich K.: Mandibular condyles and rami are asymmetric structures. Cranio 1998; 16: 51-56.

Zenker W.: Das retroarticuläre plastische Polster des Kiefergelenkes und seine mechanische Bedeutung. Z Anat Entwicklungsgesch 1956; 119: 375-388.

Weiterführende Literatur

Carlsen O.: Morphologie der Zähne. Deutscher Ärzte-Verlag, Köln 1990.

Lehmann K. M., Hellwig E.: Einführung in die restaurative Zahnheilkunde. 8. Auflage. Urban & Schwarzenberg, München 1998.

Lotzmann U.: Die Prinzipien der Okklusion. 2. Auflage. Neuer Merkur, München 1985.

3 Synoptisches Behandlungskonzept

3.1 Einleitung

Ziel eines modernen prothetischen Behandlungskonzepts sollte es sein, dem Zahnarzt einen Leitfaden an die Hand zu geben, welcher ihm ermöglicht, bei prothetisch zu rehabilitierenden Patienten zu einem optimalen Therapieresultat zu gelangen. Neben der rein prothetischen Vorgehensweise kommen dabei einer gewissenhaften präprothetischen Vorbehandlung sowie regelmäßigen Nachsorgen ein hoher Stellenwert zu.
Im folgenden soll das Behandlungskonzept vorgestellt werden, das bei der prothetischen Versorgung des Lückengebisses (festsitzender, kombiniert festsitzend-abnehmbarer Zahnersatz) in der Abteilung Poliklinik für Zahnärztliche Prothetik der Zahn-, Mund- und Kieferklinik der Albert-Ludwigs-Universität Freiburg verfolgt wird. Das Vorgehen beim abnehmbaren (Hybrid- und Totalprothesen) und bedingt abnehmbaren Zahnersatz (implantatgetragene Brücken) wird in späteren Kapiteln (Kap. 41, 43, 47) erläutert.

3.2 Behandlungskonzept

(Behandlungsschritte je nach individuellen Erfordernissen des Patientenfalls)

A) Schmerzbehandlung

B) Anamnese
   1. Allgemeinmedizinisch
   2. Zahnärztlich

C) Befundaufnahme
   1. Extraoral
      a) Sensibilität
      b) Lymphknoten
      c) Asymmetrien
      d) Sonstiges

   2. Intraoral
      a) Mundschleimhaut
      b) Dental/röntgenologisch
      c) Parodontal/röntgenologisch

3. Funktioneller Kurzbefund
4. Prothetisch (alter Zahnersatz)
5. Instrumentell
   a) Indirekte Okklusionsanalyse (Artikulator)
   b) Diagnostisches Aufwachsen und
   c) Diagnostisches Umstellen der Zähne

D) Diagnose
1. Extraoral
2. Mundschleimhaut
3. Dental
4. Parodontal
5. Funktionell
6. Prothetisch
7. Zusätzlich

E) Prognose der Zähne
Alle Zähne werden nach „gut", „mittel" und „schlecht" beurteilt, was Konsequenzen für die Therapie hat.

F) Weiterführende diagnostische und Behandlungsmaßnahmen, Behandlungsplanung

G) Behandlungsablauf
Die im folgenden erwähnten Behandlungsschritte werden nicht bei jedem Patienten durchgeführt. Sie bilden lediglich eine Richtschnur für einen systematischen Behandlungsablauf.

1. **Systemische Phase** (Ziele: Schutz des Patienten und Behandlers)
   a) Erfassen der Risikopatienten
   b) Unterstützende Abschirmung mit Antibiotika

2. **Hygienephase**
   (Ziele: Herstellung hygienischer Mundverhältnisse, Evaluation der Mitarbeit des Patienten)
   a) Behandlung akuter Probleme
   b) Aufklärung (Ursachen und Wechselwirkungen bei Erkrankungen des stomatognathen Systems)
   c) Mundhygienemotivation
   d) Mundhygieneinstruktion
   e) Ernährungsberatung
   f) Zahnsteinentfernung/Zahnreinigung
   g) Beeinflussung der Plaque durch chemische Agentien
   h) Rekonturieren insuffizienter Füllungen, Entfernen abstehender Kronenränder und Korrektur von falsch gestalteten Brückenzwischengliedern
   i) Elimination grober Vorkontakte
   j) Provisorische Versorgung kariöser Läsionen und apikaler Aufhellungen
   k) Reparatur und provisorische Unterfütterung von abnehmbarem Zahnersatz

l) Scaling und Root Planing
m) Reevaluation der Hygienephase

3. **Präprothetische Vorbehandlung, Phase I**
(Ziele: konservierende Vorbehandlung erhaltungswürdiger Zähne, Erarbeiten individuell optimaler Okklusionsverhältnisse)

a) Oralchirurgische Vorbehandlung
b) Extraktion nicht-erhaltungswürdiger Zähne und strategische Extraktionen
c) Provisorische Versorgung, Schienung gelockerter Zähne
d) Endodontische Vorbehandlung
e) Konservierende Vorbehandlung, plastische und gegossene Aufbauten
f) Funktionstherapeutische Maßnahmen
  (Eingliederung von Aufbißschienen, Physiotherapie etc.)
g) Kieferorthopädie
h) Orthognathe Kieferchirurgie

4. **Reevaluation der Vorbehandlung, Phase I**
Nach 2 – 12 Monaten: Sind die Ziele der präprothetischen Vorbehandlung, Phase I, erreicht?

5. **Präprothetische Vorbehandlung, Phase II**
(Ziele: Verbesserung der parodontalen Verhältnisse, Austesten der prothetischen Versorgung, Pfeilerzahnvermehrung)

a) Gingivektomie, Gingivoplastik
b) Geführte Gewebsregeneration
c) Mukogingivale Chirurgie (z. B. freies Schleimhauttransplantat)
d) Modifizierte Widman-Lappenoperation
e) Apikaler Verschiebelappen (Kronenverlängerung)
f) Tunnelierung, Hemisektion/Trisektion/Prämolarisierung, Wurzelamputation
g) Wurzelspitzenresektion
h) Kieferkammaufbau
i) Enossale Implantate
j) Präparation und provisorische Versorgung der Pfeilerzähne evtl. Langzeitprovisorium)
k) Provisorische Versorgung zahnloser Kieferabschnitte

6. **Reevaluation der gesamten Vorbehandlung nach 2 – 12 Monaten**
Folgende Ziele sollten vor der definitiven prothetischen Phase erfüllt sein:
- Zähne: Karies saniert, avitale Zähne behandelt, apikale Läsionen saniert
- Parodont und periimplantäres Gewebe: Entzündungsfreiheit (kein Bluten auf Sondierung), 2 mm breite angewachsene Gingiva bei Pfeilerzähnen mit geplanten subgingivalen Kronenrändern
- Kieferkamm: Für Aufnahme des Zahnersatzes optimiert
- Muskulatur und Kiefergelenk: Beschwerdefrei
- Skelettale Verhältnisse: Individuelles Optimum erreicht

7. **Prothetische Phase**
   (Ziel: definitive Versorgung)

   a) Definitive Präparation und Provisorienherstellung
   b) Abformung
   c) Extra- und intraorale Registrierung
   d) Modellmontage im Artikulator
   e) Gerüstanprobe, Farbwahl
   f) Remontageabformung
   g) Extra- und intraorale Registrierung
   h) Rohbrandanprobe
   i) Unterfütterungsabformung
   j) Remontageabformung
   k) Extra- und intraorale Registrierung
   l) Probetragen
   m) Definitives Eingliedern

8. **Plastische Chirurgie**
   (Ziel: Optimierung der Ästhetik)
   Korrekturen am Hart- und Weichgewebe im Kiefer-Gesichtsbereich

9. **Nachsorge** (siehe Nachsorgebefundbogen)
   (Intervall 3 - 6 Monate)
   (Ziel: Aufrechterhaltung der oralen Gesundheit und der Funktionsfähigkeit des Zahnersatzes)

   a) Reevaluation der oralen Gesundheit
      (Berücksichtigung der Punkte B, C und D)
   b) Remotivation
   c) Reinstruktion
   d) Zahnreinigung
   e) Zahnsteinentfernung
   f) Scaling und Root Planing
   g) Unterfütterung von abnehmbarem Zahnersatz
   h) Einschleifen der Okklusion.

3.3 Diskussion

Die Umsetzung eines solchen Behandlungskonzepts in der zahnärztlichen Praxis wird im wesentlichen durch drei Faktoren begrenzt:
1. Mitarbeit des Patienten
2. Fachliches Können des Behandlers
3. Wirtschaftliche Rahmenbedingungen

ad 1. Mitarbeit des Patienten („Compliance")
Ohne entsprechende Motivation bzw. Motivierbarkeit des Patienten ist eine prothetische Sanierung des Lückengebisses mit Langzeiterfolg nicht möglich. Der Anteil von nicht-motivierbaren Patienten („Non-Compliance") lag in amerikanischen Studien zwischen 11 bis 45 % (Übersicht bei *Wilson*

1987). Solche nicht-motivierbaren Patienten sollten mit einfachsten prothetischen Hilfsmitteln versorgt werden, da auch ein erhöhter technischer Aufwand die Lebenserwartung des Zahnersatzes nicht verlängern kann (*Vermeulen* 1984).
Der motivierte und zahnbewußte Patient hingegen sollte mit den für seinen Fall bestmöglichen Mitteln behandelt werden, da es das Ziel ist, eine lebenslange Sanierung des Patienten zu erreichen. Die angestrebte Dauerhaftigkeit des Zahnersatzes rechtfertigt einen einmalig erhöhten Aufwand bei der Vorbehandlung und den Behandlungsmitteln. Auf lange Sicht betrachtet könnte ein solches Sanierungskonzept in Kombination mit einer regelmäßigen Nachsorge kostengünstiger sein als immer wiederkehrende Erneuerungen des Zahnersatzes.

ad 2. Fachliches Können des Behandlers
Der Zahnarzt muß in der Lage sein, seinen Patienten allein oder unter Beteiligung von Spezialisten (Parodontologe, Kieferorthopäde, Kieferchirurg etc.) ein Gesamtsanierungskonzept anzubieten. Leider ist dies gegenwärtig noch längst nicht in allen zahnärztlichen Praxen der Fall.
So standen 1994 in den alten Bundesländern bei den in den gesetzlichen Krankenkasen versicherten Patienten etwa 0,5 Millionen abgerechnete Parodontalbehandlungen 9,85 Millionen durchgeführten Versorgungen mit Zahnersatz gegenüber (Kassenzahnärztliche Bundesvereinigung 1996). Gegenüber 1984 hat sich die Häufigkeit von Parodontalbehandlungen zwar verdoppelt, während Zahnersatzbehandlungen nur um knapp 10% angestiegen sind. Dennoch beweist diese Diskrepanz, daß Zahnersatz immer noch mehrheitlich ohne parodontale Vorbehandlung eingegliedert wird. Ähnliches gilt für die neuen Bundesländer, in denen 1994 etwa 2,85 Millionen Versorgungen mit Zahnersatz, aber nur 0,11 Millionen Parodontalbehandlungen über die KZVen abgerechnet wurden.
Diese Diskrepanz beweist, daß Zahnersatz mehrheitlich ohne parodontale Vorbehandlung eingegliedert wurde.

ad 3. Wirtschaftliche Rahmenbedingungen
Es ist den Autoren bewußt, daß sowohl die geltenden Kassenverträge und Richtlinien als auch die neugestaltete Gebührenordnung für Zahnärzte der Verwirklichung des vorgestellten Behandlungskonzepts in der täglichen Praxis teilweise entgegenstehen.
Dies betrifft zum einen die Ausklammerung oder Begrenzung wissenschaftlich anerkannter zahnärztlicher Behandlungsmethoden und -mittel (z. B. Prophylaxe, funktionsdiagnostische Maßnahmen, Adhäsivbrücken, Vollkeramikkronen, enossale Implantate etc.) und zum anderen auch die festgelegten Vergütungen, die vor allem im Rahmen der gesetzlichen Krankenversicherung keine individuelle Berücksichtigung des jeweiligen Patientenfalls zulassen. Unter diesen Rahmenbedingungen, zu denen sich noch der zeitliche Druck gesellt („Praxisstreß"), können viele Arbeiten nur dann mit der zu fordernden Präzision und Sorgfalt ausgeführt werden, wenn deutliche Mindereinnahmen in Kauf genommen werden. Die Rahmenbedingungen sollten daher langfristig so verändert werden, daß das vorgestellte Behandlungskonzept auch in der täglichen Praxis verwirklicht werden kann. Anzustreben ist eine Verlagerung der therapeutischen Tätigkeit von Schmerzbehandlung, Teilbehandlung und Reparatur hin zu Prophylaxe,

Gesamtsanierung und Nachsorge. Gerade deshalb ist es unserer Meinung nach aber notwendig, im Rahmen des Ausbildungsbetriebs an der Universität ein solches Konzept zu vermitteln, weil der Student (und Assistent) auf diese Weise die Möglichkeit erhält, Patienten unter optimalen Bedingungen zu sanieren.

Literatur

Kassenärztliche Bundesvereinigung (KÄBV) (Hrsg.): Statistische Basisdaten zur Kassenzahnärztlichen Versorgung. Köln, Ausgabe 1996

Vermeulen, A. H. B M.: Een decennium evaluatie van partiële prothesen. Med Habil, Nijmegen 1984.

Wilson, Th. G.: Compliance. A review of the literature with possible applications to periodontics. J Periodontol 1987; 58: 706 – 714.

Weiterführende Literatur

Strub J. R., Hürzeler M. B., Kern M.: Prothetische Versorung des Lückengebisses – Behandlungskonzept der 90er Jahre. Quintessenz 1989; 40: 2193 – 2217.

4 Anamnese

4.1 Einleitung

Ziele der medizinischen Anamnese sind:

- Erkennen von bestehenden und durchgemachten Erkrankungen des Patienten;
- Auskunft über die Heilungsbereitschaft des Organismus;
- Erfassen von Risikopatienten und von vor, während und nach der Behandlung möglicherweise auftretenden Komplikationen;
- Bereithalten von Notfallmedikamenten bei der Behandlung der entsprechenden Patienten;
- Schutz von Behandler und Praxispersonal vor Infektion durch Patienten;
- wenn möglich, Beurteilung des sozialen Umfelds des Patienten.

Neben unabhängig von in einem bestimmten Lebensalter auftretenden Erkrankungen oder gegen bestimmte Medikamente oder Materialien gerichtete Allergien gilt dabei ein besonderes Augenmerk dem alten Patienten. Drei Hauptgründe sind dafür zu nennen:

1. Der Anteil der alten Menschen wird in Zukunft in der Gesamtbevölkerung weiter zunehmen.
2. Mit einer erhöhten individuellen Lebenserwartung steigt das Auftreten von Allgemeinerkrankungen.
3. Häufig sind mehrere Krankheiten gleichzeitig festzustellen (Multimorbidität).

Trotz verstärkter oraler Prophylaxebemühungen werden alte Patienten künftig einen zunehmenden Anteil des Patientenklientels von Zahnärzten ausmachen. Damit erhöht sich aber auch die Anzahl der Risikopatienten und die Möglichkeit des Auftretens von Komplikationen während der zahnärztlichen Behandlung. Vor diesem Hintergrund kommt der Erhebung einer ausführlichen Anamnese eine große Bedeutung zu; sie hilft, mögliche Komplikationen frühzeitig zu erkennen und möglichst zu vermeiden.

In dem hier vorgestellten Anamnesebogen, der sich an den von *Rotgans* und *Duinkerke* (1982) vorgestellten Erhebungsbogen anlehnt, werden Angaben zur Allgemeinanamnese, zu Medikamenten (MED), Bluterkrankungen (BLU), Allergien (ALL), Herz-Kreislauf-Problemen (KRL), hormonellen Erkrankungen (HOR), Erkrankungen in Magen-Darm-Trakt,

Leber und Nieren (VTr), rheumatischen Erkrankungen (RH), nervalen Erkrankungen (NS), Erkrankungen des Respirationstrakts (RTr), Mundschleimhauterkrankungen (MSH) und infektiösen Erkrankungen (INF) gemacht. Alle vom Patienten angegebenen Informationen unterliegen der ärztlichen Schweigepflicht. Durch seine Unterschrift bestätigt der Patient die wahrheitsgetreue Beantwortung der Fragen.

Der Anamnesefragebogen dient nicht zuletzt auch dazu, für eventuelle Zwischenfälle gewappnet zu sein. Im Falle auftretender Komplikationen ist die Behandlung abzubrechen, und die entsprechenden Notfallmaßnahmen sind augenblicklich einzuleiten. Je nach Art und Schwere des Zwischenfalls ist gegebenenfalls ein Notarzt zu verständigen.

Eine zahnärztliche Behandlung ist nur bei akutem Behandlungsbedarf (Schmerzen, Unfall, etc.) Pflichtleistung. In allen anderen Fällen stellt die Zahnarztbehandlung eine Wahlleistung dar, die einen mental und körperlich kooperativen Patienten voraussetzt. Dies wiederum hat einen kalkulierbaren Gesundheitszustand zur Bedingung, der, wenn er zum Anamnesezeitpunkt nicht gegeben ist, zuvor im Rahmen der sog. systemischen Phase durch allgemeinmedizinische Maßnahmen geschaffen werden muß. Bei allen Patienten, die an einer Erkrankung leiden bzw. sich in medizinischer Behandlung befinden, kann eine Konsultation des behandelnden Arztes sinnvoll sein. Bei schweren Erkrankungen sollte dies obligat geschehen.

4.2 Erläuterungen zum Gesundheitsfragebogen

ALLGEMEINANAMNESE

> - Ist im Verlauf des letzten Jahres eine Änderung Ihrer Gesundheit aufgetreten?
> - Wann wurden Sie das letzte Mal von einem Arzt untersucht?
> - Werden Sie zur Zeit allgemeinmedizinisch behandelt?
> - Wenn ja, weshalb?

Mit diesen einleitenden Fragen verschafft sich der Behandler einen Überblick über den allgemeinen Gesundheitszustand des Patienten. Name, Adresse und Telefonnummer des Hausarztes und weiterer behandelnder Fachärzte sollten zum Zwecke eventueller Rückfragen notiert werden, sofern dies im Rahmen der Aufnahme der Personalien noch nicht geschehen ist.

> - Waren Sie jemals schwer krank?
> - Waren Sie jemals in Krankenhausbehandlung?
> - Wurden Sie jemals operiert?
> - Ist Ihre Wundheilung normal?

Erläuterungen zum Gesundheitsfragebogen

UNIVERSITÄTSKLINIKUM FREIBURG
UNIVERSITÄTSKLINIK FÜR ZAHN-, MUND- UND KIEFERHEILKUNDE
ABTEILUNG POLIKLINIK FÜR ZAHNÄRZTLICHE PROTHETIK
ÄRZTLICHER DIREKTOR: PROF. DR. J. R. STRUB

Gesundheitsfragebogen

– Alle Angaben unterstehen der ärztlichen Schweigepflicht –

Bitte Zutreffendes ankreuzen!
Ja / Nein

ALLGEMEINANAMNESE

Ist im Verlauf des letzten Jahres eine
Änderung in Ihrer Gesundheit aufgetreten? ❏ ❏

Wann wurden Sie das letzte Mal von einem Arzt
untersucht?_____

Werden Sie zur Zeit allgemeinmedizinisch behandelt? ❏ ❏

Wenn ja, weshalb? _____

_____

Wurden Sie jemals operiert? ❏ ❏

Ist Ihre Wundheilung normal? ❏ ❏

Nur Frauen: Sind Sie schwanger? ❏ ❏

Wenn ja, im wievielten Monat? _____

| | Bitte Zutreffendes ankreuzen! |
| | Ja / Nein |

MED

	Ja	Nein
Nehmen Sie gegenwärtig Medikamente?	❏	❏

Wenn ja, bitte ankreuzen:

Antibiotika (Penicillin, Sulfonamide) ❏
Präparat/Dosierung: _____

Antigerinnungsmittel (Blutverdünner) ❏
Präparat/Dosierung: _____

Medikamente gegen Bluthochdruck ❏
Präparat/Dosierung: _____

Cortison oder Prednisonpräparate (Kortikoide) ❏
Präparat/Dosierung: _____

Rheumamedikamente ❏
Präparat/Dosierung: _____

Beruhigungsmittel ❏
Präparat/Dosierung: _____

Schmerzmittel ❏
Präparat/Dosierung: _____

Herzmedikamente ❏
Präparat/Dosierung: _____

Nitroglycerinpräparate ❏
Präparat/Dosierung: _____

Antidepressiva ❏
Präparat/Dosierung: _____

Insulin ❏

Methadon ❏

Andere? _____ ❏

Erläuterungen zum Gesundheitsfragebogen

	Bitte Zutreffendes ankreuzen! Ja / Nein	

BLU

Haben Sie irgendeine Bluterkrankung? (z. B. Anämie) ❏ ❏

Bluten Sie lange bei Verletzungen? (Blutungsneigung) ❏ ❏

ALL

Haben Sie eine Allergie? ❏ ❏

Haben Sie je Hautjucken oder Hautausschläge bekommen? (z. B. auf Kosmetika) ❏ ❏

Litten Sie je unter Heuschnupfen oder Asthma? ❏ ❏

Hatten Sie je eine ungewöhnliche Reaktion auf Spritzen oder Medikamente? ❏ ❏

Haben Sie je eine ungewöhnliche Reaktion mit folgenden Medikamenten und Materialien erlebt?

Penicillin ❏ ❏

Sulfonamide ❏ ❏

Schmerzmittel ❏ ❏

Jod ❏ ❏

Barbiturate (Schlafmittel) ❏ ❏

Metalle (Chrom, Nickel etc.) ❏ ❏

| | Bitte Zutreffendes ankreuzen! |
| | Ja / Nein |

KRL

Hatten Sie jemals akutes Rheuma oder
eine rheumatische Herzerkrankung? ❏ ❏

Haben Sie einen angeborenen
Herz- oder Herzklappenfehler? ❏ ❏

Haben Sie abnorme Herzgeräusche? ❏ ❏

Haben Sie künstliche Herzklappen? ❏ ❏

Tragen Sie einen Herzschrittmacher? ❏ ❏

Hatten Sie jemals eine der folgenden Krankheiten oder Beschwerden?

Zu hoher Blutdruck? ❏ ❏

Zu niedriger Blutdruck? ❏ ❏

Endokarditis ❏ ❏

Herzinfarkt (Wann?_____) ❏ ❏

Angina pectoris ❏ ❏

Herzschwäche (-insuffizienz)
(z. B. Wasser in den Beinen) ❏ ❏

Haben Sie Schmerzen in der Brust, wenn Sie
sich anstrengen? ❏ ❏

Sind Sie kurzatmig bei kleineren Anstrengungen?
(z. B. Treppensteigen) ❏ ❏

Erläuterungen zum Gesundheitsfragebogen

	Bitte Zutreffendes ankreuzen!	
	Ja	Nein
HOR		
Sind Sie zuckerkrank? (Diabetes mellitus)	❏	❏
Haben Sie eine Schilddrüsenerkrankung?	❏	❏
Nehmen Sie Hormonpräparate? (z. B. die „Pille")	❏	❏
VTr		
Haben Sie in letzter Zeit ohne Diät an Gewicht abgenommen?	❏	❏
Haben Sie Magen-, Verdauungsbeschwerden, Verstopfung oder Durchfall?	❏	❏
Haben (hatten) Sie ein Leberleiden (Hepatitits, Zirrhose), eine Gallenerkrankung oder Gelbsucht?	❏	❏
Haben Sie eine Nierenkrankheit, ein Nierenleiden oder einen krankhaften Harnbefund?	❏	❏
Hatten Sie eine Nierentransplantation?	❏	❏
RH		
Leiden Sie an rheumatischen Beschwerden? (Gelenkerkrankungen)?	❏	❏
Sind Ihre Gelenke des öfteren geschwollen?	❏	❏
Leiden Sie an Muskelschmerzen?	❏	❏

	Bitte Zutreffendes ankreuzen!
	Ja / Nein

NS

	Ja	Nein
Haben Sie je epileptische Anfälle gehabt?	❏	❏
Hatten Sie jemals Schwindel- oder Ohnmachtsanfälle?	❏	❏
Hatten Sie jemals einen Schlaganfall?	❏	❏

RTr

	Ja	Nein
Hatten Sie je Tuberkulose?	❏	❏
Husten Sie oft?	❏	❏
Kommt dabei Schleim oder Blut hoch?	❏	❏
Haben Sie Bronchialasthma?	❏	❏
Hatten Sie je eine Stirn- oder Kieferhöhlenentzündung?	❏	❏

MSH

	Ja	Nein
Leiden Sie oft unter Mundtrockenheit?	❏	❏
Leiden Sie unter Zungen- oder Wangenbrennen?	❏	❏
Leiden Sie an Aphten, Herpes oder offenen Mundwinkeln?	❏	❏

Erläuterungen zum Gesundheitsfragebogen 159

Bitte Zutreffendes ankreuzen!
Ja / Nein

INF
Leiden oder litten Sie an einer der folgenden
Infektionskrankheiten?   ❏   ❏

Wenn ja, bitte ankreuzen:
Hepatitis   ❏   ❏
Welche? _____
Wann? _____

HIV-Infektion oder AIDS   ❏
Wann? _____

Tuberkulose   ❏
Wann? _____

Geschlechtskrankheiten   ❏
Welche? _____
Wann? _____

Freiburg, _____   _____
                                   Unterschrift des Patienten

© Abteilung Poliklinik für Zahnersatzkunde, Albert-Ludwigs-Universität Freiburg, Freiburg 1993

Diese Fragen beziehen sich in erster Linie auf früher durchgemachte schwerere Erkrankungen, die für die aktuelle zahnärztliche Behandlung unter Umständen wichtig sein können. Durch gezieltes Nachfragen über Diagnose(n), Therapie(n) und aufgetretene Komplikationen (z. B. in Zusammenhang mit Anästhesie oder in Form von starken postoperativen Blutungen oder Infektionen) lassen sich weitere wichtige Informationen gewinnen. Wurde der Patient wegen eines bösartigen Tumors operiert, so muß dies unbedingt notiert werden (Gefahr der Bildung von Metastasen!).

> - **Nur Frauen:** Sind Sie schwanger?
> - Wenn ja, im wievielten Monat?

Während der Schwangerschaft ist die Aufrechterhaltung einer guten Mundhygiene wichtig („Schwangerschaftsgingivitis"). Ausgedehnte präprothetische Eingriffe und prothetische Behandlungen sollten auf die Zeit des zweiten Trimenon oder besser bis nach Beendigung der Schwangerschaft bzw. der Stillzeit verschoben werden. Medikamente sollten während der Schwangerschaft nur mit größter Vorsicht verabreicht werden. Ist eine Behandlung während der Schwangerschaft angezeigt, so ist eine Konsultation des Frauenarztes sinnvoll. Als Analgetikum ist Paracetamol zu empfehlen, als Antibiotika kommen Penicilline, Cephalosporine und Erythromycin in Frage. Lokalanästhetika können bei Schwangeren wie gewohnt verwendet werden. Von der Anfertigung von Röntgenbildern ist im ersten Trimenon möglichst Abstand zu nehmen. Auch nach diesem Zeitraum sollten Röntgenaufnahmen bis zum Zeitpunkt der Entbindung nur äußerst zurückhaltend angefertigt werden. Sind Röntgenbilder bei Schwangeren notwendig, so ist das Anlegen eines doppelten Bleischutzes bei der Schwangeren empfehlenswert, um die Strahlenexposition des Embryos bzw. des Feten auf ein Minimum herabzusetzen.

MED

> - Nehmen Sie gegenwärtig Medikamente?

Die (regelmäßige) Einnahme von Medikamenten kann oftmals der einzige Hinweis für eine bestehende Allgemeinerkrankung sein. Unabhängig davon ist zu beachten, daß Medikamente Nebenwirkungen auf den Organismus ausüben oder aber in Kombination mit anderen Pharmaka zu Interaktionen (Verstärkung, Abschwächung oder Aufhebung der Wirkung, Auftreten unerwünschter Wechselwirkungen) führen können. In Zweifelsfällen ist es ratsam, den oder die Beipackzettel, die jährlich neu herausgebrachte Rote Liste (*BPI*) oder die von *BDZ* und *KZBV* (1988) herausgegebenen „Informationen über zahnärztliche Arzneimittel" zu Rate zu ziehen. Beantwortet der Patient die o. g. Frage mit „Ja", so wird er gebeten, das oder die aufgelisteten Medikamente anzukreuzen bzw. zu benennen.

Antibiotika (Penicillin, Sulfonamide)

Eine längere Anwendung von Antibiotika kann in der Mundhöhle zu einer Störung der Flora und damit zu einer Vermehrung von Pilzen und zu einer Pilzinfektion (z. B. Candida-albicans-Infektion) führen. Eine massive Antibiotikatherapie kann u. a. zum Auftreten eines dicken braunen Zungenbelags bzw. einer „schwarzen Haarzunge" führen.

Antigerinnungsmittel (Blutverdünner)

Antikoagulantien, wie z. B. Marcumar® (Hoffmann-La Roche, D-Grenzach-Wyhlen), bewirken eine Gerinnungshemmung des Blutes. Sie werden beispielsweise nach einem Herzinfarkt, nach Herzklappenersatz, Herztransplantationen oder nach einem Schlaganfall (Apoplexie) therapeutisch zur Verhinderung einer unerwünschten Thrombenbildung verabreicht. Die Wirkung dieser Gerinnungshemmer wird regelmäßig durch die Bestimmung des Quickwertes überwacht. Bei zu geringem Quickwert können selbst einfache „blutige Eingriffe" wie Zahnsteinentfernung, Scaling, Root Planing, Gingivektomien, Lappenoperationen oder Extraktionen zu lebensbedrohlichen Nachblutungen führen. Für sicher unblutige prothetische und konservierende Behandlungen ist keine Änderung des eingestellten Quick-Werts notwendig. Zahnärztlich-chirurgische Eingriffe werden, wenn überhaupt, in der Regel bei einem Quickwert > 30 % durchgeführt. Bei einem in therapeutischen Grenzen eingestellten Quick-Wert (15 bis 25 %) sollte die Behandlung unter stationären Bedingungen erfolgen.
Die zusätzliche Gabe von acetylsalicylsäurehaltigen Präparaten muß bei Patienten, die unter Antikoagulantientherapie stehen, wegen der erhöhten Blutungsgefahr vermieden werden.
Interaktionen von oralen Antikoagulantien mit zahnärztlichen Arzneimitteln sind möglich. So können Antiphlogistika bzw. Analgetika oder peroral zugeführte Antibiotika (Tetrazykline, Sulfonamide) eine Verstärkung der gerinnungshemmenden Wirkung bewirken (erhöhte Blutungsgefahr!), während Barbiturate nach mehrtägiger Anwendung den gerinnungshemmenden Effekt vermindern. Auch bei gleichzeitiger Verabreichung von Glukokortikoiden wird die Wirkung oraler Antikoagulantien abgeschwächt, wodurch die Gefahr der Entstehung von Thrombosen zunimmt.
Stärkere lokale Nachblutungen sind mit Hilfe von Druckverbänden, Nähten, Wundklebern und/oder Schutzplatten zu stillen.

Medikamente gegen Bluthochdruck

Auch viele Antihypertensiva weisen Nebenwirkungen, und in Kombination mit zahnärztlichen Medikamenten unerwünschte Wechselwirkungen auf. So kann es bei gleichzeitiger Zufuhr von Vasokonstringentien (Sympathomimetika) sowohl zu Abschwächungen als auch zu Verstärkungen der Wirkung kommen (Beipackzettel beachten!). Adrenalin zur lokalen Blutstillung am Zahnfleischsaum oder mit Adrenalin getränkte Refraktionsfäden sind daher bei Patienten mit Bluthochdruck kontraindiziert; als Alternative kommen mit Aluminiumsalzen imprägnierte Fäden in Betracht.

Bei Patienten mit stark erhöhtem Blutdruck empfehlen sich Lokalanästhetika ohne gefäßverengenden Zusatz, z. B. Meaverin® 3% (Rorer, D-Köln) oder Scandicain® 3% (Astra Chemicals, D-Wedel). Alternativ, und generell bei Patienten, die mit Monoaminoxidase-(MAO-)Hemmern zur Behandlung eines Bluthochdrucks behandelt werden, kann auch Felypressin (Octapressin in Xylonest® 3% [Astra Chemicals, D-Wedel]) verwendet werden.

Cortison oder Prednisonpräparate (Kortikoide)

Durch Glukokortikoide wie Cortison, Prednisolon und Prednison wird die körpereigene Abwehr gehemmt (Immunsuppression); Entzündungsreaktionen werden unterdrückt. Dies bewirkt eine Maskierung der typischen Zeichen einer Infektion. Kortikosteroide kommen vor allem zur Behandlung von Allergien (Asthma) und Gelenkrheuma häufig zur Anwendung. Auch chemotherapeutisch behandelte Tumor- und Transplantations-Patienten stehen zum Zwecke einer Immunsuppression in der Regel unter einer Kortikosteroid-Dauermedikation.

Schon nach relativ kurzer Zeit kann die Einnahme dieser Medikamente eine Atrophie und damit eine (sekundäre) Insuffizienz der Nebennierenrinde verursachen. Dadurch sind die entsprechenden Patienten kaum in der Lage, Streßbelastungen zu tolerieren. Bei psychischen Belastungen (Angst, Aufregung) kann es in solchen Fällen aufgrund des Mangels an endogen gebildeten Glukokortikoiden zu einem plötzlichen lebensbedrohlichen Schock kommen. Durch Erhöhung der exogenen Kortikosteroidzufuhr kann eine in der Regel wirksame Vorbeugung erzielt werden. Zu beachten ist allerdings, daß nach einer solchen Medikation die Heilung verzögert ist. Größere (kieferchirurgische) Eingriffe sollten daher immer stationär durchgeführt werden. Wegen der vergrößerten Infektionsgefahr (Unterdrückung der körpereigenen Abwehr) sind bei „blutigen Eingriffen" in der Regel Antibiotika indiziert.

Rheumamedikamente

Die Gabe von Antirheumatika wie Indometacin kann als unerwünschte Nebenwirkung u. a. zu Ulzera im Gastrointestinaltrakt sowie im Bereich der Mundschleimhaut zu einer verringerten Wundheilung führen, was an Schleimhautstellen, die Kontakt mit einer Prothese haben, Ulzerationen hervorrufen kann.

Beruhigungsmittel

Vor Behandlungsbeginn muß geklärt werden, aus welchem Grunde Beruhigungsmittel (Sedativa) verschrieben werden und ob eine Übererregbarkeit des Patienten, die sich unter anderem auch in Form von Bruxismus äußern kann, vorliegt.
Im Falle der Einnahme von Neuroleptika sollte eine weitere Adrenalinzufuhr (z. B. in Form von adrenalingetränkten Retraktionsfäden) unterbleiben.

Schmerzmittel

Salicylate wie Aspirin® (Bayer, D-Leverkusen) hemmen die Thrombozytenaggregation und verursachen daher Blutgerinnungsstörungen (verlängerte Blutungszeiten). Patienten, die an Magenbeschwerden leiden oder unter Kortikosteroid-Medikation stehen, dürfen wegen der Gefahr des Auftretens von Magenblutungen und Ulzera keine Salicylate verschrieben bekommen. Auch für Hämophilie-Patienten sind Salicylate kontraindiziert. In Kombination mit oralen Antikoagulantien ist die Gerinnungshemmung nochmals verstärkt, so daß auch Spontanblutungen auftreten können.

Herzmedikamente

Folgen einer Einnahme von Herzmedikamenten, wie Digitalis-Glykoside oder Chinidin (Antiarrythmikum), können u. a. gastrointestinale Störungen (z. B. Übelkeit und Erbrechen) sein. Daher sollte der Zahnarzt während der Behandlung darauf achten, daß es nicht zur Auslösung des Würgereflexes kommt. Patienten unter Digitalis-Medikation sollten so wenig Streß wie möglich ausgesetzt werden, weil ein durch Belastungssituationen bedingter Adrenalinanstieg im Blut im Zusammenspiel mit dem Medikament Arrhythmien und unter Umständen Kammerflimmern hervorrufen kann. Bei Digitalispatienten dürfen keine kalziumhaltigen Medikamente verabreicht werden.
Antiarrhythmika und Lokalanästhetika können ihre Wirkungen gegenseitig verstärken.

Nitroglycerinpräparate

Bei Patienten, die Angina-Pectoris-Präparate einnehmen, sollte geklärt werden, ob in dem jeweiligen Fall ein Adrenalinzusatz im Lokalanästhetikum (1:100.000; z. B. Ultracain® D-S forte, Hoechst, D-Frankfurt/Main) zu befürworten ist. Drei Ampullen Lokalanästhetikum sollten auf keinen Fall überschritten werden; eine besonders langsame Aspiration und eine langsame Injektion sind angezeigt. Während der Behandlung sollten Nitroglycerinkapseln oder -spray zur Therapie von akuten Angina-pectoris-Anfällen bereitliegen.

Antidepressiva

Durch trizyklische Antidepressiva (z.B. Imipramin, Amitriptylin, Desipramin, Nortriptylin) und Monoaminoxidase-Hemmer (MAO-Hemmer) wird die vasokonstriktorische Wirkung der Katecholamine verstärkt, was eine gefährliche Blutdrucksteigerung bewirken kann. Durch MAO-Hemmer wird die Wirkung von Sedativa, Hypnotika, Analgetika und Antihistaminika verstärkt. Vor Gabe bzw. Rezeptierung solcher Pharmaka ist die Konsultation des behandelnden Facharzts sinnvoll. Um möglichen Komplikationen aus dem Weg zu gehen, sollte bei der Verwendung von Lokalanästhetika das Octapeptid Felypressin (Octapressin in Xylonest®) den Katecholaminen vorgezogen werden.

Insulin

Durch die Gabe von Insulin und oralen Antidiabetika wird u. a. die Glukosekonzentration im Blut gesenkt. Glukokortikoide, Sympathomimetika und andere Substanzen erhöhen den Blutglukosespiegel. Demgegenüber können Analgetika (Salizylate, Pyrazolderivate) und Sulfonamide die Insulinwirkung steigern. Bei Patienten, die insulinpflichtig sind, ist darauf zu achten, daß die Mahlzeiten regelmäßig eingenommen werden und daß längerdauernde Behandlungen zwecks Nahrungsaufnahme bzw. Medikamenteneinnahme unterbrochen werden müssen.

Methadon

Die Ersatzdroge Methadon wird in der Suchttherapie eingesetzt. Ihre Einnahme weist auf eine bestehende Drogenproblematik hin. Entsprechende Patienten gehören in die HIV-Risikogruppe.

Andere?

Bislang in diesem Gesundheitsbogen nicht aufgeführte, aber vom Patienten eingenommene Medikamente können in dieser Spalte eingetragen werden.

BLU

> - Haben Sie irgendeine Bluterkrankung? (z. B. Anämie)

Patienten mit einer schweren Anämie weisen eine geringere Toleranz gegenüber schmerzhaften und/oder langwierigen Behandlungen auf. Daher sind kürzere (dafür häufigere) Behandlungssitzungen vorzuziehen; eine gute Anästhesie ist anzustreben. Eine abnormal starke Neigung zu blauen Flecken kann ein Hinweis auf eine Thrombozytopenie, Leukämie oder Hämophilie, auf starken Vitamin-C-Mangel oder auf abnormal fragile Gefäße sein.

> - Bluten Sie lange bei Verletzungen? (Blutungsneigung)

In Zweifelsfällen ist - unbedingt vor der Behandlung - der Internist des Patienten zu konsultieren. Eine Reihe von Ursachen können für Blutungsneigungen (hämorrhagische Diathesen) in Frage kommen, so z. B. Therapie mit Antikoagulantien, Lebererkrankungen, Vitamin-K-Mangel oder - nur bei männlichen Personen - Hämophilie. Salicylate dürfen bei diesen Patienten nicht verwendet werden. Bei Hämophiliepatienten besteht ein hohes Risiko für Hepatitis- und HIV-Infektionen.

ALL

> - Haben Sie eine Allergie?

> - Haben Sie je Hautjucken oder Hautausschläge bekommen? (z. B. auf Kosmetika)

Dieses stellt ein Hinweis auf eine Allergie dar, könnte aber auch auf anderen Ursachen beruhen (z. B. endogenes Exzem). Durch Nachfragen lassen sich genauere Details ermitteln.

> - Litten Sie je unter Heuschnupfen oder Asthma?

Bei Bejahung ist nachzufragen, welche Faktoren den Heuschnupfen bzw. einen Asthmaanfall auslösen, wie häufig die Anfälle vorkommen und wie stark sie sich manifestieren. Vom Patienten verwendete Medikamente (v. a. Dosieraerosole) sollten auf jeden Fall immer zur Behandlung mitgebracht werden, um eventuell auftretende Anfälle sofort adäquat therapieren zu können (gleiches gilt für Patienten, die an Heuschnupfen leiden). Auf eine möglichst streßfreie Behandlung sollte geachtet werden, da Streß einen Asthmaanfall hervorrufen kann. Ein Lokalanästhetikum ohne Adrenalin (wie Xylonest® mit Octapressin) ist zu bevorzugen.

> – Hatten Sie je eine ungewöhnliche Reaktion auf Spritzen oder Medikamente?

Allergien auf bestimmte Lokalanästhetika oder Medikamente müssen in der Anamnese erfaßt werden. Bei einer vorhandenen Paragruppen-Allergie ist mit allergischen Reaktionen auf Lokalanästhetika vom Ester-Typ (z. B. Procain, Tetracain) sowie auf konservierungsmittelhaltige (z.B. Methylparaben) Lokalanästhetika vom Amid-Typ (z. B. Lidocain, Articain) zu rechnen. In diesem Fall können Lokalanästhetika vom Amid-Typ ohne Konservierungsstoffe angewendet werden.

Nach bestimmten Medikamenten und Materialien wird im folgenden gezielt nachgefragt:

> – **Haben Sie je eine ungewöhnliche Reaktion mit folgenden Medikamenten und Materialien erlebt?**
> Penicillin
> Sulfonamide
> Schmerzmittel
> Jod
> Barbiturate (Schlafmittel)
> Metalle (Chrom, Nickel etc.)

Bei Bejahung empfiehlt es sich dringend, die genannten Substanzen zu vermeiden bzw. bei einem Facharzt einen Allergietest durchführen zu lassen. Nachgewiesene Allergien sollten in einen Allergie-Paß eingetragen und durch Unterschrift des zuständigen Facharzts bestätigt werden.

KRL

> – Hatten Sie jemals akutes Rheuma oder eine rheumatische Herzerkrankung?

Es ist zu beachten, daß nach akutem Rheuma infolge einer aufgetretenen Bakteriämie oft Herzklappenschäden (Endokarditis) festgestellt werden. Vor einem geplantem zahnärztlichen Eingriff mit Bakteriämiegefahr (das sind alle Eingriffe mit Verletzung der Weichgewebe oder des Knochens wie

z. B. bei Zahnsteinentfernung, Zahnextraktion) ist in der Regel eine antibiotische Abschirmung angezeigt (Facharzt konsultieren) (siehe Schema unter „Endokarditis").

> – Haben Sie einen angeborenen Herz- oder Herzklappenfehler?

Auch in diesem Fall muß bei einem zahnärztlichen Eingriff mit der möglichen Gefahr einer Bakterienstreuung eine Antibiotika-Prophylaxe durchgeführt werden (siehe Schema unter „Endokarditis"). Lang andauernde Behandlungen sind aufgrund der Belastung des Patienten zu vermeiden. Alle möglichen Infektionsquellen (periapikale Herde, tiefe Zahnfleischtaschen, stark zerstörte Zähne, Wurzelreste) sollten eliminiert werden. Im Zweifelsfalle ist die Extraktion eines beherdeten Zahnes vorzuziehen. Der Patient muß auf die Notwendigkeit einer halbjährlichen Kontrolle und die Wichtigkeit einer rechtzeitigen Entfernung eventuell vorhandener Infektionsherde hingewiesen werden.

> – Haben Sie abnorme Herzgeräusche?

Es muß abgeklärt werden, ob die Herzgeräusche organischer, nicht-funktioneller Natur sind. Falls dies so ist, muß geklärt werden, ob Zahnsteinentfernung, Scaling, Root Planing und Extraktionen usw. unter Antibiotika-Schutz vorgenommen werden, um der Gefahr einer durch Bakteriämie verursachten Endokarditis vorzubeugen.

> – Haben Sie künstliche Herzklappen?

Für jeden zahnärztlichen Eingriff ist eine antibiotische Abschirmung unbedingt notwendig (siehe Schema unter „Endokarditis"). Patienten mit prothetischem Herzklappenersatz stehen in der Regel unter Antikoagulantientherapie.

> – Tragen Sie einen Herzschrittmacher?

Hat der Patient einen Herzschrittmacher, so sollten elektrisch betriebene zahnärztliche Geräte (Air-Scaler, Ultraschallgeräte, Geräte zur elektrischen Sensibilitätsprüfung, Elektrotome) aufgrund einer möglichen Interferenz mit der Schrittmacherfunktion am besten nicht verwendet werden, weil ältere und defekte zahnärztliche Geräte Herzschrittmacher der älteren Generation unter Umständen inhibieren können.

> – Hatten Sie jemals eine der folgenden Krankheiten oder Beschwerden?

Zu hoher Blutdruck

Die aktuellen Blutdruckwerte, eventuelle weitere mit der Hypertonie einhergehende Symptome sowie die regelmäßig einzunehmenden Medikamente gegen den Bluthochdruck sollten notiert werden. Generell gilt: Bei vorhandener Dauermedikation mit Antihypertonika darf diese vor der zahnärztlichen Behandlung nicht abgesetzt werden. Die Behandlung sollte in einer streßfreien Atmosphäre erfolgen. Kurze Termine sind vorteilhaft. Auf eine möglichst schmerzfreie Behandlung ist bei Hypertonikern zu achten. Eine Prämedikation mit Diazepam (z. B. Valium®; Hoffmann-La Roche, D-Grenzach-Wyhlen) kann angezeigt sein. Vasokonstringentien sind auf die Lokalanästhesie (höchstens 1:100.000) zu beschränken; drei Ampullen sollten nicht überschritten werden. Bei Verabreichung von Barbituraten und Sedativa ist auf eine Reduzierung der Dosis zu achten, weil Antihypertensiva deren Wirkung in der Regel verstärken (Facharzt konsultieren).

Zu niedriger Blutdruck

Eine Hypotonie bedarf in der Regel keiner besonderen präventiven Maßnahmen durch den Zahnarzt. Eine Behandlung am liegenden Patienten ist empfehlenswert. Bei Verdacht auf bestehende organische Ursachen einer Hypotonie ist Rücksprache mit dem behandelnden Facharzt zu halten.

Endokarditis

Für jeden zahnärztlichen Eingriff ist eine antibiotische Abschirmung notwendig. Eine bakterielle Endokarditis stellt in jedem Falle eine schwerwiegende und gefährliche Komplikation dar.
Nach den Empfehlungen der Deutschen Gesellschaft für Herz- und Kreislaufforschung werden zur Endokarditisprophylaxe bei zahnärztlichen Eingriffen folgende Dosierungen empfohlen, die 30 bis 60 Minuten vor dem zahnärztlichen Eingriff peroral verabreicht werden sollten:

	ohne Penicillinunverträglichkeit	bei Penicillinunverträglichkeit
Erwachsene	2 Mio i. E. Penicillin V	Clindamycin 600 mg
Kinder	50 000 i. E. / kg Penicillin V	Clindamycin 15 mg / kg

Erläuterungen zum Gesundheitsfragebogen   169

> Herzinfarkt/Angina pectoris/Herzschwäche (-insuffizienz)

Anzuraten ist eine Abklärung des aktuellen Gesundheitszustands und der aktuellen Medikation. Bei Herzpatienten ist die Vorbeugung von Angstzuständen wichtig. Zudem empfehlen sich folgende Grundsätze: Möglichst streß- und schmerzfreie Behandlung (auf den Patienten eingehen), kurze Termine, fakultativ Prämedikation mit Diazepam (z. B. Valium® 5 bis 10 mg), maximal drei Ampullen Lokalanästhetikum mit Adrenalinzusatz 1:100.000. Vasokonstringentien sind auf die Lokalanästhesie zu beschränken; Adrenalin zur Blutstillung und adrenalingetränkte Retraktionsfäden zur Gingivalsaumverdrängung sollten nicht verwendet werden.
Bei Angina-pectoris-Patienten kann die prophylaktische Gabe von einer oder zwei Kapseln Nitroglycerin (z. B. Nitrolingual®; Pohl, D-Hohenlockstedt) à 0,8 mg vor der Behandlung angeraten sein (Kapseln zerbeißen, Flüssigkeit in Mundhöhle behalten, leere Kapseln aus dem Mund nehmen) (Cave Überdosierung: Blutdruckabfall, Benommenheit, reflektorische Tachykardie, Kopfschmerzen, Kollapszustände). In Fällen von grünem Star und starker Hypotonie ist die Gabe von Nitroglycerin kontraindiziert. Während der ersten sechs Monate nach einem Herzinfarkt sollte keine zahnmedizinische Behandlung durchgeführt werden (Ausnahme: Notfallbehandlung).

> - Haben Sie Schmerzen in der Brust, wenn Sie sich anstrengen?

Bei Bejahung sollte nach der Art und der Lokalisation der Schmerzen gefragt werden. Ein im Ruhezustand nicht auftretender drückender substernaler Schmerz bei körperlicher Belastung ist als Anzeichen einer Ischämie des Myokards zu werten (Angina pectoris).

> - Sind Sie kurzatmig bei kleineren Anstrengungen? (z. B. beim Treppensteigen)

Starke Kurzatmigkeit mit deutlicher Einschränkung der normalen Aktivität kann Hinweis auf ein Herzleiden, eine Anämie oder ein Lungenleiden (Bronchialasthma) sein.

HOR

> - Sind Sie zuckerkrank? (Diabetes mellitus)

Angaben über Art (Typ I: juvenile Diabetes, Typ II: Altersdiabetes) und Schweregrad der Erkrankung, Zeitpunkt der Erstdiagnose sowie die Therapie sollten aufgezeichnet werden. Bislang nicht ärztlich versorgte bzw.

nicht eingestellte Diabetiker sind vor Beginn der zahnärztlichen Behandlung an einen Facharzt (Internisten) zu überweisen. Kontrollierte, unter Insulintherapie stehende Diabetiker neigen zur Hypoglykämie; daher sollen sie nicht nüchtern zur Zahnarztbehandlung erscheinen. Die Behandlungen sollten nicht zu lange dauern und am besten vormittags (nach dem Frühstück) stattfinden. Glukose (in Form von Traubenzucker, Zuckerwürfel, Limonade, Glukose-Lösung 20%ig o. ä.) sollte für den Fall einer Hypoglykämie (Symptome: Schwächegefühl, Heißhunger, Übelkeit, Erbrechen, Unruhe, Schwitzen, Tremor, Tachykardie, Hyperventilation, Angst) bereitliegen. Auf die Verwendung von lokal angewandtem Adrenalin sollte verzichtet werden (Erhöhung der Blutglukosekonzentration und des Risikos für das Entstehen von Thrombosen und lokalen Nekrosen). In bestimmten Fällen ist für „blutige Eingriffe" eine Antibiotikaprophylaxe notwendig (Facharzt konsultieren). Es ist zu beachten, daß für Diabetiker eine erhöhte Infektanfälligkeit und eine verlangsamte Wundheilung typisch sind. Aus diesem Grunde sind zahnärztliche Eingriffe möglichst atraumatisch durchzuführen.

> – Haben Sie eine Schilddrüsenerkrankung?

Nur bei nicht gut eingestellten oder unbehandelten Patienten mit Schilddrüsenüberfunktion (Hyperthyreose) ist mit Komplikationen zu rechnen. Daher sollten zahnärztlich-prothetische Eingriffe nur ausgeführt werden, wenn die Hyperthyreose gut eingestellt ist. Ansonsten besteht die Gefahr des Auftretens einer thyreotoxischen Krise (Symptome: Sinustachykardie, Anstieg der Körpertemperatur, Unruhe, Angst, Erbrechen, Somnolenz, Koma, Kreislaufversagen).
Adrenalin sollte nicht angewendet werden.

> – Nehmen Sie Hormonpräparate? (z. B. die „Pille")

Hier interessieren vor allem Antikonzeptiva, weil durch die in ihnen enthaltenen Hormone marginale Parodontopathien gefördert werden können.

VTr

> – Haben Sie in letzter Zeit ohne Diät an Gewicht abgenommen?

Hoher Gewichtsverlust tritt unter anderem bei Diabetes, Tuberkulose, malignen Tumoren und Bluterkrankungen auf. Einem nicht erklärbaren Gewichtsverlust größeren Ausmaßes (10 kg oder mehr) sollte fachärztlich nachgegangen werden.

Erläuterungen zum Gesundheitsfragebogen 171

> – Haben Sie Magen-, Verdauungsbeschwerden, Verstopfung oder Durchfall?

Solche Beschwerden können Ausdruck infektiöser Gastroenteritiden, peptischer Ulzera und/oder von Tumoren sein. Häufig nehmen diese Patienten atropinhaltige Medikamente ein (Nebenwirkung: Mundtrockenheit (Xerostomie)). Patienten mit Magengeschwüren dürfen wegen der Gefahr gastroduodenaler Blutungen weder acetylsalicylsäurehaltige Medikamente noch Kortikoide verschrieben werden.

> – Haben (hatten) Sie ein Leberleiden (Hepatitits, Zirrhose), eine Gallenerkrankung oder Gelbsucht?

Bei Bejahung der Frage müssen die Patienten labormedizinisch untersucht werden. Da bei infektiösen Patienten die Gefahr einer Ansteckung besteht, sind bei ihnen, unter Beachtung der üblichen Schutzmaßnahmen, nur Notfallbehandlungen angezeigt. Medikamente, die in der Leber metabolisiert werden (z. B. Lokalanästhetika vom Amid-Typ), sollten bei Lebererkrankungen wegen der Möglichkeit der Kumulation nur mit Vorsicht verabreicht werden. Bei bestehender Leberzirrhose (Alkoholabusus?) ist die Gefahr des Auftretens von Nachblutungen groß.

> – Haben Sie eine Nierenkrankheit, ein Nierenleiden oder einen krankhaften Harnbefund?

Alle möglichen Infektionsherde sollten bei Patienten mit Nierenerkrankungen aus dem Mund entfernt werden. Behandlungen, die eine Bakteriämiegefahr beinhalten (z. B. Zahnsteinentfernung, Extraktionen), dürfen bei Patienten mit transplantierten Nieren, dialysepflichtiger Niereninsuffizienz und akuter Glomerulonephritis nur unter Antibiotikaschutz durchgeführt werden. Nephrotoxische Medikamente sowie solche, die hauptsächlich über die Niere metabolisiert werden (darunter fallen auch die Lokalanästhetika), sind bei Nierenschädigungen zu vermeiden.

> – Hatten Sie eine Nierentransplantation?

Patienten mit transplantierter Niere erhalten zwecks Vermeidung von Abstoßungsreaktionen Kortikoide als Dauermedikation verabreicht (Immunsuppression) (siehe MED: Cortison oder Prednisonpräparate).

RH

> - Leiden Sie an rheumatischen Beschwerden? (Gelenkerkrankungen)

Patienten mit Erkrankungen des rheumatischen Formenkreises (z. B. rheumatoide Arthritis; Arthrosis deformans) sind durch Schmerzen und Bewegungseinschränkungen im Stütz- und Bewegungsapparat gekennzeichnet. Angesichts der oftmals starken Schmerzen sind die Behandlungstermine möglichst kurz zu gestalten. Bei „blutigen Eingriffen" ist häufig eine antibiotische Abschirmung indiziert.
Aufgrund der Einnahme von Medikamenten (z. B. Acetylsalicylsäure) muß man auf Nebenwirkungen (z. B. Blutungen) gefaßt sein.
Bei allen Patienten, die jemals an akutem Rheuma oder rheumatischem Fieber litten, ist bei „blutigen" zahnmedizinischen Eingriffen ein Antibiotikaschutz notwendig.

> - Sind Ihre Gelenke des öfteren geschwollen?

Kurzatmigkeit im Liegen oder während des Schlafes kann bei einer Herzdekompensation und einer Attacke von Asthma bronchiale auftreten. Das gleichzeitige Vorliegen eines Ödems der Fußgelenke legt den Verdacht auf eine Herzdekompensation nahe. Angeschwollene Fußgelenke können auch im Verlauf einer Schwangerschaft, bei Nierenleiden (chronische Nephritis), bei Patienten mit Varizen (Krampfadern) sowie natürlich bei Verstauchung des Fußgelenks oder durch frühere Traumata in diesem Bereich auftreten.

> - Leiden Sie an Muskelschmerzen?

Bei den Erkrankungen des rheumatischen Formenkreises sind nicht nur Gelenke und Wirbelsäule, sondern häufig auch Muskeln, Sehnen und Bänder betroffen (sog. Weichteilrheumatismus, extraartikulärer Rheumatismus), z. B. in Form einer Fibromyalgie oder Tendomyopathie. Auch hierbei sind Schmerzen typisch (Muskelhartspann).

NS

> - Haben Sie je epileptische Anfälle gehabt?

Bei der Behandlung sollte auf eine streßfreie Atmosphäre geachtet werden; evtl. ist eine Prämedikation angezeigt. Die Patienten sollen ihre Medikamente (Antikonvulsiva) vor der zahnärztlichen Behandlung wie gewohnt einnehmen. Lokalanästhetika mit Adrenalinzusatz sollten nur sparsam eingesetzt werden.

Erläuterungen zum Gesundheitsfragebogen   173

Bei Epileptikern können medikamentenbedingte Gingivahyperplasien vorkommen. Bei Epileptikern ist festsitzender Zahnersatz eher angezeigt als herausnehmbarer (keine Gefahr der Aspiration oder des Verschluckens). Wenn ästhetisch möglich, sind Vollgußrestaurationen metallkeramischen Arbeiten vorzuziehen.

> - Hatten Sie jemals Schwindel- oder Ohnmachtsanfälle?

Schwindelanfälle sind bei Hyper- oder Hypotonie, Anämie, nach Hirnblutungen oder -schädigungen oder bei schnellem Aufrichten aus gebückter Haltung möglich.
Ohnmachtsanfälle können auf neurologische Erkrankungen wie Epilepsie hindeuten, aber ebenso Ausdruck von Hypotonie, Hypoglykämie oder Arrhythmien sein.

> - Hatten Sie jemals einen Schlaganfall?

Empfehlenswert sind kurze, streßfreie Termine. Vasokonstringentien sollten auf die Lokalanästhesie beschränkt bleiben. Zu beachten ist, daß Patienten nach einem Hirnschlag häufig mit Antikoagulantien therapiert werden.

RTr

> - Hatten Sie je Tuberkulose?

Aufgrund der bestehenden Infektionsgefahr erhalten Patienten mit aktiver Tbc – unter Erwägung aller Schutzmaßnahmen für Behandler und Personal – nur eine Notfallbehandlung.

> - Husten Sie oft?
> Kommt dabei Schleim oder Blut hoch?

Ein hartnäckiger Husten kann beispielsweise durch Rauchen, durch ein Lungenkarzinom oder Tuberkulose oder durch ein Lungenemphysem bedingt sein. Chronischer Husten mit Schleimabsonderung ist ein Zeichen für einen entzündlichen Prozeß mit Exsudatbildung. Hämoptysis (Bluthusten) kann bei Tuberkulose, Lungenembolie, Bronchiektasien und Lungenkarzinom auftreten.

> - Haben Sie Bronchialasthma?

Da in Belastungssituationen ein Asthmaanfall ausgelöst werden kann, ist eine Prämedikation mit einem Diazepam (z. B. Valium®) empfehlenswert. Acetylsalicylsäure kann einen Bronchospasmus und einen Asthmaanfall hervorrufen und sollte daher bei diesen Patienten vermieden werden.

> - Hatten Sie je eine Stirn- oder Kieferhöhlenentzündung?

Der Behandler muß eruieren, ob es sich um ein primär-akutes (einmaliges Ereignis) oder ein chronisch-entzündliches Geschehen (in Intervallen wiederkehrend) oder um eine akute Exazerbation einer chronischen Sinusitis frontalis oder maxillaris handelt. Für den Zahnarzt ist in erster Linie die Sinusitis maxillaris von Bedeutung. Ein dentogenes Geschehen muß ausgeschlossen werden. Gibt es auf eine dentogene Genese keinen Hinweis, so muß an einen rhinogenen Ursprung gedacht werden.

MSH

> - Leiden Sie oft unter Mundtrockenheit?

Bei bestehender, durch reduzierte oder fehlende Speichelsekretion bedingter Mundtrockenheit (Xerostomie, Sialopenie) muß die dafür in Frage kommende Ursache eruiert werden. Xerostomie geht häufig mit einer erhöhten Kariesfrequenz und mit Schleimhautveränderungen wie Atrophien oder Ulzera einher, die ihrerseits die Entwicklung von Bakterien- oder Pilzinfektionen der Mundschleimhaut begünstigen können. In prothetischer Hinsicht kann eine Xerostomie zu Problemen im Halt von abnehmbarem Zahnersatz führen bzw. den Halt von Totalprothesen unmöglich machen. Der Patient selbst klagt neben dem Trockenheitsgefühl vor allem über Brennen und Schmerzen. Mundtrockenheit ist häufig eine Nebenwirkung von Medikamenten wie Antidepressiva, Antihistaminika oder Sedativa. Ist eine medikamentenbedingte Ursache auszuschließen, müssen spezielle diagnostische Maßnahmen wie beispielsweise eine Sialographie durchgeführt werden. Dieses Phänomen kann nicht selten auch bei Frauen in der Menopause beobachtet werden. Das Vorkommen einer Mundtrockenheit ist auch im Rahmen eines Sjögren-Syndroms (Sicca-Syndrom) möglich und steht unter den dort auftretenden Symptomen im Vordergrund.

> - Leiden Sie unter Zungen- oder Wangenbrennen?

Für Zungenbrennen (Glossodynie, Glossalgie) können viele Ursachen in Betracht kommen: Atrophie der Zungenschleimhaut (Glossitis Moeller-Hunter) bei perniziöser Anämie (Mangel an Vitamin B_{12} = Cobalamin), psychische Ursachen (z. B. in Zusammenhang mit Depressionen), Allergien, Stoffwechselerkrankungen (Diabetes, Gicht), Medikamente (z. B.

Antibiotika), Xerostomie, Potentialunterschiede verschiedener Legierungen im Mund, Ausstrahlungsschmerzen von Muskeln, nervale Veränderungen (z. B. Neuralgie des N. glossopharyngeus), Karzinom. Die Therapie kann meist nur symptomatisch erfolgen.

> – Leiden Sie an Aphten, Herpes oder offenen Mundwinkeln?

Die genauen Ursachen für das Auftreten von Aphten sind nicht geklärt. In Form der intraoral lokalisierten rezidivierenden benignen Aphtosis (RBA) kommen sie in Verbindung mit Traumen sowie mit Streß- und Konfliktsituationen vor. Daneben werden autoimmunologische Mechanismen diskutiert. Auch hormonelle Faktoren (gehäuftes Auftreten bei Frauen in der zweiten Zyklushälfte) scheinen eine Rolle zu spielen.

Herpes labialis (Herpes simplex) tritt an Lippe oder Mundschleimhaut auf. Rezidive dieser Viruserkrankung kommen häufig bei einer (momentan) geschwächten Abwehr vor, beispielsweise im Zuge von körperlicher Überanstrengung, bei psychisch-emotionalem Streß (Disstreß), bei gastrointestinalen Erkrankungen, Erkrankungen der Atemwege oder Erkrankungen mit hohem Fieber (Pneumonien). Auch während der Menstruation und Schwangerschaft, nach Traumen (z. B. zahnärztliche Behandlung), bei vorhandenen Allergien sowie Einwirkung von Sonnenlicht bzw. UV-Bestrahlung können sich Herpesrezidive bilden.

Mundwinkelrhagaden (Perlèche, Cheilitis angularis, Faulecken) sind typischerweise bei zu tiefem Biß (Zahnprothesenträger) bzw. bei Zahnlosigkeit (dadurch starke Faltenbildung im Mundwinkelbereich) anzutreffen. Aufgrund der vorhandenen feuchten Kammer liegt bei Erwachsenen fast immer eine sekundäre Candidainfektion vor.
In der Regel kann man auch Vitamin-B_2-Mangel (Riboflavin), Eisenmangel und/oder Achylie feststellen.

INF

> Leiden oder litten Sie an einer der folgenden Infektionskrankheiten? Hepatitis/HIV-Infektion oder AIDS/Tuberkulose/Geschlechtskrankheiten?

Bei Vorliegen von Infektionskrankheiten müssen spezielle Vorkehrungen getroffen werden (Handschuhe, Gesichtsmaske, Schutzbrille), um sicherzustellen, daß eine Übertragung der Infektion auf den Behandler und die zahnärztliche Assistenz verhindert wird.

Literatur

BDZ & KZBV (Bundesverband der Deutschen Zahnärzte & Kassenzahnärztliche Bundesvereinigung): Informationen über zahnärztliche Arzneimittel. 8. Auflage. BDZ & KZBV, Köln 1988.

Bundesverband der Pharmazeutischen Industrie (BPI): Rote Liste. Arzneimittelverzeichnis des BPI. Edition Cantor, Aulendorf.

Rotgans J., Duinkerke A.S.R.: Anleitung zur Interpretation eines zahnärztlichen Anamnesefragebogens. Quintessenz 1982; 33: 369 - 376, 589 - 595, 823 - 828, 1051 -1061.

Empfohlene Literatur

Little J. W., Falace D. A.: Zahnärztliche Behandlung von Risikopatienten. Deutscher Ärzte-Verlag, Köln 1991.

5 Befundaufnahme und Planung

5.1 Einleitung

Für die Befunderhebung und Planung steht an der Freiburger Abteilung Poliklinik für Zahnärztliche Prothetik ein achtseitiger Bogen zur Verfügung. Er ist wie folgt gegliedert:

I. Anamnese

A. Allgemeinmedizinische Anamnese
B. Zahnärztliche Anamnese

II. Befund

1. Extraoral
2. Intraoral: a. Mundschleimhaut
    b. dental/röntgenologisch
    c. parodontal/röntgenologisch
3. Funktioneller Kurzbefund
4. Prothetisch

III. Diagnose: extraoral
 Mundschleimhaut
 dental
 parodontal
 funktionell
 prothetisch
 zusätzlich

IV. Weitere diagnostische und Behandlungsmaßnahmen, Behandlungsplanung mit Terminplanung

Die letzte Seite ist für die Erhebung des Papillenblutungsindex (PBI) reserviert.

UNIVERSITÄTSKLINIKUM FREIBURG UNIVERSITÄTSKLINIK FÜR ZAHN-, MUND- UND KIEFERHEILKUNDE ABT. POLIKLINIK FÜR ZAHNÄRZTLICHE PROTHETIK ÄRZTLICHER DIREKTOR: PROF. DR. J. R. STRUB	Name: .... Vorname: ....

DIESE SEITE IST VOM PATIENTEN AUSZUFÜLLEN Alle Angaben unterstehen der ärztlichen Schweigepflicht	bitte Zutreffendes ankreuzen Ja / Nein

A. ALLGEMEINMEDIZINISCHE ANAMNESE
1. Liegt ein Arbeitsunfall vor? ❏ ❏
2. Waren Sie während der letzten Jahre im Krankenhaus oder in ärztlicher Behandlung?
   Hausarzt: _____ ❏ ❏
3. Bluten Sie lange bei Verletzungen? ❏ ❏

Hatten Sie jemals:
4. – Eine ungewöhnliche Reaktion auf Spritzen oder Medikamente?
   (z. B. Penicillin, Jod etc.) ❏ ❏
5. – Asthma, Heuschnupfen oder Allergien? ❏ ❏
6. – Herzerkrankungen, Kreislaufstörungen? ❏ ❏
7. – Rheumatisches Fieber, akutes Rheuma? ❏ ❏
8. – Rheumatische Erkrankungen, Gelenkerkrankungen? ❏ ❏
9. – Lebererkrankungen (Gelbsucht)? ❏ ❏
10. – Zuckerkrankheit? ❏ ❏
11. – Atemwegserkrankungen? ❏ ❏
12. – Nierenerkrankungen? ❏ ❏
13. – Infektiöse Erkrankungen (TBC, Hepatitis, AIDS, Geschlechtserkrankungen)? ❏ ❏
14. Patientinnen: Besteht eine Schwangerschaft? ❏ ❏

B. ZAHNÄRZTLICHE ANAMNESE
1. Haben Sie Schmerzen an den Zähnen? Wo? _____ ❏ ❏
2. Haben Sie Schmerzen am Zahnfleisch? Wo? _____ ❏ ❏
3. Ist Ihre Kaufähigkeit beeinträchtigt? ❏ ❏
4. Empfinden Sie das Aussehen Ihrer Zähne als Problem? ❏ ❏
5. Haben Sie manchmal Schmerzen oder ein Spannungsgefühl im Kiefergelenk oder im Gesichtsbereich? ❏ ❏
6. Leiden Sie unter chronischen Kopf-, Hals- oder Schulterschmerzen? ❏ ❏
7. Benutzen Sie neben Zahnbürste und Zahnpasta noch andere Mundhygienemittel? Welche? _____ ❏ ❏
8. Waren Sie im vergangenen Jahr in zahnärztlicher Behandlung?
   Hauszahnarzt: _____ ❏ ❏
9. Kommen Sie: – zur Beratung oder Kontrolle? ❏ ❏
   – zur Notfallbehandlung oder Reparatur des Zahnersatzes? ❏ ❏
   – zur Sanierung? ❏ ❏
   – durch Überweisung ❏ ❏

Datum: _____ Unterschrift: _____

Einleitung

Patient

BEHANDLER:

DATUM:

I. ANAMNESE   (+/-)   Besonderheiten

MED	HÄD	ALL	KRL	HOR
❏	❏	❏	❏	❏
❏	❏	❏	❏	❏
VTr	RH	NS	MSH	INF

II. BEFUND

1. EXTRAORAL   (+/-)   Besonderheiten

- Sensibilität ❏
- Lymphknoten ❏
- Asymmetrien ❏
- Sonstiges ❏

2. INTRAORAL   (+/-)   Besonderheiten

a. Mundschleimhaut

- Lippen ❏
- Mukosa ❏
- Zunge ❏
- Mundboden ❏
- Gaumen ❏
- Alveolarfortsatz ❏
- Tonsillen ❏
- Speichel ❏

Befundaufnahme und Planung

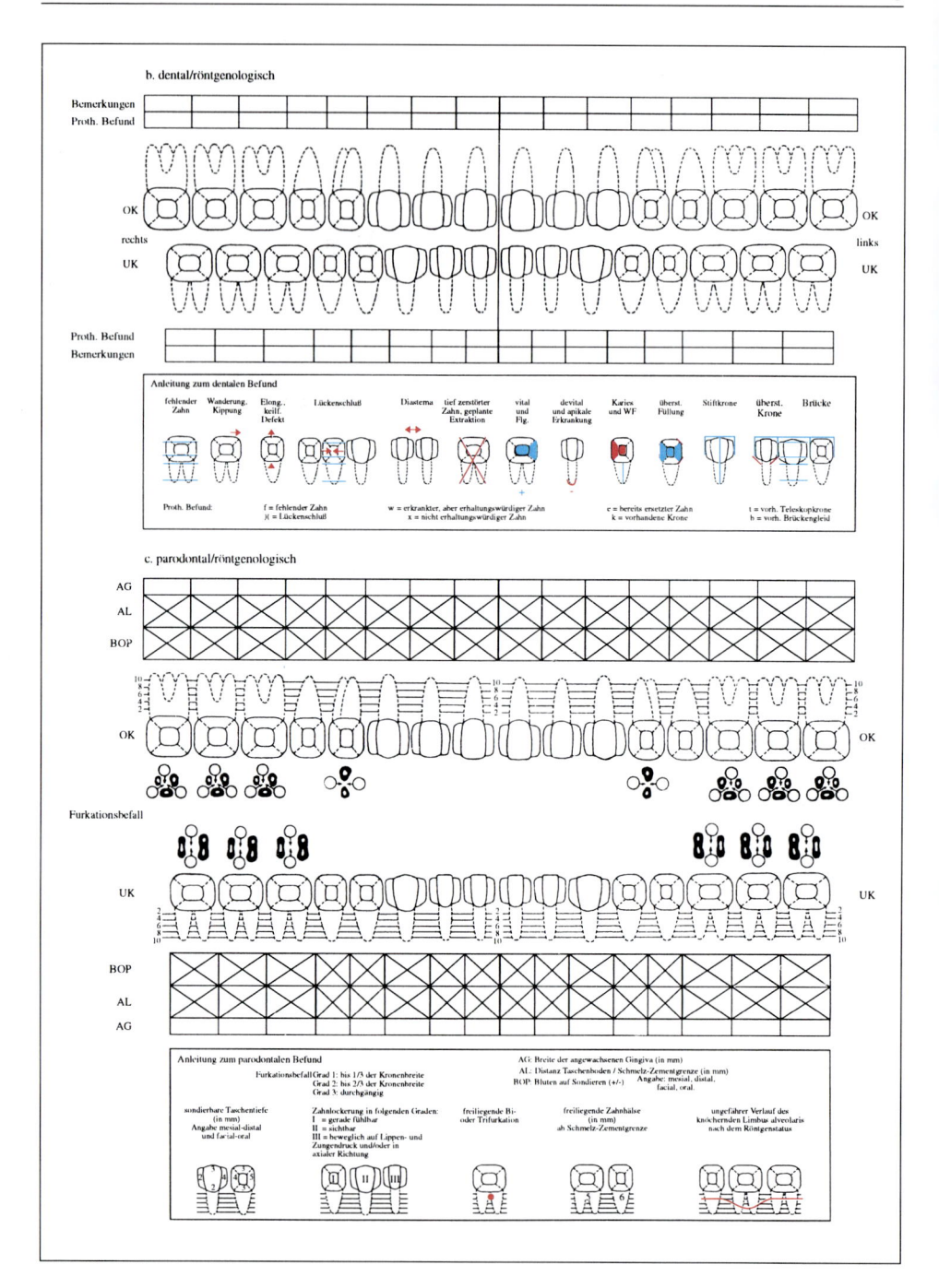

b. dental/röntgenologisch

Bemerkungen
Proth. Befund

OK rechts — OK links
UK — UK

Proth. Befund
Bemerkungen

Anleitung zum dentalen Befund

| fehlender Zahn | Wanderung, Kippung | Elong., keilf. Defekt | Lückenschluß | Diastema | tief zerstörter Zahn, geplante Extraktion | vital und Flg. | devital und apikale Erkrankung | Karies und WF | überst. Füllung | Stiftkrone | überst. Krone | Brücke |

Proth. Befund:
f = fehlender Zahn   w = erkrankter, aber erhaltungswürdiger Zahn   e = bereits ersetzter Zahn   t = vorh. Teleskopkrone
)(= Lückenschluß   x = nicht erhaltungswürdiger Zahn   k = vorhandene Krone   b = vorh. Brückenglied

c. parodontal/röntgenologisch

AG
AL
BOP

OK — OK

Furkationsbefall

UK — UK

BOP
AL
AG

Anleitung zum parodontalen Befund

Furkationsbefall Grad 1: bis 1/3 der Kronenbreite
Grad 2: bis 2/3 der Kronenbreite
Grad 3: durchgängig

AG: Breite der angewachsenen Gingiva (in mm)
AL: Distanz Taschenboden / Schmelz-Zementgrenze (in mm)
BOP: Bluten auf Sondieren (+/-) Angabe: mesial, distal, facial, oral.

sondierbare Taschentiefe (in mm) Angabe mesial-distal und facial-oral

Zahnlockerung in folgenden Graden:
I = gerade fühlbar
II = sichtbar
III = beweglich auf Lippen- und Zungendruck und/oder in axialer Richtung

freiliegende Bi- oder Trifurkation

freiliegende Zahnhälse ab Schmelz-Zementgrenze

ungefährer Verlauf des knöchernden Limbus alveolaris nach dem Röntgenstatus

3. Funktioneller Kurzbefund

a) Okklusion *(Zutreffendes ankreuzen)*

- Okklusionstyp: neutral ☐   distal ☐   mesial ☐

  Überbiß: ☐ mm   Kontakte in habitueller Okklusion:

18	17	16	15	14	13	12	11	21	22	23	24	25	26	27	28
48	47	46	45	44	43	42	41	31	32	33	34	35	36	37	38

  sagittale Stufe: ☐ mm

  Interokklusalraum: ☐ mm

- lockere Führung: nicht möglich ☐   möglich ☐   erschwert ☐

- Okklusale Vorkontakte in RKP:

18	17	16	15	14	13	12	11	21	22	23	24	25	26	27	28
48	47	46	45	44	43	42	41	31	32	33	34	35	36	37	38

- Abgleitbewegung von ZKP-Vorkontakten in die habituelle Okklusion:

  ☐ mm vertikal   ☐ mm vorn   ☐ mm re   ☐ mm li

- Exkursionsbewegungen: *(X = Kontakte bei Exkursion)*

  Protrusion

18	17	16	15	14	13	12	11	21	22	23	24	25	26	27	28
48	47	46	45	44	43	42	41	31	32	33	34	35	36	37	38

  Laterotrusion rechts

  AS | 18 | 17 | 16 | 15 | 14 | 13 | 12 | 11 | 21 | 22 | 23 | 24 | 25 | 26 | 27 | 28 | BS
  48 47 46 45 44 43 42 41 31 32 33 34 35 36 37 38

  Laterotrusion links

  BS | 18 | 17 | 16 | 15 | 14 | 13 | 12 | 11 | 21 | 22 | 23 | 24 | 25 | 26 | 27 | 28 | AS
  48 47 46 45 44 43 42 41 31 32 33 34 35 36 37 38

b) UK-Mobilität   (+ / -)

- Bewegungsschmerz
  - Kiefergelenk ☐
  - Muskulatur
- Deviation ☐
- max. SKD _____ mm
- Gelenkgeräusche:
  - Knacken
  - Reiben ☐

4. Prothetischer Kurzbefund   (+ / -)

Zahnersatz: suffizient ☐   insuffizient ☐

Paßungenauigkeit OK/UK ☐   Retentionsverlust OK/UK ☐   Kaustabilität OK/UK ☐

Lachlinie: hoch ☐   mittel ☐   tief ☐

Sonstiges: ....
....

III. DIAGNOSE

- Extraoral und Mundschleimhaut
- Dental/röntgenologisch:
- Parodontal/röntgenologisch
- Funktionell:
- Prothetisch:
- zusätzliche Befunde:

IV. PROGNOSE

18	17	16	15	14	13	12	11	21	22	23	24	25	26	27	28
48	47	46	45	44	43	42	41	31	32	33	34	35	36	37	38

V. Weiterführende diagnostische und Behandlungsmaßnahmen

Behandlungsplanung   *(Zutreffendes ankreuzen und erläutern)*

Medizinische Abklärung: ❑ _____

Funktionsstatus: ❑ _____

KfO-/Chirurg. Vorbehandlung: ❑ _____

Mundhygieneanleitung: ❑ _____

Extraktionen
Scaling
PA-Chirurgie
Endodontie
Aufbauten
Füllungen

Sonstiges:

Füllungen
Aufbauten
Endodontie
PA-Chirurgie
Scaling
Extraktionen

Einleitung

PROTHETISCHE PLANUNG:

Beh.-Plan																
Befund																
	18	17	16	15	14	13	12	11	21	22	23	24	25	26	27	28
	48	47	46	45	44	43	42	41	31	32	33	34	35	36	37	38
Befund																
Beh.-Plan																

Anleitung zur prothetischen Planung (Befund: siehe proth. Befund)

Beh.-Plan: K = Krone   O = Verbindungsvorrichtung   E = zu ersetzender Zahn
            T = Teleskopkrone V = Kunstoffverblendung   H = kompl. gegossene Halte- u. Stützvorrichtung
            B = Brückenglied M = Metallkeramikverblendung   - = Verblockung, Steg, verbundene Brückenspannen

☐ Unbrauchbare Prothese/Brücke

Alter des OK-Zahnersatzes: ☐
          UK- Zahnersatzes: ☐   ca. _____ Jahre

☐ Interimsversorgung   ☐ Immediatversorgung   ☐ Versorgungsleiden

☐ Unfall, Unfallfolgen oder Berufskrankheit

Labor: _____

Zahnform: _____

Zahnfarbe: _____

Materialien: _____
_____
_____
_____

☐ Es wird keine Palladium-Basis- oder NEM-Legierung verwendet

Bemerkungen: _____
_____
_____

Stud.: _____   Assi.: _____   OA: _____   Prof. Strub
Datum: _____   _____   _____
HKP ausgestellt: _____   HKP genehmigt: _____   HKP läuft aus: _____

Terminplanung:

Klinik **Labor**

Behandlung abgeschlossen: _____

© Abteilung Poliklinik für Zahnärztliche Prothetik, Albert-Ludwigs-Universität Freiburg, Freiburg 1989, 1994

Einleitung

Papillen-Blutungs-Index

Oberkiefer

oral — fazial

Unterkiefer

fazial — oral

Anleitung zum Papillen-Blutungs-Index

0 = Kein Blut
1 = Es erscheint nur ein Blutpunkt
2 = Auftreten verschiedener isolierter Blutpunkte oder eines einzelnen kleinen Blutflecks
3 = Das interdentale Dreieck füllt sich kurz nach der Sondierung mit Blut
4 = Profuse Blutung beim Sondieren; Blut fließt sofort in den marginalen Sulkus

Datum, Gesamtsumme pro Sitzung (Σ) und Durchschnitt pro Zahn (Ø)

	Σ	Ø			Σ	Ø	
_____	☐	☐	I	_____	☐	☐	VI
_____	☐	☐	II	_____	☐	☐	VII
_____	☐	☐	III	_____	☐	☐	VIII
_____	☐	☐	IV	_____	☐	☐	IX
_____	☐	☐	V	_____	☐	☐	X

Mundhygiene: gut ☐   mittel ☐   schlecht ☐

Bemerkungen: _____
_____
_____

5

5.2 Erhebungen anhand des Befundbogens

5.2.1 Anamnese

A. Allgemeinmedizinische Anamnese
Die auf Seite 1 des Bogens aufgeführten Fragen sind im Sinne einer Kurzanamnese zu sehen, wie sie unmittelbar vor einer Schmerz- bzw. Notfallbehandlung angezeigt wäre. In allen anderen Fällen ist das Ausfüllen des speziellen Gesundheitsfragebogens (vgl. Kap. 4) angezeigt. Dies kann vom Patienten zu Hause gemacht werden. Wurde in einer Sparte bei „Ja" angekreuzt, so ist dies auf der zweiten Seite des Befundbogens in dem betreffenden Kasten zu markieren und unter „Besonderheiten" zu erläutern.

B. Zahnärztliche Anamnese
Die spezielle zahnärztliche Anamnese verfolgt den Zweck, den Grund für die Vorstellung des Patienten zu erfahren (Motivationsgrund) und seine spezifischen Probleme im Kiefer-, Mund- und Gesichtsbereich zu erkennen.
Dazu dienen orientierende Fragen zu eventuell vorhandenen Schmerzen an Zähnen und Gingiva oder im Bereich von Kiefergelenk, Kopf, Gesicht, Hals und Schultern. Daneben wird der Patient zu etwaigen funktionellen (mangelnde Kaufähigkeit) und ästhetischen Problemen befragt. Mundhygienegewohnheiten sowie der Zeitpunkt zurückliegender Zahnarztbehandlungen geben einen Hinweis auf die Bedeutung, die der Patient seiner oralen Gesundheit beimißt. Alle Angaben werden vom Behandler vertraulich behandelt und unterstehen der ärztlichen Schweigepflicht.

5.2.2 Befund

Auf Seite 2 des Bogens werden die Ergebnisse eingetragen, die aus der Befundung des Patienten gewonnen werden. Im Befund wird nur das festgehalten, was man sieht, palpiert, riecht oder hört. Es wird noch **keine** Diagnose gestellt.

Für die Befundung werden folgende Instrumente benötigt:

- Mundspiegel
- zahnärztliche Sonde
- Häkchensonde
- Furkationssonde
- zahnärztliche Pinzette
- Watterollen
- CO_2-Schnee (oder elektrische Meßgeräte) zur Sensibilitätstestung
- Bleistift
- roter und blauer Farbstift (zum Ausfüllen des Befundbogens)
- Okklusionsfolie
- Shimstock-Folie
- Zahnseide
- Tupfer

5.2.2.1 Extraoraler Befund

Extraoral werden folgende Parameter überprüft:
- Drucksensibilität der Austrittspunkte von Ästen des N. trigeminus (N. V): N. supraorbitalis (N.V_1), N. infraorbitalis (N.V_2) und N. mentalis (N.V_3):
  – Seitengleichheit?
  – Hyperästhesie? (z. B. Hinweis auf Entzündung)
  – Hypästhesie? Anästhesie? (z. B. Hinweis auf Verletzung oder Tumorinfiltration)
- Palpation der Lymphknoten:
  – Vergrößerung? (z. B. Hinweis auf Entzündung oder Tumore)
- Asymmetrien:
  – Fazialisparese?
- Unilaterale Masseter-Hypertrophie?
- Sonstiges:
  – Tremor? (Typisch bei Alkoholikern und Morbus Parkinson)
  – Zyanose? (Hinweis auf Herz- oder Lungeninsuffizienz)
  – Ikterus? (Hinweis auf Lebererkrankung)
  – Petechien?, Ekchymosen? (Hinweis auf hämorrhagische Diathesen)
  – Rhinophym (Knollennase)? (Hinweis auf Alkoholabusus)
  – Foetor ex ore (Hinweis auf kariöse Zähne, schlechte Mundhygiene, entzündete Mundschleimhaut) bzw.
  – Halitosis? (Hinweis auf Diabetes mellitus [acetonartiger Geruch], Niereninsuffizienz [ammoniakartiger Geruch], Lungeninfektion [putrider Geruch], Lebererkrankung [Alkoholgeruch] oder Probleme im Magen-Darm-Trakt).
  Sind intraoral keine Ursachen für den Mundgeruch festzustellen oder bleibt dieser nach erfolgter intraoraler Behandlung bestehen, dann ist eine Abklärung durch einen Facharzt sinnvoll.
  – Extraorale Narben?

5.2.2.2 Intraoraler Befund

a) Mundschleimhaut

Die gesamte Mundschleimhaut wird auf Form- und Farbveränderungen (z. B. Erosionen, Ulzerationen, Schwellungen, Verfärbungen, prothesenbedingte Veränderungen) abgesucht. Optisch auffällige Besonderheiten im Bereich von Lippen, Wangenschleimhaut, Zunge (insbesondere Zungenrand und -grund; dazu Zungenspitze mit einem Tupfer fassen und leicht heraus- und seitwärts ziehen), Mundboden, Gaumen, Alveolarfortsatz und Tonsillen sind nicht zuletzt hinsichtlich einer Krebs-Früherkennung festzuhalten. Den möglichen Ursachen für solche Erscheinungen muß nachgegangen werden.
Auch die Speichelqualität (zähfließend-viskös, dünnflüssig) und -quantität sind zu beurteilen. In diesem Zusammenhang ist besonders von Interesse, ob eine Oligosialie bzw. Asialie (Aptyalismus) mit starker Trockenheit der Mundhöhle (Xerostomie) vorliegt (Hinweis z. B. auf Sjögren-Syndrom, Strahlenschäden der Speicheldrüsen, Medikamenteneinnahme [z. B. Psychopharmaka], Aplasie der Speicheldrüsen, Mundatmung, Diabetes mellitus, Leberzirrhose oder Urämie).

b) Dental/röntgenologisch

Zur dentalen und röntgenologischen Befundung (Seite 3 des Befundbogens) müssen eine Panoramaschichtaufnahme und ein Röntgenstatus (Langtubusaufnahmen in Paralleltechnik: Rinn-Status) vorhanden sein.

Gemäß der Anleitung zum dentalen Befund werden folgende Parameter mit einem *blauen* Farbstift markiert:

- Fehlende Zähne
- Intakte Füllungen
- Suffiziente Wurzelfüllungen
- Stifte von Stiftkronen
- Kronen bzw. Brücken
- Sensibilität von Zähnen

Mit *rot* werden angegeben:

- Zahnwanderungen und -kippungen
- Elongationen
- Diastemata
- Geschlossene Lücken
- Keilförmige Defekte
- Karies (klinisch [Spiegel, Kuhhornsonde, Luftbläser] oder röntgenologisch diagnostiziert)
- Überstehende Füllungen und Randspalten (klinisch und/oder röntgenologisch diagnostiziert)
- Überstehende Kronenränder (klinisch [Häkchensonde] oder röntgenologisch diagnostiziert)
- Insuffiziente Wurzelfüllungen (rot gestrichelt)
- Apikale Aufhellungen
- Wurzelresorptionen, Wurzelfrakturen
- Avitale Zähne
- Tief zerstörte, zur Extraktion vorgesehene Zähne

Bei Vorliegen von keilförmigen Defekten ist die vom Patienten ausgeübte Zahnputztechnik zu erfragen. Daneben besteht auch die Möglichkeit, daß keilförmige Defekte mit starkem Pressen oder Knirschen in Zusammenhang stehen.

Bei vorhandenen Erosionen sind die Ernährungsgewohnheiten des Patienten abzuklären. Auch häufiges Erbrechen und Arbeiten in Säurefabriken können Ursache für solche Zahnsubstanzabtragungen sein.

Der prothetische Befund wird mit kleinen Buchstaben in die entsprechenden Kästchen eingetragen. Unter „Bemerkungen" wird beispielsweise bei herausnehmbarem Zahnersatz angegeben, ob es sich um Keramik- oder Kunststoffzähne handelt; des weiteren werden hier retinierte oder impaktierte Zähne und vorhandene Wurzelreste eintragen.

c) Parodontal/röntgenologisch

Anatomische Vorbemerkungen:
An der vestibulären Seite der Gingiva bzw. Alveolarschleimhaut lassen sich,

ausgehend vom Gingivalrand (Limbus gingivalis), in apikaler Richtung folgende Abschnitte unterscheiden (s. Kap. 2.5, Abb. 50 und 51):

- freie, marginale Gingiva
- gingivale Furche (inkonstantes Vorkommen) ⎱ keratinisierte Oberfläche
- befestigte Gingiva („attached gingiva")

- mukogingivale Grenzlinie

- Alveolarmukosa ⎱ nicht-keratinisierte Oberfläche

Mit Hilfe von Schillerscher Jodlösung (Jod-Kalium-Jodid-Lösung) läßt sich die nicht-befestigte Alveolarschleimhaut braun anfärben. Dies ist bei der keratinisierten Gingiva nicht möglich. Durch eine solche Anfärbung läßt sich daher die Grenze zwischen verschieblicher Schleimhaut und angewachsener Gingiva sichtbar machen.

Im Längsschnitt erkennt man am Übergang Gingiva – Zahn den sog. Sulcus gingivalis (Tiefe: 0,5 bis 1,0 mm; nur histologisch beurteilbar), der am Sulkusboden in die Zone der epithelialen Befestigung der Gingiva am Zahn (Epithelansatz des Saumepithels oder „epitheliales Attachment") übergeht. Die Breite des epithelialen Attachments beträgt ca. 1 mm. Nach apikal schließt sich die Zone der bindegewebigen Befestigung der Gingiva am Zahn an (gingivales Faserbündel oder „bindegewebiges Attachment"). Die Breite des bindegewebigen Attachments beträgt ebenfalls ca. 1 mm. Ab Beginn des Alveolarknochens (Limbus alveolaris) geht in apikaler Richtung der Faserapparat in denjenigen des Desmodonts über.

Für die parodontale Befundung sind an jedem vorhandenen Zahn folgende Messungen durchzuführen (alle metrischen Messungen werden auf den vollen Millimeterwert gerundet):

(1) Messen der Sondierungstiefe (in mm)
Die Sondenspitze der Parodontalsonde (PCP 12, Hu-Friedy, D-Leimen) wird mit einem Druck von 20 bis 25 p entlang des Zahns und parallel zur Zahnachse vorsichtig in den Sulcus gingivae nach apikal geschoben. Der Zahn wird zirkulär sondiert. Die jeweils tiefste Sondierung auf der distalen, bukkalen bzw. labialen, mesialen und lingualen Fläche wird als gerundeter Millimeterwert in das Zahnschema eingetragen. Alle Werte größer als 3 mm werden mit rotem Stift markiert. Bei der Messung muß die Meßskala der Sonde parallel zur Längsachse des Zahns gehalten werden. Zu beachten ist, daß die Sonde auch bei dosierter Sondierung durch den Sulkusboden in das Saumepithel (epitheliales Attachment) eindringt, wobei das Ausmaß vom Entzündungsgrad des Parodonts abhängt, so daß die erhaltenen Werte nicht der histologischen Sulkustiefe entsprechen (vgl. *Rateitschak* et al. 1989).

(2) Bestimmen des BOP (Bleeding on probing) (Entzündungstest)
Rund 10 Sekunden nach dem Sondieren wird beurteilt, ob an einer

(oder mehr) der gemessenen vier Seiten eine Blutung provoziert wurde oder nicht. Bei vorhandener Blutung wird das entsprechende Dreieck im Befundschema rot ausgefüllt.

(3) Messen der Länge der freiliegenden Zahnhälse ab Schmelz-Zement-Grenze (in mm)
Die Werte dieser Messungen werden ebenfalls im Zahnschema eingetragen.

(4) Messen der Gingivabreite (= Abstand von der mukogingivalen Grenze zum Gingivarand) bukkal bzw. labial (in mm).

(5) Eintragen der Breite der angewachsenen Gingiva
(AG = „attached gingiva") (in mm)
Gingivabreite (4) minus Sondierungstiefe (1), nur vestibulär.

(6) Eintragen des Ausmaßes des Verlustes an Attachment (AL = „attachment loss") jeweils für die distale, bukkale, mesiale und linguale Seite. Unter dem Begriff „Attachment loss" versteht man die Distanz zwischen Sulkusboden und Schmelz-Zement-Grenze (Abb. 125). Der Attachment-Verlust wird errechnet aus der Sondierungstiefe (1) minus der Distanz von der Schmelz-Zement-Grenze zum Gingivarand, sofern letzterer die Schmelz-Zement-Grenze überragt. Falls eine Rezession und damit freiliegende Zahnhälse vorliegen, wird die Distanz von der Schmelz-Zement-Grenze zum Gingivarand (3) zu der Sondierungstiefe (1) addiert.

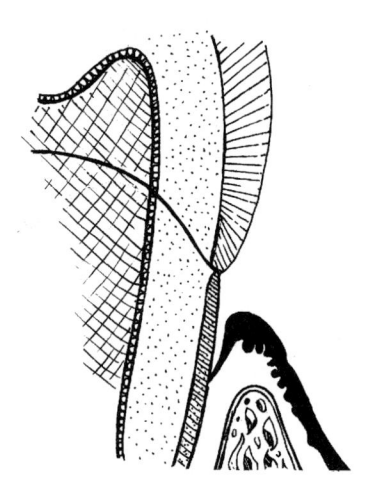

Abb. 125 „Attachment loss" als Distanz zwischen Schmelz-Zement-Grenze und Taschenboden

(7) Bestimmen des Ausmaßes von Zahnlockerungen der unverblockten Zähne
Dazu werden die Griffenden zweier zahnärztlicher Instrumente jeweils an die linguale und bukkale Fläche eines Zahns gehalten und mit ihrer Hilfe in oraler und vestibulärer Richtung gegen den Zahn gedrückt.

Grad I: Gerade fühlbare Beweglichkeit.
Grad II: Sichtbare Beweglichkeit.
Grad III: Beweglichkeit auf Lippen- und Zungendruck und/oder in achsialer Richtung.

Bei Zahnbeweglichkeit in vertikaler Richtung liegt immer Lockerungsgrad III vor.

(8) Markieren und Bestimmen des Ausmaßes von freiliegenden Bi- oder Trifurkationen
In diese Messungen werden alle zwei- oder dreiwurzeligen Zähne eingeschlossen, also die oberen ersten Prämolaren sowie alle Molaren im Ober- und Unterkiefer.
Die Sondierung wird mit Hilfe der Furkationssonde ausgeführt. Drei Furkationsgrade werden unterschieden (vgl. *Lindhe* 1986):

Grad 1: Furkation bis ein Drittel der klinischen Kronenbreite eröffnet.
Grad 2: Furkation über ein Drittel der klinischen Kronenbreite eröffnet.
Grad 3: Furkation durchgängig.

Die oberen ersten Prämolaren können in der Regel am leichtesten von der mesialen Seite sondiert werden, wobei das Instrument von palatinal her eingeführt wird.

Günstigerweise wird bei oberen Molaren der mesiale Furkationseingang von mesio-palatinal ertastet, während der distale Furkationseingang sowohl von disto-palatinal als auch von disto-bukkal sondiert werden kann. Die bukkale Furkation oberer Molaren wird von bukkal beurteilt (Abb. 126). Die Sondierung der Unterkiefermolaren erfolgt von lingual und bukkal.
Die jeweils erhaltenen Werte werden mit einem roten Farbstift in das Schema eingetragen, zusätzlich wird am entsprechenden Zahnsymbol auf Höhe der Furkation ein rotes Dreieck eingezeichnet.

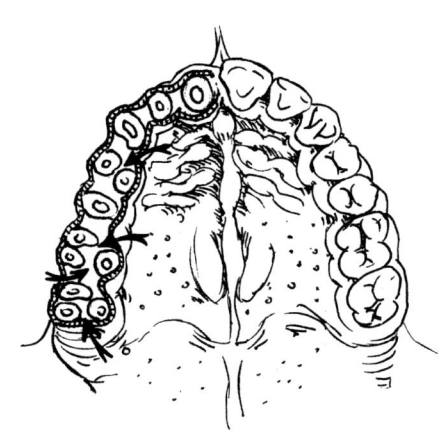

Abb. 126 Richtung der Furkationssondierung im Oberkiefer (nach *Lang* 1988)

(9) Einzeichnen des Verlaufs des knöchernen Limbus alveolaris
Dies geschieht mit Hilfe des Röntgenstatus (Einzelfilm-Status).

Das Ausmaß der Mundhygiene wird grob klassifiziert (gut, mittel, schlecht) und auf der letzten Seite des Befundbogens notiert. Es gibt einen Eindruck über die Einstellung des Patienten zu seiner oralen Gesundheit. Dabei gilt nicht zuletzt für die spätere Planung zu beachten, daß ein Patient mit schlechter Mundhygiene und geringer parodontaler Destruktion eine bessere Prognose bezüglich seiner parodontalen Gesundheit hat als ein Patient mit durchschnittlicher Mundhygiene und deutlichem Attachment-Verlust.

Bei Patienten, die über die gesetzlichen Krankenkassen versichert sind und bei denen aufgrund des Befunds eine Parodontalbehandlung indiziert ist, sind die erhobenen Werte in das Formblatt „Parodontalstatus", mit dem bei der Krankenkasse die Kostenübernahme beantragt wird, zu übertragen. Zumindest folgende Angaben müssen in dieses Formblatt eingetragen werden:

1. Alle Sondierungstiefen 3 3 mm.
2. Lockerungsgrade von Zähnen.
3. Freiliegende Furkationen.
4. Pulpatote Zähne.
5. Zu extrahierende Zähne.
6. Fehlende Zähne.

Zu behandelnde Parodontien werden mit einem Kreuz in der dem Zahnschema benachbarten Spalte („Taschentherapie") kenntlich gemacht und die Gesamtzahl der zu behandelnden Parodontien pro Kiefer wird angegeben. (Daneben müssen folgende Unterlagen vorliegen: Situationsmodelle von Ober- und Unterkiefer; Röntgenbilder der zu therapierenden Zähne [Einzelfilm-Status]).

d) Funktionell
Ziel des Funktionsbefundes ist es, verschiedene Parameter zu Okklusion und Unterkiefermobilität zu bestimmen.

1. Statische Okklusion

- Okklusionstyp: neutral ($\triangleq$ Angle-Klasse I)
  distal ($\triangleq$ Angle-Klasse II)
  mesial ($\triangleq$ Angle-Klasse III)

Der Okklusionstyp wird anhand der Verzahnung im Bereich der Eckzähne und ersten Molaren festgestellt. In Neutralbißstellung („neutraler Okklusion") stehen die Seitenzähne des Unterkiefers eine halbe Prämolarenbreite weiter mesial als die Seitenzähne des Oberkiefers. Die Spitze der oberen Eckzähne liegt zwischen dem unteren Eckzahn und dem unteren ersten Prämolaren, während die Höckerspitze des mesiobukkalen Höckers des oberen ersten Molaren in die Fissur zwischen mesio- und mediobukkalem Höcker des Unterkiefermolaren zeigt (vgl. Kap. 2.7).

- Vertikaler Überbiß („Overbite")
  Vertikaler Überbiß der oberen über die unteren Schneidezähne (Richtwert im eugnathen Gebiß: ca. 2-3 mm)

- Sagittale Frontzahnstufe („Overjet")
  Messung der Distanz zwischen Labialfläche der Unterkiefer-Schneidezähne und Labialfläche der Oberkiefer-Schneidezähne (Richtwert im eugnathen Gebiß: ca. 2 mm).

- Interokklusalabstand in Ruhelage (Richtwert, gemessen auf Höhe der ersten Molaren: 2 bis 3 mm). Eine Überprüfungsmöglichkeit, ob sich der Unterkiefer auch wirklich in entspannter Ruhelage (frühere Bezeichnung: Ruheschwebe) befindet, besteht in der Palpation des supramentalen Bereichs (Bereich kaudal der Unterlippe), der entspannt sein muß.

- IKP-Kontakte: maximale Interkuspidation (Interkuspidationsposition des Unterkiefers)
  Den maximalen Vielpunktkontakt überprüfen wir mit Hilfe von einseitig belegter schwarzer Okklusionsfolie (Occlusions-Prüf-Folie; Roeko, D-Langenau), die zwischen die Zahnreihen eingelegt wird. Der Patient soll nur einmal zubeißen. Vorhandene Kontakte sollten idealerweise mit Shimstock-Metall-Folie (Roeko, D-Langenau) (8 μm dick) verifiziert werden, da Fehlmarkierungen vorkommen können.

- Führen des Unterkiefers – möglich
                                  – erschwert
                                  – nicht möglich.

- ZKP-Vorkontakte: Zahnkontakte in zentrische Kontaktposition (ZKP) des Unterkiefers
  Diese Bestimmung kann nicht ausgeführt werden, wenn eine Führung des Unterkiefers unmöglich oder erschwert ist.

  Vorgehen:
  Der Unterkiefer befindet sich bei maximal entspannter Kaumuskulatur zunächst in Ruhelage. Der Behandler umfaßt mit Daumen und Zeigefinger die Kinnregion und führt den Unterkiefer mit leichtem Druck nach retral (Abb. 127). In dieser Position werden die Zahnreihen in Kontakt zueinander gebracht. Mittels roter Kontaktfolie oder grünem Okklusionswachs (≙ dünnste oder durchgebissene Stelle) (Occlusal Indicator; Kerr, D-Karlsruhe) werden die ZKP-Vorkontakte markiert. Zusätzlich kann der Patient gefragt werden, ob er spürt, daß er irgendwo vorzeitig in Kontakt kommt. Bei Bejahung der Frage soll er, sofern möglich, die betreffende Stelle angeben.
  Wenn der Patient den ersten Frühkontakt in zentrische Kontaktposition spürt, soll er den Unterkiefer kurz in dieser Position lassen und dann in die habituelle Okklusion gleiten. Die sich von den ZKP- zu den IKP-Kontakten ergebende Abgleitbewegung („slide in centric") bewirkt eine Verschiebung des Unterkiefers nach ventral sowie in vertikaler Richtung, häufig auch nach rechts oder links. Diese Abgleitbewegung soll-

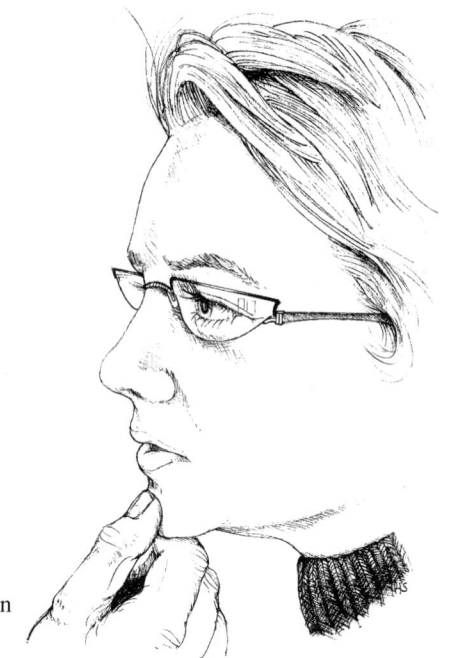

Abb. 127 Umfassen der Kinnregion mit Daumen und Zeigefinger

te mehrfach wiederholt werden. Die erhaltenen Werte werden in Millimeter-Angaben notiert.
Bei rund 20 % aller Patienten sind IKP und ZKP identisch, weshalb es in diesen Fällen keine ZKP-Vorkontakte gibt.

- Exkursionsbewegungen
  - Protrusion (grüne Folie)
    Ausgehend von der maximalen Interkuspidation (Kontakte mit schwarzer Folie markiert) schiebt der Patient den Unterkiefer unter Zahnkontakt einmal nach vorn und bringt die Zahnreihen anschließend außer Okklusion. Zähne mit Protrusionskontakten werden im Schema des Befundbogens markiert. Gleiches gilt für Zahnkontakte bei den sich anschließenden Seitwärtsbewegungen des Unterkiefers.
  - Laterotrusion rechts
    * Arbeitsseite (AS) (rote Folie rechts)
      Ausgehend von der habituellen Interkuspidation (Kontakte mit schwarzer Folie markiert) schiebt der Patient den Unterkiefer unter Zahnkontakt einmal zur rechten Seite (bis Eckzahnspitze-Eckzahnspitze-Kontakt) und bringt die Zahnreihen anschließend außer Okklusion.
    * Balanceseite (BS) (blaue Folie links)
      Ausgehend von der habituellen Interkuspidation (Kontakte mit schwarzer Folie markiert) schiebt der Patient den Unterkiefer unter Zahnkontakt einmal zur rechten Seite (bis Eckzahnspitze-Eckzahnspitze-Kontakt) und bringt die Zahnreihen anschließend außer Okklusion.

Aufgezeichnete Balancekontakte sollten mittels Shimstock-Folie oder mit Hilfe einer Zahnseidenschlaufe, die um die Zähne der Balanceseite gelegt wurde, verifiziert werden. Existieren solche Kontakte, so läßt sich die Folie bzw. Zahnseide nach einer geringen Verschiebung des Unterkiefers nach rechts nicht herausziehen, sondern bleibt im Bereich des Zahnkontakts hängen (Abb. 128). Die jeweils erhaltenen Exkursionskontakte werden in das Schema übertragen.

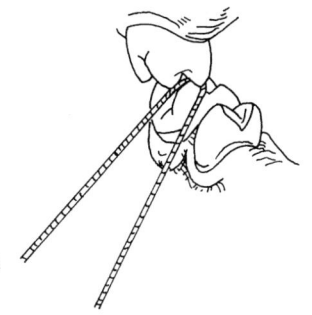

Abb. 128 Aufspüren von Balancekontakten mit Hilfe einer Zahnseidenschlaufe

- Laterotrusion links
  * Arbeitsseite (AS) (rote Folie links)
    Ausgehend von der habituellen Interkuspidation (Kontakte mit schwarzer Folie markiert) schiebt der Patient den Unterkiefer unter Zahnkontakt zur linken Seite (bis Eckzahnspitze-Eckzahnspitze-Kontakt) und bringt die Zahnreihen anschließend außer Okklusion.
  * Balanceseite (BS) (blaue Folie rechts)
    Ausgehend von der habituellen Interkuspidation (Kontakte mit schwarzer Folie markiert) schiebt der Patient den Unterkiefer unter Zahnkontakt zur linken Seite (bis Eckzahnspitze-Eckzahnspitze-Kontakt) und bringt die Zahnreihen anschließend außer Okklusion.

2. *Unterkiefermobilität*

Vorhandener Bewegungs- oder Druckschmerz im Bereich des Kiefergelenks und der Kaumuskulatur (M. temporalis, M. masseter, M. pterygoideus medialis) wird mit einem „+" im Befundbogen markiert.

Gleiches gilt für eine sichtbare Deviation (korrigierte Abweichung) bzw. Deflexion des Unterkiefers (unkorrigierte Abweichung) bei Kieferöffnung und/oder -schluß, für eine eingeschränkte Kieferöffnung (Limitation) (Richtwert der maximalen Kieferöffnung, d. h. maximale Schneidekantendistanz plus vertikaler Überbiß: 40 bis 60 mm) sowie für vorhandene Geräusche im Kiefergelenkbereich (Knacken, Reiben). Positive Befunde deuten auf eine bestehende Funktionsstörung (Myoarthropathie) hin. Eine weiterführende Diagnostik (siehe spezieller Befundbogen, Kapitel 11) und, falls erforderlich, eine entsprechende Behandlung (siehe Kapitel 12) vor Beginn der eigentlichen prothetischen Rehabilitation sind in solchen Fällen angezeigt.

e) Prothetischer Befund
Der prothetische Befund bezieht sich auf die Suffizienz bzw. Insuffizienz von evtl. bereits vorhandenem Zahnersatz. Mangelhafte Paßgenauigkeit, Retentionsverlust und Kauinstabilität der alten prothetischen Arbeit werden im Befundbogen notiert.
Desweiteren wird die Höhe der Lachlinie des Patienten beurteilt: Ist das Zahnfleisch beim Lachen stark sichtbar, so liegt die Lachlinie hoch; ist es gerade sichtbar, ist die Lachlinie mittel ausgeprägt; ist das Zahnfleisch hingegen nicht sichtbar, so handelt es sich um eine tiefe Lachlinie.

5.3 Praktische Maßnahmen am (bezahnten) Patienten

Die Befunderhebung am Patienten wird abgeschlossen mit

a) Situationsabformungen (Alginat) in Ober- und Unterkiefer,
b) einer arbiträren Gesichtsbogenübertragung, sowie
c) einer Kieferrelationsbestimmung (zwei zentrische Wachsregistrate).

Anschließend erfolgt im Labor die Herstellung der Studienmodelle (Superhartgips; im Oberkiefer Split-Cast-Modell), die Montage der Modelle im Artikulator sowie eine Montage- und Registratkontrolle.
Hiernach können die Kieferverhältnisse bzw. die Beziehungen der Zähne zueinander anhand der Modelle analysiert werden.

5.3.1 Situationsabformung in Ober- und Unterkiefer

Von beiden Kiefern wird jeweils eine Alginatabformung angefertigt. Trägt der Patient abnehmbaren Zahnersatz, erfolgen die Abformungen mit und ohne eingesetzte prothetische Versorgung.
Im folgenden wird das Vorgehen bei einer Alginatabformung beschrieben.

5.3.1.1 Material
- Abformlöffel (Rimlock-Löffel) für Ober- und Unterkiefer (vollbezahntes und Lückengebiß)
- Kerr-Masse (zur eventuell notwendigen Erweiterung des Löffels) (braunes Stangen-Kerr)
- Temperierbad oder Anmischbecher und warmes Wasser
- Adhäsiv
- Alginat
- Anmischbecher und Anrührspatel
- Skalpell Nr. 22

5.3.1.2 Vorbereitung des Löffels
1. Auswahl der richtigen Löffelgröße
   Der Löffel darf den Alveolarfortsatz nicht berühren. Unter Umständen muß der Löffel im distalen Bereich mit Kerr-Masse erweitert werden.
2. Evtl. Löffelränder mit Kerr-Masse (Kerr, D-Karlsruhe) versehen.

3. Anbringen von Stopps (Kerr), um ein Durchdrücken des Löffels zu verhindern.
   Im Oberkiefer im Bereich des harten Gaumens; im Unterkiefer im Bereich der Trigona retromolaria.
4. Abdämmen des distalen Löffelrands im Oberkiefer mit Kerr.
5. Löffelinnenflächen und äußere Flächen bis ca. 3 bis 4 mm vom Kerr-Rand mit Adhäsiv einstreichen und dünn verblasen.

5.3.1.3 *Vorbereitung des Patienten*
(supragingivaler Zahnstein und Beläge sollten bereits entfernt sein)

1. Untersichgehende Stellen am Zahnersatz (z. B. unter Brückenzwischengliedern) mit weichem Wachs ausblocken.
2. Patient über Verhalten bei auftretendem Würgereiz aufklären (Kopf nach vorne beugen und durch die Nase atmen).

5.3.1.4 *Anmischen*

1. Alginat im geschlossenen Behälter aufschütteln.
2. Alginat mit Portionslöffel entnehmen (je nach Löffelgröße), dabei das Alginat mit dem Anmischspatel über dem Rand glattstreichen (nicht festdrücken). Alginatdose wieder schließen.
3. Entsprechende Wassermenge mit Dosierhilfe abmessen. Darauf achten, daß möglichst kaltes Wasser verwendet wird, weil sonst der Abbindevorgang unnötig beschleunigt wird.
   Die Abbindezeit darf nicht über das Pulver-Wasser-Mischungsverhältnis gesteuert werden!
4. Wasser dem Pulver zugeben.
5. Erst vorsichtig, dann kräftiger durchmischen und das Abformmaterial an den Wänden des Anrührbechers verstreichen.
6. Abformmaterial in den Löffel streichen.

5.3.1.5 *Abformung*

1. Parallel mit dem Füllen des Löffels werden die Zahnreihen okklusal, vestibulär und oral mit Alginat vorgestrichen. Das Bestreichen des Vestibulums mit Alginat ist nur für die Anfertigung eines Schaumodells notwendig.
2. Einbringen des Abformlöffels und Zentrieren über der Zahnreihe.
   Eine zweite Person sollte dabei die Wangen, der Behandler selbst die Lippe abhalten. Es ist vorteilhaft, wenn der Behandler nach dem Einbringen und Zentrieren des Abformlöffels die Lippen etwas über den Löffelrand zieht, damit im Frontbereich auch das Vestibulum ausreichend abgeformt wird.
3. Während des Abbindevorgangs (d. h. während der ersten 30 bis 60 Sekunden) den Löffel ruhig halten und nach der Abbindung noch 1 Minute warten.
4. Entfernen des Löffels:
   - Löffelränder bukkal durch Abziehen der Wangen lüften.
   - Ruckartiges Abziehen des Löffels in Richtung der Zahnachsen.
   - Ein Abhebeln des Löffels sollte vermieden werden.

5.3.1.6 Bearbeitung und Handhabung der fertigen Abformungen

1. Kontrolle bezüglich Vollständigkeit, Abformgenauigkeit, Blasenfreiheit.
2. Zur Entfernung von Speichel und evtl. Blut sowie anderen Verunreinigungen wird die Abformung kurz (!) mit handwarmem Leitungswasser von ca. 35° Celsius abgespült.
Wasserrückstände werden anschließend abgeschüttelt. Auf keinen Fall darf das Alginatmaterial trockengeblasen werden, da der dann auftretende Wasserverlust zu einer Kontraktion (Synärese) des Abformmaterials führt.

Beachte:
Abformungen nur am Griff halten.
Beim Ablegen darf das Alginat nicht die Ablagefläche berühren. Störende Überstände sollten daher zuvor weggeschnitten werden. Sofern vorhanden, kann der Löffelgriff in eine Haltevorrichtung gestellt werden (Abb. 129).

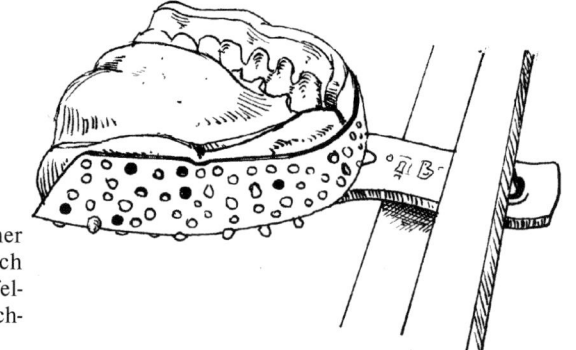

Abb. 129 Ablegen einer Alginatabformung durch Einspannen des Löffelgriffs in eine Haltevorrichtung

3. Distale und seitliche Überschüsse mit dem Skalpell entfernen.
Soll ein Studienmodell hergestellt werden, so bleibt das mit der Alginatabformung abgeformte Vestibulum erhalten. Wird hingegen nur ein Zahnkranz benötigt, so werden die Ränder mit dem Skalpell beschnitten.
Dadurch werden Verziehungen während des Ausgießens verhindert.
Vor dem Ausgießen sind die Abformungen routinemäßig einer geprüften und als tauglich angesehenen Desinfektion zu unterziehen (z. B. Impresept; Espe, D-Seefeld). Bei richtiger Durchführung dieser Desinfektionsbäder sind keine Nachteile bezüglich Dimensionstreue zu befürchten (vgl. Kap. 19).
4. Transport und Zeitpunkt des Ausgießens
Alginatabformungen müssen möglichst rasch mit Gips ausgegossen werden. Der Zeitverzug zwischen Entnahme und Ausgießen sollte lediglich die notwendige Desinfektion und den Transport der Abformung in das Labor umfassen. Für den Transport sind zwei Faktoren zu beachten:

1. Ein Austrocknen des Alginatmaterials muß verhindert werden.
   Die richtige Lagerung des Alginats erfolgt durch Einschlagen der Abformung in ein feuchtes Tuch. Dieses darf aber nicht zu einem „feuchten Umschlag" werden, da es sonst zu einem Aufquellen des Alginats kommt.
   Eine zweite Möglichkeit ist der Transport der Abformung in einer kleinen Plastiktüte, die luftdicht verschlossen werden kann. Durch beide Vorgehensweisen wird eine durch Feuchtigkeitsverlust des Alginats bedingte Materialschrumpfung ausgeschlossen.
2. Ein Verzug der Abformung durch falsche Lagerung in der Transportschale ist zu vermeiden.
   Wird die Abformung beim Transport in eine Schale oder Tüte gelegt, so ist zuvor die Abformmasse so weit zu reduzieren, daß diese nicht den Löffel durch Aufliegen in der Schale abstützt.

5.3.1.7 *Herstellung der Studienmodelle (Situationsmodelle)*

Studienmodelle dienen diagnostischen Zwecken vor Behandlungsbeginn und sind gegebenenfalls eine Hilfe bei der Herstellung zahntechnischer Arbeiten, wie z. B. bei der Anfertigung von Provisorien. Da bei diesen Arbeitsgängen die Gipsoberfläche mechanisch beansprucht werden kann, werden die Situationsmodelle mit Vorteil in Superhartgips (Klasse IV) hergestellt. Die Wahl der Gipsfarbe spielt eine untergeordnete Rolle und stellt lediglich einen Faktor für die optische Wahrnehmung der Oberfläche dar. Bei funktionsdiagnostischen Arbeiten im Artikulator ist der Gebrauch eines Split-Cast-Systems notwendig.

1. Neutralisierung des Alginats
   Das Alginatmaterial muß vor dem Ausgießen mit Gips neutralisiert werden, um eine etwaige Reaktion des Modellgipses mit der Alginsäure der Abformmasse auszuschließen. Eine solche Reaktion verhindert das völlige Aushärten der Gipsoberfläche und führt zu einer Modelloberfläche mit minderer oder gar unbrauchbarer Qualität. Die Neutralisierung erfolgt durch Einstreuen von Gips in die nasse Alginatform, wobei das Verteilen des Gipsbreis auf alle Alginatoberflächen mit einem weichen Pinsel unterstützt werden kann. Die Alginatoberfläche bleibt ca. 1 Minute mit dem Gipsbrei in Kontakt, um genügend Zeit für eine Reaktion mit der Alginsäure zu erhalten.
   Anschließend wird die Abformung mit handwarmem Leitungswasser ausgespült, Wasserrückstände werden abgeschüttelt.
2. Anmischen des Gipses
   Zum Anmischen des Gipses ist auf einen sauberen Spatel, Rührbecher und Rührwerk zu achten. Gipsreste an den genannten Gegenständen verkürzen die Abbindezeit des neuen Gemischs in nicht vorausberechenbarer Weise. Die richtige Dosierung des Wasser-Pulver-Verhältnisses erfolgt entsprechend der Herstellerangaben und ist aufgrund seines Einflusses auf die physikalischen Eigenschaften des Endproduktes unbedingt einzuhalten. Auf ein standardisiertes Vorgehen ist zu achten. Kleine Veränderungen, wie z. B. Restwasser im Mischbecher, erhöhen die Expansion des Gipses.

Um eine Klumpenbildung zu vermeiden und eine gleichmäßige Hydration zu ermöglichen, sollte in drei Arbeitsschritten angemischt werden:

(1) Einstreuzeit: Das Pulver wird locker in das vorhandene Mischwasser gestreut. Bei einer Gipsmenge von 100 bis 300 g Pulver soll die Einstreuzeit 10 Sekunden betragen.

(2) Sumpfzeit (mindestens 20 Sekunden ohne Rühren): Durch die Sumpfzeit wird dem Mischwasser genügend Zeit für ein gleichmäßiges Durchfeuchten des Pulvers gegeben.

(3) Rührzeit (je nach Abbindegeschwindigkeit des Gipses wird zwischen 30 und 60 Sekunden unter Vakuum gemischt): Bevor das Pulver maschinell mit dem Wasser durchgemischt wird, ist der Brei nach der Sumpfzeit von Hand kurz durchzurühren. Es soll sich kein trokenes Pulver an Topfwand oder Boden befinden. Eine Verlängerung der Rührzeit hat eine Verkürzung der Verarbeitungs- und Erstarrungszeit zur Folge.

3. Ausgießen der Abformung mit integriertem Split-Cast

Die Abformung wird mit dem angemischten Modellgips blasenfrei aufgefüllt (Vorgehen s. Kap. 26.2). Bei dem Aufsetzen des Löffels an den Vibrator ist darauf zu achten, daß die Abformmasse nicht verschoben oder vom Löffel gelöst wird. Einmal gelöste Alginatmasse läßt sich nicht wieder in die gleiche Position zurückbringen.

Nachdem der Zahnkranz komplett aufgefüllt ist, kann der Sockelformer (Platte mit Gummimanschette) des Split-Cast-Systems mit Gips gefüllt werden. Hierfür befindet sich die Retentionsscheibe auf der Sockelbasis in der dafür markierten Position (Vorgehen s. Kap. 26.2, Sägemodellherstellung). Die Abformung kann nach Erreichen der richtigen Gipskonsistenz während des Übergangs von der Vibrationszeit zur Modellierzeit in den Sockelformer gegeben werden. Wichtig ist die richtige Ausrichtung des Löffels in der Sockelform: Die Okklusionsebene soll mit dem Modellsockel parallel sein (Markierungsstriche an der Abformung können die Orientierung beim Ausrichten verbessern). Die eingearbeitete Retentionsscheibe und die integrierten Kerben für den Split-Cast verhindern ein späteres Korrigieren und Ausrichten der Modellbasis mit dem Trimmer.

Nach Aushärtung des Gipses, was sich durch einen deutlichen Wärmeverlust manifestiert, kann die Abformung vom Modell getrennt werden. Ferner wird die Sockelplatte unter Verbleib der Gummimanschette vom Modell abgenommen. Der entstandene Modellsockel samt Split-Cast-Kerben wird gegen Gips isoliert. Auf die Retentionsscheibe im Modellsockel wird das Magnetgehäuse mit eingelegtem Magneten aufgesetzt. Die Modellbasis ist nun für die Herstellung der Split-Cast-Platte bereit (Vorgehen wie beim Sägemodell). Auch hierfür wird der Gips (Typ IV) dosiert unter Vakuum angemischt. Die Schaffung von Retentionen in der Split-Cast-Platte ist für das spätere Einartikulieren zu berücksichtigen.

Das Trimmen des Sockels erfolgt nach Richtlinien des Sägemodells (Kap. 26.2).

5.3.2 Arbiträre Gesichtsbogenübertragung

5.3.2.1 Material

- anatomischer Transferbogen (SAM-Präzisionstechnik, D-München)
- Kerr-Masse (Kerr, D-Karlsruhe)

5.3.2.2 Anlegen des Gesichtsbogens

a) Fixieren der Bißgabel
   Im Bereich der beiden zentralen Inzisivi und der linken und rechten ersten Molaren werden drei oder fünf Stopps aus brauner Kerr-Masse auf die Bißgabel gebracht. Die Gabel wird in den Mund des Patienten geführt. Dabei sollen die Höckerspitzen nur leichte Impressionen auf den Kerr-Stopps hinterlassen.
   Der Stiel der Bißgabel soll immer geradeaus oder leicht nach links (also vom Behandler weg) aus dem Patientenmund schauen.
   Nachdem die Kerr-Masse auf der Bißgabel abgekühlt ist, wird die Gabel erneut im Mund des Patienten adaptiert und auf ihren genauen Sitz überprüft. Der Patient hält die Bißgabel mit beiden Daumen.
   Die Gabel darf nicht durch Zubeißen auf Watterollen gehalten werden, da dadurch keine genaue Kontrolle ihres Sitzes gegeben ist.

b) Fixieren des Gesichtsbogens
   Die Ohrstöpsel des Gesichtsbogens werden bei geöffnetem Mund beidseits in den äußeren Gehörgang geführt.
   Schließt der Patient den Mund, während sich die Ohrstöpsel im Gehörgang befinden, so kann dies sehr schmerzhaft sein, weil die Stöpsel dort liegen, wohin sich die Kondylen beim Schließen des Mundes bewegen. Daher läßt der Patient während der gesamten Zeit des Anlegens den Mund offen.
   Nun spannt der Behandler die Stirnhaut, legt die Glabellastütze an und spannt diese fest.

c) Verbinden der Bißgabel mit dem Gesichtsbogen
   Die Klemme des Gesichtsbogens wird über den Bißgabelstiel eingeführt und festgezogen. Dabei soll sich der gesamte Klemmechanismus oberhalb des Bißgabelstiels befinden. Beim Festziehen muß der Klemmmechanismus mit der anderen Hand stabilisiert werden, damit es weder zu einer stärkeren Kraftübertragung auf den Gesichtsbogen noch zu einem Verrutschen der Klemme kommt.

d) Kontrolle
   Beim Loslassen der Bißgabel darf der Gesichtsbogen nicht abkippen.

   Gründe für ein Abkippen des Gesichtbogens können sein:
   - Stöpsel passen nicht in den Gehörgang.
   - Stöpsel sind nicht weit genug eingeführt.
   - Glabellastütze sitzt zu locker.
   - Locker sitzender Gesichtsbogen wurde beim Verschrauben der Bißgabel verrückt.

5.3.3 Zentrisches Wachsregistrat

5.3.3.1 Material

- Beauty pink Dental Wachs, x-hard
  (Ubert, D-Berlin)
- Alu-Wachs gerippt (Ubert)
- Gastischbrenner oder Spiritusbrenner
  (z. B. Prince GT-3000 Micro Torch, Austenal, D-Köln)
- Wasserbad
- Schere, groß
- Skalpell
- Sekundenkleber
- kaltes Wasser, am besten Eisbecher mit Eiswasser
- Oberkiefer- und Unterkiefer-Modell des Patienten
  (Oberkiefer mit Split-Cast)
- Einmalhandtücher
- Vaseline

5.3.3.2 Vorbereitung der Wachsplatte

Unter einer Kieferrelationsbestimmung (früher auch als „Bißnahme" bezeichnet) versteht man die dreidimensionale Zuordnung des Unterkiefers zum Oberkiefer. Für die Kieferrelationsbestimmung eines vollbezahnten Patienten wird eine Wachsplatte auf folgende Weise vorbereitet:

- Eine Beauty-pink-Wachsplatte wird im Wasserbad erwärmt (Temperaturregler auf 45 bis 50° Celsius stellen). Die Wachsplatte darf niemals weiß werden (Überhitzung)!
- Die Wachsplatte wird mit einem Einmalhandtuch getrocknet. Auf die Hälfte der Wachsplatte wird Sekundenkleber gegeben, und beide Plattenhälften werden adaptiert (beim Adaptieren nur andrücken, nicht ausstreichen). Lufteinschlüsse sollten nicht vorhanden sein. Man erhält auf diese Weise eine Wachsplatte, die doppelte Plattenstärke aufweist.
- Die Wachsplatte wird auf dem Oberkiefer-Modell adaptiert und die die zweiten Molaren distal überragenden Überschüsse werden abgeschnitten.
- Mit der Schere wird durch die äußeren Impressionen der bukkalen Höckerspitzen der Eck- und Seitenzähne geschnitten. Die hinteren Ecken sind rund zu gestalten. Die Wachsplatte ist nach vorne löffelgriffartig auslaufend zu gestalten.
- Es folgt ein erneutes Adaptieren auf dem Modell.
- Nun wird die Wachsplatte ca. 1 Minute im Eiswasser abgekühlt.
- Mit dem Skalpell wird exakt durch die äußersten und tiefsten Impressionen der bukkalen Höckerspitzen der Eck- und Seitenzähne geschnitten.

Modifikation bei Klasse II - Anomalien (bzw. tiefem Biß):
Man läßt den vorderen löffelgriffartigen Anteil des Wachsregistrats weg oder verwendet ein Kunststoffregistrat, in das eine Lochleiste für die

Unterkiefer-Frontzähne geschliffen wird. Die Unterkiefer-Front beißt dann nicht auf, sondern durch das Registrat.

5.3.3.3 Kieferrelationsbestimmung in zentrischer Kondylenposition am Patienten

- Die Wachsplatte wird erneut im Wasserbad erwärmt (45 bis 50°C) (Oberkieferseite nach unten).
- Die Wachsplatte wird anschließend am Oberkiefer des Patienten adaptiert. Dabei benutzt man beide Hände und vier Finger pro Hand und zieht mit den Fingern von innen nach außen über die Zahnreihen hinweg.
- Im Mund erfolgt das Erhärten der Wachsplatte (mit Luftbläser kühlen).
- Die adaptierte Wachsplatte wird von der Zahnreihe abgeschlagen und im Eiswasser abgekühlt.
- Es folgt ein erneutes Einbringen in den Patientenmund. Der exakte Sitz der Wachsplatte auf den Zahnreihen wird kontrolliert, anschließend erfolgt eine Kontrolle am Modell. Die Wachsplatte wird nun nochmals im Wasserbad erwärmt (Unterkieferseite nach unten) und in den Patientenmund eingebracht.
- Man läßt den Patienten leicht zubeißen (nicht durchbeißen) und markiert die Unterkiefer-Angriffspunkte (Prämolaren und Molaren beidseits).
- Die Wachsplatte wird getrocknet und die Unterkiefer-Angriffspunkte werden angerauht; evtl. sind Vertiefungen anzubringen.
- Die Unterkiefer-Zähne im Mund werden hauchdünn mit Vaseline isoliert.
- Alu-Wachs wird flächig auf die Unterkiefer-Angriffspunkte der Wachsplatte geschwemmt.
  Das Alu-Wachs kann ruhig überhitzt werden, damit ein möglichst fester Verbund zur Beauty-pink-Wachsplatte entsteht. Alu-Wachs hat die Eigenschaft, sehr lange weich zu bleiben und (relativ) abformscharf und sehr dimensionsstabil zu sein.
- Das Registrat wird in den Patientenmund gegeben.
  Der Behandler steht vor dem Patienten, die linke Hand hält das Registrat, der rechte Daumen drückt locker auf das Kinn, rechter Zeige- und Mittelfinger unterstützen das Kinn.
- Die Unterkieferzähne des Patienten werden locker in das Alu-Wachs geführt.
  Es soll eine spannungsfreie Unterkieferposition (möglichst die Gelenkzentrik) gefunden werden; ein mit Kraft nach dorsal geführter Unterkiefer („RUM"-Position) ist nicht erwünscht.
  Ziel soll es sein, daß die Kondylen zentriert, also nicht seitenverschoben und in ihrer kranialsten Lage innerhalb der Gelenkgruben stehen und alle Gewebe entlastet sind.

Im Alu-Wachs sollte idealerweise ein Übergang zwischen zwei Zähnen abgeformt sein. Dadurch entsteht eine positive Lamelle, mit deren Hilfe man die Richtigkeit des genommenen Bisses leicht überprüfen kann, da die Lamelle schon durch leichte Abweichungen beim erneuten Einbeißen verformt würde.

Hat die Überprüfung eine formkonstante Lamelle hinterlassen, wird das Registrat im Eiswasser 2 Minuten abgekühlt.
Anschließend werden auf dieselbe Weise die hinteren beiden Alu-Wachs-Stopps aufgebaut, und das Registrat wird erneut im Eiswasser abgekühlt.
Es werden mindestens zwei Registrate angefertigt. Beide sollten bei der Rückkontrolle identisch sein.
Falls keine identischen Registrate erreicht werden, liegt entweder ein Verfahrensfehler vor oder aber der Patient ist muskulär diskoordiniert, so daß keine reproduzierbare Zentrik vorhanden ist (verspannte und daher schlecht führbare Patienten).

5.4 Arbeiten und Analysen im Labor

5.4.1 Montage des Oberkiefermodells im Artikulator (SAM 2)

Einstellungen am Artikulator
Gelenkbahn: 30 Grad (konstruktionsbedingt).

- Der Gesichtsbogen wird in die SAM-Einartikulierhilfe eingespannt und mittels der Ohrstöpsel mit dem SAM 2-Artikulatoroberteil verbunden.
- Die Bißgabel wird mit Hilfe von auf einem Kunststoffblock befindlichem Gips (z. B. Snow White Plaster®, Kerr, D-Karlsruhe) gegen ein Durchbiegen in ihrer Position fixiert.
- Nach Erhärten des unterstützenden Gipses wird das Oberkiefer-Modell in die Kerr-Impressionen auf der Bißgabel gesetzt. Es muß einen festen Sitz aufweisen und darf nicht schaukeln.
- Schnellabbindender Gips (z.B. Snow White Plaster®) wird in sahnig dünner Konsistenz auf die nasse Oberfläche des Modells gegeben und das Artikulatoroberteil zugeklappt. Das Zuklappen muß drucklos erfolgen. Im Gips dürfen sich keinerlei Risse zeigen. Der abgebundene Gips muß wie frische Sahne aussehen. Der weiche Gips wird nicht um das Modell verstrichen, weil sonst diese Kontrollmöglichkeit verlorenginge (Abb. 130).

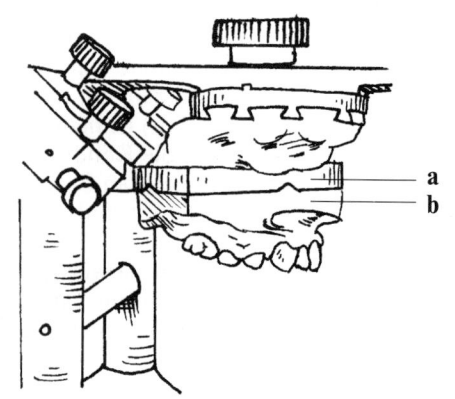

Abb. 130 Zustand nach Übertragung des Oberkiefer-Modells in einen SAM-Artikulator.
a Split-Cast-Modell
b Oberkiefer-Studienmodell

5.4.2 Montage des Unterkiefermodells

- Einstellwerte des Artikulators bei Unterkiefer-Montage:
Benett-Winkel: 15 Grad (ermöglicht ein besseres Einlaufen der Kondylen).
Die Gelenkbahn wird auf 45 Grad eingestellt. Für die Montage des Unterkiefermodells ist die Gelenkbahnneigung unwichtig. Sie ist nur für die anschließende Benutzung bedeutungsvoll.
Vor dem Auftragen der Gipsschicht wird der Artikulator durch Anhebung des Stützstifts gesperrt: Exakt in der Mitte des Artikulators wird im Bereich der tiefsten Stelle der Impressionen die Stärke des Registrats gemessen. Der Stützstift wird daraufhin um genau den doppelten Wert herausgezogen. (Der Abstand der Kondylen zur Artikulatormitte entspricht dem Abstand von Artikulatormitte zu Stützstift). Beispiel: Hat das Registrat in der Artikulatormitte eine Dicke von 3 mm, so beträgt die Sperrung 6 mm.
- Das Artikulatoroberteil wird nun auf den Kopf gestellt oder umgekehrt in die Montagehilfe eingespannt.
- Der Unterkiefer wird mit Hilfe des Zentrikwachsregistrats auf den Oberkiefer gesetzt; er darf nicht schaukeln.
Durch die schräge Lage der Modelle im Artikulator entstehen unterschiedliche Schichtdicken des Gipses, was bei einzeitigem Eingipsen aufgrund der Gipsexpansion zu Ungenauigkeiten führt. Aus diesem Grund erfolgt das Eingipsen des Unterkiefers zweizeitig.
- Schnellabbindender Abformgips wird auf das feuchte Unterkiefer-Modell gegeben, dann ein nasser Lappen oder Schaumstoffvlies aufgelegt und der Artikulator geschlossen.
Der Gips ist jetzt nur mit dem Unterkiefer-Modell verbunden, nicht aber mit der Montageplatte. Er muß mindestens 20 Minuten aushärten, da die Gipsexpansion erst nach 20 Minuten abgeschlossen ist. Ein früheres Eingipsen der Montageplatte würde den Vorteil der zweizeitigen Einartikulation zunichte machen.
Als nächster Arbeitsschritt erfolgt die endgültige Fixation des Unterkiefer-Modells im Artikulator:
- Auf die Montageplatte des unteren Artikulatorteils wird wenig Gips gegeben, und der Artikulator wird (drucklos) geschlossen.
- Nach dem Abbinden des Gipses wird das zentrische Wachsregistrat entfernt.
- Der Stützstift kann nach Herausnahme des Registrats wieder auf Nullstellung gestellt werden (Abb. 131). Die Zahnreihen sollten dann gerade in Okklusion sein.

Zum Schluß folgt die Modellpflege (Glätten des Modellsockels).

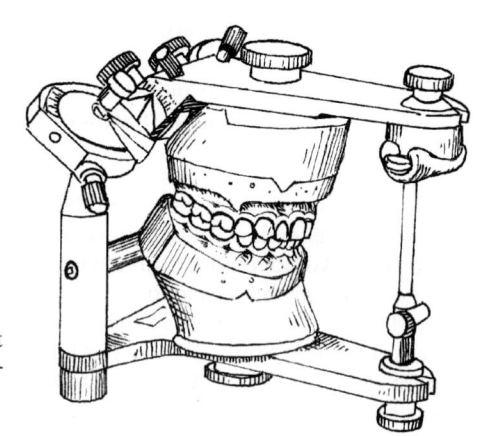

Abb. 131 SAM-Artikulator mit fertig einartikulierten Studienmodellen

5.4.3 Kontrolle und Analysen

a) Montagekontrolle
Der Magnet des Split-Casts wird entfernt. Das zentrische Wachsregistrat wird auf das Unterkiefer-Modell gesetzt, der Oberkiefer aus dem Split-Cast genommen und ebenfalls auf das Registrat plaziert. Beim Schließen des Artikulators muß das Split-Cast-Oberteil exakt in das Split-Cast-Unterteil treffen. Klafft der Split-Cast, muß neu montiert werden.

b) Registratkontrolle
Zwei Vorgehensmöglichkeiten:
1. Vorgehen wie bei der Montagekontrolle, nur mit dem Unterschied, daß das Zweitregistrat benützt wird. Schließt der Split-Cast spaltfrei, so sind beide Registrate identisch.
2. Gesamter Oberkiefer im Split-Cast wird im Artikulator auf das auf dem Unterkiefer befindlichen Zweitregistrat geschwenkt. Geht das Registrat spaltfrei zu, so sind die Registrate identisch.
   Klafft der Split-Cast bzw. das Registrat, so müssen die Registrate am Patienten überprüft und eventuell neu angefertigt werden.

c) Kontrolle Differenz IKP – ZKP
Gesamten Oberkiefer im Split-Cast ohne Zentrikbiß auf den Unterkiefer schwenken. Diese Kontaktposition entspricht der ZKP-Position. Die Differenz zur maximalen Interkuspidation entspricht dem Unterschied IKP – ZKP.

5.5 Komplettierung des Befundbogens

Der Befundbogen wird komplettiert mit der Diagnose (III.) und weiteren diagnostischen und Behandlungsmaßnahmen sowie der Behandlungsplanung (IV.).

5.5.1 Diagnose

Aufgrund der Anamnese und Befundung ist es nun möglich, Diagnosen für folgende Bereiche zu stellen (Seite 5 des Behandlungsbogens):

- Extraoral und Mundschleimhaut (mit Differentialdiagnosen)
  Beachte: Zeigt eine bestehende Haut- oder Schleimhautveränderung trotz eingeleiteter Therapiemaßnahmen (Spülung, Pinselung) auch nach 7 bis 10 Tagen noch keine Tendenz zur Abheilung, so ist eine weitere Abklärung dringend erforderlich (Zytologie, Histologie) (Ausschluß eines malignen Geschehens).

- Dental/röntgenologisch
  Z. B. Karies, insuffiziente Füllungen, Abrasionen, Erosionen, retinierte Zähne, impaktierte Zähne, Wurzelresorptionen, Wurzelfrakturen. Ferner wird der individuelle DMF-T-Index erhoben. Dazu werden alle kariösen bzw. zerstörten, fehlenden und gefüllten Zähne addiert.

- Parodontal/röntgenologisch
  - Gingivitis: rein gingivale Entzündung ohne Bildung „echter" Zahnfleischtaschen (nur Pseudotaschen vorhanden).
  - Parodontitis

  Vier Parodontitisarten können unterschieden werden:
  a) Erwachsenenparodontitis
     Die Erwachsenenparodontitis ist zwischen dem 4. und 5. Lebensjahrzehnt besonders ausgeprägt. Die Mehrheit der Erwachsenen ist davon betroffen. Nach *Rateitschak* et al. (1989) werden drei Formen unterschieden:
  * Leichte Parodontitis: Beginnender Attachmentverlust bis maximal 1/3 der Wurzellänge. Der Knochenschwund ist meistens horizontal, weil die Knochensepten im koronalen Bereich oft sehr schmal sind. Die Sondierungstiefe beträgt max. 5 mm.
  * Mittelschwere Parodontitis: Attachmentverlust bis zur Hälfte der Wurzellänge. Neben horizontalem Knochenabbau finden sich auch vertikale Einbrüche. Die Sondierungstiefe beträgt maximal 6 – 7 mm. Die Zahnbeweglichkeit kann erhöht sein.
  * Schwere Parodontitis: Ausgeprägter Attachmentverlust über die Hälfte der Wurzellänge, oft in Form vertikaler Knocheneinbrüche. Die Sondierungstiefen betragen 8 mm und mehr. Die Zahnbeweglichkeit ist erhöht.

  b) Rasch fortschreitende Parodontitis
     (RPP = rapidly progressive periodontitis)
     Diese bei jungen Erwachsenen vorkommende Parodontitisform ist durch einen raschen und episodenhaften Verlauf gekennzeichnet. Typisch ist ein horizontaler und/oder vertikaler Knochenabbau aller oder fast aller Zähne.

  c) Juvenile Parodontitis (lokalisiert/generalisiert)
     Die juvenile Parodontitis kann lokalisiert (erste Molaren und/oder

Schneidezähne) und generalisiert vorkommen und ist durch einen vertikalen Knochenabbau gekennzeichnet.

d) Akut-nekrotisierende ulzerierende Parodontitis (ANUP)
Die ANUP tritt an verschiedenen Zähnen unterschiedlich stark auf. Es kommt zu einem raschen Knochenabbau vor allem im Interdentalbereich. Die ANUP kommt nicht selten bei an AIDS erkrankten Patienten vor.
- Parodontale Rezessionen (lokalisiert oder generell).
- Periapikale Aufhellungen (periapikales Granulom, Zyste), Beurteilung des Desmodontalspaltes, Sklerosierung, vertikaler oder horizontaler Knochenabbau.

- Funktionell (evtl. in Verbindung mit dem Funktionsbogen und weiteren diagnostischen Maßnahmen): Z. B. Verdacht auf anterior(medial)e Diskusluxation rechts mit Reposition bei Kieferöffnung.

- Zusätzlich: z. B. Knochentumoren, odontogene Tumoren, Amalgamreste, Speichelsteine.

5.5.2 Prognose
Jedem Zahn wird eine Prognose gegeben: gut, mittel, schlecht.

5.5.3 Weitere diagnostische und Behandlungsmaßnahmen sowie Behandlungsplanung mit Terminplanung

Auf der Grundlage der durch Anamnese, klinischer Befundung, Analyse der Röntgenbilder (Panoramaschichtaufnahme [maximal ein Jahr alt]; Röntgen-Status) sowie der im Artikulator montierten Studienmodelle erhaltenen Ergebnisse wird ein Behandlungsziel formuliert, das eng an den individuellen Bedürfnissen und Möglichkeiten des Patienten orientiert sein muß. Ergibt sich aus der Anamnese und/oder dem funktionellen Kurzbefund die Notwendigkeit einer medizinischen Abklärung, der Erhebung eines Funktionsstatus oder einer kieferorthopädischen oder kieferchirurgischen Vorbehandlung, so ist dies im Befundbogen entsprechend anzukreuzen, und die entsprechende Maßnahme ist vor der weiteren Planung durchzuführen.

Bei der Planung des Zahnersatzes, die im Studentenkurs zusammen mit dem betreuenden Assistenten und dem Kursleiter erfolgt, sind verschiedene Faktoren zu berücksichtigen:
- Wünsche des Patienten.
- Zustand der oralen Gesundheit des Patienten.
- Einstellung des Patienten zu seiner oralen Situation und Gesundheit.
- Ausmaß der zu erwartenden Mitarbeit des Patienten (Mundhygiene, Vorbehandlung, Nachsorge).
- Finanzielle Aspekte.
- Mögliche Alternativplanungen unter Berücksichtigung ihrer Vor- und Nachteile.

Wichtig ist, daß der Patient in den Entscheidungsprozeß miteinbezogen wird. Daher sollten mit ihm in einem persönlichen Gespräch alle wichtigen Punkte (Ist-Zustand, Therapievorschläge, finanzielle Aspekte u. ä.) besprochen werden. Dem Patienten soll dabei die Möglichkeit gegeben werden, gezielt nachzufragen. Auf Wunsch muß ihm auch Zeit zum Nachdenken eingeräumt werden. Von größter Bedeutung ist, daß der Behandler nicht zu viele Fachtermini benutzt, die der Patient unter Umständen nicht versteht.

Der Patient muß wissen, daß der Mundhygiene eine Schlüsselstellung für die Wahl der Therapiemaßnahmen und die Langlebigkeit des Zahnersatzes zukommt. Schlechte Mundhygiene korreliert in der Regel deutlich mit Karies, Gingivitiden und Parodontopathien. Besteht trotz Aufklärung und folgender Instruktion und Motivation weiterhin eine unzulängliche Mundhygiene, ist wegen der zu erwartenden schlechten Langzeitprognose die Anfertigung aufwendiger prothetischer Arbeiten abzulehnen. Es ist daher immer sinnvoll, die endgültige Planung bis zur Beendigung der Hygienephase und der präprothetischen Vorbehandlung auszusetzen. Bei unkooperativen Patienten ist die Versorgung auf das absolut Notwendige, im Sinne einer Mindestversorgung, zu beschränken.

Die geplante Behandlung muß mit dem Patienten durchgesprochen und von diesem akzeptiert werden.
Folgende Punkte werden, falls zutreffend, auf Seite 5 im Befundungs- und Planungsbogen angekreuzt und, wenn nötig, erläutert:
- Mundhygieneanleitung (trifft praktisch für jeden Patienten zu)
- Medizinische Abklärung
- Chirurgische/kieferorthopädische Vorbehandlung
- Modellanalyse
- Funktionstherapeutische Maßnahmen
- Extraktion nicht erhaltungswürdiger Zähne
- Scaling und Root Planing
- Parodontalchirurgie
- Notwendige endodontische Maßnahmen
- Zu legende Füllungen
- Notwendige Aufbauten

Dabei können zur besseren Übersicht in der Tabelle die nicht vorhandenen Zähne durchgestrichen werden.
Bei der Angabe des Befunds und der geplanten Restauration (Seite 6) werden bestimmte Symbole verwendet. Grundsätzlich wird der Befund mit kleinen, die vorgesehene Planung mit großen Buchstaben ausgedrückt:

Befund
f = fehlender Zahn
)(= Lückenschluß
e = bereits ersetzter Zahn
x = nicht-erhaltungswürdiger Zahn
w = erkrankter, aber erhaltungswürdiger Zahn
k = vorhandene Krone
t = vorhandene Teleskopkrone (Doppelkrone)
b = vorhandenes Brückenglied

Behandlungsplanung

E = zu ersetzender Zahn
K = Krone, Brückenanker
T = Teleskopkrone (Doppelkrone)
B = Brückenzwischenglied
o = Verbindungsvorrichtung
- = Verblockung, Steg, verbundene Brückenspannen
V = Kunststoffverblendung
M = Metallkeramikverblendung
H = gegossene Halte- und Stützvorrichtung

Die anschließende Terminplanung dient dazu, die einzelnen Abläufe während der klinischen Behandlung und der zahntechnischen Arbeiten festzulegen.

Angaben über Zahnform, Zahnfarbe und verwendete Legierungen im Befund- und Planungsbogen erlauben, daß auch bei einer später eventuell notwendigen Reparatur die Daten sofort wieder greifbar sind.

In der Abteilung Poliklinik für Zahnärztliche Prothetik der Albert-Ludwigs-Universität Freiburg wird für jede Neu-, Zusatz- oder Umplanung von Zahnersatz zusätzlich jeweils eine Planungskarte ausgefüllt (Abb. 132), in der - nach der Abnahme der Planung durch die betreuenden Kursleiter - nochmals Befund und Behandlungsplanung festgehalten werden.

Behandler: ____

KLINIKUM DER ALBERT-LUDWIG-UNIVERSITÄT
Klinik für Zahn-, Mund- und Kieferheilkunde
Abteilung [Kons.] [Proth.]

Befund des GESAMTEN Gebisses vor Beginn der Behandlung und Behandlungsplan

Beh.-Plan																
Be-fund																
	18	17	16	15	14	13	12	11	21	22	23	24	25	26	27	28
	48	47	46	45	44	43	42	41	31	32	33	34	35	36	37	38
Be-fund																
Beh.-Plan																

Kasse
Name des Versicherten Vorname geb. am
Ehegatte/Kind Vorname geb. am
Arbeitgeber (Dienststelle) Mitglieds-Nr. / Freiw. / Rentner
Wohnung des Patienten

☐ Unbrauchbarkeit der ca. ____ Jahre alten Prothese/Brücke
☐ Interimsversorgung ☐ Immediat-Versorgung
☐ Arbeitsunfall/Berufskrankheit (dann Träger der gesetzlichen Unfallversicherung leistungsverpflichtet)
☐ Sonstiger Unfall/Sonstige Unfallfolgen
☐ Versorgungsleiden

Modellguß
☐ OK
☐ UK
☐ Edelmetall
Zutreffendes ankreuzen

Bemerkungen: ____

Datum - Unterschrift des Zahnarztes

Tel.: ____
Kostenvoranschlag
Datum der Ausstellung ____
Ärztliches Honorar DM ____
geschätzte M + L-Kosten DM ____

Genehmigung
Datum der Kostengarantie ____
M + L-Kostenanteil in % DM ____
Edelmetall pro Krone u. Brückenglied DM ____

Abb. 132 Planungskarte, Abteilung Poliklinik für Zahnärztliche Prothetik der Albert-Ludwigs-Universität Freiburg

Ebenso werden in der Planungskarte das Alter des vorhandenen und zu erneuernden Zahnersatzes sowie die genaue Bezeichnung der Halteelemente von abnehmbarem Zahnersatz (z. B. Geschiebe, Riegel, Wurzelstiftkappe mit Retentionszylinder, Steg) angegeben. Die gewählte Metalllegierung wird festgehalten. Bei Leistungen außerhalb der Kassenrichtlinien ist eine Begründung anzugeben. Die schätzungsweise anfallenden Mehrkosten (z. B. für Edelmetall) werden vermerkt.
Nachdem der Heil- und Kostenplan geschrieben ist, wird dieser – falls vorhanden, zusammen mit der Mehrkostenberechnung nach § 30 Abs. 6 SGB (Sozialgesetzbuch) – bei der Krankenkasse eingereicht. Mit der Behandlung darf erst nach Genehmigung der Planung durch die zuständige Krankenkasse begonnen werden.

Versorgungen, die über die Leistungen des BEMA-Katalogs (BEMA: Einheitlicher Bewertungsmaßstab für zahnärztliche Leistungen) hinausgehen (z. B. zwei Extensionsglieder bei Extensionsbrücken, Implantatarbeiten, vollkeramische Restaurationen, Metallkeramik mit Keramikstufe, u.ä.), können nach Absprache mit dem Patienten und auf dessen Verlangen als außervertragliche Leistung in Form einer privaten Abdingung durchgeführt werden. Bei solchen außervertraglichen Leistungen handelt es sich um Behandlungen, die nach der Gebührenordnung für Zahnärzte (GOZ) über das Maß des Notwendigen hinausgehen. Was unter dem Begriff der Notwendigkeit zu verstehen ist, hängt vom Einzelfall ab und richtet sich ausschließlich nach zahnmedizinisch-fachlichen Kriterien. Der Patient muß allerdings eindeutig darüber informiert sein, welche zahnärztlichen bzw. zahntechnischen Leistungen notwendig sind und welche darüber hinausgehen. Zu diesem Zweck muß er auch über die entstehenden Zusatzkosten aufgeklärt werden (privater Kostenplan). Weiterhin ist darauf hinzuweisen, daß die Krankenkasse den zusätzlichen Betrag eventuell nicht oder nur teilweise bezuschussen wird. Anschließend läßt man den Patienten das Formular „Erklärung (Muster) 3" unterschreiben, in dem er die Außervertraglichkeit anerkennt. In der abteilungsintern verwendeten Planungskarte wird nach den Eintragungen zu Befund, Planung und zur Art der Arbeit der Vermerk „Außervertragliche Leistung – Muster 3 durch Patient unterschrieben" angebracht.
Für eventuelle parodontale, funktionelle und/oder kieferorthopädische Vorbehandlungen sind separate Heil- und Kostenpläne zu erstellen.

Papillen-Blutungs-Index (PBI)

Die letzte Seite des Befundbogens ist für den Papillen-Blutungs-Index (*Mühlemann* 1978) reserviert. Er wird nicht nur einmal, sondern im Verlauf der Therapie mehrmals erhoben. Es ist sinnvoll, den PBI erstmals in der Sitzung, die der parodontalen Befundung folgt, zu bestimmen. Der PBI dokumentiert die Blutungsneigung, die vom Ausmaß der Entzündung der interdentalen Gingiva (marginales Parodont) und damit vom interdentalen Plaquebefall, letztlich also von der Mundhygiene des Patienten abhängig ist. Dieser Index bietet sich daher vorteilhaft zur Patientenmotivation an.
Zur Bestimmung des PBI mißt man alle Papillen eines Quadranten durch, beginnend am letzten Zahn des I. Quadranten. Dazu wird jeweils die Spit-

ze einer Parodontalsonde distal und mesial in einem Winkel von 20 bis 40° zur Zahnoberfläche Richtung Basis der Zahnfleischpapille geschoben, bis ein Widerstand spürbar ist. Anschließend wird die Papille mit dosiertem, gegen das orale Sulkusepithel gerichtetem Druck ausgewischt. Dabei wird im I. und III. Quadranten von oral, im II. und IV. Quadranten von vestibulär sondiert.

20 bis 30 Sekunden nach der Sondierung wird quadrantenweise beurteilt, ob eine Blutung auftritt oder nicht (keine Blutung = Grad 0). Bei Anwesenheit einer Blutung ist eine Unterteilung in 4 Grade möglich:

Grad 1 = Auftreten eines Blutpunkts (Abb. 133a).
Grad 2 = Auftreten verschiedener isolierter Blutpunkte, eines einzelnen Blutflecks oder einer Blutlinie (Abb. 133b).
Grad 3 = Das interdentale Dreieck füllt sich kurz nach der Sondierung mit Blut (Abb. 133c).
Grad 4 = Starke Blutung beim Sondieren, das Blut im interdentalen Dreieck fließt sofort in den marginalen Sulkus (Abb. 133d).

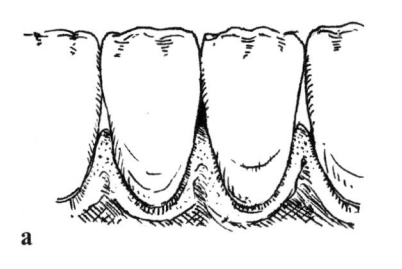

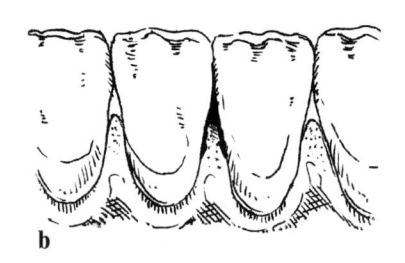

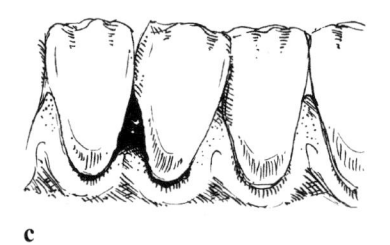

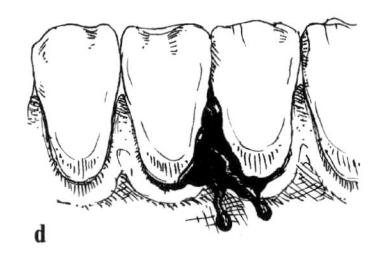

Abb. 133
a) PBI, Grad 1
b) PBI, Grad 2
c) PBI, Grad 3
d) PBI, Grad 4

Der Patient kann die vestibulär ausgeführten Messungen mit Hilfe eines Handspiegels verfolgen. Die Summe der Grade pro Quadrant sowie die Gesamtsumme (Blutungszahl) werden unter Angabe des Datums der Erhebung notiert. Zum Abschluß wird der PBI-Durchschnittswert pro Zahn errechnet (Gesamtsumme geteilt durch Anzahl der Zähne).
Beim Vollbezahnten (28 Zähne) beträgt die maximal mögliche PBI-Summe 112 (28 x 4). In dem Maße, wie sich die Mundhygiene verbessert und somit die Entzündung der Gingiva verringert, nimmt auch der PBI (sowohl die Gesamtzahl als auch der Durchschnittswert pro Zahn) von Sitzung zu Sitzung ab.

5.6 Rechtliche Aspekte – Patientenaufklärung

Nicht zuletzt aus juristischen Gründen ist bei jedem zu versorgenden Patienten eine genaue Anamnese und Befundung einschließlich einer radiologischen Dokumentation und der Anfertigung von Studienmodellen dringend anzuraten.
Um dem bei Gerichtsprozessen häufig geäußerten Vorwurf einer mangelnden Aufklärung über eine durchgeführte Therapiemaßnahme entgegentreten zu können, muß der Zahnarzt nachweisen können, daß er eine exakte Patientenaufklärung durchgeführt hat. Das Ziel einer Aufklärung besteht darin, den Patienten in die Lage zu versetzen, unter Abwägung der Notwendigkeit und des Nutzens auf der einen und der Risiken bzw. Kosten der vorgeschlagenen Behandlung auf der anderen Seite seine Einwilligung zur Durchführung der Therapie zu geben. Verweigert der Patient seine Zustimmung, so stellt ein dennoch durchgeführter zahnärztlicher Eingriff, selbst wenn dieser medizinisch indiziert ist, eine rechtswidrige Körperverletzung dar.
Zu beachten ist, daß im Gegensatz zum Vorwurf eines Planungs- oder Behandlungsfehlers bei der Behauptung eines Aufklärungsmangels den Behandler die Beweislast trifft. Der Zahnarzt wird keine Schwierigkeiten haben, diese Beweislast zu erbringen, wenn er – am besten in der Patientenkarte – schriftlich dokumentiert hat, daß er in einem persönlichen Gespräch mit dem Patienten folgende Punkte zur Sprache gebracht hat:

- Befundaufklärung
- Diagnoseaufklärung
- Therapieaufklärung (Art, Umfang, Dauer)
- Aufklärung über alternative Therapien
- Risikoaufklärung
  (sichere und mögliche Folgen der vorgeschlagenen Behandlung)
- Unterlassensaufklärung (Folgen des pathologischen Geschehens bei Unterlassung der zahnärztlichen Behandlung)
- Gebührenaufklärung: Sie hat bei jedem Patienten zu erfolgen, also sowohl bei Privatpatienten als auch bei Kassenpatienten, da bei letzteren, unabhängig davon, ob Mehrleistungen erbracht werden (Abdingung) oder nicht, bei prothetischen Versorgungen immer ein Eigenanteil anfällt.

Die erfolgte Aufklärung des Patienten muß in der Dokumentation verzeichnet sein. Am sichersten geht man, wenn man die während der Aufklärung anwesende Helferin in der Behandlungskarte gegenzeichnen läßt.

Des weiteren muß jeder Zahnarzt wissen, daß gemäß verschiedenen Gerichtsentscheidungen dem Patienten grundsätzlich das Recht zusteht, die gesamte ärztliche Dokumentation (z. B. im Rahmen eines Rechtsstreites) in der Praxis einzusehen oder auf seine eigenen Kosten eine Ablichtung der Behandlungsunterlagen zu verlangen (u. U. auch indirekt über einen Rechtsanwalt). Auch ein Gericht kann im Falle eines Rechtsstreits zwischen Patient und Behandler eine Vorlage der Unterlagen verlangen. Darunter fallen:

- Alle schriftlichen Vorgänge (Anamnesebogen, Behandlungskarte, Heil- und Kostenpläne, Korrespondenz mit anderen Ärzten oder mit Krankenhäusern, Korrespondenz mit der Krankenkasse oder der Kassenzahnärztlichen Vereinigung, Arztberichte, Rechnungsdurchschriften des Zahnlabors usw.).
- Röntgenaufnahmen (Duplikate).
- Modelle (Duplikate).

Man sollte immer daran denken, niemals Originaldokumente herauszugeben, sondern immer nur Duplikate. Wenn ein nachbehandelnder Zahnarzt Original-Röntgenaufnahmen erbittet, so sind ihm diese mit einem Vermerk wie „Zu getreuen Händen – bitte wieder zurückgeben" zu überlassen.
Es wird empfohlen, die ärztliche Dokumentation sieben Jahre lang aufzuheben; Modelle sollten mindestens drei Jahre aufbewahrt werden.

Literatur

Lang N.P.: Checkliste zahnärztliche Behandlungsplanung. 2. Auflage. Thieme, Stuttgart 1988.

Lindhe J.: Klinische Parodontologie. Thieme, Stuttgart 1986.

Mühlemann H. R.: Patientenmotivation mit individuellem Intensivprogramm für orale Gesundheit. In: Peters S. (Hrsg.): Prophylaxe. Ein Leitfaden für die tägliche Praxis. S. 137 – 149. Quintessenz, Berlin 1978.

Weiterführende Literatur

Rateitschak H., Rateitschak E.M., Wolf M. F.: Parodontologie. 2. Aufl. Reihe: Farbatlanten der Zahnmedizin. Bd 1. Thieme, Stuttgart 1989.

6 Hygienephase: Parodontale Vorbehandlung

6.1 Einleitung

Die Hygienephase hat das Ziel, hygienische Mundverhältnisse herzustellen und dabei zugleich die Bereitschaft zur Mitarbeit des Patienten abzuschätzen.

Während der Hygienephase müssen vorliegende gingivale und parodontale Entzündungen durch Zahnsteinentfernung, Scaling und Root Planing sowie durch Beseitigung iatrogener Faktoren reduziert bzw. unter Kontrolle gebracht werden. Als Ergebnis dieser Initialbehandlung ist im allgemeinen eine Verbesserung der oralen Gesundheit des Patienten festzustellen. Der auch für den Patienten sichtbare Rückgang des Zahnfleischblutens und das verbesserte Erscheinungsbild des Parodonts kann sehr dazu beitragen, gegenseitiges Vertrauen zu gewinnen und den Patienten zur Mitarbeit anzuregen. Das Ausmaß dieser Mitarbeit muß abgeschätzt werden, weil davon die Langzeitprognose des in Frage kommenden Zahnersatzes abhängt.

6.2 Ablauf

In die Hygienephase fallen je nach Bedarf folgende Behandlungsmaßnahmen:

a) Behandlung akuter Probleme
b) Aufklärung (Ursachen und Wechselwirkungen bei Erkrankungen des stomatognathen Systems)
c) Mundhygienemotivation
d) Mundhygieneinstruktion
e) Ernährungsberatung
f) Zahnsteinentfernung/Zahnreinigung
g) Beeinflussung der Plaque durch chemische Agentien
h) Rekonturieren insuffizienter Füllungen, Entfernen abstehender Kronenränder und Korrektur von falsch gestalteten Brückenzwischengliedern
i) Elimination grober Vorkontakte
j) Provisorische Versorgung kariöser Läsionen und apikaler Aufhellungen
k) Reparatur und provisorische Versorgung von abnehmbarem Zahnersatz
l) Scaling und Root Planing (Feindepuration)
m) Reevaluation der Hygienephase

6.2.1 Behandlung akuter Probleme

Notfallmaßnahmen besitzen im Rahmen der Therapie absolute Priorität. Hierunter fällt die Beseitigung von Schmerzen an Zähnen, Gingiva und Parodont sowie in denjenigen Bezirken der Mundschleimhaut, die nicht in Beziehung zu den Zähnen stehen. Grundsätzlich muß vor jeder Notfallbehandlung eine allgemeinmedizinische Kurzanamnese aufgenommen werden, die mögliche Medikamenteneinnahmen, Blutungsneigung, Herzinfektionsgefährdungen, Allergien und evtl. Infektionskrankheiten (Hepatitis, HIV etc.) erfaßt (Beispiel s. „Allgemeine Anamnese" auf der ersten Seite des Befundbogens [Kap. 5]).

Endodontische Notfallsituationen (akute Pulpaerkrankungen) erfordern, sofern keine hoffnungslose parodontale oder prothetische Problematik vorliegt, eine Wurzelkanalbehandlung. Es ist ratsam, zu diesem Zeitpunkt nur eine vorläufige Wurzelbehandlung mit Medikamenteneinlage (z. B. Kalziumhydroxid) durchzuführen.

Nicht erhaltungswürdige Zähne oder Zähne mit unkontrollierbaren Schmerzen werden extrahiert. Oft ist es jedoch von Vorteil, nicht-erhaltungswürdige, aber schmerzfreie Zähne während der Phase der provisorischen Versorgung zu belassen, da sie für kurze Zeit als Hilfspfeiler oder als zusätzliche Verankerungen (Verminderung der Zahnlockerung anderer Pfeilerzähne) dienen können.

Ein akuter Parodontalabszeß muß drainiert werden. Klinisch äußert sich solch ein Zustand durch folgende Befunde:

- Klassische Symptome einer Entzündung
- Extrusion des mit dem Abzeß in Verbindung stehenden Zahns
- Perkussionsempfindlichkeit des Zahns
- Positive Sensibilität (Differentialdiagnose: Endo-Paro-Läsion: dort negative Sensibilität [vgl. Kap. 9])

Der Eiterabfluß wird häufig (nach vorheriger lokaler Anästhesie) durch eine Inzision im Bereich der Schleimhaut ermöglicht. Oft ist auch ein Pusabfluß über das marginale Parodont möglich. Dazu darf allerdings nicht bis zum Taschenboden, sondern nur maximal 3 bis 4 mm tief gescalt werden. Ansonsten könnten noch intakte Desmodontalfasern und häufig noch vorhandene (aber im Röntgenbild nicht sichtbare) organische Matrix des Alveolarknochens (Alveolenwand) irreversibel zerstört werden.
Bei einer vorhandenen Fistel ist der Fistelausgang zu eröffnen. Mit einer eingeführten Guttaperchaspitze läßt sich auf dem Röntgenbild der Weg des Fistelgangs darstellen.
Die notwendige Spülung des Abszesses kann mit Jodoform (vorherige Abklärung einer eventuellen Jodallergie notwendig), Hexidin, physiologischer NaCl-Lösung (0,9 %) oder Ringer-Lösung erfolgen. Bei großen Abszessen wird zur Drainage ein (Jodoform-)Streifen eingelegt, der, wenn nötig, mit einer antibiotischen Salbe (z. B. Aureomycin®-Salbe, Lederle, D-Wolfratshausen) kombiniert wird. Die Ursache des Abszesses muß festgestellt und beseitigt werden.

Ein weiteres akutes Problem stellt eine akute, nekrotisierende, ulzerierende Gingivitis (ANUG) bzw. Parodontitis (ANUP) dar. Dieses schmerzhafte, von Foetor begleitete Geschehen ist durch fehlende Papillenspitzen, nekrotische Papillen und mit Fibrinbelägen überdeckte Ulzerationen gekennzeichnet. Die Therapie der akuten Erkrankung sieht wie folgt aus:

- lokale Anästhesie
- Zahnreinigung
- H_2O_2-Spülung (3 %)
- Applikation eines anästhesierenden Gels
- lokale Applikation einer Antibiotika-/Kortikoid-Salbe
- evtl. systemische Antibiotikagabe:
  Metronidazol (z. B. Flagyl® 400; Rhône-Poulenc, D-Köln), 2 x 400 mg/Tag oder Ornidazol (z. B. Tiberal®, 2 x 500mg/Tag).

Die sich in den folgenden Tagen anschließende Therapie besteht in weiterer Zahnreinigung und eventuell einem subgingivalen Scaling.

Ziel all dieser Behandlungsmaßnahmen ist es, den Patienten von einer bestehenden akuten Symptomatik, die im Bereich der Mundhöhle vorhanden ist, zu befreien. Bei komplexeren Ursachen kann die Konsultation eines Facharzts (z. B. Hals-, Nasen-, Ohrenarzt oder Kieferchirurg) sinnvoll sein.

Zu der Behandlung akuter Probleme gehört auch die grobe Entfernung von *massiv vorhandenem Zahnstein*. Dazu werden Ultraschall- und Handinstrumente verwendet. Die Zahnoberflächen sind anschließend mit Polierpaste und Gumminapf zu polieren. Der Patient wird angehalten, zu versuchen, die vorgeschlagenen Mundhygienemaßnahmen auch bei auftretenden Schmerzen und Blutung im Gingivalbereich durchzuführen. Wenn nötig, wird der Patient täglich zur professionellen Zahnreinigung einbestellt. In schweren Fällen ist für zwei Wochen Chlorhexidin zu verordnen (chemische Plaquekontrolle). Nach diesem Zeitraum sind bestehende Entzündungssymptome in der Regel so weit verschwunden, daß eine mechanische Zahnreinigung durch den Patienten möglich ist.

6.2.2 Aufklärung
6.2.3 Mundhygienemaßnahmen
6.2.4 Mundhygieneinstruktion
6.2.5 Ernährungsberatung

Auf diese Unterpunkte wird in den beiden folgenden Kapiteln (Kap. 7 und 8) gesondert eingegangen.

6.2.6 Zahnsteinentfernung/ Zahnreinigung

Die Grobdepuration dient der Entfernung von Plaque, Verfärbungen und **supra**gingivalem Zahnstein. Für diesen Zweck werden Scaler (supragingival), z. B. Lingualscaler ZI 12 (Abb. 134), gerader Scaler ZI 11 oder abgebogener Scaler M 23, und Universalküretten, z. B. ZI 15S (Abb. 135 a) und M 23A (Abb. 135 b) verwendet. *Scaler* sind doppelseitig schneidend und spitz. Deshalb sind diese für subgingivale Anwendung nicht geeignet: Es können in der Wurzeloberfläche Riefen entstehen. Das Arbeitsende der *Universalküretten* weist fazial und lateral ebenfalls je eine Schneide auf. Der Winkel zwischen Fazialfläche und unterem Schaft beträgt 90°. Das Arbeitsende ist vorne abgerundet.

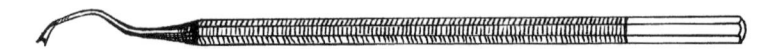

Abb. 134   Lingualscaler ZI 12 (Deppeler, Rolle, Schweiz)

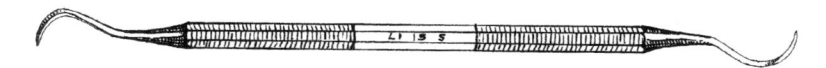

Abb. 135 a   Universalkürette ZI 15 S (Deppeler)

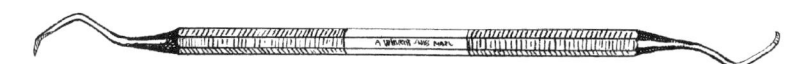

Abb. 135 b   Universalkürette M 23 A (Deppeler)

Zusätzlich können maschinell betriebene Instrumente zum Einsatz kommen:

- Ultraschall-Scaler (z. B. Cavitron, de Trey Dentsply, D-Dreieich): Sie sind nur zur Entfernung supragingivalen Zahnsteins zu verwenden.
- Air-Scaler (z. B. Titan, Star Dental, USA-Valley Forge): Auch sie sollen nur zur Entfernung von supragingivalem Zahnstein zur Anwendung kommen.
- Pulver-Wasserstrahl-Geräte (z. B. Prophy-Jet, de Trey Dentsply, D-Konstanz): Sie eignen sich zur Entfernung von supragingivaler Plaque sowie von Verfärbungen.

Dabei ist zu beachten, daß nach Verwendung der beiden erstgenannten Geräte eine Nachglättung aller Flächen mit Handinstrumenten notwendig ist. Im Interdentalbereich ist eine Reinigung auch mit einseitig belegten flexiblen Stahl- oder Leinenstrips möglich.

Beläge und Verfärbungen lassen sich vorteilhaft mit speziellen Reinigungspasten (z.B. Prophy Paste) entfernen. Sie werden mit Hilfe eines in ein grünes Winkelstück eingespannten Gumminäpfchens verwendet.

Da die Pasten in verschiedenen Abrasionsstufen vorliegen, lassen sie sich je nach Ausmaß der Ablagerungen auf der Zahnoberfläche gezielt einsetzen. Die Abrasivität wird nach RDA-Werten (radioactive dentin abrasion: radioaktiv gemessene Dentin-Abrasivität) angegeben:

- Starke Abrasion (RDA 250)
- Mittelstarke Abrasion (RDA 170)
- Normale Abrasion (RDA 120)
- Geringe Abrasion (RDA 40).

Es sollten nur Pasten verwendet werden, bei denen die Abrasivität in RDA-Werten angegeben ist.

Grundsätzlich müssen die Zähne nach jeder Zahnreinigung und Zahnsteinentfernung mit einem Gumminapf und einer Paste niedriger Abrasivität poliert werden, damit im Zuge der Grobdepuration entstandene Rauhigkeiten (Prädilektionsstellen für eine erneute Plaqueanlagerung) eingeebnet werden.

6.2.7 Beeinflussung der Plaque durch chemische Agentien (Spüllösungen)

(Siehe Kapitel 7.3.)

6.2.8 Rekonturieren insuffizienter Füllungen, Entfernen abstehender Kronenränder und Korrektur von falsch gestalteten Brückenzwischengliedern

Die Entfernung iatrogener Reize ist für die Herstellung gesunder gingivaler und parodontaler Verhältnisse und für die Ermöglichung einer adäquaten Mundhygiene von großer Bedeutung.
Die approximale Rekonturierung von Füllungsüberschüssen kann vorteilhaft mit flammenförmigen Diamanten und/oder mit Hilfe des EVA®-Systems (Micro-Mega, D-Oberursel) erfolgen. Für letzteres stehen drei einseitig belegte und flexible Feilen, sog. Proxoshape-Feilen, zur Auswahl, deren Diamant-Körnung 75 µm (blau), 40 µm (gelb) bzw. 15 µm (rot) beträgt (mit speziellem Kopf im grünen Winkelstück zu verwenden). Auch eine manuelle Rekonturierung mit diamantierten Stahl- und Leinenstrips, die in einen speziellen Halter eingespannt werden, ist möglich. Nach Abschluß dieser Maßnahmen muß sich eine Politur der Zahnoberflächen anschließen. Der Patient selbst muß Instruktionen für eine adäquate Interdentalraumhygiene erhalten (vgl. Kap. 7). Falls die Gefahr besteht, daß bei der Entfernung eines Füllungsüberschusses gesunde Zahnhartsubstanz verletzt wird, sollte die Füllung besser entfernt und durch eine neue ersetzt werden.

Überstehende Kronenränder werden auf Gingivahöhe mit Hilfe eines kleinen Rosenbohrers oder einer Diamantkugel geringen Durchmessers abgetrennt und mit einer Pinzette entfernt (Abb. 136a bis d). Die anschließend noch verbleibende (Rest-)Krone wird im Rahmen der präprothetischen

Vorbehandlung oder spätestens in der prothetischen Phase durch eine neue Restauration ersetzt. Der gekürzte Kronenrand ist mit geeigneten Instrumenten (flammenförmige Diamanten, Gummipolierer) zu glätten und, soweit möglich, zu polieren. Gegebenenfalls werden falsch gestaltete (konkav, zu breit oder zu lang in vertikaler Richtung gestaltet) Brückenzwischenglieder *korrigiert*, um eine Reinigung unter dem Zwischenglied und im Approximalraum zu gewährleisten (Abb. 137). Dazu eignen sich flammenförmige Diamanten und die Proxoshape-Feilen des EVA®-Systems. Aus forensischen Gründen sollten bei Kassenpatienten die an altem Zahnersatz auszuführenden Korrekturen – außer im Rahmen einer Notfallbehandlung – erst durchgeführt werden, wenn der prothetische Heil- und Kostenplan genehmigt ist.

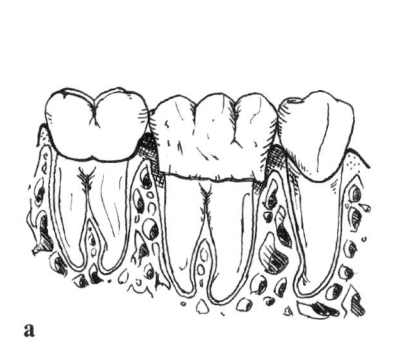

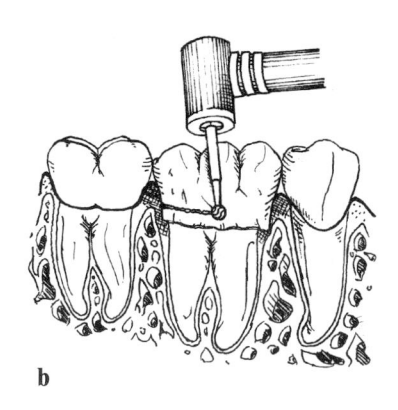

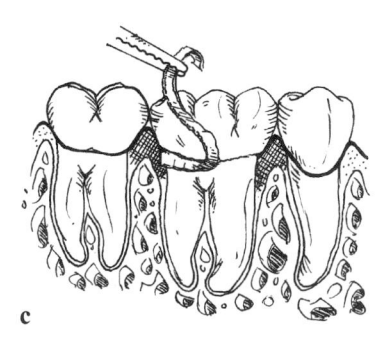

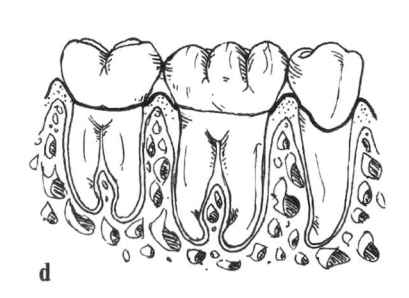

Abb. 136 a bis d   Überstehender Kronenrand bei einem unteren ersten Molaren
a) Ausgangssituation
b) Abtrennen des überstehenden Kronenrands mit kleiner Diamantkugel
c) Entfernen des überstehenden Kronenrands mit einer Pinzette
d) Situation nach Abtrennen des Kronenrands

Abb. 137 Falsch gestaltetes Brückenzwischenglied in der Seitansicht (der oral der gestrichelten Linie befindliche Teil wird entfernt)
a) Ausgangssituation
b) Situation nach Korrektur des Zwischenglieds

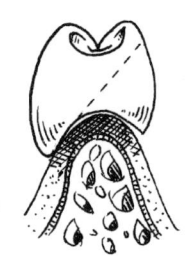

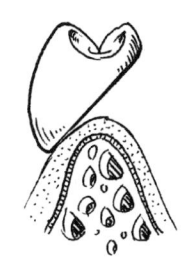

6.2.9 Elimination grober Vorkontakte

Vorhandene grobe okklusale Diskrepanzen werden beseitigt.
Eine umfassende Korrektur der Okklusion wird erst während der nachfolgenden Phase I der präprothetischen Vorbehandlung vorgenommen.

6.2.10 Provisorische Versorgung kariöser Läsionen und apikaler Aufhellungen

Kariöse Läsionen (Kariesentfernung, provisorischer Verschluß) und Zähne mit periapikalen Aufhellungen (Aufbereitung, Desinfektion des Wurzelkanals, provisorische Wurzelfüllung aus Kalziumhydroxid) müssen im Rahmen der Hygienephase provisorisch therapiert werden. Ihre endgültige Versorgung erfolgt in der anschließenden Phase I der präprothetischen Vorbehandlung. Bislang symptomlose, aber nicht-erhaltungswürdige Zähne (mit Lockerungsgrad III, Furkationsbefall Grad III und/oder tiefen vertikalen Knochentaschen) werden extrahiert.

6.2.11 Reparatur und provisorische Versorgung von abnehmbarem Zahnersatz (vgl. Kap. 18)

Ist abnehmbarer Zahnersatz vorhanden, so wird dieser, falls nötig, repariert oder derart geändert, daß er bis zur Eingliederung des neuen Zahnersatzes als Provisorium dienen kann. Beispiele für Maßnahmen, die in diesem Zusammenhang ergriffen werden, können sein:
- Auffüllen von Sekundärkronen mit Kunststoff bzw. Erweiterung der Prothese nach Zahnextraktionen;
- Unterfütterung der Prothese;
- Anbringen von handgebogenen Klammern.
  All diese Maßnahmen können parallel mit der Herstellung hygienischer Mundverhältnisse erfolgen.

6.2.12 Scaling und Root Planing (Feindepuration)

6.2.12.1 Einführung
So bedeutsam Mundhygiene und Grobdeputation sind – als alleinige Therapie einer Parodontitis nützen sie wenig, weil die tiefer liegende subgingivale Plaque und die Konkremente vom Patienten nicht erreicht werden und die Mikroorganismen daher nicht entfernt werden können. Nur nach

professionellem Scaling und Wurzelglättung (Root Planing) (Definition siehe unten) ist eine Beseitigung dieser Strukturen und damit eine Ausheilung der parodontalen Läsion und eine Regeneration des Parodontalgewebes möglich. Im Zuge der Heilung von erkranktem und durch eine geschlossene oder offene Wurzelreinigung therapiertem Gewebe kommt es nach der Behandlung zu einer starken mitotischen Aktivität der basalen Epithelzellen. Diese überziehen rasch die bindegewebige Wundfläche und bilden entlang der Zahn- und Wurzeloberfläche ein neues Saumepithel mit Epithelansatz (interne Basallamina und Hemidesmosomen), das die gesamte Länge der behandelten Tasche überzieht und daher häufig apikal eines regenerierten Knochens liegt. Bindegewebige Wiederanheftung (Reattachment) ist nur in den tiefsten, infiltrierten, aber nicht-infizierten Gebieten unterhalb des Saumepithels zu erwarten (dort wurde nicht instrumentell bearbeitet), sofern dort noch desmodontale Faserreste und Zement vorhanden sind.

Eine bindegewebige Regeneration (New Attachment) mit der Bildung von neuem Zement und inserierenden Parodontalfasern ist in dem Bereich der instrumentell bearbeiteten ehemaligen Taschen kaum, allerhöchstens im apikalsten Bereich der Tasche, zu erwarten.

Es ist heute bewiesen, daß es genügt, nur die oberflächliche Zementschicht zu bearbeiten (zu glätten), da sich 99 % der toxischen Lipopolysaccharide von parodontal erkrankten Wurzeln in der losen und adhärenten Plaque, aber nur
1 % im Wurzelzement befinden. Auf eine bewußte Weichteilkürettage mit Entfernung des ulzerierten Epithels und des darunter liegenden Granulationsgewebes wird daher in der Regel verzichtet, zumal die Ausführung technisch schwierig ist und diese Maßnahmen zudem klinisch keinen nachweisbaren Vorteil bieten.

Scaling und Root Planing müssen von einer guten Mundhygiene begleitet sein.

6.2.12.2 Kurzbeschreibung
Scaling und Root Planing sind gemäß der „American Academy of Periodontology" folgendermaßen definiert:

Scaling: Bearbeitung von Krone und Wurzeloberflächen mit dem Ziel, Plaque, Zahnstein (bzw. Konkremente) und Verfärbungen zu entfernen.

Root Planing (Wurzelglättung):
Abschließende Behandlungsmaßnahme mit dem Ziel, Zement oder rauhes oberflächliches Dentin zu entfernen, die mit Restzahnstein bedeckt oder mit Toxinen und/oder Mikroorganismen kontaminiert sind.

Bezüglich der technischen Durchführung bestehen folgende Unterschiede (vgl. auch Abb. 144):
Scaling: 1. Bearbeitung der Zahnoberflächen mit Scalern (supragingival) und Küretten (supragingival/subgingival).
2. Anstellwinkel des Arbeitsendes der Küretten zur Zahnoberfläche 70 bis 80°.

Root Planing: 1. Bearbeitung der Zahnoberflächen mit Küretten (subgingival).
2. Anstellwinkel des Arbeitsendes der Küretten zur Zahnoberfläche 45°.

6.2.12.3 Indikationen einer unterstützenden Therapie

Indiziert ist eine geschlossene Taschenbehandlung in Form von Scaling und Wurzelglättung bei leichten bis mittelschweren Parodontitiden mit Taschen bis zu 6 mm bzw. an denjenigen Zähnen, die im Kontrollbefund bei der Erhebung des BOP („Bleeding on probing") ein positives Resultat zeigen.
Es ist von Vorteil, Scaling und Root Planing quadrantenweise durchzuführen, damit die einzelnen Sitzungen jeweils in einem zeitlich überschaubaren Rahmen bleiben.

6.2.12.4 Kontraindikationen

Grundsätzliche Kontraindikationen bestehen nicht. Bei Risikopatienten (Herzklappenersatz; Patienten, die unter einer Antikoagulantientherapie stehen; herdinfektionsgefährdete Patienten; Patienten mit hämorrhagischen Diathesen) ist allerdings an eine antibiotische Abschirmung oder an die Gabe von Gerinnungsfaktoren und die Anhebung des Quickwerts durch den Hausarzt zu denken. Eine Rücksprache mit dem behandelnden Arzt empfiehlt sich in diesen Fällen vor der Durchführung der Therapie.

6.2.12.5 Vorteile einer geschlossenen Taschenbehandlung mittels Scaling und Wurzelglättung

Die geschlossene Taschenbehandlung ist gewebeschonend; die Schrumpfung der Gingiva im Verlauf der Heilung ist geringer als nach offenen parodontalchirurgischen Eingriffen, was ästhetisch von Vorteil ist. Auch sind die Resultate bezüglich der langfristigen Erhaltung des bindegewebigen Attachments gut. Gute Behandlungserfolge sind v. a. bei einwurzeligen Zähnen nachgewiesen worden. *Knowles* et al. (1979) untersuchten 78 Patienten über einen Zeitraum von 8 Jahren. Die Patienten wurden mit einer der folgenden drei Behandlungsmöglichkeiten therapiert:
1. Scaling und Root Planing. 2. Modifizierter Widman-Lappen. 3.Tascheneliminationschirurgie. Es zeigt sich, daß die drei Behandlungsmöglichkeiten bei intensiver Nachsorge keine klinisch signifikanten Unterschiede bezüglich des klinischen Attachmentgewinns bei Sondierungstiefen größer als 4 mm erreichten. Bei Sondierungstiefen kleiner als 3 mm wurden mit dem Scaling die besten Resultate erzielt.

6.2.12.6 Nachteile

Technisch ist das Scaling schwierig, da ohne Sicht gearbeitet wird. Beim Scaling werden nicht alle Anteile der Wurzeloberflächen erreicht. Daher sind die bearbeiteten Oberflächen in der Regel nicht vollständig von Plaque und Konkrementen befreit. Nach einer sorgfältigen Reevaluation, die vor allem das „Bleeding on probing" einschließt, muß man sich später häufig zu einem parodontalchirurgischen Vorgehen entscheiden (Phase II der präprothetischen Vorbehandlung). Gründe dafür sind v. a. in der oft schwierigen Wurzelmorphologie und -topographie (z. B. Wurzeleinziehungen, insbesondere an den mesiobukkalen Wurzeln der Oberkiefermolaren und an den mesialen und distalen Wurzeln der unteren Molaren) zu sehen. Fast immer zum Scheitern verurteilt ist bei geschlossenem Vorgehen der Versuch der Säuberung einer Furkation mit Handinstrumenten. Dies gilt ebenso für tiefe und enge Taschen. Bei Furkationsbefall der Molaren ist dem parodontalchirugischen und damit dem offenen Vorgehen eindeutig der Vorzug zu geben.

6.2.12.7 Instrumente

Für die Kontrolle zur Überprüfung der Wurzeloberfläche auf Ablagerungen und Rauhigkeiten werden Parodontalsonde, Furkationssonde, Kuhhornsonde und Häkchensonde benutzt.

Instrumente der Wahl für Scaling und Root Planing sind Küretten. Die vor allem im subgingivalen Bereich zu verwendenden Küretten bestehen aus einem Instrumentengriff, einem (oberen, mittleren und unteren) Schaft sowie einem Arbeitsende. Man unterscheidet Universalküretten von sog. Spezialküretten (Gracey-Küretten).
Das Arbeitsende von *Universalküretten* (z. B. ZI 15 S; M 23 A)(Abb. 134, 135) weist zwei Schneiden auf. Die Fazialfläche steht in einem Winkel von 90 Grad zum unteren Schaft (Abb. 138). Universalküretten kommen zum Zweck einer subgingivalen Grobdepuration zum Einsatz.

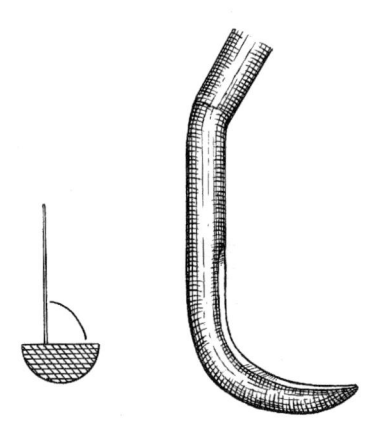

Abb. 138 Schneide einer Universalkürette

Für die im Anschluß daran zu erfolgende subgingivale Feindepuration haben sich die Gracey-Küretten (*Spezialküretten*) bewährt. Ihr Arbeitsende besitzt nur eine Schneide, die sich an der griffernen Seite der Fazialfläche befindet. Die Fazialfläche ist zum unteren Schaft (= „1er-Schaft") 70 bis 80 Grad geneigt (Abb. 139). Bei Betrachtung der Fazialfläche von oben weist das Arbeitsende eine Sichelform auf, wobei der größere Radius die Schneide (scharfe Seite) darstellt.

Ablauf 225

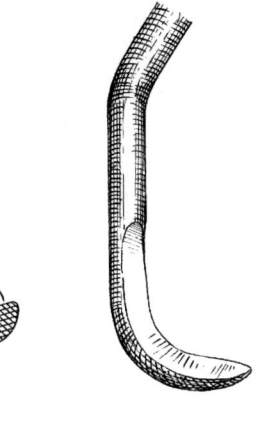

Abb. 139   Schneide einer Gracey-Kürette

Der ursprünglich aus sieben Gracey-Küretten bestehende Satz läßt sich für die tägliche Praxis auf vier Instrumente reduzieren, mit denen eine Bearbeitung aller Zahnoberflächen möglich ist. Mit Hilfe von kodierten Farbgriffen (Colgribs, Dentsply deTrey, D-Dreieich) lassen sich die Küretten optisch deutlich voneinander unterscheiden.

Gracey-Küretten

5/6 (gelb): Frontzähne und Prämolaren (Abb. 140)

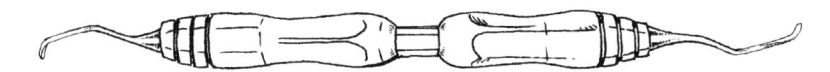

Abb. 140   Gracey-Kürette 5/6 (gelb)(Deppeler)

7/8 (grau): Molaren – Oral- und Vestibulärflächen (Abb. 141)

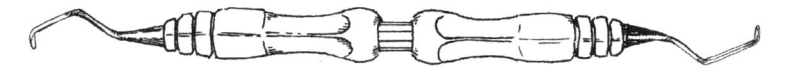

Abb. 141   Gracey-Kürette 7/8 (grau)

11/12 (rot): Molaren – Mesialflächen (Abb. 142)

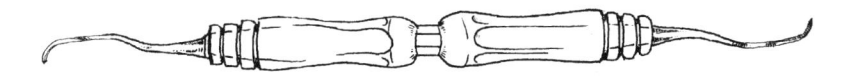

Abb. 142   Gracey-Kürette 11/12 (rot)

13/14 (blau): Molaren – Distalflächen (Abb. 143)

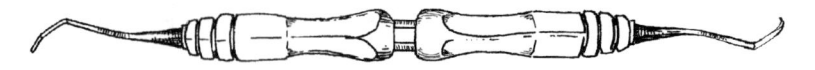

Abb. 143 Gracey-Kürette 13/14 (blau)

6.2.12.8 Vorgehen bei Scaling und Root Planing

Beim Scaling und Root Planing sind neben einem systematischen Vorgehen eine optimale Patientenlagerung, eine gute Beleuchtung und eine aufmerksame Assistenz von großer Wichtigkeit (vgl. *Hellwege* 1987, *Rateitschak* et al. 1989). Die Instrumente müssen sicher gehalten werden (modifizierter Bleistiftgriff); auf eine ausreichende intraorale Abstützung ist zu achten.

Vor der Behandlung spült der Patient eine Minute lang mit einer gebrauchsfertigen Chlorhexidin-Digluconat-Lösung (z. B. Chlorhexamed®; Blendax, D-Mainz). Nach dem Setzen einer Lokalanästhesie (Infiltrationsanästhesie; im Unterkiefer-Molaren- und -Prämolarenbereich zusätzlich Leitungsanästhesie) informiert sich der Behandler nochmals über die Sondierungstiefe der zu scalenden Zähne.

Anschließend wird die Gracey-Kürette unter leichtem Zahnkontakt „geschlossen" bis zum Taschenboden eingeführt („Sondierungszug", „Einführungszug") (Abb. 144a). Darauf wird die Fazialfläche des Arbeitsendes aufgerichtet und unter stetigem Kontakt entlang der Zahnoberfläche in inzisale Richtung bewegt („Arbeitszug") (Abb. 144b und c).

Abb. 144 Richtiges Vorgehen bei subgingivalem Scaling mit einer Gracey-Kürette
a   Einführungszug bei Scaling und Root Planing
b   Arbeitszug beim Root Planing
c   Arbeitszug beim Scaling

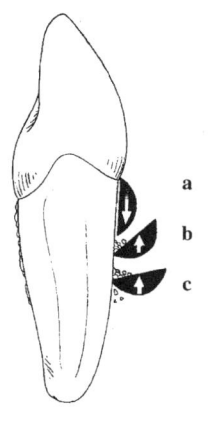

Beim Scaling mit Gracey-Küretten muß sich der untere Instrumenten-Schaft parallel zur Zahnachse befinden, wodurch die Schneide automatisch im gewünschten Winkel von 70 bis 80 Grad zur Zahnachse liegt. Wichtig ist, daß der Mittelfinger und/oder der Ringfinger des Behandlers stabil auf dem zu behandelnden Zahn oder den benachbarten Zahnflächen bzw. Inzisalkanten abgestützt sind. Die Finger der anderen Hand halten eventuell störende Weichteile ab, stabilisieren durch Kontakt zur Zahnreihe den Kopf des Patienten, leisten Hilfestellung als Abstützungsfläche oder unterstützen den Kraftaufwand beim Arbeitszug des Instruments.

Der sog. „Line Angle"(„Linienwinkel") gibt denjenigen Zahnbereich an, an dem jeweils bei Prämolaren und Molaren ein Instrumentenwechsel erfolgen sollte (Abb. 145). Der Arbeitszug sollte nicht zu lang sein. Empfehlenswert ist ein Arbeitszug von maximal 4 mm Länge, wobei das Arbeitsende subgingival verbleiben soll. Dies wiederum bedeutet, daß man etagenweise scalen muß. Daher ist ein solches Scaling mit anschließendem Root Planing – hierbei ist der Winkel zwischen Wurzeloberfläche und dem Arbeitsende der Küretten deutlich steiler (Abb. 144c) – zeitaufwendig. Allerdings kann das Ziel einer sauberen, glatten, konkrementfreien Wurzeloberfläche nur so möglichst gut erreicht werden.

Nach Abschluß von Scaling und Root Planing werden die Taschen mit Kochsalzlösung, Ringer-Lösung oder Hexetidin (Pyrimidin-Derivat; z. B. Hexoral; Gödecke, D-Freiburg) ausgespült und die Zahnoberfläche (Entfernung eventuell vorhandener Zahnsteinreste) mit einer feinen Instrumentenspitze (z. B. einer Häckchensonde) auf eventuelle Rauigkeiten und Konkrementreste überprüft. Zum Abschluß der Behandlung spült der Patient nochmals mit Chlorhexidin aus. Je nach Einzelfall kann er diese Spüllösung auch rezeptiert bekommen.

Gracey-Kürette 5/6

Gracey-Kürette 7/8

Gracey-Kürette 11/12

Gracey-Kürette 13/14

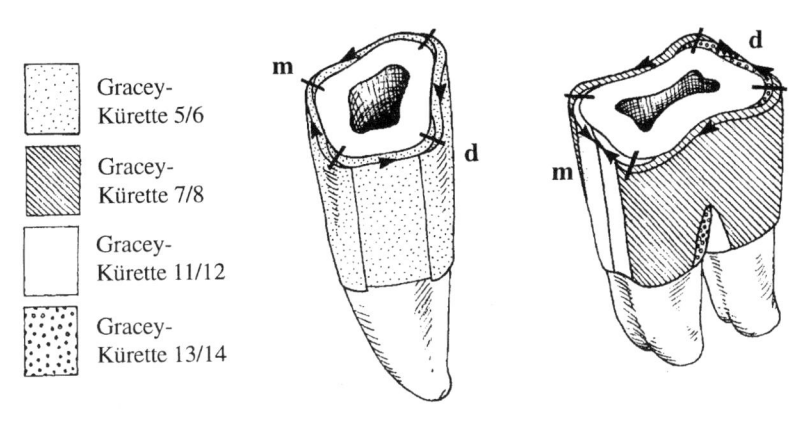

Abb. 145 Anwendungsbereiche der Gracey-Küretten
m = mesial
d = distal

Schärfen von Parodontalinstrumenten:
Scaling und Root Planing sind nur mit scharfen Instrumenten möglich. Daher müssen die Instrumente nach jeder Behandlung, häufig jedoch auch während des Eingriffs, nachgeschärft werden. Dieses kann intraoperativ nur manuell (Sterilität!), ansonsten auch maschinell, d.h. mit Hilfe spezieller Schleifgeräte (z. B. Periostar®; Microna, CH-Spreitenbach; Easy Sharp; Deppeler; R. Quetin-Schleifeinheit; Quetin, D-Leimen) erfolgen.

Beim Schärfen von Parodontalinstrumenten werden drei Ziele verfolgt:

- Es soll eine scharfe, funktionell einsetzbare Schneidekante geschaffen werden.
- Die instrumentenspezifische Form soll erhalten bleiben.
- Ein minimaler Materialabrieb während des Schärfens soll eine lange Nutzungsdauer gewährleisten.

Zum manuellen Schleifen werden benötigt:
Schleifstein, harz- und säurefreies Schleiföl, Teststäbchen, helle Lichtquelle über dem Arbeitsplatz, evtl. Lupe und Schraubstock.

In der Praxis hat sich bewährt, das Instrument zu fixieren und den Schleifstein zu bewegen. Für den Schleifvorgang wird das Instrument mit einer auf einer Tischplatte ruhenden Hand derart festgehalten, daß die Fazialfläche des Arbeitsendes parallel zur (waagerechten) Tischplatte gehalten wird. Bei Scalern und Universalküretten wird an beiden Lateralflächen geschliffen, während die Gracey-Küretten nur an der „griff-fernen", konvexen Lateralfläche bearbeitet werden. Ebenso ist bei den Küretten die Zehe (= „Spitze" des Arbeitsendes) zu beschleifen. Der mit Schleiföl benetzte Schleifstein wird grundsätzlich in einem Winkel von 100 bis 110° (Außenwinkel) zur Tischplatte bzw. zur Fazialfläche an der Lateralfläche des Arbeitsendes angesetzt und nach abwärts bewegt. Dabei wird ein Druck auf die Lateralfläche ausgeübt. Bei der anschließenden Aufwärtsbewegung bleibt man in drucklosem Kontakt mit dem Instrument. Damit wird eine Gratbildung an der Schneidekante vermieden. Das Schärfen erfolgt vom Schaft zur Instrumentenspitze hin. An der Zehe von Küretten wird der Schleifstein flacher gehalten, so daß sich ein Winkel von etwa 135° ergibt.

Beim Schleifvorgang muß immer die Kontur der Originalform berücksichtigt werden. Sie sollte nicht durch zu viele Schleifbewegungen in einem Schleifabschnitt verändert werden.
Die Schärfe kann zum einen mit dem Lichtreflexionstest überprüft werden: Eine korrekt nachgeschliffene Schneidekante kann im Gegensatz zu einer stumpfen Schneide kein einfallendes Licht reflektieren. Zum anderen kann man die Schärfe dadurch prüfen, daß man mit dem Instrument im regelrechten Anstellwinkel an einem Acrylstäbchen einen Arbeitszug vollzieht; dabei dringt eine scharfe Schneide in die Oberfläche ein.
Die Prüfung am eigenen Fingernagel sollte aus hygienischen Gründen unterbleiben.

6.2.12.9 Zusätzliche medikamentöse Therapie

Da nach geschlossener Kürettage eine optimale Mundhygiene nicht schmerzfrei durchgeführt werden kann, werden chemische Mittel eingesetzt.
  a) Antimikrobielle Spüllösungen
    Mittel wie Chlorhexidin oder Hexetidin, die normalerweise zur Plaquehemmung bzw. zur Reduktion der Keimzahl in der Mundhöhle zum Einsatz kommen, können auch zur subgingivalen Spülung der Taschen während und nach dem Scaling verwendet werden.

b) Antibiotika
Die systemische Gabe von Antibiotika bzw. Chemotherapeutika ist bei der Behandlung von Gingivitis und Erwachsenenparodontitis nicht indiziert. Antibiotika kommen nur in speziellen Fällen wie der lokalisierten oder generalisierten juvenilen oder der rasch fortschreitenden Parodontitis als unterstützendes Mittel zur Anwendung.

Purucker (1992) hat die von verschiedenen Autoren ausgesprochenen Empfehlungen zur Antibiotikatherapie bei den am häufigsten vorkommenden parodontalen Erkrankungen tabellarisch zusammengefaßt (Tab. 3).

Tabelle 3 Empfohlene Möglichkeiten der Antibiotikatherapie bei parodontalen Erkrankungen (Purucker 1992)

Erkrankung	Präparat und Dosierung
Lokalisierte juvenile Parodontitis	Tetrazyklin-HCl alle 8 Std. 250 mg für 14 - 21 Tage
	Amoxicilin alle 8 Std. 375 mg plus Metronidazol alle 8 Std. 250 mg für 7 Tage
Refraktäre, generalisierte juvenile und rasch fortschreitende Parodontitis	Doxycyclin 200 mg am ersten Tag, dann 100 mg für 14 - 21 Tage
	Metronidazol alle 8 Std. 250 mg für 7 - 14 Tage
	Amoxicillin alle 8 Std. 375 mg plus Metronidazol alle 8 Std. 250 mg für 7 - 14 Tage
	Augmentan® allein alle 8 Std. 250 - 500 mg oder in Kombination mit Metronidazol alle 8 Std. 250 mg für 7 - 14 Tage
	Clindamycin alle 6 Std. 150 mg für 7 Tage
	Bei Nachweis von Resistenzen gegen obige Präparate:
	Ofloxacin alle 12 Std. 100 - 200 mg für 7 - 14 Tage
Candida-albicans-assoziierte Parodontitis	Nystatin-Lösung

Eine weitere zwingende Indikation für die zusätzliche Gabe von Antibiotika ist zur Abschirmung bei Risikopatienten gegeben, d. h. bei Patienten mit bakterieller Endokarditis, Klappenprothesen, angeborenen Herzvitien, provisorisch operierten Herzvitien, Mitralklappenprolaps mit Mitralinsuffizienz oder hypertropher obstruktiver Kardiomyopathie sowie nach Nierentransplantationen.

Die Gabe von Amoxycyclin 3 g per os 1 Stunde vor dem Eingriff, dann über 36 Stunden alle 6 Stunden 750 mg per os, wird empfohlen.
Bei Penicillinallergie: Clindamycin 600 mg per os 1 Stunde vor dem Eingriff, dann alle 6 Stunden 300 mg per os über 36 Stunden (American Heart Association).

6.2.12.10 Sonstige Methoden und Instrumente für Scaling und Root Planing

a) Ultraschallinstrumente
Ultraschallinstrumente können, wenn sie in der Zahnfleischtasche bewegt werden, bis zu einer Tiefe von 7 mm ohne Schaden für das Parodont eingesetzt werden – eine optimale Wasserkühlung vorausgesetzt. Viele Patienten empfinden diese Art der Bearbeitung der Wurzeloberfläche angenehmer als die Behandlung mit Handinstrumenten.

b) Rotierende Instrumente
Eine „Dentinglättung", die mit einem flammenförmigen Diamanten mit 15 Mikrometer Körnung durchgeführt wird, ist vom Ergebnis her besser als nur die Verwendung von Handinstrumenten.

c) Polierer
Zusätzlich zum oralchirurgischen Vorgehen (offenes Scaling) können Gummipolierer und Polierpaste verwendet werden.

d) Bikarbonatspray
Die Anwendung eines Bikarbonatsprays (z. B. Prophyjet®; Dentsply, D-Dreieich) wird in Verbindung mit dem offenen Vorgehen propagiert. Insbesondere an Stellen, die aus anatomischen Gründen mit den Handinstrumenten schlecht zu reinigen sind (Konkavitäten der Wurzeln), ist die Verwendung dieses Sprays von Vorteil. Es ist darauf zu achten, daß stets mit Wasserspray gearbeitet wird und daß der Mukoperiostlappen z. B. mit Hilfe eines Raspatoriums vor den Bicarbonat-Körnern geschützt wird (Cave: Ödembildung).

e) Laser
Obwohl viel Literatur über die Wirkung der beiden herkömmlichen Lasergruppen (CO_2- und Nd:YAG-Laser) auf Zahnhartsubstanzen vorhanden ist, ist dieses Gebiet noch sehr fluktuierend. In vielen Studien konnte gezeigt werden, daß es nach einer Bearbeitung mit Lasern zu Veränderungen von Schmelz und Dentin kommt. Dieser Effekt hängt von vielen Faktoren ab (z. B. Laserleistung, Wellenlänge, Dauer der Exposition). Viele Fragen hinsichtlich des Problems der Hitzeentwicklung und deren Wirkung auf die Pulpa sind bis heute noch nicht geklärt. Es werden noch viele Untersuchungen notwendig sein, bevor die Anwen-

dung von Lasern zur Behandlung von Wurzeloberflächen während des Scalings empfohlen werden kann.

f) Maschinelle Scaler
Durch maschinelle Scaler, die auf ein spezielles Winkelstück aufgesetzt werden, wird das von vielen Behandlern als mühsam empfundene „Handscaling" erleichtert. Versuche haben gezeigt, daß die Verwendung maschineller Scaler zu einem ebenso großen Substanzverlust auf der Wurzeloberfläche führt, wie dies beim Gebrauch von Handinstrumenten der Fall ist. Besonders hervorzuheben sind die effiziente und schnelle supragingivale Zahnsteinentfernung. Zu bemängeln ist die eingeschränkte Taktilität bei geschlossener Parodontitisbehandlung.

6.2.13 Reevaluation der Hygienephase

Vor Beginn der Phase I der präprothetischen Vorbehandlung steht eine Reevaluation der Hygienesituation des Patienten an, bei der kontrolliert wird, ob der Patient in der Lage ist, seine Mundgesundheit auf einem gleichbleibend zufriedenstellenden Niveau zu halten. Darüberhinaus wird entschieden, ob innerhalb der Phase II der präprothetischen Vorbehandlung eine parodontalchirurgische Therapie eingeleitet werden muß. Speziell der Beherrschung schwerer Parodontitiden durch ein konservatives Scaling sind deutliche Grenzen gesetzt, denn subgingivale Plaque und Konkremente sind umso schwieriger zu entfernen, je tiefer die Taschen sind. Darüber hinaus sind Wurzeleinziehungen, Rillen und Furkationseingänge ohne therapeutische Maßnahmen, die unter direkter Sicht ausgeführt werden, kaum perfekt zu reinigen. Eine Folge davon kann sein, daß es zu einer Reinfektion der Tasche kommen kann.

Zusammenfassend kann man feststellen:
Bei Taschen bis 6 mm reicht häufig das geschlossene Vorgehen aus (insbesondere bei einwurzeligen Zähnen). Eine Ausnahme stellen furkationsbefallene Zähne dar.
Ab einer Sondierungstiefe von 5 bis 6 mm ist das parodontal-chirurgische Vorgehen der sichere Weg.

Literatur

Hellwege, K.-D.: Die Wurzelglättung. Quintessenz, Berlin 1987.

Knowles S.W., Burgett F.G., Nissle R.R., Shick R.A., Morrison E.C., Ramfjord S.P.: Results of periodontal treatment related to pocket depth and attachment level. Eight years. J Periodontol 1979: 50: 225-233.

Purucker P.: Mikrobiologie der Parodontitis. Teil IV: Antibiotikatherapie der Parodontitis. Parodontologie 1992; 3 (1): 7 - 18.

Rateitschak K. H., Rateitschak E. M. & Wolf H. F.: Parodontologie. 2. Auflage. Reihe Farbatlanten der Zahnmedizin. Thieme, Stuttgart 1989.

Weiterführende Literatur:

Lange D. E.: Parodontologie in der täglichen Praxis. 3. Auflage. Quintessenz, Berlin 1986.
Lang N. P.: Checkliste zahnärztliche Behandlungsplanung. 2. Auflage. Thieme, Stuttgart 1988.

7 Hygienephase: Aufklärung, Mundhygienemotivation und -instruktion

7.1 Einleitung

Den Beginn des Weges, den die zahnärztliche Prothetik genommen hat, prägen Entwicklungen, die vor dreitausend Jahren mit den Etruskern ihren Anfang nahmen. Seither wurde viel Energie in die technische Weiterentwicklung des Zahnersatzes gesteckt, um bei Zahnverlust eine möglichst gute Versorgung zu gewährleisten. Relativ wenig wurde demgegenüber für die Verbesserung der Zahngesundheit getan. So sehr auch der erreichte technische Fortschritt zu begrüßen ist, muß das Ziel für die Zukunft eine bessere Prävention und Nachsorge sein.

Die moderne Zahnmedizin muß als lebenslange zahnärztliche Betreuung verstanden werden. Der Zahnarzt und sein Praxispersonal (Zahntechniker, Zahnmedizinische Fachhelferin, Prophylaxehelferin und Zahnarzthelferin) sollten deshalb folgende drei Dienstleistungen anbieten:

1. Prophylaxe
2. Eigentliche zahnärztliche Therapie
3. Nachsorge

In einem synoptischen Behandlungskonzept kommt daher der Mundhygiene, eingebettet in den Rahmen der Karies- und Gingivitisprophylaxe, eine bedeutende Rolle zu. Nicht zuletzt hängt der Langzeiterfolg prothetischer Arbeiten in einem sehr großen Maß von der konsequenten Durchführung von Mundhygienemaßnahmen seitens des Patienten ab.

Es ist die Aufgabe des Zahnarztes und des Praxispersonals, den Patienten in Bezug auf die Mundhygiene zu motivieren und zu instruieren. Diese Aufgaben können zum Teil auch an speziell für diesen Zweck ausgebildete Fachhelferinnen (Dentalhygienikerin, zahnmedizinische Fachhelferin, Prophylaxehelferin) delegiert werden. Wichtig ist aber, daß das erste informative Gespräch vom Zahnarzt persönlich geführt wird, damit der Patient nicht die falsche Vorstellung bekommt, er würde an „jemand anderen abgeschoben".

Der Mundhygiene kommen verschiedene Aufgaben zu:
- Entfernung von Plaque. Sie dient der Kariesprophylaxe (KP), Gingivitisprophylaxe (GP) und Parodontitisprophylaxe (PP).
  (Man muß sich darüber im klaren sein, daß eine vollständige Plaqueentfernung theoretisch zwar möglich, praktisch aber kaum zu realisieren ist.)

- Entfernung nicht-bakterieller Ablagerungen, wie z. B. desquamierte Epithelien und eingeklemmte Nahrungsrückstände (KP/GP/PP).
- Zahnfleischmassage (GP/PP).
- Vermeiden von nahrungsbedingten Verfärbungen: kosmetischer Effekt.
- Vermittlung von Sauberkeits- und Sicherheitsgefühl: frischer Atem, kein Mundgeruch (psychologischer Effekt).
- Zufuhr von speziellen Wirkstoffen, wie z. B. Fluorid (Kariesprophylaxe), Vitamin A (Epithelschutzwirkung), Chlorhexidin, Sanguinarin (Plaquehemmung).

Um dieses zu erreichen, stehen verschiedene Hilfsmittel zur Verfügung:
- Grundset: Zahnbürste plus Zahnpasta.
- Weitere Hilfsmittel für die Interdentalhygiene je nach individuellem Befund und Problemstellung:
  - beim jungen Gesunden: Zahnseide
  - beim älteren und parodontal geschädigten Patienten: spezielle Zahnseiden, Zahnhölzer, Interdental-Stimulatoren, Interdentalbürstchen, etc.
- Diverse Spüllösungen.

Eine adäquate Mundhygiene muß natürlich möglich sein, wobei die dafür notwendigen Voraussetzungen durch den Zahnarzt und das Praxisteam in der ersten Phase der Therapie (Hygienephase) oftmals erst zu schaffen sind.

- Morphologische Voraussetzungen
  Eine Zahnstellung, die Mundhygienemaßnahmen möglich macht, perfekte Füllungen (keine Überstände) sowie ein adäquat gestalteter Zahnersatz sind notwendig.
- Informelle Voraussetzungen
  Der Patient muß wissen, worum es geht; er ist aufzuklären und zu motivieren.
- Technische Voraussetzungen
  Der Patient ist mit den adäquaten Mundhygienemitteln ausgerüstet und weiß damit umzugehen (er ist instruiert).

Im folgenden wird genauer auf die Thematik Aufklärung, Mundhygienemotivation und Mundhygieneinstruktion eingegangen. Die Ausführungen stützen sich im wesentlichen auf die Zusammenstellung von *Lutz* (1985).

7.2 Aufklärung und Motivation zur Mundhygiene

Man kann von keinem Patienten eine perfekte Zahnpflege erwarten, wenn dieser nicht über die Zusammenhänge zwischen oraler Gesundheit und Mundhygiene und über die richtige Anwendung von Zahnbürste und anderen Hilfsmitteln aufgeklärt ist. Ein vertrauensvolles Verhältnis zwischen Behandler und Patient und eine ruhige, unverkrampfte Atmosphäre ohne Zeitdruck sind Voraussetzungen für eine erfolgreiche Motivation und die

daran anschließende Instruktion. Dies gilt besonders für den alten Patienten.
Folgende weitere Grundsätze sollten beachtet werden:

- Auf alle Fragen des Patienten eingehen.
- Kooperativen Gesprächsstil wählen.
- Bei Kontrollsitzungen erst auf Erfolge, dann auf mögliche Verbesserungen hinweisen.
- Dem Patienten keine Vorwürfe machen.
- Dosierte Informationsvermittlung, um den Patienten nicht zu überfordern und zu frustrieren.

Ziel der Aufklärung und Motivation ist es, den Patienten für seine orale Situation zu interessieren. Plaquerevelatoren zur Darstellung der Zahnbeläge stellen ein gutes, aber manchmal drastisches Mittel „für den Einstieg" dar. Man kann damit dem Patienten sichtbar vor Augen führen, wie sich die Bakterien an die Zahnhartsubstanz anheften. Erläuternde Informationen beeindrucken jeden Patienten:
1 mg Plaque enthält rund 300 Milliarden (3×10^{11}) Bakterien; in jedem Mund befindet sich demnach ein Vielfaches mehr an Keimen, als Menschen auf der Erde leben.

Ein weiteres wichtiges Motivationsmittel ist der Papillenblutungsindex (PBI) (vgl. Kap. 5). Durch Beobachtung im Handspiegel bei der Erhebung des PBI kann der Patient mitverfolgen, ob und in welchem Ausmaß die Gingiva entzündet ist. Der Patient muß darüber aufgeklärt werden, daß Blutungsfreiheit ein Synonym für Entzündungsfreiheit bedeutet.
Plaqueausstriche, die mittels Dunkelfeldmikroskopie evtl. sogar auf einem Bildschirm sichtbar gemacht werden, zeigen dem Patienten, wieviel Leben in den Zahnbelägen steckt.
Anhand von Dias, Videobändern oder Fotos (z. B. SSO-Atlas) können ihm anschließend die Zusammenhänge zwischen Krankheitsursache und -folgen nochmals verdeutlicht werden.
Dem Patienten sollte veranschaulicht werden, daß die mit einer verbesserten Mundhygiene erzielbaren Erfolge entscheidend von seiner Mitarbeit abhängig sind.

Gleichzeitig mit der Aufklärung und Motivation zur Verbesserung der Mundhygiene wird in derselben Sitzung mit der Instruktion in Mund- und ggf. Prothesenhygiene begonnen. Im Laufe der Motivations- und der anschließenden Instruktionsphase läßt sich abschätzen, in welcher Weise der Patient die Information umzusetzen vermag. Bei ausbleibendem Erfolg ist abzuklären, ob dies mangelndem Interesse, Ungeschicklichkeit oder altersbedingter abnehmender Koordinationsfähigkeit zuzuschreiben ist. Die vom Patienten benutzten bzw. auf zahnärztlichen Rat hin neu gekauften Mundhygienehilfsmittel sollten zu den Instruktionsterminen mitgebracht und vom Zahnarzt (oder der Fachhelferin) kontrolliert werden. Der Patient sollte zeigen, wie er diese Hilfsmittel gebraucht. Auf diese Weise wird sichergestellt, daß er sie auf korrekte Weise anwendet. Bei älteren Patienten muß man einkalkulieren, daß wiederholte Instruktionen notwendig sind, bis das gewünschte Ergebnis erreicht ist.

7.3 Instruktion in die Mundhygiene

Die Instruktion hat das Ziel, den Patienten mit den für ihn geeigneten Mundhygiene-Hilfsmitteln bekanntzumachen und die korrekte Anwendung durch praktische Übungen unter Aufsicht von Zahnarzt oder Praxispersonal sicherzustellen. Dies sollte immer mit den empfohlenen Hilfsmitteln geschehen.

Im folgenden wird genauer auf die Aspekte Zahnbürste, Zahnputztechniken, Elektrozahnbürsten, Zahnpasta, Interdentalraumreinigung, Mundduschen, Anwendung von Spüllösungen sowie Häufigkeit und Dauer der Mundhygienemaßnahmen eingegangen.

7.3.1 Zahnbürste

Das wichtigste Mundhygieneinstrument ist die Zahnbürste (Abb. 146a–b). Diese sollte wie folgt beschaffen sein:

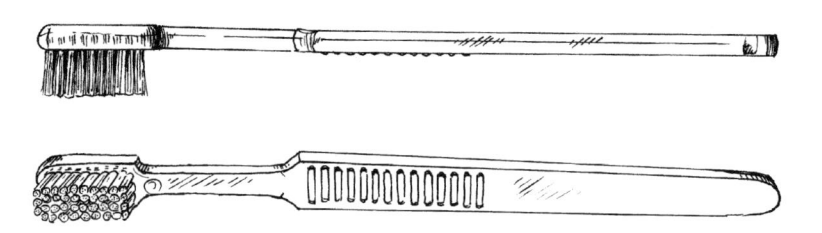

Abb. 146 a und b   Zahnbürste

- Kurzkopfbürste (empfohlene Maße: Bürstenfeldlänge 20 bis 30 mm, Bürstenfeldbreite von 7 bis 11 mm, Borstenlänge 10 bis 12 mm).
- Kunststoffborsten (Polyamid, Polyurethan; keine Borsten aus tierischen Materialien!).
  Vorteile von Kunststoffborsten:
  - Uniform, homogen, porenfrei.
  - Glatte Oberfläche: sauber, bedeutend weniger Keime auf der Oberfläche als bei Naturborsten.
  - Bruchfest.
  - Durchbiegungsermüdung zehnmal kleiner als bei Naturborsten.
  - Rundes Borstenende herstellbar.
  - Geringes Gewicht (25 % leichter als Naturborsten).
- Abgerundete (halbsphärische) Borstenenden.
- Mehrreihiger Bürstenbesatz.
- Enger Büschelabstand („multitufted").
- Plane Borstenfeldkontur (keine „V-Kontur").
- Handlicher Bürstengriff.

Instruktion in die Mundhygiene

Bezüglich des Bürstenfeldbesatzes sind drei Steifheitsgrade gängig: weich, mittel und hart. Dabei ist die Borstenhärte vom Borstendurchmesser abhängig (Tab. 4).

Tabelle 4 Steifheitsgrade von Zahnbürsten

Technische Klassifizierung	Borstendurchmesser in mm	Klassifizierung im Handel
extraweich	< 0,170	weich
weich	0,170 - 0,225	
normal	0,225 - 0,250	mittel
hart	0,250 - 0,300	mittel
extrahart	0,300 - 0,330	hart

Völlig unwichtig ist demgegenüber das Bürstenfelddesign; es gilt als Spielwiese werbeorientierter Phantasien der Zahnbürstenhersteller.
Merke: Zivilisation ist es, eine Zahnbürste zu besitzen, Kultur, sie zu benutzen.

Der Patient muß über die Pflege (Tab. 5) und Haltbarkeit (Tab. 6) der Bürste informiert sein.

Tabelle 5 Zahnbürstenpflege

Pflege:
- Sauberhalten: Speise- und Zahnpastenreste sind nach Gebrauch der Bürste gründlich wegzuspülen.
- Trockenhalten: Dadurch bleibt die Reinigungskraft länger erhalten, die Borsten werden geringer abgenutzt.

Tabelle 6 Haltbarkeit von Zahnbürsten

Optimale Benutzungsdauer nach Auffassung von
Präventivzahnmedizinern: 6 bis 8 Wochen

Faktoren, die die Abnutzung bestimmen, sind:
- Häufigkeit und Dauer der Mundhygiene
- Mundhygienetechnik
- Anpreßdruck an Zahn und Zahnfleisch
- Borstenmaterial (weich, hart; Kunststoff, Natur)
- Bürstenkonstruktion
- Restaurationen: scharfe Ränder an Füllungen, Kronen, Brücken
- Zahnanatomie, Gebißmorphologie

Eine gute Zahnbürste ist wertlos, wenn man nicht weiß, wie sie benutzt werden soll. Daher muß dem Patienten eine adäquate Zahnputztechnik vermittelt werden. Dies kann anhand der Studienmodelle des Patienten geschehen.

7.3.2 Zahnputztechniken

Nur mit einer adäquaten Zahnputztechnik lassen sich die Zahnbeläge optimal entfernen. Planloses Umherschrubben bewirkt nicht nur eine unzulängliche Reinigung, sondern führt häufig auch zu Schäden an Gingiva (Verletzungen, Rezessionen) und Zahnhartsubstanz (keilförmige Defekte). Daher muß der Patient in eine bewährte Methode zur Zahnpflege instruiert werden. Als Methode der Wahl hat sich die sog. modifizierte Bass-Technik durchgesetzt. Diese Methode ist relativ einfach zu erlernen und dabei sehr effektiv.

7.3.2.1 Modifizierte Bass-Methode

Der Rechtshänder beginnt im Oberkiefer rechts (der Linkshänder entsprechend im Oberkiefer links) auf der bukkalen Seite des am weitesten distal stehenden Zahnes. Dadurch, daß man im Oberkiefer beginnt, kann die Richtung Unterkiefer fließende (fluoridhaltige) Zahnpasta die Unterkieferzähne bereits mit Fluorid umspülen. Die Borstenenden werden in einem Winkel von 45 bis 50 Grad zur Zahnachse in Richtung Gingiva am Übergang Zahnfleisch-Zahn angesetzt (Abb. 147 und 148). Die apikal befindliche Borstenreihe liegt im Sulcus gingivalis (Abb. 149). Nun werden leicht rotierende Bewegungen ausgeführt (Abb. 150). Dabei soll kein zu starker Druck ausgeübt werden; die Borsten sollen sich nicht durchbiegen. Anschließend rutscht man von Zahn zu Zahn weiter Richtung Oberkiefermitte und dann zur linken respektive rechten Seite. Die Zahnreinigung wird, ausgehend von der linken Oberkieferhälfte, weiter nach distal geführt, bis man an dem am weitesten distal stehenden Molaren der rechten Seite angekommen ist.

Auf der oralen Seite der Zahnflächen stellt für manche Patienten das Ausführen kleiner Rotationsbewegungen häufig eine Überforderung dar. In diesem Fall sind horizonale Bewegungen vorzuziehen. Wichtig ist, daß der Bürstenkopf immer parallel zur Zahnreihe zeigt. Nur im oralen *Front*zahnbereich muß die Zahnbürste senkrecht angestellt werden.

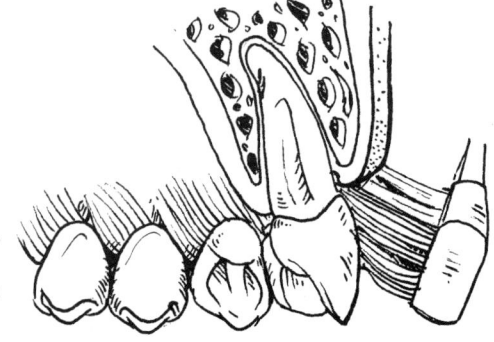

Abb. 147 Modifizierte Bass-Methode:
Aufsetzen der Zahnbürste im 45°-Winkel

Instruktion in die Mundhygiene

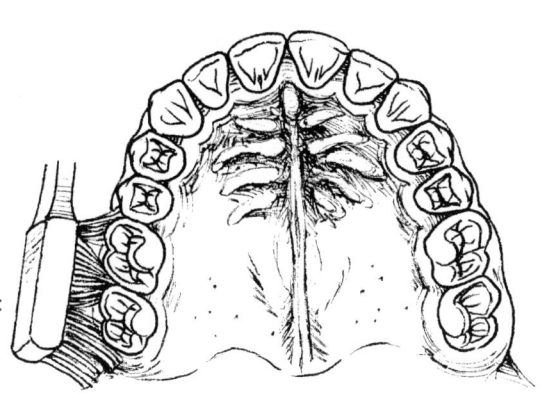

Abb. 148
Modifizierte Bass-Methode:
Aufsetzen der Zahnbürste
von okklusal betrachtet

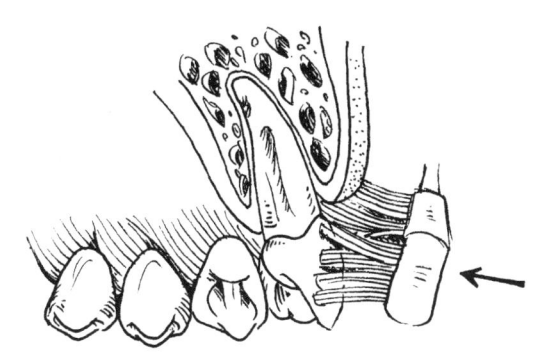

Abb. 149
Modifizierte Bass-Methode:
Leichter Druck in Sulkus
und Interdentalraum

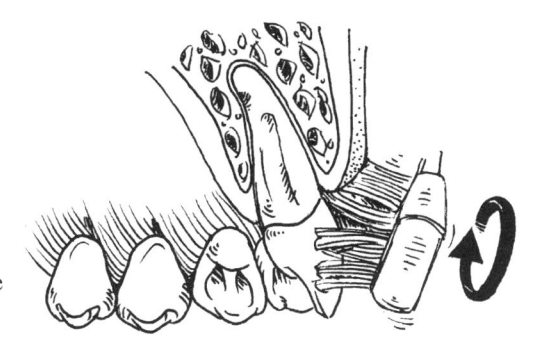

Abb. 150
Modifizierte Bass-Methode:
Leichte horizontal gerichtete
Vibrationen

Die Okklusalflächen können mit Schrubbewegungen gereinigt werden.
Im Unterkiefer beginnt der Rechtshänder ebenfalls auf der rechten Seite bukkal. Nach den Bukkalflächen folgen die lingualen Anteile, zum Schluß wird okklusal gereinigt.
Die modifizierte Bass-Technik hat den Vorteil, daß die Borstenenden auch in den Sulcus gingivae hineinragen und auf diese Weise auch leicht subgingival befindliche Plaque entfernt wird.

In Spezialfällen kommen andere Zahnputzmethoden zur Anwendung:

7.3.2.2 Modifizierte Stillman-Methode

Die Borstenenden einer weichen bis mittelharten Zahnbürste werden in einem steilen Winkel (60 bis 70 Grad zur Zahnachse) in der Gegend der angewachsenen Gingiva angesetzt (Abb. 151). Die Borsten werden gegen die Gingiva gedrückt, bis diese eine blasse Farbe bekommt. Zuerst werden rüttelnde Bewegungen durchgeführt (Abb. 152); anschließend wird die Bürste um ihre Längsachse gedreht (Abb. 153). Dadurch wird der Sulkus „ausgewischt", weshalb diese Methode auch als „Auswischmethode" bezeichnet wird.

Abb. 151 Stillman-Methode:
Aufsetzen der Zahnbürste

Abb. 152 Stillman-Methode:
Ausführung von rüttelnden Bewegungen

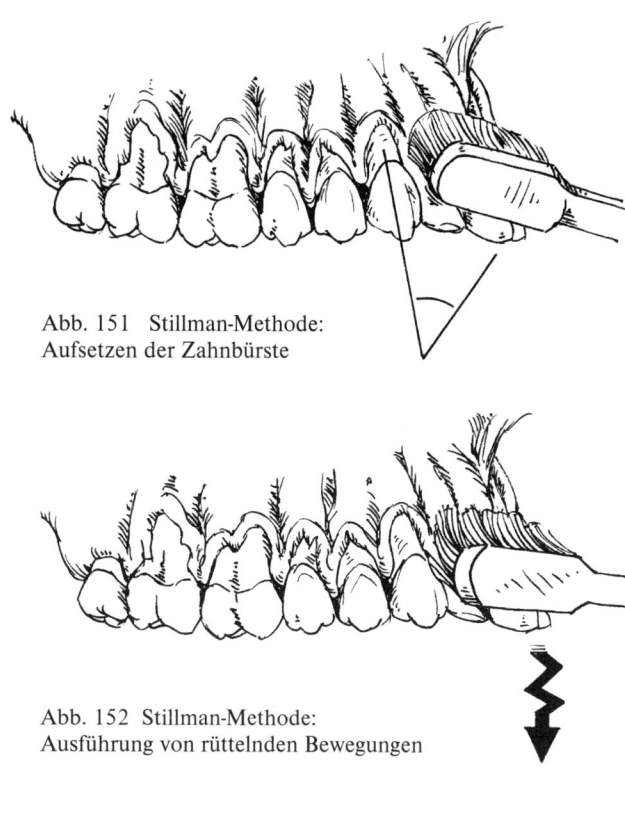

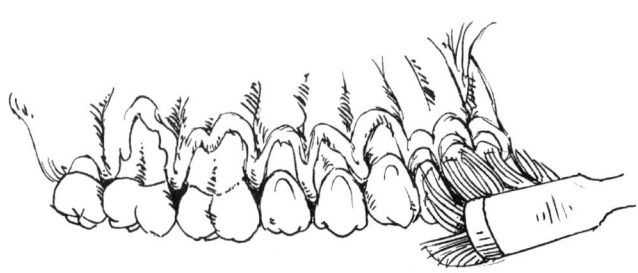

Abb. 153 Stillman-Methode:
„Auswischen" des Sulkus durch Drehen der Zahnbürste um ihre Längsachse

Indikation:

- Bei generalisierten oder lokalen Rezessionen, wenn weder Zahnfleischtaschen noch verstärkte Blutungsneigung der Gingiva vorhanden sind (dann nur lokal an dieser Stelle die Stillman-Methode anwenden; an den anderen Zähne mit der Bass-Methode putzen).
Mit dieser Technik kann eine gingivale Rezession zwar nicht rückgängig gemacht werden, man erhofft sich aber, ihre Weiterentwicklung aufzuhalten oder zu stoppen.
- Nach einer PA-Operation zur geführten Gewebsregeneration; ab der dritten Woche postoperativ soll der Patient für 2–3 Wochen mit einer extraweichen Zahnbürste lokal das operierte Gebiet und die davon betroffenen Zähne mit dieser Methode reinigen.

7.3.2.3 Charters-Methode

Die (harte) Bürste wird in einem Winkel von 40 bis 50 Grad von apikal (umgekehrt wie bei der mod. Bass-Methode) an die Gingiva angelegt. Die Borstenbüschel werden im Interdentalraum fixiert (Abb. 154). Das Zahnfleisch wird mit kleinen Vibrationsbewegungen nach apikal massiert (Abb. 155). Dieser Bewegungsvorgang wird jeweils vier- bis fünfmal wiederholt.

Durch diese Methode kann nach Durchführung eines nach apikal verschobenen Lappens das Zahnfleisch zusätzlich nach apikal massiert werden. Die Massagewirkung kann im Interdentalbereich mit Hilfe von Stimulatoren noch verstärkt werden. Die Massage sollte einmal täglich vestibulär und oral durchgeführt werden. Die Reinigung der Zähne erfolgt nach der modifizierten Bass-Methode.

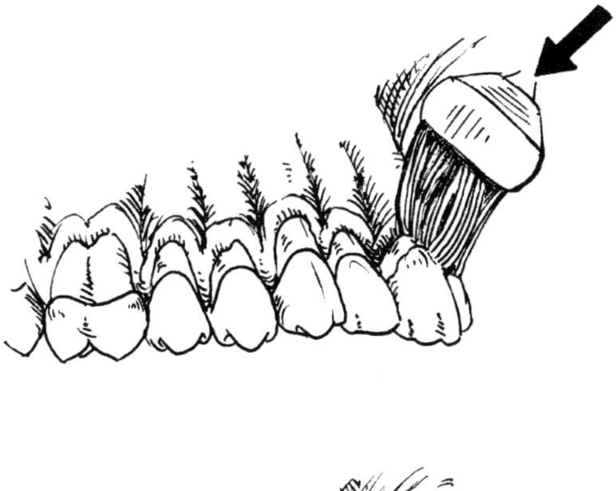

Abb. 154 Charters-Methode: Aufsetzen der Zahnbürste und Drücken in die Interdentalräume

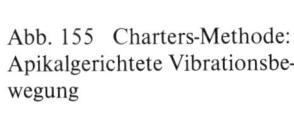

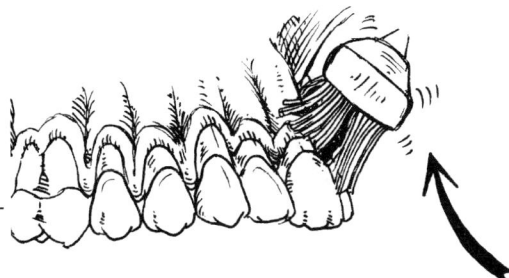

Abb. 155 Charters-Methode: Apikalgerichtete Vibrationsbewegung

Indikation:
- Nach apikalem Verschiebelappen und Entfernen des Parodontalverbands zur Unterstützung der Apikalverlagerung der Gingiva.

7.3.3 Elektrozahnbürsten

Alternativ zu Handzahnbürsten stehen elektrische Zahnbürsten zur Verfügung.
Bei elektrisch betriebenen Zahnbürsten sind bestimmte Bewegungsmuster integriert. Je nach Hersteller können folgende Bewegungen ausgeführt werden:
- Wipp- und Schwenkbewegungen: 30 bis 60 Grad
- Vorwärts- und Rückwärtsbewegungen, parallel zum Bürstengriff (obsolet!)
- Elliptische oder Kreisbewegungen
- Rotationsbewegungen (rotierende Bürste)

- Indikationen für Elektrozahnbürsten:
  - An oraler Gesundheit bzw. Mundhygiene desinteressierte Patienten
  - Ungeschickte Patienten
  - Manuell Behinderte (temporär, permanent)
  - Bettlägerige, Pflegebedürftige
  - Geistig Behinderte
  - Kinder: Mit elektrischen Zahnbürste wird die Zahnreinigung zum Spiel

Auch bei elektrischen Zahnbürsten ist eine Instruktion durch den Zahnarzt oder das Praxispersonal angezeigt.

7.3.4 Zahnpasta

Die Zahnbürste wird zusammen mit Zahnpasta verwendet.
Die Aufgaben einer Zahnpaste bestehen in der Unterstützung der mechanischen Reinigung, Erleichterung der Plaqueentfernung und in der Zuführung von prophylaktischem Fluorid und ggf. therapeutischen Inhaltsstoffen.

Zahnpasten sind Stoffgemische und enthalten folgende Hauptbestandteile:
- Putzkörper (Abrasivstoffe) (z. B. Kalziumkarbonat, Siliziumdioxid)
- Bindemittel (z. B. Carboxymethylzellulose)
- Oberflächenaktive Stoffe (Netzmittel, Tenside)
- Feuchthaltemittel (z. B. Glyzerin, Sorbit)
- Konservierungsmittel (z. B. Alkohol, Natriumbenzoat, Methylparaben)
- aromatische Stoffe, Geschmackskorrigenzien (z. B. Pfefferminzöl)
- Farbstoffe und Farbpigmente
- Wasser
- Prophylaktische und medikamentöse Zusätze (Fluoride, Vitamin A, Pflanzenextrakte, u. ä.)

Instruktion in die Mundhygiene 243

Der Reinigungseffekt beruht auf dem Zusatz von Putzkörpern und oberflächenaktiven Substanzen.

Stark abrasive Zahnpasten sollten vermieden werden, weil sie zu übergroßen Substanzverlusten an Schmelz, Zement, Dentin, Füllungen und am Gingivalepithel führen. Sofern man nach dem Zähneputzen nicht noch eine Spüllösung (s. S. 250/251) verwendet, sollte mit Wasser nur kurz nachgespült werden, weil der karieshemmende Effekt der mit der Zahnpasta zugeführten Fluoride von der Fluoridkonzentration, die nach dem Zähneputzen in der Mundhöhle verbleibt, abhängig ist.

7.3.5 Interdentalraumreinigung

Nur rund 60 % der Zahnflächen sind der Reinigung mit der Zahnbürste zugänglich.
Für die Reinigung der Approximalräume müssen daher weitere Hilfsmittel verwendet werden. Eine Palette verschiedener Mundhygiene-Hilfsmittel wird im Handel angeboten. Dabei richtet es sich nach den anatomischen und rekonstruktiven Gegebenheiten, welche im Einzelfall jeweils in Frage kommen (Tab. 7).
Bezüglich der Anwendung dieser speziellen Hilfsmittel ist es zweckmäßig, daß die Instruktionen hierüber nicht gleich in der ersten Sitzung erfolgen, weil der Patient sonst durch zu viele Informationen überfordert werden könnte.

Tabelle 7 Mundhygienehilfsmittel zur Reinigung der Interdentalräume

Mittel	Indikationen
1. Zahnseide oder Zahn-Tape	– normale durch Kontaktpunkt und Papillen geschlossene Interdentalräume (eher bei Jugendlichen zu verwenden)
2. Superfloss™ (Oral B, D-Frankfurt/M.)	– festsitzende Konstruktionen (Brückenzwischenglieder)
3. Einzelbüschelbürste (Interspace)	– spezielle Probleme (s. S. 247)
4. Zahnhölzer oder Microbrush	– wenig erweiterte, von der Papille nicht mehr ganz ausgefüllte Interdentalräume
5. Interdentalstimulator (z. B. *Butler* - Stimulator [Hager und Ecken, D-Gütersloh])	– zur Reinigung, Massage und Konturierung der interdentalen Gingiva
6. Interdentalbürstchen (Spiral-, Flaschenbürstchen)	– offene Interdentalräume – offene Bifurkationen

7.3.5.1. Zahnseide

Die Grundausrüstung für die Zahnpflege umfaßt Zahnbürste, Zahnpaste und Zahnseide.
Manuell ungeschickten Patienten sollte die Anwendung von Zahnseide nicht beigebracht werden. Auch ältere Patienten, die vorher noch nie Zahnseide verwendet haben, sind häufig überfordert. Sie sollten lieber mit anderen Hilfsmitteln zur Reinigung der Zahnzwischenräume vertraut gemacht werden.

Vor der erstmaligen Instruktion über den Gebrauch von Zahnseide müssen Zahnstein und Überschüsse von Restaurationen entfernt sein, so daß ein guter interdentaler Zugang gewährleistet ist.
Bei der Verwendung von Zahnseide ist zu bedenken, daß nur konvexe oder plane Flächen gesäubert werden. Konkave Stelle sind der Reinigung nicht zugänglich, weil sich die Seide darüberspannt.
Die Wirkung von gewachster und ungewachster Zahnseide ist gleich. Gewachste Zahnseide ist mit einem wasserlöslichen Gleitmittel imprägniert. Die Fluoridaufnahme aus der Zahnpasta bleibt dadurch aber ungestört. Wir empfehlen die Verwendung von gewachster Zahnseide.

Der Patient muß motiviert und geschickt sein, da die Anwendung von Zahnseide nicht einfach ist. Aufgrund der schwierigen Handhabung und der bei unsachgemäßer Verwendung vorhandenen Verletzungsgefahr kann ihre Anwendung bei bestimmten Patienten eher zur Demotivierung und daher zu Mißerfolgen führen.

Anwendung:

- Einen etwa 40 cm langen Zahnseidefaden abreißen und um beide Enden der Mittelfinger (Abb. 156) oder Zeigefinger wickeln. Die Zahnseide mit beiden Daumen und Zeigefingern festhalten und spannen (Abb. 157).
  Ein Finger ist in Kontakt mit dem Zahn, und die Zahnseide wird mit einer sanften „sägenden" Bewegung bis zum Zahnfleischsaum zwischen die Zähne geführt, so daß man nicht in die Interdentalpapille schneidet (Abb. 158 und 159). Auf Abstützung ist zu achten.
  Bei leichter Biegung zur Zahnfläche erfolgt die Reinigung durch Auf- und Abbewegungen der Zahnseide (zwei bis drei Mal) jeweils entlang einer der beiden approximalen Zahnflächen des Interdentalraumes. Der Faden soll der Rundung der jeweiligen Zahnfläche folgen und nicht nur geradlinig in vestibulo-oraler Richtung im Zwischenraum geführt werden. Der Vorgang wird bei allen Zahnzwischenräumen wiederholt, wobei jeweils ein neues Stück Zahnseide benutzt wird.
- Alternativ kann man den Zahnseidefaden an den Enden miteinander verknoten. Am Knoten wird begonnen, und an jedem Interdentalraum wird im Faden ein wenig weiter vom Knoten weggerutscht (dadurch erhält man immer ein sauberes Stück Fadens).

Instruktion in die Mundhygiene

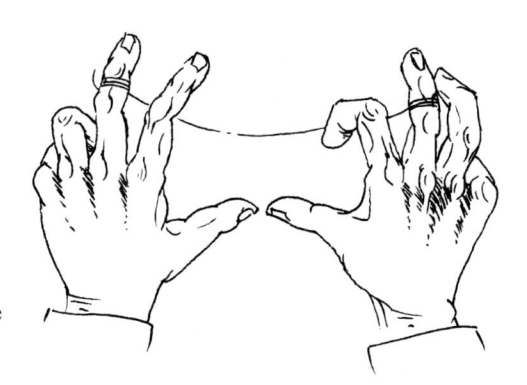

Abb. 156 Zahnseide um beide Mittelfinger gewickelt

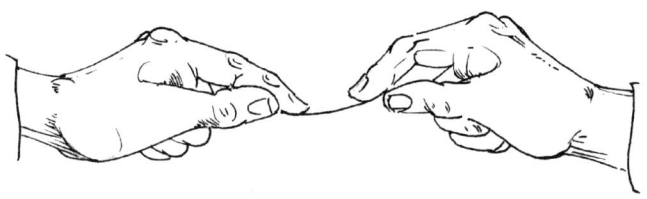

Abb. 157 Zahnseide wird mit beiden Daumen und Zeigefingern gespannt

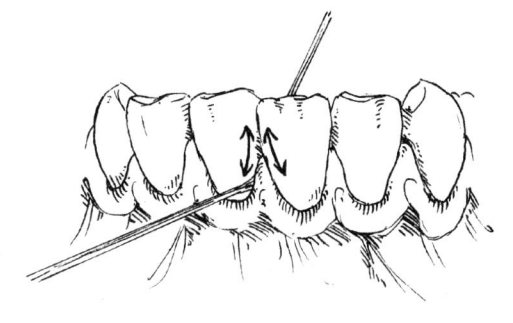

Abb. 158 Reinigung der approximalen Zahnflächen durch Auf- und Abbewegungen geringen Ausmaßes

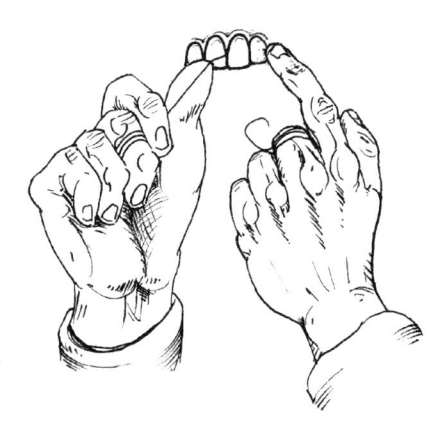

Abb. 159 Reinigung der Approximalfläche mit Zahnseide

Zahnseide sollte täglich einmal, am besten abends (vor oder nach dem Zähneputzen), benutzt werden. Anstelle von Zahnseide kann auch sog. Zahn-Tape verwendet werden, das durch eine breitere, dem Zahn anliegende Fläche gekennzeichnet ist und gegenüber Zahnseide Vorteile aufweist.

7.3.5.2. Superfloss™

Konstruktion (Abb. 160):

- versteiftes Ende zum „Einfädeln": 11 cm
- Bürstenteil (Mittelstück): 12 cm, Ø 1,5 - 2 mm
- Flossteil, ungewachste Zahnseide: 43 cm

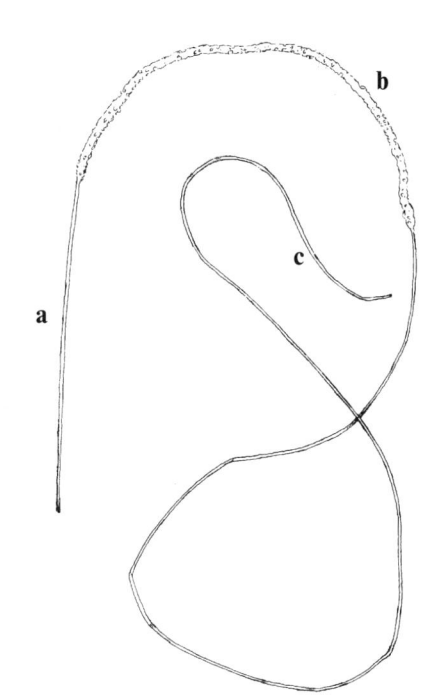

Abb. 160 Superfloss™ mit drei Abschnitten
a versteiftes Ende
b Bürstenteil
c Ende mit ungewachster Zahnseide

Indikation:

- Interdentale Mundhygiene bei festsitzenden Konstruktionen und Apparaturen.
- Unter für Bürsten nicht zugänglichen Brückenzwischengliedern.
- Approximalflächen angrenzender Pfeilerzähne. (Beachte: Mit Superfloss können lediglich flache interdentale Konkavitäten gereinigt werden).

Anwendung:
Das harte Ende des Superfloss führt man unter der Brücke durch. Man hebt beide Enden des Superfloss an und führt den Faden von einem Pfeilerzahn zum anderen.

7.3.5.3. Einzelbüschelbürste (Interspace) (Abb. 161)

Konstruktion:

- Fix montiertes Borstenbündel
- 1 Bürstengriff, abgewinkelt mit einem Borstenbündel: zugespitzt geschnitten, abgerundete Borstenenden.

Abb. 161 Einzelbüschelbürste

Indikation:
Gezielte Reinigung besonders schwer zugänglicher Stellen:

- Breite Interdentalräume
- Distale Flächen an endständigen Zähnen (Molaren)
- Reinigung der Oralflächen von Patienten mit starkem Würgereiz
- Lingualer Unterkieferbereich
- Freiliegende Wurzelflächen und Furkationseingänge
- Starke Wurzeleinziehungen
- Furkationsbefall Grad I
- Fehl- und Engstellungen
- Brückenzwischenglieder
- Extrakoronale Geschiebe
- Bei festsitzenden kieferorthopädischen Apparaturen

Anwendung: Kreisbewegungen

7.3.5.4. Zahnhölzer (Abb. 162) und Microbrush

Konstruktion:
- Dreieckig
- Rund

Die dreieckigen Hölzer sind den runden in der Reinigungswirkung überlegen und daher vorzuziehen.
Zahnhölzer sind der Zahnseide im Reinigungseffekt unterlegen.

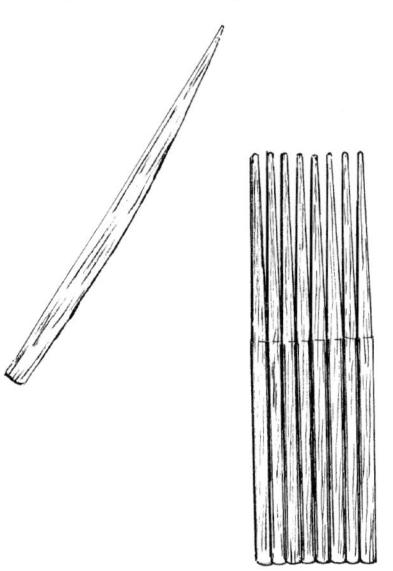

Abb. 162 Zahnhölzer

Indikationen:

- Wenig erweiterte, von der Papille aber nicht mehr ganz ausgefüllte Interdentalräume.
- Mundhygiene für „unterwegs" und am Arbeitsplatz.

Anwendung:
Zahnhölzer bzw. Microbrush mit Speichel befeuchten und mit der Basis von zervikal zur Papille in den Interdentalraum einführen, fünf- bis sechsmal hin- und herbewegen und zugleich nach mesial und distal schwenken.

7.3.5.5. Interdentalstimulatoren (Abb. 163)

Konstruktion:
Metallgriff, Kunststoffgriff oder Zahnbürstengriff mit aufsteckbarem, rundem Kegel. Gummikegel sind Kunststoffkegeln vorzuziehen.

Indikation:
Reinigung, Massage und Konturierung der interdentalen Gingiva (vor allem nach Parodontaloperationen).

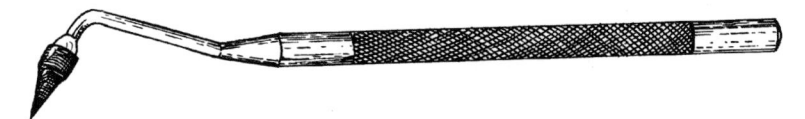

Abb. 163   Interdentalstimulator

Anwendung:
Der Stimulator wird so auf die Zahnfleischpapille gesetzt, daß der Winkel zwischen ihm und der Zahnachse 45 Grad beträgt; die Spitze des Stimulators zeigt kronenwärts. Anschließend wird auf die Papille Druck ausgeübt und der Stimulator dabei gedreht. Dieser Vorgang ist mehrmals zu wiederholen. Nach der Anwendung wird der Gummikegel mit Wasser gereinigt.

7.3.5.6 Interdentalbürstchen (Spiral-, Flaschenbürstchen)
(Abb. 164a bis d)

Konstruktion:
- langstielig: • zylindrisch/konisch
- kurzstielig: • zylindrisch
                 • konisch

Aufgrund der einfacheren Handhabung sind die langstieligen Bürstchen den kurzstieligen mit Halterung vorzuziehen. Darüber hinaus besitzen langstielige Zahnzwischenraumbürstchen wegen des längeren Borstenfelds eine bessere Reinigungswirkung.

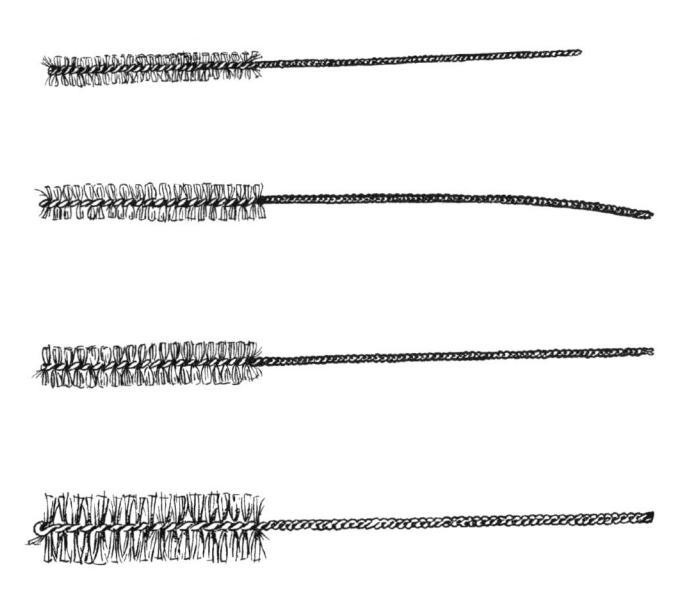

Abb. 164 a bis d   Interdentalbürstchen verschiedener Größe

Indikation:
- offene Interdentalräume
- offene Bi- und Trifurkationen
- zur Reinigung unter Brückenzwischengliedern (Schwebebrücken) und Stegkonstruktionen.

Mit Interdentalbürstchen ist von allen Mundhygienehilfsmitteln die Reinigung konkaver interdentaler Zahnoberflächen am besten möglich.

Anwendung:
Diese Bürstchen werden von lateral her zervikal in den Interdentalraum eingeführt und anschließend fünf- bis sechsmal hin- und herbewegt. Nach dem Gebrauch sind die Bürstchen zu säubern. Bei Vorhandensein offener Furkationen kann man die Bürstchen mit Chlorhexidindigluconat-Gel (1 %ig) (z. B. Chlorhexamed Dental Gel; Blendax, D-Mainz) (Wurzelkariesprophylaxe) benetzen. Die Bürstchen müssen, wenn sie Abnutzungserscheinungen aufweisen, rechtzeitig ausgetauscht werden.
Besonders für ältere Patienten sind diese Mundhygienehilfsmittel zu empfehlen.

7.3.6 Mundduschen

Die zusätzliche Anwendung von Mundduschen (Irrigatoren) kann fakultativ erfolgen. Viele Benutzer wollen auf ihre tägliche Anwendung nicht mehr verzichten, auch wenn mit diesen Mundhygienehilfsmitteln keine Plaque, sondern nur Nahrungsreste weggespült werden können. Bei Patienten mit parodontalen Erkrankungen ist darauf zu achten, daß das Wasser nicht mit großer Kraft in die Taschen gepreßt wird.

Indikation:
- Patienten mit festsitzenden kieferorthopädischen Apparaturen.
- Nach einem kieferchirurgischen Eingriff, bei welchem Unterkiefer und Oberkiefer intermaxillär fixiert wurden.

Anwendung:
Die Spitze des Aufsatzes mit einem nicht zu kräftigen Wasserstrahl senkrecht auf das Zahnfleisch bzw. auf die Zahnzwischenräume und den Zervikalbereich der Zähne richten. Die Zugabe von Chlorhexidin (siehe unten) zum Mundduschenwasser ist möglich.

7.3.7 Anwendung von Spüllösungen zur Plaquehemmung

Zur Plaquehemmung (chemische Plaquekontrolle) werden Spüllösungen mit verschiedenen Wirkstoffen angeboten, die auf das Plaquewachstum Einfluß nehmen (sollen).
Solche Substanzen sind
- Chlorhexidin(diglukonat)
  [z. B. 0,1 %ig in Chlorhexamed® (blend-a-med, D-Mainz),
  0,2 %ig in Corsodyl®-Lösung (ICI Pharma, D-Plankstadt)]

- Hexetidin [z. B. in Hexoral® (Gödecke, D-Freiburg), Hexetidin ratiopharm® (Ratiopharm, D-Ulm)]
- Zinnfluorid [z. B. in Meridol®; (Wybert, D-Lörrach)]
- Sanguinarin [z. B. in Vipont® (Angelopharm, D-Hamburg), PerioGard® (Colgate-Palmolive, D-Hamburg)]
- Cetylpyridiniumchlorid [z. B. in Odol Zahnfleisch aktiv® (Lingner + Fischer, D-Bühl)]
- Natriumbenzoat [z. B. in Plax® (Taylor, D-Karlsruhe)]

Dabei wurde in verschiedenen Studien bei den fünf erstgenannten Wirkstoffen eine plaquereduzierende Wirkung nachgewiesen.
Trotz seiner guten Wirksamkeit sollte aufgrund von Nebenwirkungen beim Langzeitgebrauch (z. B. braune reversible Verfärbungen an Schleimhaut, Zunge, Zähnen, Füllungsrändern; Geschmacksirritationen) Chlorhexidin als Spüllösung nur für eine beschränkte Zeitdauer zur Anwendung kommen. Typische Indikationen für Chlorhexidin sind:

- vor und nach parodontal- bzw. oralchirurgischen Eingriffen,
- bei vorübergehend eingeschränkter Möglichkeit der Mundhygiene,
- bei akuten Gingivitiden,
- bei Parodontitiden.

Bei Behinderten oder dauerhaft kranken älteren Patienten kann hingegen auch eine längerzeitige Anwendung von Chlorhexidin angezeigt sein (2 x täglich unverdünnt nach dem Essen 30 bis 45 Sekunden mit einer 0,1 bis 0,2 %igen Lösung spülen).

Zinnfluoridhaltige Lösungen haben den Vorteil, daß es hierbei neben dem – weniger stark als bei Chlorhexidin ausgeprägten – plaquereduzierenden Effekt (Zinnionen) zusätzlich zu einer Fluoridanreicherung des Zahnschmelzes kommt (gleichzeitige kariesprophylaktische Wirkung).
Mit zinnfluoridhaltigen Lösungen sollte ein- bis dreimal täglich – bei einmaliger Anwendung vorzugsweise nach dem Zähneputzen, vor dem Schlafengehen – 1 Minute lang gespült werden. Anschließend darf nicht mit Wasser nachgespült werden.

7.3.8 Empfehlungen zu Häufigkeit und Dauer der Mundhygienemaßnahmen

Zur Kariesprophylaxe:
Nach jeder Mahlzeit kurze Entfernung von Speiseresten mit Zahnbürste und Zahnpasta (ca. 30 Sekunden) (und evtl. nachfolgendem Spülen mit fluoridhaltiger Lösung), abends vor dem Schlafengehen gründliche Zahnreinigung (5 Minuten) mit Bürste, Paste, Zahnseide (oder anderen Hilfsmitteln zur Interdentalreinigung) und Spüllösung.

Zur Parodontalprophylaxe:
Mindestens alle 12 Stunden ca. dreiminütige Reinigung; bei motivierten Patienten einmalige gründliche Zahnreinigung (5 Minuten) am Abend.

7.4 Kariesprophylaxe durch Fluoridanwendung

In der wissenschaftlich-zahnmedizinischen Literatur gilt es als unumstritten, daß Fluoride eine unterstützende Rolle in der Kariesprophylaxe besitzen, weil sie unter anderem die Kariesresistenz des Zahnschmelzes nachweisbar erhöhen. So kann durch eine regelmäßige Anwendung von Fluoriden eine Kariesreduktion von 50 % und mehr erzielt werden. Daher wird die Sicherstellung einer optimalen Fluoridzufuhr - neben einer guten Mundhygiene und zahnbewußter Ernährung - als eine der Hauptsäulen der modernen Kariesprävention angesehen.

Verschiedene kariesprophylaktische Wirkungsmechanismen der Fluoride werden genannt:
- Bildung von Fluorapatit, das im Vergleich zu Hydroxylapatit, dem Hauptbestandteil des Zahnschmelzes, gegenüber einem Säureangriff resistenter ist;
- Förderung der Remineralisation (Wiederverkalkung) des Zahnschmelzes bzw. initialer kariöser Läsionen;
- Hemmung der bakteriellen Adhäsion auf dem Zahnschmelz aufgrund der oberflächenaktiven Wirkung der Fluoride;
- Hemmung des Bakterienstoffwechsels (und damit der Säureproduktion) in der Plaque aufgrund der antiglykolytischen Wirkung der Fluoride.

Da die mit der Nahrung zugeführte Menge an Fluoriden in der Regel nicht ausreicht, um eine optimale kariesprotektive Wirkung zu erzielen, stehen verschiedene Möglichkeiten zur Verfügung, dieses Defizit auszugleichen:

- Trinkwasserfluoridierung
  (als optimal angesehene F-Konzentration [abhängig von der Jahresdurchschnittstemperatur]: 0,7 - 1,2 mg F^-/l Wasser = 0,7 - 1,2 ppm);
- Verwendung von fluoridiertem Speisesalz
  (250 mg F^-/kg Salz = 0,025 % = 250 ppm) oder fluoridierter Milch;
- Einnahme von Fluoridtabletten
  (abhängig von Lebensalter und Fluoridgehalt des Trinkwassers täglich zwischen 0,25 und 1 mg F^-);
- Spülen mit fluoridhaltigen Lösungen
  (z. B. NaF-Konzentration 0,05 % - entspricht 0,0226 % F—Gehalt = 226 ppm - bei täglicher oder 0,2 % - entspricht 0,0905 % F—Gehalt = 905 ppm - bei wöchentlicher Anwendung);
- Verwendung von fluoridhaltigen Zahnpasten
  (F—Konzentration 0,1 - 0,15 % = 1000 - 1500 ppm; Kinderzahnpasten: 0,025 % = 250 ppm);
- Einbürsten von Fluoridgelen
  (einmal wöchentlich; z. B. F—Konzentration 1,25 % = 12.500 ppm);
- Applikation von Fluoridlösungen (F-Konzentration 1,0 % = 10.000 ppm) oder Fluoridlacken (z. B. 5 % Natriumfluorid entsprechend 2,26 % Fluorid = 22.600 ppm) durch den Zahnarzt.

Dabei hat die häufige lokale Anwendung niedrigdosierten Fluorids eine stärkere Karieshemmung zur Folge als eine seltene Applikation von höher konzentriertem Fluorid. Organischen Fluoriden (Aminfluoriden) wird ein stärkerer kariesprotektiver Effekt zugeschrieben als anorganischen (z. B. Natriumfluorid, Natriummonofluorphosphat, Zinnfluorid). Zum Zwecke der Kariesprophylaxe wird für Erwachsene eine Gesamt-Tagesdosis von 1,5 bis 4 mg empfohlen. Die Fluoriddosis, ab der mit einer akuten Intoxikation zu rechnen und eine unverzügliche Hospitalisation sowie die Einleitung therapeutischer Maßnahmen indiziert ist (sog. „wahrscheinlich toxische Dosis"), liegt dagegen bedeutend höher, sie wird mit 5 mg F^- pro kg Körpergewicht angegeben und beträgt demnach für einen 70 kg schweren Erwachsenen 350 mg. Angaben über die „sicher tödliche Dosis" schwanken zwischen 13 und 64,6 mg F^-/kg Körpergewicht. Während der Zahnbildung (bis ungefähr zum 8. Lebensjahr) verabreichte zu hohe Fluoriddosen können zu einer weißlich- oder sekundär einer bräunlich-opaken Sprenkelung des Zahnschmelzes führen (Dentalfluorose). Je stärker eine Zahnfluorose ausgeprägt ist, umso poröser ist der Zahnschmelz. Ein genauer Grenzwert für die Ausbildung solcher ästhetisch nachteiligen Flecken läßt sich nicht angeben; von verschiedenen Autoren gemachte Angaben (z. B. mehr als 2 mg F^-/Tag) können nur als vage Anhaltspunkte angesehen werden. Behauptungen von Fluoridgegnern über eine angebliche kariesprophylaktische Nutzlosigkeit bzw. eine durch die zum Zwecke der Kariesprophylaxe durchgeführte Zufuhr von Fluoriden hervorgerufene Gesundheitsgefährdung sind von der wissenschaftlichen Seite nicht haltbar.

7.5 Prothesenpflege

Zahnprothesen sollten nach dem Essen kurz mit Wasser abgespült werden. Wenigstens einmal pro Tag sollten sie gewissenhaft gereinigt werden. Dieses geschieht zweckmäßigerweise über einem mit Wasser oder einem Handtuch gefüllten Waschbecken. Gleitet die Prothese beim Reinigungsvorgang aus der Hand, so fällt sie auf eine weiche Unterlage und wird nicht beschädigt. Sehschwache Patienten sollten die Reinigung unter Verwendung ihrer Sehhilfe und bei guter Beleuchtung ausführen.
Zur Reinigung eignet sich eine gewöhnliche Handbürste oder besser eine spezielle Prothesenzahnbürste, mit deren Hilfe alle Stellen gut zugänglich sind (Abb. 165). Normales Geschirrspülmittel, eine milde Handwaschseife oder Zahnpasta geringer Abrasivität verstärken den Reinigungseffekt. Reinigungstabletten sind nicht zu empfehlen, da sie auf Dauer den Kunststoff angreifen können und die Prothese weniger gut gesäubert wird. Prothesen sollten niemals trocken gelagert werden, weil dies zu Verformungen führen kann.

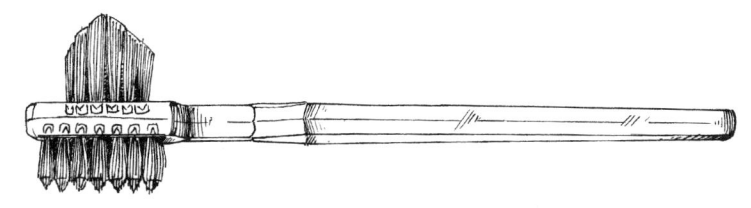

Abb. 165: Prothesenzahnbürste

Literatur

Lutz F.: Mundpflegemittel. Vorlesungsskriptum, Jahreskurs III, Zahnärztliches Institut. Zürich 1985.

Weiterführende Literatur

Friedmann A.: Spüllösungen. Parodontologie 1991; 4: 339 – 344.

Hellwege K.-H.: Die Praxis der zahnmedizinischen Prophylaxe. 2. Auflage. Hüthig, Heidelberg 1991.

Kundert E., Palla S.: Mundhygiene beim älteren Patienten. Schweiz Monatsschr Zahnmed 1988; 98: 654 – 660.

Lindhe J., Lundgren D., Nyman S.: Considerations on prevention of periodontal disease. Literature review. J West Soc Periodontol 1970; 18: 50 – 57.

Rateitschak K. H., Rateitschak E. M. & Wolf H. F.: Parodontologie. 2. Auflage. Farbatlanten der Zahnmedizin. Band 1. Thieme, Stuttgart 1989.

Riethe P.: Kariesprophylaxe und konservierende Therapie. Farbatlanten der Zahnmedizin Band 6. Thieme, Stuttgart 1988.

Smukler H., Nager M. C., Tolmie P. C.: Interproximal tooth morphology and its effect on plaque removal. Quintessence Int 1989; 20: 249 – 255.

Türp J. C.: Fluor, Fluoride und Fluoridgegner. Quintessenz 1993; 44: 357-370.

Zimmer St., Barthel C. R., Noack M. J.: Fluoridprophylaxe. – Eine Standortbestimmung. Zahnärztl Mitt 1993; 83 (5): 28 – 33.

8 Hygienephase: Ernährungsberatung – Der Einfluß der Ernährung auf die Zahngesundheit

8.1 Einleitung

Die mit der täglichen Ernährung zugeführten Nahrungsmittel bestehen aus verschiedenen Bestandteilen:

- Kohlenhydrate
- Proteine (Eiweiße)
- Fette
- Vitamine (wasserlösliche, fettlösliche)
- Elektrolyte (Mineralien)
- Spurenelemente
- Ballaststoffe (unverdauliche Nahrungsbestandteile)
- Gewürzstoffe
- Wasser

Ferner lassen sich in Nahrungsmitteln häufig bestimmte Rückstände wie Arzneimittel, Metalle, Nahrungsmitteladditive oder Pestizide nachweisen.

Von den aufgeführten Nahrungsbestandteilen kommt den Kohlenhydraten, Fetten und Proteinen besondere Bedeutung zu. Sie werden als Energieträger auch unter dem Begriff „Nährstoffe" zusammengefaßt.
Viele Nahrungsmittel haben direkte oder indirekte Auswirkungen auf die Zahngesundheit. Bestimmte Nahrungsbestandteile sind für die Bildung und Erhaltung von Zähnen und benachbarten Strukturen essentiell. Ihre Bedeutung wird vor allem bei Zuständen von Mangelernährung bzw. Vitamindefizienz sichtbar. So kann beispielsweise schwerwiegender Mangel von Vitamin D, Kalzium und Phosphat während des Zeitraums der Schmelzbildung zu irreversiblen Störungen in der Schmelzstruktur führen. Um einen regelrechten Ablauf der Odontogenese sicherzustellen, ist daher während dieser Zeit die Zufuhr oben genannter Substanzen wichtig. Nach Abschluß der Schmelzbildung hingegen ist auf enteralem Wege keine Beeinflussung des Schmelzes mehr möglich. Dann kann nur noch in der Mundhöhle selbst auf die oberflächlichen Hartgewebsanteile (Zahnschmelz) Einfluß genommen werden. Auf diese Weise bewirken Fluoride eine Erhöhung der Widerstandsfähigkeit des Schmelzes gegen eine Entkalkung durch Säuren (vgl. Kap. 7). Kalziumverbindungen haben demgegenüber nach Abschluß der Zahnbildung keinen Effekt mehr auf den Schmelzmantel. Fette wirken sich auf indirekte Weise positiv auf die Zahngesundheit aus, indem sie um die belagfreien Zahnflächen einen hydrophoben Film bilden und innerhalb der Plaque den Abbau der dort befindlichen Kohlenhydrate hemmen (Schutzfilm um die Zuckermoleküle).

Auch nach dem Durchbruch der Zähne in die Mundhöhle und nach dem Abschluß der Zahnbildung kann das Fehlen bestimmter Nahrungsbestandteile zu pathologischen Erscheinungen führen. Hierbei sind allerdings nicht die Zähne, sondern die umgebenden Strukturen (Gingiva, Parodont) betroffen. So bewirkt beispielsweise ein starker Mangel an Vitamin C Abbauerscheinungen im Zahnhalteapparat (Skorbut). Andere mit der Nahrung zugeführte Bestandteile können demgegenüber für die Entstehung und Unterhaltung von Karies, Gingivitiden, Parodontitiden und Erosionen verantwortlich sein.

8.2 Plaque, Kohlenhydrate und Zahngesundheit

Kohlenhydrate sind einfache Zucker (Monosaccharide) oder Verbindungen von Monosacchariden (Di-, Oligosaccaride; Polysaccharide) (Tab. 8). Besonders gefährlich für die Zahngesundheit sind niedermolekulare Kohlenhydrate (vor allem Disaccharide). Diese werden mit fester und flüssiger Nahrung zugeführt (in Deutschland täglich in einer durchschnittlichen Menge von rund 120 g pro Person).
Ihre negativen Auswirkungen auf die Zahngesundheit kommen auf indirekte Weise zustande, nämlich über die den Zähnen anhaftende Plaque.

Tabelle 8 Beispiele wichtiger Kohlenhydrate

(a) Monosaccharide
- Glukose, Dextrose (Traubenzucker)
- Fruktose (Fruchtzucker)

(b) Disaccharide
- Saccharose (Rohrzucker, Haushaltszucker) (Glukose und Fruktose)
- Laktose (Milchzucker) (Glukose und Galaktose)
- Maltose (Malzzucker) (Glukose und Glukose; Produkt der enzymatischen Spaltung [Maltase] von Stärke)

(c) Polysaccharide
- pflanzliche Stärke
- Glykogen
- Zellulose

Bei der Plaque handelt es sich um einen filzig-weichen Zahnbelag, der zum größten Teil (60 - 80 Massenprozent) aus Mikroorganismen unterschiedlicher Pathogenität besteht. Häufige Zufuhr von vor allem niedermolekularen Kohlehydraten (Disaccharide) fördert durch Bildung von extrazellulären Polysacchariden das weitere Wachstum der Plaque, die sich vor

allem an für die Zahnreinigung schwer zugänglichen Stellen, wie im Approximalraum oder im Bereich abstehender Restaurationsränder, ungestört vermehren kann.
Bestimmte Bakterien innerhalb des Zahnbelags (vor allem Laktobazillen und Streptokokken, wie z. B. Streptokokkus mutans) sind an der Entstehung von Karies und Gingivitiden ursächlich beteiligt. Dabei spielt die Art der Ernährung eine ausschlaggebende Rolle. Nach Zufuhr von aus der Nahrung stammenden niedermolekularen Kohlenhydraten werden diese binnen Minuten in der Mundhöhle abgebaut. In der Plaque kommt es zu einem starken Abfall des pH-Werts, was ein Herauslösen von Kalzium- und Phosphationen aus der plaquebedeckten Zahnhartsubstanz begünstigt.
Die benötigte Zeitdauer bis zur erfolgten Neutralisierung der entstandenen Säuren ist neben der Art der zugeführten Nahrungsmittel und der Speichelflußrate von der Dicke der Plaque abhängig. Bei mitteldicker Plaque dauert dieser Vorgang länger als bei einem fehlenden (Pufferkapazität des Speichels) oder sehr dicken Plaquefilm (Säuren können nicht zum Zahn diffundieren).
Zwar ist der Speichel in der Lage, eine Neutralisierung des pH-Werts in der Plaque hervorzurufen, wodurch es im Anschluß daran zu einer Remineralisierung der Zahnhartsubstanz kommen kann. Werden jedoch häufig Nahrung und vor allem Produkte mit niedermolekularem und daher leicht vergärbarem Zucker zugeführt, so bleibt der pH-Wert der Plaque überwiegend im kritischen Bereich von unter pH 5,7, und es kann letztlich zur Ausbildung einer kariösen Läsion kommen. Die Tatsache, daß die Bakterien in der Lage sind, intrazellulär Polysaccharide zu speichern, bewirkt, daß auch bei fehlendem Substratangebot aus der Nahrung die Säurebildung in der Plaque weitergehen kann.
Die geringe Kariesverbreitung in den Ländern Schwarzafrikas beweist beispielhaft, daß ungünstige Ernährungsgewohnheiten (neben ungenügender Zahnpflege) ursächlich an der Entstehung und Verbreitung der Zahnkaries beteiligt sind. War die Kariesprävalenz in diesen Ländern im Vergleich zu den europäischen Staaten seit jeher sehr gering, so ist in jüngerer Zeit in den städtischen Regionen ein deutlicher Kariesanstieg festzustellen. Dies ist auf den relativ leichten Zugang zu entsprechenden Waren und den vermehrten Konsum von industriell vorgefertigter Nahrung und zuckerhaltigen Produkten (sowie eines parallel damit einhergehenden Nachlassens mundhygienischer Maßnahmen) zurückzuführen.

Die Mikroorganismen der Plaque und ihre Abfallprodukte sind nicht nur Ursache für Karies, sondern auch für gingivale und parodontale Entzündungen. Gerade der Bereich der marginalen Gingiva stellt eine Prädilektionsstelle für eine Plaqueakkumulation dar. Aus der Plaque stammende Stoffwechselprodukte (Toxine) sind verantwortlich für die Ausbildung von Gingitividen (klinische Symptome: Blutung, Pseudotaschen, Schwellung), die nach einer gewissen Zeit (Jahre) in Parodontitiden (Bildung echter Taschen, Knochenabbau) übergehen können.

8.3 Erosionen

Eine weitere ernährungsbedingte Schädigung der oralen Gesundheit kann durch den häufigen Konsum von sauren Getränken (z. B. Orangensaft, Cola), Zitrusfrüchen u. ä. (vgl. Tab. 9) zustandekommen. Diese permanente, nicht durch Bakterien bewirkte direkte Säureeinwirkung auf belagfreie Zahnoberflächen kann Erosionen (Abtragungen) an den Zahnhartsub-stanzen hervorrufen. Vor allem die labialen Flächen der Frontzähne sind betroffen. Eine falsche Zahnputztechnik, zumal bei häufiger Zahnbürstenreinigung mit nicht abgerundeten Borstenenden und einer stark abrasiven Zahnpasta, können das Ausmaß der Erosionen noch verstärken. Direkt nach dem Genuß der genannten Getränke oder Früchte sollte nicht geputzt werden, da sonst die angeätzte oberflächliche Schmelzschicht mechanisch entfernt wird. Wartet man stattdessen mit der mechanischen Reinigung, so kann die Schicht durch den Speichel remineralisiert werden. Neben der Ernährung müssen andere Faktoren, die Erosionen verursachen können, unterschieden werden:

- Einwirkung von Magensäure durch häufiges Erbrechen (dann sind eher die Oralflächen der Zähne betroffen)
- Arbeiten in Säurefabriken.

8.4 Ernährungsanamnese und -beratung

Aufgrund der Tatsache, daß die Ernährung eine wichtige Rolle im Rahmen der Mundgesundheit spielt, ist neben der Etablierung einer adäquaten Mundhygiene bei vielen Patienten häufig auch eine Ernährungslenkung angezeigt.
Diese umfaßt eine Ernährungsanamnese und eine Ernährungsberatung.
Vor allem bei Patienten mit hoher Kariesaktivität und mit ernährungsbedingten Erosionen sowie bei Patienten aus bestimmten Berufsgruppen, wie Köche, Konditoren, Bäcker oder LKW-Fahrer (unregelmäßige Arbeitszeit), ist eine solche Maßnahme sinnvoll.
Man muß sich natürlich der Tatsache bewußt sein, daß eine Umstellung von Ernährungsgewohnheiten bei Patienten oft nicht oder nur für kurze Zeit erreicht werden kann. Dennoch sollte der Versuch einer Ernährungslenkung in den Fällen, in denen dies indiziert erscheint, auf jeden Fall unternommen werden.
Im Rahmen der Ernährungsanamnese und -beratung sollten dem Patienten die Zusammenhänge zwischen Ernährung und Mundgesundheit verständlich gemacht werden:

- Er soll sich klar darüber werden, wie häufig er Zwischenmahlzeiten zu sich nimmt.
- Der Patient soll Nahrungsmittel mit „verstecktem Zucker" erkennen können.

Tabelle 9 Beispiel einer Ernährungsanamnese für Patienten mit Erosionen

Ernährungsanamnese

Name:....................... Vorname:........................... Geb.:..................

	ja	nein
Besteht Ihre Diät hauptsächlich aus Gemüse und Früchten?		
Sind Sie Vegetarier?		

Wie oft nehmen Sie zu sich?	mehrmals täglich	täglich	selten
Joghurt			
Äpfel			
Pflaumen/Zwetschgen			
Rhabarber			
Orangen			
Grapefruit			
Zitronen			
Tomaten			
Fruchtkompott, eingemachte Früchte			
Trockenobst			
Sauer (Essig) angemischter Salat			
Sauerkraut			
Spinat			
Vitamin C (Bonbons, Pulver, o. ä.)			
Trinken Sie:			
Fruchtsäfte: Trauben, Orangen, Zitronen, Grapefruit, Most (Apfelsaft), Mango, andere Säfte			
Limonaden- und Colagetränke			
Fruchtsirups			
Welche Zahnpasta verwenden Sie?			
Wie oft putzen Sie die Zähne?			
Wann putzen Sie die Zähne?			

©Abteilung Poliklinik für Zahnärztliche Prothetik, Albert-Ludwigs-Universität Freiburg, Freiburg 1994

Tabelle 10 Beispiel einer Ernährungsanamnese für Patienten mit hohem Kariesrisiko

Ernährungsanamnese

Name:.................................. Vorname:............................ Geb.:...................

Wie oft nehmen Sie zu sich?	Früh-stück	Zwi-schen-mahlzeit	Mit-tag-essen	Zwi-schen-mahlzeit	Abend-essen	nach dem Abend-essen
Kaffee oder Tee mit Zucker						
Brot/Brötchen mit Marmelade						
Brot/Brötchen mit Nougatcreme						
Brot/Brötchen mit Sirup						
Brot/Brötchen mit Schokolade, Streusel u. ä.						
Schokolade Pralinen Bonbons u. ä. zuckerhaltige Kaugummis Kuchen und anderes Backwerk						
Knabbergebäck (Salzstangen, Kartoffelchips u. ä.)						
Früchte: Äpfel Bananen						
Trockenobst: Datteln, Feigen Andere Früchte Welche?_____						
Limonaden- und Colagetränke						
Likör, Sherry, Portwein, Wermut						
Wann putzen Sie die Zähne?						

©Abteilung Poliklinik für Zahnärztliche Prothetik, Albert-Ludwigs-Universität Freiburg, Freiburg 1994

- Bei vorhandenen Erosionen soll er über die Faktoren, die diese Zahndefekte verursachen, Bescheid wissen.

Techniken der Ernährungsanamnese:
- Fragebogen
  Der Patient erhält einen Fragebogen (s. Tab. 9 und 10), den er ausfüllt. Dieser wird beim nächsten Termin besprochen, wobei Empfehlungen auf der Patientenkarte vermerkt werden.
- Gespräch
  In einem Gespräch wird der Patient über die Zusammenhänge zwischen Ernährung und Mundgesundheit aufgeklärt.
- Ernährungstagebuch
  Der Patient wird gebeten, detailliert aufzuschreiben, was er innerhalb eines Zeitraums von vier Tagen (davon ein freier Tag) ißt und trinkt. Alles, was er in diesem Zeitraum zu sich nimmt, muß dokumentiert werden (auch etwaige Medikamente). Der Patient soll auch notieren, zu welchen Zeitpunkten er die Mundhygiene durchführt.

Der Patient soll sein Ernährungsprotokoll beim nächsten Besuch mitbringen oder dem Zahnarzt bzw. der zahnärztlichen Fachhelferin (ZMF) zusenden, so daß Vorbereitungen möglich sind und die Empfehlungen nach der Besprechung schriftlich mitgegeben werden können.

Für ein optimales Resultat einer Ernährungsanamnese und -beratung müssen folgende Voraussetzungen erfüllt sein:

- Der Patient muß motiviert sein.
- Der Zahnarzt bzw. die zahnärztliche Fachhelferin (ZMF) müssen gute Kenntnisse auf dem Gebiet der Ernährungslehre besitzen und die gängigen Marktprodukte sowie deren Zusammensetzung kennen.
- Der Patient muß sein Ernährungsprotokoll, sofern ein solches angelegt wird, aufrichtig führen.

Ausgehend von der Ernährungsanamnese können für den Patienten anschließend spezifische Ernährungsempfehlungen ausgearbeitet werden, die die Häufigkeit der Zufuhr und die Auswahl von Nahrungsmitteln betreffen.
Bezüglich der Kariesprophylaxe sollten aufgrund ihres hohen Gehalts an niedermolekularem Zucker folgende Nahrungsmittel nicht als Zwischenmahlzeit konsumiert werden:

- Schokolade und andere Süßwaren, auch gesüßte Getränke
- Honig, Marmelade oder Nuß-Nougat-Creme als Brotaufstrich
- Bananen
- Trockenobst
- Obstkonserven
- Traubensaft
- zuckerhaltige Getränke (Limonaden, Cola)

Demgegenüber können empfohlen werden:

1. Nahrungsmittel mit höhermolekularen Kohlehydraten,
   z. B. Eier, Fleisch, Geflügel, Fisch, Käse.
2. Stärkehaltige Speisen,
   z. B. Vollkorn-, Weizen-Roggen-Mischbrot, Reis, Kartoffeln, Nudeln, Hülsenfrüchte.
3. Nahrungsmittel mit „natürlichem" Zuckergehalt,
   z. B. Milch und Milchprodukte, Obst, Gemüse, Nüsse.
4. Produkte mit Zuckeraustauschstoffen oder künstlichem Süßstoff (Zuckerersatzstoffe).
5. Generell Nahrung, die die Kautätigkeit fördert
   (Kräftigung des Parodonts, Massageeffekt für die Gingiva).
6. Mineralwasser, zuckerfreie Getränke.

Ob der Patient bei zu hohem Zuckerkonsum den Empfehlungen nachgekommen ist, ist mit Hilfe von Speicheltests nachprüfbar. Weil bekannt ist, daß eine hohe Zahl von Streptokokkus mutans und Lactobazillen im Speichel mit einer hohen Plaquekonzentration einhergeht, ist ein solcher Test ein guter Indikator für ein erhöhtes Kariesrisiko. Daher ist es empfehlenswert, die Werte vor und nach den Ernährungsempfehlungen zu bestimmen. Da bei anhaltend ungünstiger Ernährung (und vorhandener schlechter Mundhygiene) die Langzeitprognose für prothetischen Zahnersatz schlecht ist, hat dies Einfluß auf die Wahl der zahnärztlichen therapeutischen Maßnahmen.

8.5 Zuckeraustauschstoffe und künstliche Süßstoffe

Bei Zuckeraustauschstoffen (Beispiele: Xylit, Mannit, Sorbit) handelt es sich um Kohlenhydrate (Zuckeralkohole, Polyole), die von den Bakterien der Mundhöhle nicht oder kaum verstoffwechselt werden können, aber den Zellen Energie liefern. Dabei weisen Mannit und Sorbit, im Gegensatz zu Xylit, noch eine gewisse Kariogenität auf. Zuckeraustauschstoffe besitzen eine Nebenwirkung: Bei täglicher Zufuhr von 40 g oder mehr können sie Durchfall hervorrufen (laxierende Wirkung).

Süßstoffe (Beispiele: Saccharin, Cyclamat, Aspartam, Sucralose) werden ebenfalls nicht von den oralen Bakterien vergärt. Diese Süßstoffe zeichnen sich durch eine sehr hohe Süßkraft aus. Sie besitzen keinen Energiewert.

Inzwischen sind viele Lebensmittel auf dem Markt erhältlich, die mit Zuckeraustauschstoffen oder künstlichen Süßstoffen gesüßt sind. Solche „zahnfreundlichen Süßwaren" sind mit dem „Zahnmännchen mit Schirm" gekennzeichnet. Dieses Symbol zeigt, daß das Produkt als „zahnschonend" bezeichnet werden darf, weil der pH-Wert in der Plaque während und bis zu 30 Minuten nach dem Verzehr nicht unter 5,7 (dem kritischen Wert für eine beginnende Demineralisation von Zahnschmelz) abfällt. Da sie den Zähnen auch bei häufigem Verzehr nicht schaden, können diese Produkte als Ersatz für zuckerhaltige Produkte empfohlen werden.

8.6 Ernährungsempfehlungen

Folgende Empfehlungen können jedem Patienten gegeben werden:

1. Harte, frische, faserige Nahrungsmittel bevorzugen (verstärkter Speichelfluß, vermehrte Kauarbeit, Massage der Gingiva).
2. Weiche und klebrige Nahrungsmittel möglichst vermeiden.
3. Zumindest vormittags ganz auf zuckerhaltige Produkte verzichten.
4. Zuckerhaltige (Saccharose), insbesondere klebrige Zwischenmahlzeiten möglichst vermeiden.
5. Falls zuckerhaltige Produkte konsumiert werden, dann innerhalb eines kurzen Zeitraums, am besten im Anschluß an eine Hauptmahlzeit; danach Zahnreinigung!
6. Sofern möglich, Zuckeraustauschstoffe oder Süßstoffe verwenden.
7. Keine Speisen mehr nach der abendlichen Mundhygiene zu sich nehmen.

Dazu:

8. Nach jeder Mahlzeit die Zähne putzen!
Wenn dies nicht möglich ist, erreicht man durch Kauen von zuckerfreien Kaugummis eine Erhöhung des Speichelflusses und damit eine schnellere Neutralisation der kohlehydratabbauenden Säuren. Nach Verzehr fester Nahrung fällt der (interdental gemessene) pH-Wert nach einem anschließendem Kaugummikauen aber wieder so weit ab, als ob man keinen Kaugummi gekaut hätte.

Je nach Situation und Problem sind natürlich noch individuelle Empfehlungen möglich; so sollte z. B. bei Vorliegen von Erosionen der Konsum von saurem Obst, Fruchtsaft- oder Colagetränken eingeschränkt werden. Unmittelbar nach deren Konsumierung dürfen die Zähne nicht geputzt werden (angelöste Apatitkristalle im Schmelz). Stattdessen sind Mundspülungen (Wasser, besser Natriumbikarbonat- oder neutrale Fluoridlösungen) zur Neutralisierung des sauren Milieus sinnvoll.

Weiterführende Literatur

Deutscher Ausschuß für Jugendzahnpflege (DAJ): Zahngesundheit und Ernährung. Greven & Bechtold, Hürth 1991.

Hellwege K.-D.: Die Praxis der zahmedizinischen Prophylaxe. 2. Auflage. Hüthig, Heidelberg 1991.

König K. G.: Karies und Parodontopathien. Thieme, Stuttgart 1987.

Lee I. K., Schachtele Ch. F.: Effect of gum chewing following food ingestion on the pH of interproximal dental plaque. Quintessence Int 1992; 23: 455 – 459.

Naujoks R.: Kariesprophylaxe. In: Ketterl W. (Hrsg.): Zahnerhaltung I. Urban & Schwarzenberg, München 1987.

Rateitschak K., Rateitschak E. M., Wolf H. E.: Parodontologie. Farbatlanten der Zahnmedizin, Band 1. 2. Auflage. Thieme, Stuttgart 1989.

Riethe P.: Kariesprophylaxe und konservierende Therapie. Farbatlanten der Zahnmedizin. Band 6. Thieme, Stuttgart, 1988.

Ulmer H.-K.: Ernährung. In: Schmidt R. F., Thews, G. (Hrsg.): Physiologie des Menschen. 24. Auflage. Springer, Berlin 1990.

9 Präprothetische Vorbehandlung, Phase I

9.1 Einleitung

In der Vorbehandlungsphase I werden folgende präprothetische Behandlungsmaßnahmen zusammengefaßt (vgl. Kap. 3):

a) Oralchirurgische Vorbehandlung
b) Extraktion nicht erhaltungswürdiger Zähne und strategische Extraktionen
c) Provisorische Versorgung, Schienung gelockerter Zähne
d) Endodontische Vorbehandlung
e) Konservierende Vorbehandlung, plastische und gegossene Aufbauten
f) Funktionstherapeutische Maßnahmen
g) Kieferorthopädie
h) Orthognathe Kieferchirurgie

In diesem Kapitel werden die Punkte a) bis e) besprochen. Den Punkten f) sowie g) und h) sind eigene Kapitel gewidmet (Kap. 10 bzw. 11).

9.2 Möglichkeiten der präprothetischen Vorbehandlung, Phase I

9.2.1 Oralchirurgische Vorbehandlung

In Einzelfällen kann eine oralchirurgische Vorbehandlung notwendig werden, in deren Rahmen – vor allem beim Zahnlosen – u. a. folgende Eingriffe ausgeführt werden (s. *Schwenzer* 1981, *Krüger* 1993):

- Operative Freilegung verlagerter Zähne
- Extraktion von Zähnen
- Zystektomie, Zystostomie
- Entfernung von Exostosen und Knochenverdickungen (z. B. störender Torus palatinus)
- Exzision von Lappen- und anderen Fibromen
- Exzision kleiner benigner Tumoren
- Entfernung eines Schlotterkamms
- Vestibulumplastik

- Mundbodenplastik
- Aufbau eines atrophierten Unterkiefers
- Eingriffe im Bereich des Foramen mentale (N. mentalis) und Foramen incisivum (N. incisivus)
- Eingriffe an Zungen-, Lippen- oder Wangenbändern
- Eingriffe im Bereich der Gaumenschleimhaut (vor allem bei Hyperplasien)

9.2.2 Extraktion nicht-erhaltungswürdiger Zähne und strategische Extraktionen

Bisher symptomlose, aber nicht-erhaltungswürdige Zähne (z. B. massive kariöse Zerstörung, starker vertikaler Knochenabbau mit hohem Lockerungsgrad von Zähnen) werden innerhalb dieser Behandlungsphase extrahiert. Auch Zähne, bei denen bei einer Wurzelkanalbehandlung oder einer Wurzelspitzenresektion mit einem Mißerfolg zu rechnen ist, sollten, wenn ihr Erhalt für den Gesamtbehandlungserfolg nicht ausschlaggebend ist, extrahiert werden.

Eine selektive oder strategische Extraktion wird durchgeführt, wenn die Entfernung eines Zahns oder einer Wurzel den Zustand und die Prognose eines benachbarten Zahns oder einer prothetischen Versorgung verbessert, die Zugänglichkeit für Hygienemaßnahmen deutlich erleichtert oder generell den Therapieverlauf fördert.

Häufig wird auch zur Behandlung von Wurzelengständen strategisch extrahiert. Dies ist dann sinnvoll, wenn zwei Zähne so eng benachbart stehen und die interdentalen Knochensepten so dünn und grazil gestaltet sind, daß eine physiologische Rehabilitation unter Einbeziehung beider Zähne nicht möglich ist.

Extraktionen sollten frühzeitig vorgenommen werden, um die Knochenregeneration der Extraktionswunde zu ermöglichen. Am besten geschieht dies daher **vor** einer parodontalchirurgischen Behandlung, damit die zahnlosen Kammbereiche, falls nötig, während der anschließenden Phase II der präprothetischen Vorbehandlung korrigiert werden können. Wenn notwendig, können strategische Extraktionen auch bei der Eingliederung der provisorischen Restaurationen vorgenommen werden. Dies kommt in erster Linie aus ästhetischen Gründen im Bereich der Frontzähne in Betracht, da auf diese Weise sofort ein Ersatz des oder der extrahierten Zähne stattfindet. Bei fraglicher Prognose können die betreffenden Zähne auch in die provisorische Versorgung miteinbezogen werden. Die endgültige Entscheidung über Erhalt oder Extraktion fällt während der präprothetischen Vorbehandlung, Phase II. Nach der Zahnextraktion sollte auf die bidigitale Kompression der Alveole verzichtet werden, da diese die Ausbildung eines schmalen Kieferkamms begünstigt. Schmale bzw. eingefallene Kieferkammbereiche führen zu ästhetischen Problemen bei der Versorgung einer Lücke mit festsitzendem Zahnersatz.

9.2.3 Provisorische Versorgung, Schienung gelockerter Zähne

Der Aufbau einer physiologischen Okklusion ist eine wichtige Voraussetzung zur Kontrolle der auf Zähne, Parodont, Kiefergelenk und neuromuskuläres System einwirkenden okklusalen Kräfte.
Eine physiologische Okklusion liegt dann vor, wenn eine effektive und komfortable Kaufunktion des Patienten gewährleistet ist und dies vom Parodontium, den Kiefergelenken und der Kiefermuskulatur gut toleriert wird. Bei der Behandlung von parodontal-prothetischen Patienten spielt die provisorische Versorgung eine wichtige Rolle. Wenn die Anfertigung von Provisorien bzw. provisorischem Zahnersatz notwendig ist (s. Band II, Kap. 16), werden diese resp. dieser im Verlauf der ersten Phase der präprothetischen Vorbehandlung eingegliedert. Mit ihrer Hilfe, sowie durch eventuell notwendige initiale, okklusale Korrekturen (Einschleifen von Zähnen, die aufgrund eines okklusalen Traumas eine erhöhte Beweglichkeit aufweisen), gelingt es häufig, auch gelockerte Zähne zu stabilisieren.
In bestimmten Fällen kann auf das Schienen von Zähnen nicht verzichtet werden. Da eine Schienung von Zähnen eine Immobilisierung bedeutet und damit einer (weiteren) Zahnlockerung Vorschub geleistet wird, ist die Indikation für eine solche Maßnahme in der zahnärztlichen Prothetik sehr beschränkt. Eine Schienung von Zähnen ist nur dann indiziert, wenn (z. B. nach einer durchgeführten Parodontaltherapie) eine Zunahme der Beweglichkeit von bereits vorher gelockerten Zähnen in einem solchen Ausmaß aufgetreten ist, daß der Kaukomfort des Patienten eine starke Einschränkung erfahren hat. Aufgrund des erfolgten Knochenabbaus besteht in solchen Fällen ein Mißverhältnis zwischen der Länge der klinischen Krone und dem Stützgewebe. Okklusale Belastungen können bei diesen Zähnen zu erhöhten Zahnbeweglichkeiten führen. Diese Zahnbeweglichkeit kann so ausgeprägt sein, daß der Patient über einen mangelnden Kaukomfort klagt. In einer solchen Situation ist es ratsam, die gelockerten Zähne, nach einer parodontalen Sanierung, zu schienen.

9.2.4 Endodontische Vorbehandlung

Die endodontische Therapie gliedert sich in Maßnahmen zur Erhaltung der Sensibilität von Zähnen (z. B. durch indirekte oder direkte Überkappung mit kalziumhydroxidhaltigen Präparaten) und in Maßnahmen zur Versorgung von nicht mehr vital erhaltbaren bzw. avitalen Zähnen (Wurzelkanalbehandlung).
Die Wurzelkanalbehandlung ist demnach *ein* Teilaspekt innerhalb der endodontischen Behandlungsmaßnahmen. Das Ziel einer Wurzelbehandlung besteht in der Entfernung der lebenden oder bereits avitalen Pulpa bzw. ihrer nekrotischen Überreste sowie dem Aufbereiten, Säubern und Verschluß der Wurzelkanäle mit einem geeigneten Wurzelfüllmaterial.

Grundsätzliches Vorgehen bei einer Wurzelkanalbehandlung:

1. Trepanation.
2. Abtragen des gesamten Kavumdachs.
3. Ausräumen des Kronenkavums.
4. Darstellen und Erweitern der Kanaleingänge.
5. Ausräumen des Wurzelkavums.
6. Kanalaufbereitung (bis 1 - 1,5 mm vor den röntgenologischen Apex).
7. Säubern und Desinfizieren des Kanalsystems.
8. Evtl. Einlage (Kalziumhydroxid).
9. Wurzelfüllung (1 bis 1,5 mm vor dem röntgenologischen Apex (Abb. 166), entsprechend Kanalaufbereitung; empfohlenes Material: Guttaperchaspitzen und AH 26 (De Trey, Konstanz)).

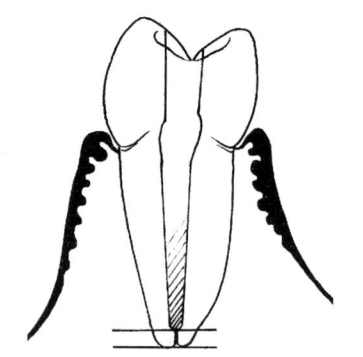

Abb. 166 Wurzelkanalaufbereitung 1,0 bis 1,5 mm koronal des röntgenologischen Apex

Die Benutzung von Kofferdam ist unerläßlich.
Grundsätzlich werden zwei Arten der Wurzelkanalbehandlung unterschieden:

1. Vitalexstirpation: Pulpa vor der Behandlung noch vital, Wurzelkanalinhalt noch nicht infiziert;
2. Gangränbehandlung: Pulpa abgestorben, Pulpa- und Dentinsystem i. d. R. infiziert.

(Besondere Formen der Wurzelbehandlung stellen die Apexifikation [Apexverschlußstimulation] dar, die bei Jugendlichen mit noch unvollendetem Wurzelwachstum indiziert ist, sowie die Mortalexstirpation, bei der die Pulpa erst nach ihrer Devitalisierung durch z. B. paraformhaltige Präparate entfernt wird.)

Der Wurzelkanalbehandlung geht die klinische Diagnostik voraus:

1. Aufklärung
2. Anamnese
   Information über den allgemeinmedizinischen Gesundheitszustand, Grunderkrankungen, Medikamenteneinnahme, Bestrahlung, Schwangerschaft; klinische Symptome im Zahn-, Mund- und Kieferbereich, Schmerzqualität und Schmerzdauer; Einstellung des Patienten zu seinem Kauorgan.
3. Klinische Untersuchung
   Auskunft über Sensibilität, Perkussionsempfindlichkeit, veränderte Zahnfarbe, Füllungen, Ausdehnung von eventuell vorhandenen Zahnhartsubstanzdefekten, Zähne mit eröffneter Pulpa, erhöhte Zahnbeweglichkeit, Schwellungen, Fisteln in der Gegend der Zahnwurzel, Sondierungstiefe, strategische, funktionelle und ästhetische Bedeutung eventuell endodontisch zu behandelnder Zähne im Rahmen einer Gesamtsanierung, Achsenrichtung des Zahns, maximale Kieferöffnung, Schluckbeschwerden, Lymphknotenbefund.
4. Röntgenologische Untersuchung
   Achten auf periapikale Aufhellungen, parodontale Läsionen (Knochenabbau), Karies, Frakturen, Ausdehnung von Restaurationen, vorhandene Wurzelfüllungen, Topographie der Pulpa, Dentikel und Obliterationen, grobe Länge der Wurzel(n), Krümmungen, Achsenrichtung jeder einzelnen Wurzel, Wurzelresorptionen.
5. Differentialdiagnose und Diagnose.

Der behandelnde Zahnarzt muß seinen Patienten über die möglichen Behandlungsrisiken unterrichten. Eine unterlassene Aufklärung bezüglich der Risiken einer endodontischen Therapie sowie über eventuell mögliche Zwischenfälle, die während der Behandlung auftreten können, können unter Umständen schwerwiegende juristische Folgen für den Zahnarzt nach sich ziehen. Zusätzlich ist es empfehlenswert, den Patienten über mögliche Alternativen sowie über die etwaigen Folgen bei Unterlassung einer Therapie hinzuweisen.

Bei Lege-artis-Durchführung einer Wurzelkanalbehandlung ist die Prognose als sehr günstig einzuschätzen (*Guldener* und *Langeland*, 1987). Mit dieser Therapie gelingt es, viele Zähne zu erhalten, die ansonsten extrahiert werden müßten.

Im folgenden wird genauer auf die Vitalexstirpation und die Gangränbehandlung eingegangen. Anschließend erfolgt die Erörterung der speziellen Problematik von kombinierten endodontisch-parodontalen Läsionen, den sog. Endo-Paro-Läsionen.

9.2.4.1 Besonderheiten bei Vitalexstirpation (VitE, Pulpektomie)

Definition
Vollständige Entfernung einer vitalen oder entzündlichen Kronen- und Wurzelkanalpulpa bei Zähnen mit abgeschlossenem Wurzelwachstum, wenn keine direkte Überkappung bzw. Pulpotomie indiziert ist.

Indikation
Sofern:

1. Zahn aus funktionellen, prothetischen, ästhetischen Gründen erhaltungswürdig ist.
2. Zahn für die Gesamtsanierung strategisch wichtig ist.
3. Zahn rekonstruierbar ist.
4. Interesse des Patienten vorhanden ist, den Zahn zu erhalten:
- Irreversible Pulpitiden, bei denen noch kein Warmschmerz vorliegt (→ sonst Gangränbehandlung).
- Primär akute (iatrogene) Entzündung der Pulpa, z. B. nach Beschleifen eines Stumpfs.
- Gesunde, akzidentell oder traumatisch breitflächig eröffnete Pulpa mit vollendetem Wurzelwachstum, bei der Vitalamputation nicht indiziert ist.
- Gesunde symptomlose Pulpa bei prothetischer Indikation (z. B. bei geplanter intrakanalärer Stiftverankerung in der Kronen-Brücken- oder Hybridprothetik mittels Stiftkernaufbau oder Stiftkappen; wenn bei einer Zahnpräparation eine Eröffnung der Pulpa z. B. wegen Kippung oder Elongation des Zahnes nicht zu umgehen ist).
- Totalluxation bleibender Zähne mit vollendetem Wurzelwachstum (keine Revaskularisierung möglich).
- Vor Hemisektion (Uk), Trisektion (Ok), Wurzelamputation (Ok), Prämolarisation (Uk) (siehe Kapitel 14).
- Internes Pulpagranulom.
- Chronisch-hypersensible Zähne, die mit anderen zahnärztlichen Maßnahmen nicht therapiert werden können.

Kontraindikation

- Nicht erhaltungswürdiger, nicht rekonstruierbarer, für die Gesamtsanierung unwichtiger Zahn (→ Extraktion).
- Nicht aufbereitbarer Zahn (z. B. starke Tertiärdentinablagerungen, Dentikel) (→ Extraktion).
- Pulpitis purulenta totalis (eindeutiger Schmerz auf warm, evtl. mit dem Pulsschlag klopfend) (→ Gangränbehandlung).
- Entzündung der Wurzelhaut (Perkussionsempfindlichkeit) (→ Gangränbehandlung oder Extraktion).
- Unaufbereitbare Kanäle
 (→ Entscheidung im Einzelfall: Zahn belassen, WSR, Extraktion).
- Keine Anästhesie möglich (→ Devitalisierung und Mortalexstirpation).
- Bluterkrankheit des Patienten
 (→ Devitalisierung und Mortalexstirpation).
- Starker Hypertoniker; Markumar-, Herzinfarkt-Patient
 (→ Devitalisierung und Mortalexstirpation).
- Im Notdienst, sofern die Anästhesie nicht wirkt
 (→ Devitalisierung und Mortalexstirpation).
- Stark fortgeschrittene Parodontitis (→ Extraktion).
- Tiefe Kronen-Wurzel-Frakturen (→ Extraktion).

Mißerfolg durch
- falsche Diagnosestellung
- Verwendung von unsterilem Instrumentarium
- Aufbereitung über den Apex und Überstopfung des Wurzelkanals
- Belassung von zu viel Restpulpagewebe im Kanal („hohe Amputation").

Bei einer Vitalexstirpation soll 1 bis 1,5 mm koronal des röntgenologischen Apex aufbereitet werden. Die Wurzelkanalfüllung sollte möglichst in derselben Behandlungssitzung durchgeführt werden (Verhinderung einer Infektion der Wurzelkanäle zwischen den Behandlungsterminen) (Ausnahme: klopfempfindliche Zähne).

Vorgehen
- Sensibilitätsprüfung: Vor jeder VitE muß aus forensischen Gründen sichergestellt sein, ob der Zahn vital reagiert oder nicht.
- 1. Röntgenbild (Paralleltechnik).
- Anästhesie.
- Anlegen von Kofferdam
  a) Bei mit Füllungen versehenen oder ungefüllten Zähnen: Kavitätenpräparation, komplette Kariesentfernung.
  b) Bei Kronen- oder Brückenpfeilern:
  Suffiziente Vollgußkronen: versuchen, ob Krone unversehrt zu entfernen ist.
  Insuffiziente Metall- und Vollkeramikkronen, insuffiziente kunststoffverblendete Kronen, insuffiziente Vollgußkronen sowie Brücken: mit rotierendem Instrument schlitzen und entfernen.
  Suffiziente Metall-, Vollkeramik- und kunststoffverblendete Kronen sowie suffiziente Brückenpfeiler: trepanieren.
  Insuffiziente Brücken: Vorgehen abhängig vom Einzelfall (entfernen, trepanieren).
- Desinfektion des OP-Felds
  (Chlorhexamed 0,1 %, Jod- oder Merfentinktur).
- Abtragen des Pulpakammerdachs und Exkavation der Kronenpulpa bis zum Kanaleingang mit sterilem Exkavator oder Rosenbohrer.
- Kronenkavum mit NaOCl (1 %) säubern.
- Aufsuchen des ein- oder mehrwurzeligen Kanalsystems mit spitzer Sonde.
- Approximative Längeneinstellung des ersten Wurzelkanalinstruments (K-Feile; mind. Größe Nr. 15).
- Röntgen-Zielaufnahme (2. Röntgenbild).
- Definitive Längeneinstellung und konische Aufbereitung des Wurzelkanals (Reamer und Hedström-Feilen); Arbeitslänge 1 bis 1,5 mm vor den röntgenologischen Apex.
  Weite: ISO-Nr. 35 bei engen, Nr. 40 bis 60 bei mittelweiten, bis Nr. 100 bei weiten Kanälen.
  Ab Größe Nr. 25 Hedström-Feilen 2 bis 3 mm kürzer einstellen als die Arbeitslänge (Reamer). Durch ein systematisches Bearbeiten des gesamten Kanallumens erhält der koronale Wurzelbereich eine trichterförmige Gestalt, während die apikalen 2 bis 3 mm eine zylindrische Form aufweisen.

Bei stark gekrümmten Wurzelkanälen (Molaren) ist die sog. Step-back-Technik anzuwenden: ab Reamer Größe Nr. 30 oder 35 jedes Instrument 1 mm kürzer einstellen als die ursprüngliche Arbeitslänge. Mit jeder weiteren Reamer-Größe einen weiteren Millimeter kürzer aufbereiten. Vor der Verwendung eines neuen Instruments mit auf die ursprüngliche Länge eingestellter Reamer-Größe Nr. 30 in Kanal gehen. Hedström-Feilen bis Größe Nr. 20 auf volle Arbeitslänge einstellen, ab Größe Nr. 25 3 mm kürzer.

- Nach jeder Instrumentengröße mit NaOCl (1 %) spülen und Spülflüssigkeit während der Aufbereitung im Kanal belassen.
- Zum Abschluß mit Alkohol spülen und die Wurzelkanäle mit (sterilen) Papierspitzen trocknen.

Sofern Kanäle sauber und blutfrei (Papierspitzenprobe) (→ ansonsten: medikamentöse Einlage [Kalziumhydroxid] und provisorischer Verschluß):

- Anpassen des Haupt-Guttaperchastifts
- 3. Röntgen: Masterpoint-Aufnahme
- Wurzelkanalfüllung mit Guttapercha (laterale Guttakondensation) und Sealer
- 4. Röntgen: Kontrollaufnahme
- provisorischer Verschluß der Kavität (z. B. mit Cavit® [Espe, Seefeld])
- Okklusionskontrolle
- definitiver Verschluß der Kavität nach 1 - 2 Wochen bei symptomlosem Zahn.

Alternativ zur direkt ausgeführten Wurzelkanalfüllung besteht auch die Möglichkeit, aufbereitete mehrwurzelige Zähne zunächst mit einer medikamentösen Zwischeneinlage ($Ca(OH)_2$) zu versehen und die Kavität provisorisch zu verschließen. Die defintive Wurzelkanalfüllung folgt erst 1 bis 2 Wochen später (*Lang* 1988).

9.2.4.2 Besonderheiten bei der Gangränbehandlung

Definition
Entfernung von nekrotischem und infiziertem Pulpagewebe und dessen Zerfallsprodukten durch mechanische und chemische Aufbereitung (Desinfektion) mit dem Ziel einer massiven Reduktion der in den Kanälen befindlichen Mikroorganismen sowie der anschließenden möglichst hermetischen Obturation mit einem geeigneten Wurzelkanalfüllmittel.

Indikation
Sofern:

1. Zahn aus funktionellen, prothetischen, ästhetischen Gründen erhaltungswürdig ist.
2. Zahn für die Gesamtsanierung strategisch wichtig ist.
3. Zahn rekonstruierbar ist.
4. Interesse des Patienten vorhanden ist, den Zahn zu erhalten:

- Pulpitis purulenta totalis (eindeutiger Schmerz auf warm).
- Nicht-vitale Zähne mit oder ohne periapikale Läsionen.
- Bei (früher durchgeführter) fehlgeschlagener endodontischer Behandlung.

Kontraindikation

- Nicht erhaltungswürdiger, nicht rekonstruierbarer, für die Gesamtsanierung unwichtiger Zahn (→ Extraktion).
- Nicht aufbereitbarer Zahn (z. B. starke Tertiärdentinablagerungen, Dentikel) (→ Extraktion).
- Im Röntgenbild weit ausgedehnte periapikale Aufhellung (→ Extraktion).
- Schlechte Abwehrlage des Patienten (Gefahr der Bakteriämie; also z. B. keine Gangränbehandlung bei der Vorbereitung zu einer Nierentransplantation).
- Nicht durchgängiger Kanal infolge Blockierung oder starker Wurzelkrümmung (→ Extraktion).
- Interesselosigkeit des Patienten (→ Extraktion).

Bei Gangrän ist das periapikale Gewebe bereits chronisch entzündet. Entscheidend für den Erfolg einer Gangränbehandlung ist die Unterbindung des bakteriellen Nachschubs aus dem infizierten Wurzelkanal.
Da bei einer Gangrän nicht nur der Inhalt des Hauptkanals, sondern auch die Seitenkanälchen und das zirkumkanaläre (kanalnahe) Dentin mit Bakterien infiziert sind, ist hier weiter aufzubereiten als bei einer Vitalexstirpation.
Bei einer Gangränbehandlung sind mindestens zwei Sitzungen notwendig.

Vorgehen
Eventuelle Vorbehandlung (Patient kommt mit Beschwerden):

- Röntgen; Diagnose.
- Zahn außer Okklusion schleifen, Trepanation. Durch die Sauerstoffzufuhr werden die Anaerobier abgetötet; entstandene Gase können entweichen, eventuell vorhandener Eiter kann abfließen. Bei vorhandenem Warmschmerz verspürt der Patient in der Regel eine sofortige Erleichterung.
- Übersichtliche Kavitätenpräparation (Übersichtsform), Kariesentfernung bis Pulpanähe.
- Anlegen von Kofferdam.
- Kavitätenpräparation (definitive Form).
- Desinfektion des OP-Felds (Chlorhexamed 0,1 %; Jod- oder Merfentinktur).
- Aufsuchen und Erweitern des Wurzelkanalsystems.
- Röntgen-Zielaufnahme (2. Röntgenbild).
- Definitive Längeneinstellung.
- Partielle oder vollständige Aufbereitung: konische Wurzelkanalaufbereitung 1 bis 1,5 mm vor den röntgenologischen Apex (möglichst vollständige Aufbereitung in der Sitzung).
- Spülungen (NaOCl (1 %); zum Abschluß Alkohol).

- Trocknen der Kanäle mit sterilen Papierspitzen.
- Medikamentöse Einlage (Ca $(OH)_2$).
- Kontrollröntgenbild.
- Provisorischer Verschluß (Cavit®) (nur offenlassen, wenn Kanal nicht trocken bleibt).

Nach 2 (- 14) Tagen
2. Sitzung (Wurzelkanalfüllung, falls Zahn beschwerdefrei)
- Anlegen von Kofferdam.
- Konische Wurzelkanalaufbereitung (falls in der 1. Sitzung nicht vollständig aufbereitet wurde) und Spülungen (NaOCl (1 %), zum Abschluß Alkohol).
- Trocknen der Kanäle.

Wenn die provisorische Füllung dicht gewesen, der Zahn symptomlos, der Patient beschwerdefrei und die Papierspitzen nach dem Trocknen trocken (weiß) und geruchlos sind (→ sonst: Kanäle 1 bis 2 Nummern weiter aufbereiten, NaOCl-Spülungen, Alkoholspülung als Abschluß, erneute medikamentöse Einlage [$Ca(OH)_2$]):

- Einpassen des Haupt-Guttaperchastifts.
- 3. Röntgen: Masterpoint-Aufnahme.
- Wurzelkanalfüllung(en) (laterale Guttakondensation).
- 4. Röntgen: Kontrolaufnahme.
- Provisorischer Verschluß der Kavität.
- Definitiver Verschluß nach rund 1 bis 2 Wochen.

Bei größeren apikalen Läsionen (≥ 3 bis 5 mm) sind (für eine Zeitdauer von 3 bis zu 12 Monaten) provisorische $Ca(OH)_2$-Wurzelfüllungen indiziert (röntgenopakes $Ca(OH)_2$ verwenden), die jeweils dann gewechselt werden, wenn mehr als ein Drittel des $Ca(OH)_2$ aus dem apikalen Drittel des Kanals herausgelöst wurde (vor der Sitzung Röntgenbild anfertigen). Die erste Kontrollsitzung sollte nach einem Monat erfolgen. Falls auf dem Röntgenbild keine Resorption des $Ca(OH)_2$ festgestellt wird, muß die $Ca(OH)_2$-Einlage nicht gewechselt werden, und die nächste Kontrollsitzung wird 3 Monate später angesetzt. Bei deutlicher Resorption des $Ca(OH)_2$ aus dem apikalen Drittel des Kanals (vgl. Kontrollränder nach Aufbereitung und Füllung mit $Ca(OH)_2$) ist die $Ca(OH)_2$-Einlage auszutauschen und wieder ein Kontrollröntgenbild anzufertigen. Dieses Prozedere wird in den späteren Sitzungen solange wiederholt, bis keine Resorption des $Ca(OH)_2$ mehr festgestellt wird und ein Rückgang der apikalen Aufhellung zu erkennen ist. Von diesem Zeitpunkt an kann der Kanal definitiv abgefüllt werden.

9.2.4.3 Spezielle Probleme: Endo-Paro-Läsionen (nach Velvart 1991)

Häufig weitet sich ein von der Zahnpulpa ausgehender pathologischer Zustand auf das Desmodont aus oder aber eine parodontale Erkrankung greift auf die Pulpa über. Dabei bewirkt eine endodontische Läsion meist Symptome im Bereich des apikalen Parodonts (z. B. apikales Granulom, Zyste (vgl. *Wächter* et al. 1992)), während eine parodontale Läsion in der

Möglichkeiten der präprothetischen Vorbehandlung, Phase I   275

Regel vom marginalen Parodont ausgeht, entlang des Desmodontalspalts in die Tiefe penetriert und über Seitenkanälchen oder das Foramen apicale bzw. die Foramina apicalia die Pulpahöhle erreichen kann.
Entsprechend der pathologischen Gegebenheiten sind fünf verschiedene Läsionstypen voneinander zu unterscheiden (Abb. 167a bis e):

1. Rein endodontische Läsionen.
2. Primär endodontische, sekundär parodontale Läsionen.
3. Rein parodontale Läsionen.
4. Primär parodontale, sekundär endodontische Läsionen.
5. Echt kombinierte Läsionen.

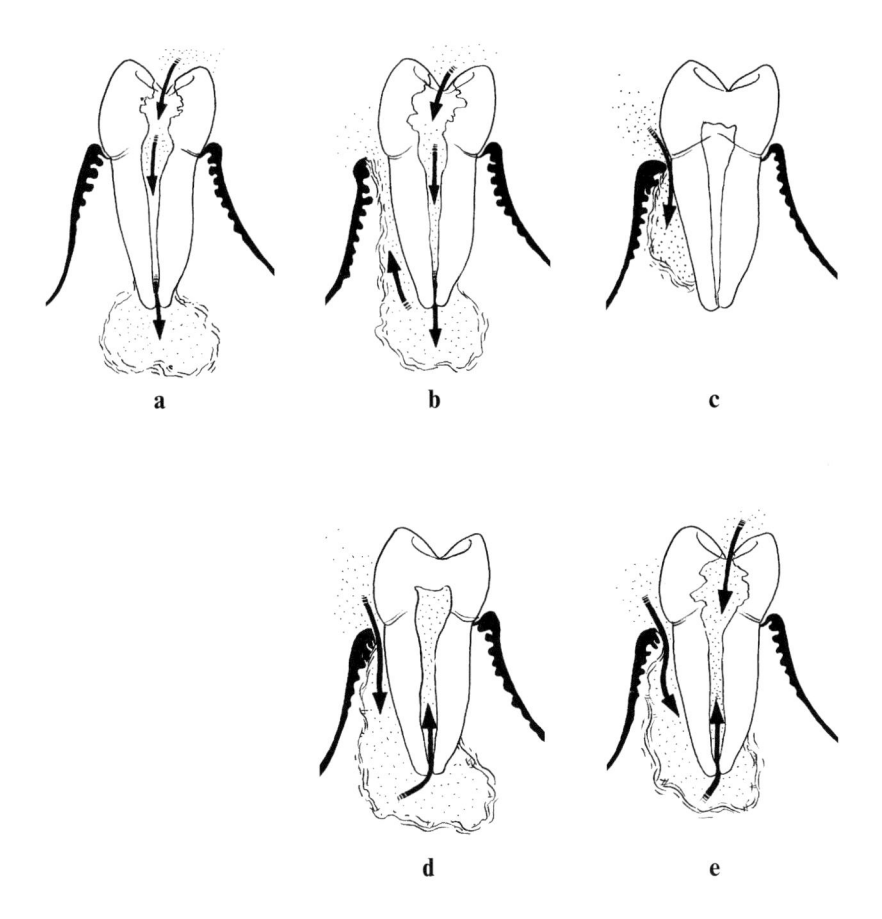

Abb. 167 a bis e   Paro-Endo-Läsionen
a) Rein endodontische Läsion
b) Primär endodontische, sekundär parodontale Läsion
c) Rein parodontale Läsion
d) Primär parodontale, sekundär endodontische Läsion
e) Echt kombinierte Läsion

1. Rein endodontische Läsionen
   Ursachen für die Läsionen sind eine Pulpanekrose oder eine insuffiziente Wurzelkanalbehandlung. Der betreffende Zahn ist daher nicht mehr sensibel. Röntgenologisch imponiert eine periapikale Aufhellung. Sind Seitenkanäle vorhanden und infiziert, so ist im Röntgenbild auch eine laterale Aufhellung nachzuweisen.
   Klinisch kann sich im apikalen Bereich ein Fistelgang ausbilden, wobei sich dieser oft nicht auf Höhe desselben Zahns befindet. Ein Röntgenbild, das mit einer in den Fistelgang eingelegten Guttaperchaspitze angefertigt wird, kann Auskunft darüber geben, von welchem Zahn die Fistel ausgeht.
   Bisweilen entleert sich als Folge einer rein endodontischen Läsion aus dem Sulkus Exsudat, das entlang des Desmodontalspalts von apikal nach koronal gewandert ist. In diesem lokal begrenzten, schmalen Bereich ist eine große Sondierungstiefe nachzuweisen.
   Die Therapie der Wahl bei rein endodontischen Läsionen besteht in einer Wurzelkanalbehandlung. Ein Scaling ist zu unterlassen, weil damit irreversible Schäden (Entfernung noch vorhandener organischer Matrix) und eine Taschenbildung provoziert werden würden.

2. Primär endodontische, sekundär parodontale Läsionen
   Hierbei handelt es sich um Zustände, die eindeutig auf eine primäre endodontische Ursache zurückzuführen sind (Sensibilität negativ) und als Folge zu sekundären parodontalen Läsionen geführt haben. Beispiele sind Zustände nach Perforation eines Zahns oder nach vertikaler Wurzelfraktur.
   Die Therapie besteht in der Regel in einer Extraktion des betreffenden Zahns. Sind im Falle von Perforationen koronale Wurzelabschnitte betroffen, so läßt sich der Zahn evtl. noch retten (z. B. durch Verlegung der Perforationsstelle auf Höhe oder oberhalb der Gingiva mit Hilfe eines apikalen Verschiebelappens). Die Entscheidung hierüber muß im Einzelfall getroffen werden.

3. Rein parodontale Läsionen
   Im Gegensatz zu rein endodontischen oder primär endodontischen, sekundär parodontalen Läsionen fällt die Sensibilitätstestung bei rein parodontalen Problemen positiv aus.
   Rein parodontale Läsionen sind durch Attachmentverlust und lokalisierte (häufig kraterförmige) parodontale Taschen gekennzeichnet, in denen sich Plaque und Zahnstein angesammelt haben. Ursachen solcher lokalisierter parodontaler Einbrüche sind z. B. Einsenkungen (Invaginationen) an Schneidezähnen (häufig sind die seitlichen oberen Schneidezähne betroffen) oder Schmelzperlen und -vorsprünge an Molaren.
   Die Therapie besteht in diesen Fällen in Scaling und Root Planing. Bisweilen sind parodontalchirurgische Maßnahmen erforderlich. Der Patient muß eine intensive Plaquekontrolle betreiben.

4. Primär parodontale, sekundär endodontische Läsionen
In diesen Fällen kam es als Folge einer parodontalen Erkrankung (oder einer Parodontaltherapie) über eine Unterbrechung der Blutzufuhr (Seitenkanäle des Zahns) zu einer Pulpanekrose des Zahns (Sensibilitätstestung negativ).
Die Therapie besteht ebenfalls in Scaling und Root Planing, unter Umständen in Kombination mit parodontalchirurgischen Maßnahmen. Zusätzlich ist eine Wurzelkanalbehandlung indiziert.

5. Echt kombinierte Läsionen
Echt kombinierte Läsionen sind unabhängig voneinander entstanden. Auf der einen Seite liegt eine Pulpanekrose (negative Sensibilität), auf der anderen Seite eine parodontale Erkrankung (Attachmentverlust, Plaque, Zahnstein, Konkremente) vor. Kommen beide Läsionen miteinander in räumlichen Kontakt, so lassen sie sich nicht von Endo- oder Paroläsionen mit sekundärer parodontaler bzw. endodontischer Mitbeteiligung unterscheiden.

Die Therapie besteht bei echt kombinierten Läsionen zunächst nur aus einer Wurzelkanalbehandlung (Aufbereitung und Desinfektion [Kalziumhydroxid-Einlage] der Kanäle). Rund 6 bis 8 Wochen nach Beginn der endodontischen Therapie noch vorhandene Läsionen sind allein parodontal bedingt; sie werden erst zu diesem Zeitpunkt therapiert (Scaling, Root Planing, u. U. Parodontalchirurgie).

In Zweifelsfällen gilt bei Endo-Paro-Läsionen:

- Wurzelkanalbehandlung und desinfizierende Einlage (Ca(OH)$_2$).
- Kein Scaling.
- Eine notwendig erscheinende Parodontaltherapie wird frühestens 6 – 8 Wochen nach der endodontischen Therapie eingeleitet.

9.2.5 Konservierende Vorbehandlung, plastische und gegossene Aufbauten

Zähne, die im Rahmen der prothetischen Rehabilitation nicht überkront werden bzw. nicht als Pfeilerzähne fungieren, werden entsprechend der üblichen konservierenden Therapie mit Füllungen versorgt.
Bei prothetischen Pfeilerzähnen wird nach Entfernung vorhandener Karies verlorengegangene Zahnsubstanz mit plastischen oder gegossenen Materialien wiederaufgebaut.

Grundsätzlich können Aufbauten individuell (plastisch oder gegossen) oder halbkonfektioniert/halbindividuell mit Hilfe konfektionierter Stifte oder Schrauben und einem plastischen oder angegossenen Aufbau angefertigt werden. Bei gegossenen Aufbauten, unabhängig davon, ob sie individuell oder halbkonfektioniert sind, kann die Modellation auf zwei Arten erfolgen: direkt im Mund oder (seltener) indirekt auf einem Modell im Labor (Tab. 11).

Tabelle 11 Möglichkeiten der Anfertigung von Kronenstumpfaufbauten

I. Individuell hergestellte Aufbauten
   (a) Aus plastischem Material
   (b) Aus Metall (gegossen)
   A. Modellation des Aufbaus direkt im Mund
   B. Modellation des Aufbaus indirekt im Labor

II. Halbkonfektionierte Aufbauten (vorgefertigter Stift oder Schraube)
   (a) Aus plastischem Material (an Stift oder Schraube individuell aufgebaut)
   (b) Aus Metall (an Stift angegossen) (= Stiftkernaufbau)
   A. Modellation des Aufbaus direkt im Mund
   B. Modellation des Aufbaus indirekt im Labor

9.2.5.1. Indikation für plastische (direkte) Aufbauten

- Im Seitenzahnbereich, dort vor allem bei Molaren, da diese primär ein größeres Zahnvolumen und somit oftmals genügend Dentinmasse zur Verankerung eines plastischen Füllungsmaterials besitzen. Zudem bestehen bei Molaren häufig Schwierigkeiten, in die engen und gekrümmten Kanäle Stifte zu setzen.

- Bei Prämolaren mit ausreichender Zahnhartsubstanzstärke.

Materialien für plastische Aufbauten:

a) Amalgame
Indikation: Defekte an vitalen Seitenzähnen (vor allem Molaren), plastisches Aufbaumaterial an devitalen Zähnen (mit Stift).
Beachte: – Nichtsphärische gamma-2-freie Amalgame sind aufgrund einer geringen Endexpansion und einer hohen Korrosionsresistenz als geeignet anzusehen.
– Keine Unterfüllung legen, pulpanahe Bereiche mit Kalziumhydroxid (z. B. Life®, Kerr, D-Karlsruhe) abdecken.
– Falls notwendig, Unterschnitte anbringen.
Vorteil: Mechanische Festigkeit (Stabilität).
Nachteile: – Schimmern bei Teilkronen durch die Zahnsubstanz hindurch.
– Fragliche Biokompatibilität.
Material: z. B. Tytin® (Kerr, D-Karlsruhe) (schnell abbindendes Amalgam).

b) Glasionomerzemente
Indikation: Nur zum Ausblocken kleinerer Defekte an vitalen Zähnen.
Vorteil: Haften an Schmelz und Dentin.
Nachteile: − Erreichen weder die mechanischen Festigkeiten von Amalgamen noch von Kompositen.
− Keine Langzeituntersuchungen vorhanden.
Material: Ketac Fil® (Espe, D-Seefeld).

c) Komposite (Hybridkomposite)
Indikation: Kompositpins an wurzelbehandelten Zähnen und an Wurzeln mit stark reduziertem Parodont, die nach dem Prinzip von *Carnevale* (*Carnevale* et al. 1981, *Di Febo* et al. 1985) versorgt werden.
Vorteil: Mittels Dentin-Haftvermittlern (z. B. Clearfil New Bond® [Cavex, NL-Haarlem]) ist ein Verbund zum Dentin möglich.
Nachteile: − Schrumpfen während der Polymerisation (Entstehung von Spalten zwischen Zahn und Füllungsmaterial; Spaltenbildung läßt sich durch die Applikation von Dentinhaftvermittlern reduzieren).
− Bei stark zerstörten Zähnen oder nach der Präparation ist kein Schmelz für eine Ätzung mehr vorhanden.
Material: Komposit (z. B. Clearfil New Bond®, [Cavex, NL-Haarlem]), vorzugsweise unter Verwendung eines Dentin-Haftvermittlers.

Anwendung (am Beispiel von Clearfil New Bond®):

1. Zahnhartsubstanzkonditionierung mit Clearfil New Bond®
a) → Mechanische Kavitätenreinigung (30 sec.) mit Watte- oder Schaumstoffpellet und Cleanser (= E**t**hyl**d**iamin**t**etra**a**cid (EDTA); rotes Fläschchen), dann absprayen und kurz trocknen lassen.
b) → Primer (= Glutaraldehyd + **H**ydroxy**e**thyl**m**eth**a**crylat (HEMA); blaues Fläschchen) mit Watte- oder Schaumstoffpellet auftragen, 30 sec. einwirken lassen und verblasen. Nicht mit Wasser absprayen.

2. Kunststoffapplikation (Clearfil®)
a) → Bonding (Universal, Katalysator) im Verhältnis 1:1 anmischen und Kavität damit einpinseln, danach verblasen.
b) → Komposit (Clearfil®) mit Hilfe eines Kunststoffspatels 1:1 anmischen und mit spezieller Applikationspistole (Hawe Centrix Posterior®, Hawe, CH-Gentilino) einbringen und unter Druck aushärten lassen.

Bei vitalen Zähnen wird die zusätzliche Verwendung von parapulpären Stiften und Schrauben wegen den entstehenden Spannungen im Dentin sowie der Gefahr der Perforation des Zahns und der Möglichkeit einer Verletzung der Pulpa nicht empfohlen.

9.2.5.2 Indikation für gegossene (direkt im Mund oder indirekt auf dem Modell hergestellte) Aufbauten

Gegossene Aufbauten sind im Frontzahn- und Prämolarenbereich häufig indiziert. Teils wurde bei diesen Zähnen die Zahnhartsubstanz primär durch Trauma, Karies oder Füllungen zu stark zerstört, teils wurde sekundär durch die nachfolgend ausgeführte endodontische Behandlung zusätzlich Zahnhartsubstanz abgetragen und durch die anschließende Kanalinlaypräparation noch weiter geschwächt.

9.2.5.3 Individuell hergestellte Aufbauten

a) Modellation eines individuell hergestellten Aufbaus aus plastischem Material (Amalgam oder Komposit):
Stift individuell gestopft als Pin (Zapfen), Aufbau im Mund plastisch hergestellt.

Indikation:	Molaren, bei denen im Kronenbereich noch ausreichend Zahnsubstanz vorhanden ist; bei geplanter Hemisektion, Prämolarisierung oder Trisektion.
Kontraindikationen:	– Zu wenig Zahnhartsubstanz vorhanden. – Insuffiziente Wurzelkanalfüllung.
Vorteil:	Geringer Zeitaufwand.
Nachteil:	Geringere Retention als individuell gegossene oder halbkonfektionierte Aufbauten.
Empfohlenes Material:	– Amalgam: Tytin®. – Komposit: Clearfil® (mit Dentinhaftvermittler).
Voraussetzung:	Die Ränder der späteren Rekonstruktion müssen zirkulär mindestens 1 mm im Dentin liegen.
Vorgehensweise:	Mit einer heißen Sonde und Reamern wird die Guttapercha im koronalen Anteil (2 bis 3 mm) aus dem Kanal entfernt.

Amalgam wird maschinell in das Kanallumen gestopft. Komposit wird mit einer speziellen Applikationsspritze (Hawe Centrix Posterior®, Hawe, CH-Gentilino) in den Kanal gebracht.

b) Individuelle Herstellung eines Aufbaus aus Metall:
Stift und Aufbau in einem Stück gegossen.

Indikation:	Zähne mit überdurchschnittlich großem Wurzelkanal (Frontzähne, Prämolaren), bei denen mittels konfektionierten Stiften keine Retention im Kanalbereich erreicht werden kann.
Kontraindikationen:	– Insuffiziente Wurzelkanalfüllung. – Halbkonfektionierte Aufbauten möglich.

Vorteile:	– Bei gelungenem Guß hohe Stabilität.
	– Individuelle Gestaltung bis hin zur Stellungskorrektur möglich.
Nachteile:	– Anspruchsvolle Herstellung.
	– Lunkerbildung beim Gießen möglich ($\rightarrow$ erhöhte Bruchgefahr).
Empfohlenes Material:	– Hochgoldhaltige Legierung (z. B. Degulor® M; Degussa, D-Frankfurt).
	– Nichtedelmetall (CoCr).

Möglichkeiten:
A. Modellation eines individuell hergestellten Aufbaus aus Metall direkt im Mund
Vorgehensweise:
Nach der Vorbereitung des Kanallumens und der Präparation des Zahns werden Stumpf und Kanal isoliert. Dünnfließender Kunststoff wird in das Kanallumen gebracht; anschließend erfolgt mit demselben Material die Modellation des Aufbaus.

B. Modellation eines individuell hergestellten Aufbaus aus Metall indirekt im Labor (auf dem Modell)
Vorgehensweise:
Nach der Vorbereitung des Kanallumens und der Präparation des Zahns wird vor der Abformung ein vorgefertigter Plastikstift in das Kanallumen gesetzt. Damit der Stift in der Abformung verbleibt, werden im okklusalen Bereich mit einer Trennscheibe Unterschnitte (Retentionskerben) eingebracht. Fakultativ kann man zwecks Verankerung des Stifts in der Abformung untersichgehende Bereiche dadurch schaffen, daß man am okklusalen Ende des Stifts einen Kunststoffkopf befestigt. Vor Ausgießen der Abformung mit Superhartgips wird der Stift mit Vaseline isoliert, damit eine problemlose Entfernung vom Gipsmodell möglich ist. Anschließend wird er auf die entsprechende okklusale Höhe gekürzt. Die nach Isolieren des Modells erfolgende Gestaltung des Aufbaus erfolgt mit Wachs.

9.2.5.4 Halbkonfektionierte Aufbauten

a) Aus plastischem Material (Amalgam oder Komposit nach Silikatisierung und Silanisierung des Retentionselements) (an konfektionierten Stift oder Schraube individuell aufgebaut).

b) Aus Metall: Angußfähiger (konfektionierter) Metallstift.

Aufbau: angegossen (= Stiftkernaufbau)
A. Modellation des Aufbaus direkt im Mund
B. Modellation des Aufbaus indirekt im Labor

Bei den halbkonfektionierten Aufbauten lassen sich verschiedene Systeme zur Verankerung im Wurzelkanal unterscheiden:

1. Zylindrische Stifte

   Vorteil: – Größere Retention im Wurzelkanal als konische Stifte.
   Nachteile: – Gefahr der Wurzelschwächung (hoher Substanzverlust im apikalen Bereich).
   – Gefahr der Perforation.
   Beispiel: Para-Post-System, Whaledent, D-Friedberg.

2. Konische Stifte

   Vorteile: – Gute Paßgenauigkeit.
   – Leicht anzupassen.
   – Geringe Wurzelschwächung.
   Nachteile: – Geringere Retention als zylindrische Stifte.
   – Relativ hoher Substanzverlust im koronalen Wurzelbereich.
   Beispiel: Hofmann-Stifte (Brasseler, D-Lemgo).

3. Zylindrisch-konische Stifte

   Vorteile: – Die anatomische Form (apikal parallel, koronal konisch) des Wurzelkanals weitgehend nachahmend.
   – Gute Retention im Wurzelkanal.
   Nachteil: – Geringere Retention als Schraubensysteme.
   Beispiel: Velva post (Maillefer, CH-Ballaigues; in Deutschland: Automaton, D-Stuttgart)

4. Schraubensysteme

   Vorteil: – Erhöhte Retention gegenüber Stiften.
   Nachteile: – Auftreten von Spannungen bis hin zu Spannungsrissen beim Eindrehen der Schraube.
   – Erhöhte Gefahr einer Wurzelfraktur.
   – Gefahr der Perforation.
   Beispiel: Wirz-Schrauben (Straumann, D-Freiburg); Radix-Anker (Maillefer, Ballaigues, Schweiz; in Deutschland: Automaton, D-Stuttgart).

Aufgrund der obengenannten Vor- und Nachteile der verschiedenen Systeme empfehlen wir die Verwendung von konischen Stiften.

Folgende Legierungen werden bei den vorgestellten Stift- bzw. Schraubensystemen verwendet:

1. Kobalt-Nickel-Chrom-Legierungen
   z. B. Syntacoben® (korrosionsresistent)
   (Massenanteile: Kobalt 47 %, Nickel 22 %, Chrom 18 %, Eisen 5 %, Wolfram 4 %, Molybdän 4 %)
2. Titanlegierungen/Reintitan

3. Edelmetallegierungen
   - Permador® (Gold-Platin) (voll angußfähig)
   (Massenanteile: Gold 60,0 %, Platin 24,9 %, Palladium 15,0 %, Iridium Rest).
   - ELD® (Silber-Palladium) (bedingt angußfähig)
   (Massenanteile: Silber 52,5 %, Palladium 35,0 %, Platin 5 %, Kupfer 7 %, Zink 0,5 %).
   An ELD®-Stifte können Edelmetall-Legierungen mit einem Liquiduspunkt unter 1000°C angegossen werden. Für höherschmelzende Legierungen muß ein Permador®-Stift verwendet werden.
4. Zirkonoxidstifte
   - Cerapost® (Brasseler, D-Lemgo)
   - Comopost® (Vivadent, FL-Schaan)

ad a) Halbkonfektionierte Aufbauten aus plastischem Material
Vorgehen:
- Prinzip: Bei oberen Molaren soll der Stift in die palatinale Wurzel (größter Wurzelkanal, geringste Krümmung), bei unteren Molaren in die distale Wurzel (geringste Krümmung) gesetzt werden.
- Vorbereitende Maßnahmen: suffiziente Wurzelkanalfüllung (s.o.).
- Die Verwendung eines Titanstifts ist aufgrund der Biokompatibilität und Korrosionsresistenz von Titan sinnvoll. Im Vergleich zu Stiften aus goldhaltigen Legierungen sind Titanstifte zudem relativ preisgünstig.

1. Sofern innerhalb des verwendeten Stiftsystems vorgesehen: Schaffen einer planen Auflage für das Retentionsteil des Stifts mit Hilfe des Plansenkers.
2. Festlegen der definitiven Länge des Stifts entsprechend der vorgegebenen Stiftlängen.
3. Erweitern des Kanals.
4. Kontrollröntgenbild.
5. Kürzen des Retentionsteils.
6. Zementieren des Stifts mit schnellhärtendem Phosphatzement (oder Glasionomerzement bzw. Zementierungskomposit).
7. Plastischer Aufbau mit Amalgam oder Komposit (hierfür Silikatisierung und Silanisierung des Retentionselements bzw. -kopfs). Als Formhilfe für den Aufbau werden Kupferring, Automatrixmatrize oder ähnliches verwendet.

ad b) Halbkonfektionierte Aufbauten aus Metall
A) Modellation eines halbkonfektionierten Aufbaus aus Metall direkt im Mund
Im folgenden wird das klinische und labortechnische Vorgehen bei der Herstellung eines Stiftkernaufbaus mit konfektioniertem Stift und Modellation des Aufbaus direkt im Mund vorgestellt.

a) Voraussetzung: Wurzelkanalfüllung ca. 1 bis 1,5 mm vor den röntgenologischen Apex
- konische Aufbereitung bis Größe 45 bis 60
- Wurzelfüllung (z.B. mit Guttapercha und AH 26)
- laterale Guttakondensation.
b) Setzen des Stifts frühestens 36 h nach der Wurzelfüllung.

Materialien: K-Feilen Größe 30 und 60, Largo II-Bohrer (Maillefer, CH-Ballaigues; in Deutschland: Automaton, D-Stuttgart) (Abb. 168), Hoffmann-Bohrer (Komet, Brasseler, D-Lemgo) Größe II (Abb. 169) (Größe I und III nur in Ausnahmefällen), Natriumhypochlorit, ELD®- oder Permador®-Stift Größe II (GC-Pattern Resin, GC Corporation, J-Tokio).

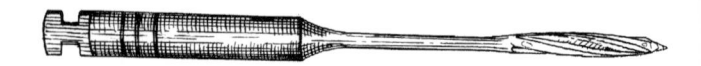

Abb. 168   Largo-Bohrer

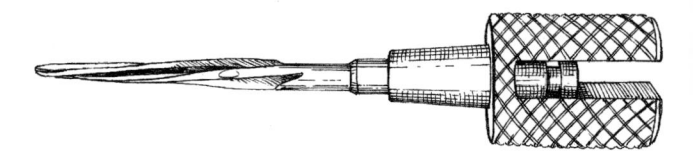

Abb. 169   Hoffmann-Bohrer im Thomas-Schlüssel

Vorgehen:

1. Oberen Anteil der Guttapercha mit heißer Sonde erweichen (Abb. 170a und b).

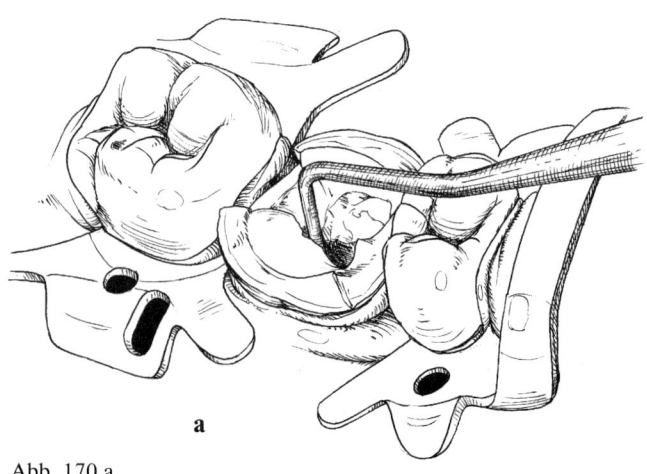

Abb. 170 a

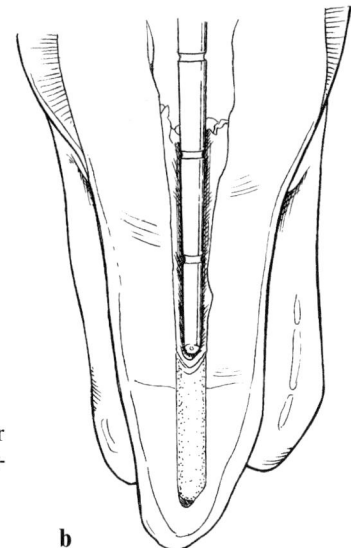

Möglichkeiten der präprothetischen Vorbehandlung, Phase I   285

Abb. 170 a und b   Eine heiße Sonde wird zur Entfernung des oberen Anteils der Guttapercha in den wurzelgefüllten Kanal eingeführt.
a) Ansicht von okklusal
b) Ansicht im Schnitt von der Seite

2. Mit Feile (Größe 30) Guttapercha aus dem Kanal entfernen (Länge richtet sich nach ursprünglicher Ziellänge abzüglich dem Ausmaß der Zahnkürzung). Rund 3 - 5 mm Wurzelkanalfüllung verbleiben apikal.
3. Anschließend ausgiebig mit Natriumhypochlorit spülen.
4. Entfernen der restlichen Guttapercha mit Feile (Größe 60).
5. Erweitern des Kanals bis zur gewünschten Länge mit Largo-Bohrer Größe II (Handaufbereitung) (Abb. 171). Der Stift soll in seiner Länge zumindest der späteren Kronenhöhe entsprechen.

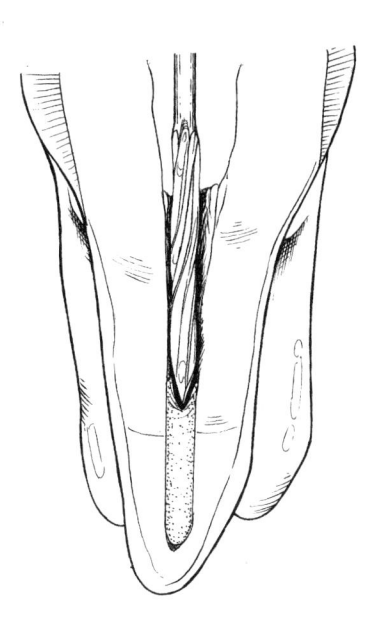

Abb. 171   Erweiterung des Kanallumens mit einem Largo-Bohrer der Größe II

6. Erweitern des Kanals mit Hoffmann-Bohrer Größe II (ISO-Größe 90) (Handaufbereitung) (Abb. 172a und b).

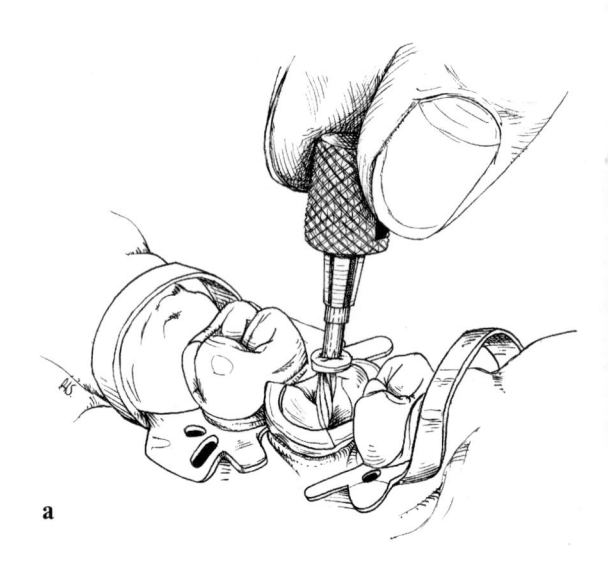

Abb. 172 a und b   Erweiterung des Kanallumens mit einem Hoffmann-Bohrer der Größe II (ISO 90).
a) Ansicht von okklusal
b) Ansicht im Schnitt von der Seite

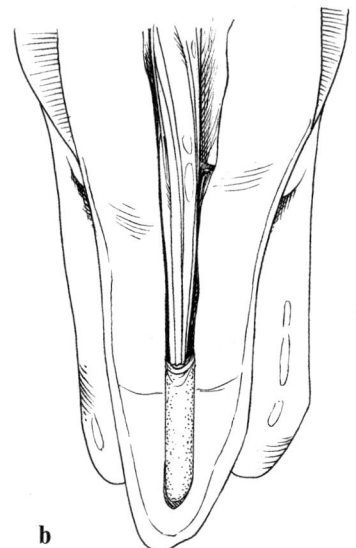

Möglichkeiten der präprothetischen Vorbehandlung, Phase I   287

7. Zirkuläre Pfeilerpräparation, um abzuschätzen, welche Dentinwände noch gekürzt werden müssen. Eine Dentinwandstärke von mindestens 1 mm muß vorhanden sein.
8. Kürzen der Dentinwände, dabei ein möglichst ebenes Plateau mit einer Dentinwandstärke von mindestens 1 mm schaffen. Anschließend das Plateau finieren (ergibt später einen besseren Randschluß).
9. Präparation des Kanalinlays (Rotationsschutz), Ausmaß und Form der Präparation richtet sich nach der noch vorhanden Zahnhartsubstanz.
10. Stift in Kanal einbringen; er muß ohne jedes Spiel sitzen (Abb. 173).

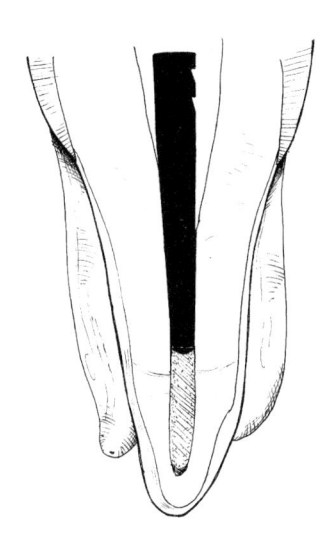

Abb. 173 Stift muß im Kanal satt sitzen.

11. Kontrollröntgenbild.
12. Eventuell Längenkorrektur.
13. Kürzen des ELD®- oder Permador®-Stifts mit einer Kneifzange außerhalb des Mundes und Abrunden der dabei entstehenden scharfen Kanten. Bei bedingt angußfähigen Materialien sind in den Stiftteil, der vom Kunststoff umgeben wird, mit Hilfe eines Seitenschneiders Kerben anzubringen; um das Ausfließen des Metalls beim Angußvorgang zu gewährleisten, sollte der Stift nach der Präparation okklusal und zirkulär von Kunststoff umgeben sein (Abb. 174).

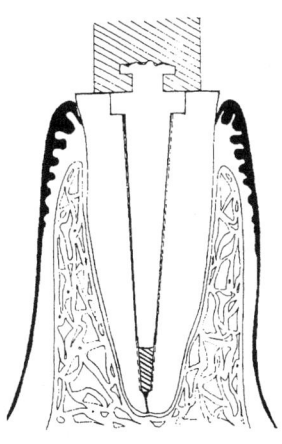

Abb. 174 Stiftkernaufbau in Kunststoff, Ansicht im Schnitt von der Seite.

14. Wiedereinsetzen des Stifts in den Wurzelkanal.
15. Isolieren des Stumpfs mit Vaseline oder Glyzerin.
16. Applikation von Kunststoff in das Kanalinlay unter Anwendung der Pinseltechnik: Die Spitze eines auf einem Plastikaufsatz befindlichen Einmalpinsels wird zunächst in einen Gumminapf mit Monomer getaucht und anschließend in einen Napf mit Polymer. Auf diese Weise bildet sich am Pinselende ein Kunststofftropfen. Mit diesem wird zunächst nur das Kanalinlay aufgefüllt. Nach Erhärten des Kunststoffs wird der Stift entfernt.
17. Wenn Stift entfernbar und das Kanalinlay mit Kunststoff ausgeflossen ist, erfolgt der weitere Aufbau des Zahns (Pinseltechnik).
18. Präparation des Aufbaus. Beachte: Zwischen Zahnhartsubstanz und Kunststoff darf kein Spalt zu tasten sein!
19. Einbetten, gießen, ausbetten, ausarbeiten.
20. Wenn der Stiftkernaufbau randspaltfrei paßt. Kanal mit Alkohol spülen und trocknen. Zur besseren Retention ELD®- oder Permador®-Stift und gegossenes Kanalinlay des Aufbaus mit Aluminiumoxid (50 (m)) abstrahlen. Aufbau mit Alkohol reinigen.
21. Einsetzen des Stiftkernaufbaus mit Phosphatzement (schnellhärtend) (Zement mit Lentulo langsam in Kanal einrotieren). Auch die Anwendung von Glasionomerzement (z. B. Ketac Cem® [Espe, D-Seefeld]; Konsistenz wie beim Zementieren von Kronen) oder Zementierungs-Kompositen (nach vorherigem Silikatisieren und Silanisieren des Stiftes und Kanalinlays) ist möglich. Stift und Inlay dünn mit Zement einstreichen und Aufbau mit langsam ansteigendem Druck einsetzen. Rö-Kontrolle.

B) Modellation eines halbkonfektionierten Aufbaus aus Metall indirekt im Labor
Vor der Abformung wird ein vorgefertigter Stift in das Kanallumen gesetzt. Damit der Stift in der Abformung verbleibt, werden im okklusalen Bereich mit einer Trennscheibe Unterschnitte (Retentionskerben) eingebracht. Fakultativ kann man zwecks Verankerung des Stifts in der Abformung untersichgehende Bereiche dadurch schaffen, daß man am okklusalen Ende des Stifts einen Kunststoffkopf befestigt. Vor Ausgießen der Abformung mit Superhartgips wird der Stift mit Vaseline isoliert, damit er problemlos vom Gipsmodell entfernt werden kann. Anschließend wird der Stift auf die entsprechende okklusale Höhe gekürzt. Die nach Isolieren des Modells erfolgende Gestaltung des Aufbaus geschieht mit Wachs oder ausbrennbarem Kunststoff. Durch den Gießvorgang entsteht eine feste Verbindung zwischen Stift und gegossenem Aufbau.

Überlegungen zum labortechnischen Vorgehen bei der Herstellung von Stiftkernaufbauten:
Der Kunststoffaufbau wird durch Einbetten und Gießen in eine entsprechende Legierung umgesetzt. Die folgenden Aussagen beziehen sich auf einen hochgoldhaltigen Legierungstyp (z. B. Degulor® M, [Degussa, D-Frankfurt]: Massenanteile: Gold 70 %, Silber 13,5 %, Kupfer 8,8 %, Platin 4,4 %) und einen angußfähigen Wurzelstift aus einer Silber-Palladium- bzw. Gold-Platin-Legierung (Permador®- bzw. ELD®-Stift).
Der Gußkanal sollte so angewachst werden, daß sich nach seinem Abtren-

nen die äußere Kontur des Aufbaus verfolgen und sich der Kanalrest günstig am Aufbau verschleifen läßt (Abb. 175a und b).

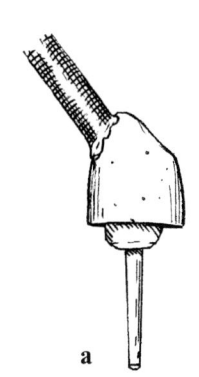

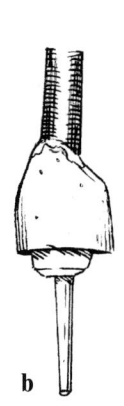

Abb. 175 a und b
Anstiften eines Stiftkernaufbaus
a) richtig
b) falsch

Für die Auswahl des Durchmessers der Gußkanäle ist die Objektgröße (und der Typ der zu vergießenden Legierung) zu berücksichtigen. Der Durchmesser des Gußkanals sollte die gleiche Größe wie das Objekt aufweisen oder bis ca. 0,5 mm kleiner sein. Ein durchschnittlicher Gußkanaldurchmesser beträgt 2,0 oder 2,5 mm. Er sollte aber nie 3 mm überschreiten, auch nicht bei besonders massiven Aufbauten (z. B. für den Molarenbereich).
Als Einbettmasse ist eine feinkörnige Masse zu bevorzugen. Diese ist in der Lage, alle Feinstrukturen genau zu reproduzieren. Hier bietet sich die Verwendung einer silikat- oder phosphatgebunden Einbettmasse an. Der Gehalt an Graphit in der Einbettmasse sorgt für eine zusätzliche Reduktion der durch den Gußvorgang zustandekommenden Oberflächenoxidation. Der Gebrauch von gipsgebundenen Einbettmassen ist für ELD®-Anguß hingegen nicht geeignet.
Neben dem Durchmesser des Gußkanals muß auch die Vorwärmtemperatur der Objektgröße angepaßt werden.
Bei der Wahl der Vorwärmtemperatur sind zwei Überlegungen zu berücksichtigen:

1. Der anzugießende Stift wirkt als „Kühlrippe" für die flüssige Schmelze. Die gießbereite Legierung kann daher beim Einschießen in die Muffel u. U. zu früh erstarren. Nicht ausgeflossene Bereiche wären das Ergebnis.
2. Ist das Kunststoffobjekt sehr massiv, heizt sich die Muffel beim Einschießen der großen Menge heißer Schmelze noch stärker auf. Dadurch kann es zu einer Überhitzung der Schmelze kommen; Porositäten wären die Folge.

Als Faustregel gilt:

- Objekte mit normaler Größe (Stift plus Ummantelung von 0,5 bis 1 mm Kunststoffstärke): Standardvorwärmtemperatur.
- Besonders feine Objekte (Stift mit einer Kunststoffummantelung von weniger als 0,5 mm Dicke): Standardvorwärmtemperatur + 50° C.
- Besonders massive Objekte (Kunststoffstärke über 1 mm Dicke): Standardvorwärmtemperatur − 100° C.

Bei der Ausbettung ist darauf zu achten, daß der Stift nicht durch Schlagen mit dem Hammer auf den Gußkegel verbogen wird und die Ränder durch aggressives Abstrahlen nicht beschädigt werden. Nach dem vollständigen Entfernen der Einbettmasse, was chemisch im Ultraschallbad erfolgen kann (Abb. 176), werden die Gußperlen (Abb. 177) an der Innenseite des Aufbaus mit Hilfe eines Stereomikroskops vorsichtig entfernt. Dies geschieht mit geeigneten Rosen- bzw. Kegelbohrern der kleinsten Größe. Der Stift und die angegossene Innenseite (nicht die Ränder) werden vor dem Zementieren mit Aluminiumoxid (50 µm Korngröße; 1 bar Druck) angeraut, um die Zementretention zu erhöhen.

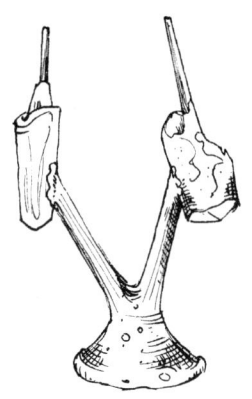

Abb. 176 Zwei Stiftkernaufbauten nach dem Guß in einer Goldlegierung.

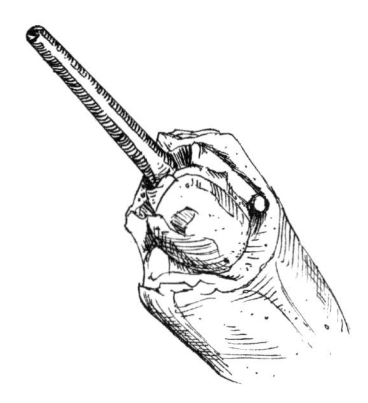

Abb. 177 Stiftkernaufbau in der Ansicht von schräg unten mit Gußperlen.

Der Vollständigkeit halber sei erwähnt, daß neben den beschriebenen individuell hergestellten und halbkonfektionierten Aufbauten auch konfektionierte Aufbauten möglich sind, die direkt mit einem Stift oder einer Schraube verbunden sind und gemäß den individuellen Erfordernissen zurechtgeschliffen werden.

Literatur

Carnevale G., di Febo G., Trebbi L.: A patient presentation: planning a difficult case. Int J Periodontics Restorative Dent 1981; 1 (6): 51 - 63.

Di Febo G., Carnevale G., Sterrantino S.F.: Treatment of a case of advanced periodontitis: Clinical procedures utilizing the combined preparation technique. Int J Periodontics Restorative Dent 1985; 5 (1): 53 -62.

Guldener P.H.A., Langeland K.: Endodontologie. 2. Auflage. Thieme, Stuttgart 1987.

Krüger E.: Operationslehre für Zahnärzte. 8. Aufl. Quintessenz, Berlin 1993.

Lang N.P.: Checkliste zahnärztliche Behandlungsplanung. 2. Auflage. Thieme, Stuttgart 1988. S. 382 - 414.

Schwenzer N.: Präprothetische Chirurgie. In: Schwenzer N.; Grimm G. (Hrsg.): Spezielle Chirurgie. Zahn-Mund-Kieferheilkunde. Band 2. Thieme, Stuttgart 1981. S. 382 - 414.

Velvart P.: Vortrag auf Fortbildungskursus, Freiburg 1991.

Wächter R., Türp J.C., Alt K.W.: Zur histomorphologischen und röntgenologischen Differenzierung von periapikalem Granulom und radikulärer Zyste - mit historischem Exkurs. Parodontologie 1992; 3: 27-42.

Weiterführende Literatur

Kaelin D., Schärer P.: Aufbausysteme in der Kronen- und Brückenprothetik. Schweiz Monatsschr Zahnmed 1991; 101: 457 - 463.

Ketterl W.: Endodontische Maßnahmen und Probleme; In: Sauerwein E. (Hrsg.): Gerodontostomatologie. Thieme, Stuttgart 1981. S. 224 - 244.

Ketterl W.: Endodontie. In:

Horch H.-H., Hupfauf L., Ketterl W., Schmuth G. (Hrsg.): Praxis der Zahnheilkunde 3: Zahnerhaltung II. Urban & Schwarzenberg, München 1987.

Lampert F.: Zwischenfälle in der Endodontie und ihre forensische Bedeutung. ZWR 1977; 86: 667-672.

Shillingburg, Kessler: Restauration von wurzelbehandelten Zähnen. Quintessenz, Berlin 1982.

10 Funktionelle Vorbehandlung: Symptome, Epidemiologie, Ätiologie und Klassifikation von Myoarthropathien des Kausystems

10.1 Einleitung

Wurden im Rahmen der Anamnese (vgl. Kap. 4) und der Befunderhebung (vgl. Kap. 5) Hinweise für Funktionsstörungen im stomatognathen System gefunden (s. 10.2), so werden eine genauere Diagnostik und gegebenenfalls eine funktionelle Vorbehandlung notwendig. Diese findet im Rahmen des Behandlungskonzepts in der Phase I der präprothetischen Vorbehandlung statt (vgl. Kap. 3: Synoptisches Behandlungskonzept).

10.2 Definition und Leitsymptome

Schulte führte den Begriff „Myoarthropathie" im Jahre 1970 in die Zahnmedizin ein. Für den Ausdruck „Myoarthropathie" wird im klinischen Sprachgebrauch heute vielfach das Synonym „Funktionsstörung" verwendet. *Schulte* wies jedoch bereits vor vielen Jahren darauf hin, daß beide Begriffe deutlich zu unterscheiden sind: „Zeichen der *Funktionsstörung* sind im stomatognathen System sehr viel häufiger nachweisbar als Beschwerden bzw. subjektive krankhafte Befunde. Die Begriffe *Myoarthropathie*, Schmerzfysfunktionssyndrom etc. sollten deshalb (griech. Pathos = das Leiden) nur dann benutzt werden, wenn tatsächlich subjektive krankhafte Befunde bestehen" (*Schulte* 1981).
Man versteht unter „Myoarthropathien" solche Störungen bzw. Erkrankungen, die im Bereich der Kau- bzw. Kiefermuskulatur (Myopathien bzw. – bei Mitbeteiligung der Sehnen – Tendomyopathien) und/oder der Kiefergelenke (Arthropathien) lokalisiert sind. In Anlehnung an die englischsprachige Terminologie („craniomandibular disorders", „temporomandibular disorders") finden sich im deutschsprachigen Schrifttum bisweilen auch die Begriffe „kraniomandibuläre Störungen" und „Erkrankungen des temporomandibulären Systems".

Myoarthopathien stellen kein einzelnes, in sich geschlossenes, homogenes Krankheitsbild dar, sondern umfassen eine Reihe von verschiedenartigen pathologischen Zuständen. In die Untergruppe der Arthropathien kann man die Diskopathien einrechnen.
Bei den im Kausystem lokalisierten Beschwerden gilt es zwischen solchen zu differenzieren, die sich ausschließlich im stomatognathen System manifestieren bzw. dort ihre Ursache haben (funktionell bedingte Störungen), und solchen, denen eine systemische Ursache zugrundeliegt (z.B. rheumatoide Arthritis; Fibromyalgie-Syndrom) und bei denen es zu Symptomen *auch* im Kauorgan kommt.

Unabhängig von der Ätiologie der vorhandenen Beschwerden sind Myoarthropathien des Kausystems durch bestimmte Leitsymptome gekennzeichnet (*Laskin* 1969, *Palla* 1986):
- Schmerzen und Palpationsempfindlichkeit im Bereich der Kau- bzw. Kiefermuskulatur und/oder der Kiefergelenke.
- Einschränkungen der Unterkieferbeweglichkeit.
- Kiefergelenkgeräusche bei Bewegungen des Unterkiefers.

Diese Leitsymptome brauchen allerdings nicht alle zusammen vorhanden zu sein. Die Bedeutung von Kiefergelenkgeräuschen wurde in letzter Zeit vermehrt in Frage gestellt (*Türp* et al. 1996, 1997).
Neben den genannten sog. Leitsymptomen können weitere begleitende Symptome, wie Kopfschmerzen (*Wänman* und *Agerberg* 1986, *Schokker* et al. 1990), auftreten.

10.3 Subjektive und objektive Symptome

Wie bei jeder Erkrankung, so muß man auch bei den im Zuge der verschiedenen Formen der Myoarthropathien auftretenden Symptomen zwischen den vom Patienten geäußerten Beschwerden, also dem subjektiven Empfinden oder Befinden, und den vom Untersucher feststellbaren „objektiven" klinischen Untersuchungsbefunden unterscheiden. Typisch für Myoarthropathien des Kausystems ist, daß die gezeigten Symptome über einen bestimmten Zeitraum oft eine große Fluktuation und Variabilität zeigen.

In der Regel lassen sich bei einer Person mehr „objektive" als subjektive Symptome feststellen (*Gale* 1992). Als Beispiele für diese Feststellung seien die Untersuchungen von *Helkimo* (1974) und von *Solberg* (1979) genannt. Sie fanden im Rahmen von epidemiologischen Querschnittsuntersuchungen zu 88 % bzw. 76 % „objektive", aber nur zu 57 % bzw. 26 % subjektive Symptome, die mit vorhandenen funktionellen Störungen verbunden waren. Die Diskrepanz zwischen „objektivem" klinischem Befund und dem subjektiven Befinden erklärt sich zu einem großen Teil dadurch, daß vielen bei einer Untersuchung festgestellten Befunden keine pathologische Relevanz zukommt und die Patienten diesen keine Bedeutung zumessen, weil sie durch sie in ihrem Wohlbefinden nicht beeinträchtigt werden.

Von Patienten mit Myoarthropathien werden im Rahmen der Anamnese eine oder mehrere der folgenden (subjektiven) Beschwerden angegeben (*Nilner* 1992, *McNeill* 1993):

- Schmerzen im Bereich der Kiefermuskulatur (Myalgie) oder der Kiefergelenke (Arthralgie) während der Funktion, d. h. bei Bewegungen des Unterkiefers (z. B. beim Kauen, Sprechen) bzw. bei (weiter) Kieferöffnung.
- Schwierigkeiten bzw. Limitationen bei Unterkieferbewegungen (z. B. Schwierigkeiten, den Unterkiefer weit zu öffnen, etwa beim Singen oder beim Beißen in einen Apfel).
- Gefühl einer Kiefersteifigkeit oder einer Ermüdung in der Kiefermuskulatur, z. B. nach dem Kauen.

- In der Regel als störend oder unangenehm empfundene Kiefergelenkgeräusche bei Bewegungen des Unterkiefers, insbesondere bei Kieferöffnung.
- Häufige Kopfschmerzen (öfter als einmal pro Woche; diese können allerdings auch unabhängig von einer vorhandenen Myoarthopathie auftreten).

Während einer klinischen Untersuchung festgestellte (sog. „objektive") Befunde, die Hinweise für eine bestehende Myoarthopathie darstellen können, aber nicht müssen, sind (*Nilner* 1992, *McNeill* 1993):

- Palpationsempfindlichkeit von Kiefermuskeln
  (z. B. M. masseter, M. temporalis), feststellbar durch verbale Äußerungen des Patienten oder durch Abwehrgesten wie Heben der Augenbrauen oder Zurückziehen des Kopfs.
- Palpationsempfindlichkeit im Bereich der Kiefergelenke.
- Eingeschränkter Bewegungsumfang des Unterkiefers bei Kieferöffnung, Protrusion und/oder Seitschub nach rechts und links.
- Kiefergelenkgeräusche.
- Ungleichmäßigkeiten bzw. Asymmetrien bei Bewegungen des Unterkiefers (z. B. Deflexion bei der Kieferöffnung).
- Hypertrophie der Kaumuskulatur, v. a. des M. masseter.
- Starke Abnutzung (Attrition) der Zähne mit glänzenden Attritionsflächen (Schliffacetten).
- Starke Zahnlockerung bei Abwesenheit von Parodontalerkrankungen.

Sind einige der genannten subjektiven oder „objektiven" Symptome vorhanden, so kann, abhängig vom Grad der Ausprägung, Anamnese und Befunderhebung notwendig sein (s. Kap. 11).

Ein Untersucher muß sich darüber bewußt sein, daß primär in Kiefermuskulatur oder Kiefergelenk lokalisierte Schmerzen nicht selten auf benachbarte anatomische Strukturen ausstrahlen, so z. B. Richtung Auge, Kieferhöhle oder in den Hals- und Nackenbereich. Umgekehrt ist es ebenso möglich, daß sich Schmerzen aus anderen Bereichen in das Kiefergelenk projizieren, z. B. bei einer Pulpitis, einer Erkrankung der Glandula parotis oder einer Sinusitis maxillaris. Daher gilt es, bei der Befunderhebung die genaue Ursache der Schmerzen abzuklären.

10.4 Der persistierende (chronische) Schmerz

Im Zentrum bei Patienten mit Beschwerden im Kausystem steht in der Regel der persistierende (chronische) Schmerz mit seinen Auswirkungen auf motorischer, psychoaffektiver, sozialer und Verhaltensebene. Im Gegensatz zum akuten Schmerz, der als sinnvoller, warnender Hinweis auf eine Schädigung des Organismus gewertet werden kann, stellt das chronische Schmerzgeschehen ein eigenständiges Krankheitsbild dar (*Siebert* 1992). Chronische Schmerzen sind das Ergebnis eines Entwicklungsprozesses (*Nilges* 1992). Sie sind u. a. dadurch gekennzeichnet, daß sie in der

Regel in keinem direkten Zusammenhang mit dem Ausmaß einer Gewebeschädigung stehen und meist nur symptomatisch therapiert werden können.

Chronisch verlaufende, mit Schmerzen und Funktionseinschränkungen einhergehende Erkrankungen des Stütz- und Bewegungsapparats sollten nach Auffassung der Weltgesundheitsorganisation (WHO) dem rheumatischen Formenkreis zugeordnet werden (*Härter* 1992). Aus diesem Grunde fallen auch die meisten Krankheitsbilder, die unter dem Sammelbegriff „Funktionsstörungen im Kausystem" zusammengefaßt werden, unter diese Rubrik. Die die Muskulatur betreffenden Beschwerden können als eine Form des Weichteilrheumatismus angesehen werden.

Neuere Untersuchungen deuten darauf hin, daß persistierende Schmerzen im muskulo-skelettalen Bereich zu einer Verminderung des Outputs der agonistischen Muskeln der betroffenen schmerzhaften Region und zu einer leichten Erhöhung des Outputs dieser Muskeln, wenn sie als Antagonisten wirken, führen. Im Falle von persistierenden Schmerzen im Bereich der Kiefergelenke und/oder der Kiefermuskulatur bedeutet dies, daß beim Schließen der Kiefer der Output der Adduktoren (Agonisten) vermindert ist, während die (schmerzhafte) Kieferöffnung mit einer leichten Erhöhung des Outputs der Mundschließer (jetzt Antagonisten) einhergeht. Dies führt dazu, daß die maximale Kontraktionskraft beim Kieferschluß verringert (!) ist, während es beim Öffnen zu einer Verminderung des Ausmaßes (Amplitude) und der Geschwindigkeit der Kieferöffnung kommt. Die damit verbundenen Funktionseinschränkungen werden als ein reflektorisch gesteuerter Adaptationsmechanismus zum Schutz der betroffenen anatomischen Strukturen und zur Reduktion der vorhandenen Schmerzen gedeutet (*Lund* et al. 1991). Diese Erkenntnisse stehen in deutlichem Gegensatz zu der weit verbreiteten Annahme, daß persistierende Muskelschmerzen zu einem erhöhten Muskeltonus in Ruhe und Funktion führen und sich Schmerzen und muskuläre Hyperaktivität im Sinne eines Circulus vitiosus verstärken (sog. Schmerz-Spasmus-Schmerz-Hypothese).

Charakteristisch für persistierende Schmerzen ist ihre Beschreibung mit affektiven Begriffen wie „furchtbar", „bedrückend", „quälend" oder „vernichtend". Die Patienten sind in vielen Fällen in der Verrichtung ihrer Alltagsaktivitäten beeinträchtigt. Typisch für diese Schmerzpatienten ist ferner, daß sie in der Regel eine lange Liste von fehlgeschlagenen Therapieversuchen verschiedener Behandler aufweisen.

Aus Erfahrungen mit Patienten, die an persistierenden Kopf- oder Rückenschmerzen leiden, ist bekannt, daß psychosoziale Belastungen – z. B. in Familie oder Beruf – und daraus resultierende Verhaltensweisen eine wichtige Rolle für den Beginn und Unterhalt bzw. für die Wahrnehmung und Bewertung von der Schmerzen spielen. Persistierende Schmerzen haben direkte Auswirkungen auf die Lebensqualität und Lebensführung der davon betroffenen Person und führen immer auch zu Veränderungen im psychoaffektiven Bereich, z. B. in Form einer depressiven Stimmungslage.
In manchen Fällen ist ein vorhandener sekundärer Krankheitsgewinn zu berücksichtigen: Durch das Kranksein schlüpft die betroffene Person in

eine Rolle, mit der bestimmte soziale Vorteile verbunden sein können, wie z. B. besondere Aufmerksamkeit durch die Umwelt (Zuwendung u.ä.) und Entbundenwerden von bestimmten, eher unangenehmen Aufgaben und Verpflichtungen.

Nicht zu unterschätzen ist der Einfluß, den Medikamentenmißbrauch (Analgetika, Barbiturate, Tranquilizer) und erhöhter Alkoholkonsum für die Unterhaltung persistierender Schmerzen darstellen kann. Übermäßiger Konsum von Schmerzmitteln wird bei chronischen Schmerzpatienten häufig angetroffen. Folgen können neben einer dauerhaften Chronifizierung des Krankheitsgeschehens auch eine Schädigung von Organen (Leber, Niere), Auswirkungen auf psychischem Gebiet (Gefühlslage) und eine gestörte Motorik sein. Bekannt ist, daß durch bestimmte Medikamente (z. B. Antidepressiva, Nitrate, Calciumantagonisten wie Nifedipin, u .a. m.) Kopfschmerzen hervorgerufen oder bereits bestehende Kopfschmerzen verschlimmert werden können (sog. medikamenteninduzierte Kopfschmerzen).

10.5 Epidemiologische Aspekte

10.5.1 Verbreitung (Prävalenz) von funktionellen Störungen in der Bevölkerung

Die Epidemiologie befaßt sich u. a. mit der Verbreitung von infektiösen und nicht-infektiösen Erkrankungen in der Bevölkerung. Von großer Bedeutung bei epidemiologischen Studien ist der Unterschied zwischen den Begriffen *Prävalenz* und *Inzidenz*. Die *Prävalenz* gibt die Zahl der zu einem bestimmten Zeitpunkt t_x vorhandenen Krankheitsfälle an. Sie wird in Form von Querschnittsuntersuchungen ermittelt. Die *Inzidenz* mißt demgegenüber das Neuauftreten von Erkrankungen innerhalb eines bestimmten Zeitraums von t_0 bis t_1 (Neuerkrankungsrate) und wird mit Hilfe von Longitudinalstudien bestimmt.

Epidemiologische Untersuchungen, die das Ziel haben, Auskunft über die Verbreitung von funktionellen Störungen bzw. Myoarthropathien des Kausystems zu geben, lassen sich nur bedingt miteinander vergleichen. Dies liegt, neben Unterschieden bezüglich der Probandenauswahl (Alter, Geschlecht, sozioökonomische Variablen u.a.), vor allem daran, daß sich die Studien im Hinblick auf die angewandte Untersuchungsmethodik, aber auch bezüglich der Festlegung der für eine Zuordnung notwendigen Art und Anzahl der klinisch-objektivierbaren Symptome und der subjektiven Beschwerden zum Teil deutlich voneinander unterscheiden.
Was die *Untersuchungsmethodik* betrifft, so kann beispielsweise die Beurteilung der subjektiven Symptome in Form von Fragebögen, Telefoninterviews oder persönlichen Gesprächen erfolgt sein. Unabhängig davon haben allein die Auswahl der Fragen und die Art der Fragestellung eine breite Streuung hinsichtlich der erzielten Ergebnisse zur Folge.
Bei Beurteilung der objektiven Krankheitszeichen durch den Untersucher können ebenfalls viele Parameter das Ergebnis beeinflussen. Als Beispiele seien genannt:

- Höhe und Dauer des ausgeübten Drucks beim Palpieren von Kiefergelenken und Kiefermuskulatur;
- Art der Palpation (ein oder mehrere Finger; mit Fingerspitze(n) oder gesamter Endphalanx);
- Lokalisation der zu palpierenden Stellen;
- Beurteilung von Kiefergelenkgeräuschen mit oder ohne Stethoskop, evtl. Kombination mit Tastbefunden;
- Messung der Interinzisaldistanz direkt bei der ersten oder beispielsweise erst bei der dritten maximalen Kieferöffnung;
- Festlegung des Wertes für eine eingeschränkte Kieferöffnung (z. B. ab < 40 mm, ab < 35 mm; vertikaler Überbiß miteingerechnet?).

Hinsichtlich der *Art und Anzahl der Symptome* gilt es zu differenzieren, ob in einer Studie nur ein oder aber mehrere Symptome, u. U. in einer bestimmten Kombination, erforderlich waren, um eine bestimmte Funktionsstörung zu diagnostizieren, und ob, und wenn ja, in welchem Ausmaß mögliche Begleitsymptome wie z. B. Kopf-, Ohren- oder Schulter-Nackenschmerzen mitberücksichtigt worden sind.

Zu diesen methodischen Unterschieden kommt die Tatsache, daß es bei der Durchführung einer klinischen Untersuchung und der Interpretation der Befunde bereits bei ein- und demselben Untersucher zu zum Teil deutlichen Unterschieden kommt. Einer von mehreren Gründen für dieses Phänomen ist die Tatsache, daß viele festgestellte Beschwerden oder Krankheitszeichen in ihrer Ausprägung bzw. ihrem Schweregrad über einen relativ kurzen Zeitraum hinweg fluktuieren (*Kopp* 1977) und daher über verschiedene Erhebungen hinweg nicht konstant vorhanden sind. Wenn mehrere Untersucher beteiligt sind, sind die Differenzen in den Untersuchungsergebnissen noch stärker ausgeprägt (*Carlsson* et al. 1980).

Aus den obengenannten Gründen überrascht es kaum, daß die in der Literatur angegebenen Werte eine beachtliche Streuung aufweisen. Trotzdem läßt sich zusammenfassend feststellen, daß subjektive und objektive Symptome von funktionellen Störungen in einer Durchschnittsbevölkerung außerordentlich weit verbreitet sind. Subjektive Befunde lassen sich je nach Studie mit einer Prävalenz von 12 bis 59 %, objektive Befunde von 28 bis 93 % nachweisen (*Nilner* 1992).

Symptome von Funktionsstörungen im stomatognathen System kommen in jeder Altersgruppe vor, selbst bei Kindern. Am stärksten verbreitet sind sie in der Zeitspanne etwa zwischen dem Ende des zweiten und der Mitte des fünften Lebensjahrzehnts (also etwa zwischen dem 18. und 44. Lebensjahr). Bei älteren Menschen treten funktionelle Störungen angesichts der geringeren Prävalenz bzw. des häufigen Verschwindens von vorher vorhandenen Beschwerden sowie aufgrund der Zunahme allgemeiner Gesundheitsprobleme deutlich in den Hintergrund (*Howard* 1991).

Eine Studie aus den USA belegt, daß Schmerzen im orofazialen und speziell im Kiefergelenkbereich sehr weit verbreitet sind: Im Jahre 1989 wurden an 45711 Personen, die einen repräsentativen Querschnitt der erwachsenen zivilen US-amerikanischen Bevölkerung darstellten, eine Befragung über Schmerzen, die während der vergangenen sechs Monate in der Gesichtsregion aufgetreten waren, durchgeführt. Die erhaltenen 42370 brauchbaren Antworten wurden auf die Gesamtbevölkerung des Landes hochgerechnet. Dabei kamen folgende Ergebnisse zutage (*Lipton* et al. 1993): Mehr als 39 Millionen Menschen (fast 22 % der US-amerikanischen Zivilbevölkerung) litten in den letzten sechs Monaten mehr als einmal an Schmerzen im orofazialen Bereich. Fast 10,8 Millionen Personen (6 % der Zivilbevölkerung) litten an Kiefergelenk- und/oder Gesichtsschmerzen; davon wiesen 5,8 Millionen (54 %) mehr als ein Schmerzsymptom auf. Die Prävalenz von Kiefergelenkschmerzen nahm mit zunehmender Altersgruppe ab (18-34 Jahre 6500, 35-54 Jahre 5035, 55-74 Jahre 3987, 75 Jahre und älter 3873 pro 100.000 Einwohner), während Gesichtsschmerzen in den verschiedenen Altersgruppen in etwa gleich verteilt waren. Kiefergelenkschmerzen waren bei Frauen fast zweimal so häufig vorhanden wie bei Männern (6885 zu 3524 pro 100.000 Einwohnern).

Während in der Bevölkerung des Verhältnis von Frauen zu Männern hinsichtlich dem Vorhandensein funktioneller Beschwerden im Kausystem rund 2:1 beträgt, liegt unter denjenigen Personen, die wegen funktionellen Beschwerden therapeutische Hilfe in Anspruch nehmen, das Verhältnis zwischen 3:1 und 9:1 zugunsten der Frauen (*Howard* 1991, *McNeill* 1993). Der Behandlungsbedarf in der Bevölkerung insgesamt wird trotz der hohen Prävalenz von Symptomen auf rund 5 % oder weniger geschätzt (*Solberg* et al. 1979, *Rugh* und *Solberg* 1985). Für die Niederlande wurde der Therapiebedarf in der Bevölkerung mit 3,1 % angegeben (*de Kanter* et al. 1992). Der Grund für die Diskrepanz zwischen Prävalenz und Behandlungsbedarf ist zum einen darin zu sehen, daß viele in epidemiologischen Erhebungen erfaßte subjektive und objektive Symptome nur gering ausgeprägt sind und den Betroffenen keine Beschwerden verursachen. Zum anderen gilt es zu berücksichtigen, daß viele Symptome häufig auch ohne spezielle Therapiemaßnahmen wieder abklingen.

10.5.2 Der Helkimo-Index

Ein in epidemiologischen Untersuchungen vielfach verwendeter Index zur Bestimmung der subjektiven Symptome von Personen ist der *Anamnestische Dysfunktions-Index* (A_i) nach *Helkimo* (1974).
Dieser Index besteht aus drei Graden:

A_i 0: Personen, die subjektiv frei von Dysfunktions-Symptomen im mastikatorischen System sind.

A_i 1: Personen mit geringen Dysfunktions-Symptomen.
Eines oder mehrere der folgenden Symptome werden angegeben: Kiefergelenkgeräusche, Gefühl einer Kieferermüdung, Gefühl der Steifheit der Kiefer beim Erwachen am Morgen oder bei Unterkieferbewegungen.

A_i 2: Personen mit schweren Dysfunktions-Symptomen.
Eines oder mehrere der folgenden Symptome werden angegeben: Schwierigkeiten, den Mund weit zu öffnen, Kiefersperre, Luxation des Unterkiefers, Schmerzen bei Bewegungen des Unterkiefers,

Schmerzen in der Kiefergelenkregion oder im Bereich der Kaumuskeln (Wangenregion).
(Zahn-, Kopf-, Nacken- und Schulterschmerzen werden im A_i nicht berücksichtigt).

Objektivierbare Krankheitszeichen werden in epidemiologischen sowie vielfach auch in klinischen Studien häufig mit Hilfe des *Klinischen Dysfunktions-Index* (D_i) nach Helkimo (1974) („Helkimo-Index") bestimmt, der aufgrund seiner weiten Verbreitung in der zahnmedizinischen Literatur im folgenden beschrieben werden soll.
Bei diesem Index werden fünf Symptome (A bis E), die typischerweise bei Funktionsstörungen vorhanden sind, überprüft und jeweils in Form einer dreigradigen Skala beurteilt, wobei abhängig von der Schwere des Symptoms 0, 1 oder 5 Index-Punkte vergeben werden:

Kein Symptom = 0 Index-Punkte
geringe Ausprägung = 1 Index-Punkt
schwere Ausprägung = 5 Index-Punkte.

Überprüft wird im einzelnen, ob eine verminderte Unterkiefer-Beweglichkeit (A), eine eingeschränkte Kiefergelenkfunktion (B), Schmerzen im Bereich der Kaumuskulatur (C), Kiefergelenkschmerzen (D) oder Schmerzen bei Unterkieferbewegungen (E) vorliegen.

A) Symptom: Verminderte Unterkieferbeweglichkeit
    Kriterien:
- Normaler Bewegungsumfang = 0 Index-Punkte
- Leicht eingeschränkter Bewegungsumfang = 1 Index-Punkt
- Deutlich eingeschränkter Bewegungsumfang = 5 Index-Punkte.

Zur Bestimmung, ob die Beweglichkeit des Unterkiefers eingeschränkt ist, wird der sog. Unterkiefer-Mobilitäts-Index ermittelt.

Dafür werden bestimmt:

a) Maximale Kieferöffnung*
    ≥ 40 mm   0 Punkte
    30 - 39 mm   1 Punkt
    < 30 mm   5 Punkte
    Maximaler Abstand zwischen den Schneidekanten plus vertikaler Überbiß

b) Maximale Seitwärtsbewegung nach rechts
    ≥ 7 mm   0 Punkte
    4 - 6 mm   1 Punkt
    0 - 3 mm   5 Punkte

c) Maximale Seitwärtsbewegung nach links
    ≥ 7 mm   0 Punkte
    4 - 6 mm   1 Punkt
    0 - 3 mm   5 Punkte

d) Maximale Protrusion
   ≥ 7 mm   0 Punkte
   4 - 6 mm   1 Punkt
   0 - 3 mm   5 Punkte

Die Summe aus a), b), c) und d) ergibt den Unterkiefer-Mobilitäts-Index:

0 Punkte   = Mobilitätsindex 0 = 0 Index-Punkte = normale Unterkieferbeweglichkeit
1 - 4 Punkte   = Mobilitätsindex 1 = 1 Index-Punkt = leicht eingeschränkte Unterkieferbeweglichkeit
5 - 20 Punkte = Mobilitätsindex 5 = 5 Index-Punkte = deutlich eingeschränkte Unterkieferbeweglichkeit.

B) Symptom: Eingeschränkte Kiefergelenkfunktion

   Kriterien: • Gleichmäßige Bewegung ohne Kiefergelenkgeräusche, Abweichung der Öffnungs- und Schließbahn des Unterkiefer-Inzisalpunkts ≤ 2 mm = 0 Index-Punkte.
               • Kiefergelenkgeräusche in einem oder beiden Gelenken und/oder Deviation/Deflexion > 2 mm bei Öffnungs- und Schließbewegungen = 1 Index-Punkt.
               • Kiefersperre und/oder Kondylus-Luxation = 5 Index-Punkte.

C) Symptom: Schmerzen im Bereich der Kaumuskulatur*

   Kriterien: • Keine Druckempfindlichkeit bei Palpation der Kaumuskulatur = 0 Index-Punkte.
               • Druckempfindlichkeit an 1 - 3 Palpationsstellen = 1 Index-Punkt.
               • Druckempfindlichkeit an 4 oder mehr Palpationsstellen = 5 Index-Punkte.

       * M. masseter (Pars profunda, Pars superficialis),
         M. temporalis (Pars posterior, Pars anterior),
         Ansatz des M. temporalis am Proc. coronoideus,
         M. pterygoideus lateralis,
         M. pterygoideus medialis (von extraoral palpiert).

D) Symptom: Kiefergelenkschmerzen

   Kriterien: • Keine Druckempfindlichkeit bei lateraler (präaurikulärer Bereich) oder posteriorer Palpation (Meatus acusticus externus) = 0 Index-Punkte.
               • Ein- oder beidseitige Druckempfindlichkeit bei lateraler Palpation = 1 Index-Punkt.
               • Ein- oder beidseitige Druckempfindlichkeit bei posteriorer Palpation und ausgeschlossener Ohrerkrankung = 5 Index-Punkte.

E) Symptom: Schmerzen bei Unterkieferbewegungen*

Kriterien:
- Kein Bewegungsschmerz = 0 Index-Punkte.
- Schmerz bei einer Bewegung = 1 Index-Punkt.
- Schmerz bei zwei oder mehr Bewegungen = 5 Index-Punkte.

* Patient führt selbst systematisch Bewegungen aus und soll angeben, ob er dabei Schmerzen verspürt. In zweifelhaften Fällen werden die Bewegungen gegen den Widerstand der Hand des Untersuchers wiederholt.

Entsprechend der Summe der bei den fünf Untersuchungen erhaltenen Index-Punkte (maximal 25 Punkte) wird der Patient einer Dysfunktions-Gruppe (siehe Kode*) zugeordnet. Auf diese Weise wird der Klinische Dysfunktions-Index (D_i) (siehe Kode*) bestimmt.

*Kode:

0 Index-Punkte	= Dysfunktions-Gruppe 0	= klinisch symptomfrei	= $D_i 0$
1 - 4 Index-Punkte	= Dysfunktions-Gruppe 1	= geringe Dysfunktion	= $D_i I$
5 - 9 Index-Punkte	= Dysfunktions-Gruppe 2	= mäßige Dysfunktion	= $D_i II$
10 - 13 Index-Punkte	= Dysfunktions-Gruppe 3	= schwere Dysfunktion	= $D_i III$
15 - 17 Index-Punkte	= Dysfunktions-Gruppe 4	= schwere Dysfunktion	= $D_i III$
20 - 25 Index-Punkte	= Dysfunktions-Gruppe 5	= schwere Dysfunktion	= $D_i III$

Trotz der häufigen Verwendung des Klinischen Dysfunktions-Index in epidemiologischen und klinischen Studien weist dieser deutliche Schwachpunkte auf (*van der Weele* und *Dibbets* 1987, *Türp* und *McNamara* 1997). Ein Teil der geäußerten Kritik bezieht sich auf die Tatsache, daß die meisten der im Klinischen Dysfunktions-Index aufgeführten Symptome relativ unspezifisch sind, während andere eine fragwürdige Validität als Indikator für ein pathologisches Geschehen haben. Eine eingeschränkte Unterkieferbeweglichkeit kann beispielsweise durch Faktoren bedingt sein, die nicht mit den Kiefergelenken oder Kaumuskeln in Zusammenhang stehen; andererseits braucht Kiefergelenkknacken nicht unbedingt Anzeichen einer Dysfunktion zu sein. Darüber hinaus erscheint die Wahl der in einigen der fünf Symptomengruppen aufgeführten Schwellenwerte (z. B. maximale Kieferöffnung: > 40 mm, 30–39 mm, < 30 mm) sowie die Gewichtung der Index-Punkte (1 Index-Punkt gegenüber 5 Punkten) relativ willkürlich festgelegt zu sein; gleiches gilt für die Einteilung der Patienten in die verschiedenen Dysfunktionsgruppen.

Ein anderer Index zur Bestimmung der objektiven Befunde ist der „Craniomandibular Index (CMI)" nach *Fricton* und *Schiffman* (1986; 1987). Dieser ist komplexer als der Helkimo-Index und eignet sich vor allem für klinische Verlaufsstudien.

10.6 Ätiologie

Die Ätiologie der Myoarthropathien des Kausystems ist zum Großteil weiterhin unbekannt. Unter den Faktoren, die als prädisponierend für das Auftreten einer Myoarthropathie oder als Auslöser oder Unterhalter derselben angesehen werden, werden in der Literatur anatomisch-pathologische, traumatische, pathophysiologisch/systemische und psychosoziale bzw. psychische Faktoren angeführt. Diese Faktoren treten fast immer kombiniert auf.

Eine wichtige Rolle kommt der Adaptationsfähigkeit der beteiligten Gewebe zu. Wird die funktionelle Toleranzgrenze der Gewebe überschritten, so kann dies im Bereich der Kiefermuskulatur und/oder der Kiefergelenke zu einer pathofunktionellen Antwort führen, wobei auch benachbarte anatomische Strukturen (z. B. Halswirbelsäule, Halsmuskulatur) beteiligt sein können.

10.6.1 Anatomisch-pathologische Faktoren

Zu den anatomisch-pathologischen Faktoren können Diskrepanzen in Form und Größe zwischen den artikulierenden Gelenkteilen ebenso wie starke Asymmetrien zwischen rechter und linker Kieferhälfte zählen. Es sollte allerdings beachtet werden, daß geringe Asymmetrien zwischen den anatomischen Strukturen der rechten und linken Seite immer vorhanden sind und daher als „physiologisch" angesehen werden können (*Türp* et al. 1998). Auch eine Hypermobilität der Kiefergelenke (z.B. im Rahmen einer allgemeinen Gelenkhypermobilität) wird von einigen Autoren als mögliche begünstigende Ursache angeführt (*Gsellmann* et al. 1994).
Okklusalen Faktoren, wie z. B. Unterschiede zwischen habitueller und zentrischer Okklusion, Balancekontakte oder fehlende Molarenstützzonen, wird heute nicht mehr *die* ausschlaggebende ätiologische Rolle für das Auftreten von Myoarthropathien zugesprochen (*Seligman* und *Pullinger* 1991, *Wilkinson* 1992, *John* 1996), wie ihnen noch vor wenigen Jahren zugedacht wurden. Okklusalen Faktoren kann jedoch eine Bedeutung als Co-Faktor zukommen (*McNeill* 1993, *John* 1996). Okklusionsveränderungen sind häufig die Folge von bestehenden Arthro- und Diskopathien (sowie Myopathien) (*Plesh* und *Stohler* 1992). So besteht beispielsweise ein Zusammenhang zwischen skelettal offenem Biß einerseits und Osteoarthrose (sowie rheumatoider Arthritis) andererseits (*Tegelberg* und *Kopp* 1987) – wobei der offene Biß die Folge, nicht die Ursache der Erkrankung ist. Bei Schmerzen im Bereich der Kaumuskulatur kommt es neben Einschränkungen der Unterkieferbeweglichkeit häufig zu einer Veränderung der Unterkieferlage, was eine Erklärung für die von MAP-Patienten bisweilen berichteten Okklusionsveränderungen darstellen kann (leichte Vor- und evtl. Seitverschiebung des Unterkiefers).

10.6.2 Traumata

Makrotraumen (Stöße, Schläge, überlange bzw. sehr weite Kieferöffnungen wie beispielsweise im Zuge einer zahnärztlichen Behandlung oder einer oralen Intubation) können ebenso wie Mikrotraumen (z. B. im Zuge von Parafunktionen), die über einen langen Zeitraum kontinuierlich einwirken, zu einer Überbelastung der Strukturen des stomatognathen Systems führen. Von Mikrotraumen sind vor allem die lateralen Anteile des Diskus und Os temporale betroffen. In den meisten Fällen haben Parafunktionen allerdings nicht automatisch eine Funktionsstörung zur Folge (*McNeill* 1993). Im Zusammenhang mit Traumen kann auch die Frage nach der bevorzugten Schlafposition des Patienten sinnvoll sein, weil der Unterkiefer während des Schlafs in exzentrischen und dadurch die Gewebe vermehrt belastenden Positionen zu liegen kommen kann (*Schulte* 1970).

10.6.3 Psychosoziale und psychische Faktoren

Psychosozialen und psychischen Faktoren wird heute eine bedeutende Rolle für die Ätiologie der Myoarthropathien zugemessen. Auf *psychosozialer* Ebene wird der chronischen Einwirkung von streßerzeugenden Faktoren (Stressoren) und einer unzureichenden Verarbeitungsfähigkeit dieser Belastungen durch den Patienten eine große Bedeutung zugemessen. Stressoren können physischer, psychischer und sozialer Natur sein. Zu physischen Stressoren zählen Schmerz, Schlafmangel, Lärm, Kälte, Wärme, Hunger und Durst. Psychische Stressoren sind z. B. Angst, Unsicherheit und schulische oder berufliche Anspannung und Überforderung. Sozialer Kontaktmangel und Armut sind Beispiele für soziale Stressoren. Da sich psychische und soziale Faktoren häufig nicht genau voneinander trennen lassen, werden sie i. d. R. unter dem Oberbegriff „psychosozial" zusammengefaßt.
Unabhängig von der Art der einwirkenden Stressoren reagiert der Organismus nach dem gleichen Muster. Im vegetativen Nervensystem sowie im endokrinen System der betroffenen Person kommt es zu typischen physiologischen Veränderungen (Sympathikusaktivierung mit Anstieg von Adrenalin und Noradrenalin, Aktivierung der Achse Hypothalamus – Hypophysenvorderlappen – Nebennierenrinde), deren Ziel es ist, sämtliche verfügbaren Energien zum Zwecke des Selbstschutzes bereitzustellen. Dadurch sind alle Voraussetzungen für körperliche (muskuläre) Aktivität geschaffen (Flucht- oder Kampfreaktion). In der Regel verhindern allerdings gesellschaftliche Normen, daß sich das gestreßte Individuum adäquat abreagieren kann. Die aufgestaute Energie findet kein Ventil; der eigentliche Schutzmechanismus kehrt sich in sein Gegenteil um und wird zu einer Belastung für den Organismus. Eine wiederholte Einwirkung von Stressoren über längere Zeit kann bei gleichzeitig ungenügenden oder fehlenden Erholungsphasen zu negativen gesundheitlichen Folgen führen. Typische Beispiele dafür sind streßbedingte organische Erkrankungen wie Streßulkus (Magen, Duodenum), koronare Herzerkrankungen und Hypertonie. Bereits der beginnende Disstreß kann sich in einer Reihe von Symptomen äußern, die deutlich machen, in welchem Maße dieser zu Verspannungen im physischen und psychischen Bereich führt, so z. B. in Form

von Einschlafstörungen, innerer Unruhe, Kopf-, Nacken-, Schulter-, Rückenschmerzen, Appetitlosigkeit und nervösen Muskelzuckungen (z. B. im Innervationsbereich des N. facialis) (*Türp* 1994).
Chronische Streßeinwirkung kann sich auch direkt auf das stomatognathe System auswirken, vor allem in Form einer Hypertonizität und -aktivität der Kaumuskulatur, welche häufig mit Knirschen und Pressen der Zähne (Bruxismus) einhergeht. Dieser kann sich im stomatognathen System u. a. durch Verlust von Zahnhartsubstanz infolge Attrition und Höckerfrakturen, durch pathophysiologische Veränderungen am Zahnhalteapparat (erhöhte Beweglichkeit v. a. der Frontzähne bei Abwesenheit einer fortgeschrittenen Parodontalerkrankung) sowie durch Schmerzen, Ermüdung und Steifigkeit (besonders beim Aufwachen) im Bereich der Kiefermuskulatur, Hypertrophie des M. masseter, Kopfschmerzen (v. a. in der vorderen Temporalisregion) und Kiefergelenkbeschwerden (Schmerzen, Knacken) bemerkbar machen. Der in der Nacht auftretende Bruxismus ist deshalb so gefährlich, weil er außerhalb der Kontrolle der betroffenen Person abläuft. Nach streßreichen Ereignissen treten Bruxismusepisoden vermehrt auf. Schlaflaborstudien zeigten, daß während des Schlafs rhythmisch ablaufende, kauähnliche Bewegungszyklen oder längere isotonische Kontraktionen der Kaumuskulatur auftreten können, die bis zu fünf Minuten andauern können (*Rugh* und *Harlan* 1988). Nicht jeder Mensch reagiert allerdings auf Stressoren gleich, sondern es existierten z. T. beträchtliche Variationen hinsichtlich der individuellen Antwort auf Streßeinwirkungen. Der während des Tages auftretende Disstreß stellt aber nicht den einzigen möglichen Grund für Bruxismus dar, denn auch nach Einnahme bestimmter Medikamente (z. B. Amphetamin, L-DOPA, Phenothiazin) oder bei chronisch überhöhtem Alkoholkonsum kann es zu diesen Phänomen kommen. Darüber hinaus wird für bestimmte Formen des nächtlichen Knirschens eine genetische Prädiposition sowie ein bestimmtes Persönlichkeitsprofil (Aggressivität, Hyperaktivität, Ängstlichkeit) diskutiert. Okklusale Interferenzen in Form von störenden Frühkontakten der Zähne werden demgegenüber von vielen Autoren kaum mehr als möglicher Grund für Bruxismus angesehen (*Rugh* und *Harlan* 1988).

Psychische Faktoren sind für die Entstehung und Unterhaltung von Myoarthropathien ebenfalls von Bedeutung. Aus vielen Untersuchungen ist bekannt, daß bei Patienten mit chronischen Beschwerden im Kausystem, übrigens ebenso bei Patienten, die an persistierenden unteren Rückenschmerzen und Kopfschmerzen leiden, bestimmte Persönlichkeitsmerkmale wie Depressivität und Störungen der Angstverarbeitung stärker verbreitet sind als in der Durchschnittsbevölkerung (*Rugh* und *Davis* 1992). Aus der Schmerzforschung weiß man, daß die Persönlichkeitsstruktur bzw. die psychische Konstitution eine wichtige Rolle für das Vorhandensein chronischer Schmerzen spielt, z. B. in Form von chronischem Spannungskopfschmerz, der auch im Rahmen von Myoarthropathien häufig vorhanden ist (*Drechsel* und *Gerbershagen* 1992).

10.6.4 Pathophysiologische, systemische Faktoren

Systemische Erkrankungen wie rheumatoide Arthritis (chronische Polyarthritis), Gicht, Infektionen oder endokrine Störungen (z. B. Schilddrüsenüberfunktion) können ebenfalls Ursache oder Co-Faktor für funktionelle Beschwerden im Kausystem sein. In diesen Fällen ist die primäre Behandlung von einem Facharzt durchzuführen.

10.7 Klassifikation von Funktionsstörungen im stomatognathen System

In den vergangenen zwanzig Jahren wurden eine Vielzahl von Klassifikationssystemen zur Unterteilung der verschiedenen Arten der Funktionsstörungen des Kausystems vorgestellt. Trotz dieser Anstrengungen existiert bis heute keine allgemein akzeptierte, einheitliche Taxonomie. Aus diesem Grunde wird eine Vergleichbarkeit von Ergebnissen unterschiedlicher Untersuchungen weiterhin erschwert. Bereits geringe Unterschiede in den diagnostischen Kriterien zweier verschiedener Systeme können jedoch dazu führen, daß eine nicht unbedeutende Anzahl von Individuen verschiedenen Gruppen von Krankheitsbildern zugeteilt wird. Eine ausführliche Diskussion und Kritik von neun bekannten Taxonomien findet sich bei *Ohrbach* und *Stohler* (1992). Die beiden Autoren kommen zu dem Schluß, daß keine der bisherigen Klassifikationen vollkommen zufriedenstellend ist.

Als Reaktion auf einzelne Kritikpunkte modifizierte die American Academy of Orofacial Pain ihr im Jahre 1990 (noch als American Academy of Craniomandibular Disorders) vorgestelltes Einteilungssystem (*McNeill* 1993). Die im folgenden vorgestellte Klassifikation lehnt sich sehr eng an diese revidierte Fassung an. Auf Abweichungen von der AAOP-Klassifikation wird hingewiesen. Auch die Klassifikation der AAOP (und die hier verwendete geringfügige Modifikation) ist nur als ein Versuch zu werten, die einzelnen Formen der Funktionsstörungen des Kauorgans besser einordnen zu können. Man muß sich darüber im klaren sein, daß sich Patienten mit Funktionsstörungen nicht immer so deutlich voneinander differenzieren und zuordnen lassen, wie es durch die folgende Taxonomie suggeriert werden mag. Darüber hinaus sind die psychologischen bzw. psychischen Aspekte, die bei persistierenden (wenn auch in ihrem Ausmaß oft fluktuierenden) Myoarthropathien immer vorhanden sind, sowie begleitende Symptome, wie Kopfschmerzen oder Schmerzen im Hals- und Nackenbereich, in dieser Klassifikation nicht berücksichtigt, sondern müssen getrennt bestimmt werden.

In der allgemeinen Schmerzforschung wird für die Erfassung der somatischen und nicht-somatischen Parameter neuerdings die Verwendung einer multi-achsialen Klassifikation vorgeschlagen (*Hildebrandt* und *Pfingsten* 1993). Für die verschiedenen Formen der Funktionsstörungen im Kausystem erarbeitete die Gruppe um *Dworkin* und *LeResche* (1992) ein zweiachsiges Erfassungssystem, die in der englischsprachigen Literatur als *Research Diagnostic Criteria* bezeichnet werden (Achse I: Somatische Befunde und Klassifikation, Achse II: Befunde zu Schmerzintensität, schmerzbedingten Beeinträchtigungen, Depression und unspezifischen somatischen Symptomen). Dieses Einteilungssystem ist derzeit noch für Forschungszwecke und weniger für den routinemäßigen Einsatz in der Klinik gedacht. Künftige neue Erkenntnisse auf dem Gebiet der Funktionsstörungen des kraniomandibulären bzw. kraniozervikalen Systems und der Schmerzforschung werden dazu führen, daß bestimmte Zusammenhänge, beispielsweise im Hinblick auf die Ätiologie und Pathogenese einzelner Beschwerdebilder, noch besser verstanden und bewertet werden; dies wird sich in einer revidierten und verfeinerten Taxonomie niederschlagen.

Funktionelle Störungen bzw. Myoarthropathien des Kauorgans lassen sich entsprechend ihres Ursprungs bzw. ihrer Lokalisation in extrakapsuläre (myogene) und intrakapsuläre (arthrogene oder artikuläre) Störungen einteilen. Die AAOP nennt als weitere Gruppe angeborene oder erworbene Störungen im Bereich des Schädels (einschließlich des Unterkiefers); darunter fallen z. B. Hypoplasien oder Tumoren. Da diese Zustände in anderen Fachgebieten der Zahnmedizin abgehandelt werden, wird auf sie im folgenden nicht eingegangen. Myogene und arthrogene Erkrankungen schließen sich nicht gegenseitig aus, sondern sind häufig mit- oder nebeneinander vorhanden.

10.7.1 Intrakapsuläre Störungen: Arthropathien

Intrakapsuläre Störungen können wie folgt eingeteilt werden:
1. Formabweichungen
2. Diskusverlagerungen
3. Kondylus-Luxation
4. Entzündungen (Arthritiden)
5. Kiefergelenkarthrose
6. Ankylosen

Die Einteilungsmöglichkeiten der intrakapsulären Störungen sind nicht isoliert voneinander zu sehen, sondern bestimmte Zustände können auch hier kombiniert vorliegen, z. B. Arthrose und Entzündung.

10.7.1.1 Formabweichungen

Unter Formabweichungen versteht man angeborene oder erworbene Unregelmäßigkeiten im Bereich der intrakapsulären harten und weichen Gelenkanteile.
Folgende diagnostische Kriterien sind kennzeichnend für eine Formabweichung:

- Es findet eine Behinderung des flüssigen Ablaufs der Gelenkmechanik statt (Knacken, Überwinden eines Widerstands, Deviation).
- Wenn ein Gelenkknacken auftritt, ist dieses beim Öffnen und Schließen in der Regel immer an derselben Stelle bzw. in derselben Kondlyenposition vorhanden (Abb. 178a bis g).
- Im Röntgenbild sind eventuell leichte Veränderungen der knöchernen Strukturen zu erkennen.

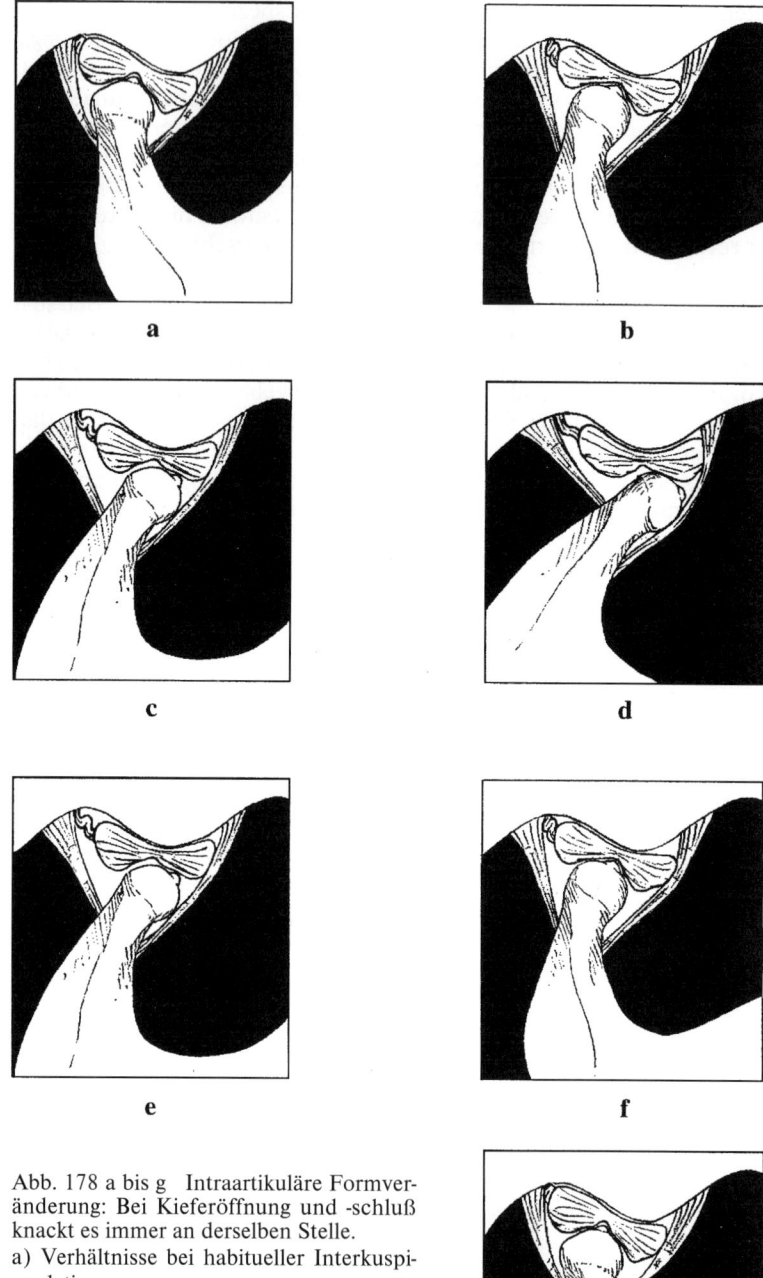

Abb. 178 a bis g Intraartikuläre Formveränderung: Bei Kieferöffnung und -schluß knackt es immer an derselben Stelle.
a) Verhältnisse bei habitueller Interkuspidation
b) Initiale Öffnung des Kiefers
c) Intermediäre Kieferöffnung
d) Maximale Kieferöffnung
e) Initiales Schließen des Kiefers
f) Weiteres Schließen des Kiefers
g) Habituelle Interkuspidation

10.7.1.2 Diskusverlagerungen

Übersicht
Unter einer Diskusverlagerung versteht man eine Lagebeziehung des Discus articularis relativ zum Kondylus, die nicht den von anatomischen Lehrbüchern her bekannten Darstellungen entspricht. Generell kann die Gelenkzwischenscheibe nach anterior bzw. anterior-medial, nach medial, nach lateral oder nach posterior verlagert werden oder sein (*Wabeke* et al. 1989). Die Verlagerung kann partiell oder total, mit oder ohne Reposition sowie in habitueller Interkuspidation oder bei exkursiven Bewegungen des Unterkiefers auftreten. Die Verwendung des Begriffs „Diskusverlagerung" wurde kürzlich kritisiert, weil dieser eine Behandlungsnotwendigkeit im Sinne einer Diskusrepositionierung suggeriert, die nach heutigen Erkenntnissen in vielen Fällen nicht indiziert erscheint (*Türp* 1998). Aus diesem Grunde ist die in diesem Kapitel verwendete Bezeichnung „Diskusverlagerung" nicht gleichbedeutend mit „pathologisch" und „behandlungsbedürftig" zu sehen, sondern sie gibt lediglich an, daß eine topographische Abweichung von der aus anatomischen Büchern bekannten Darstellung der Diskuslage relativ zum Kondylus vorliegt.

Am häufigsten ist der Diskus in habitueller Interkuspidation nach anterior bzw. anterior-medial verlagert (zentrisch-anteriore Diskusverlagerung). Bei Öffnung der Kiefer (oder auch Protrusion oder Mediotrusion) kommt es dabei entweder zu einem – meist mit einem Knackgeräusch (Repositionsknacken) verbundenen – Wiederaufspringen des Diskus auf den Kondylus (anteriore Diskusverlagerung mit Reposition), oder aber der Diskus bleibt auch bei maximaler Kieferöffnung (und anderen exzentrischen Bewegungen) total nach anterior(-medial) verlagert (anteriore Diskusverlagerung ohne Reposition, „Diskusprolaps").

Ursachen für Diskusverlagerungen können akute Traumen sein, aufgrund deren es zu einer Überdehnung der intrakapsulären Gewebe mit folgender Entzündung kommt, sowie mechanische Überbeanspruchungen bzw. eine Arthrose der Kiefergelenke, in deren Verlauf Formveränderungen (Remodellierung) der knöchernen artikulierenden Gelenkflächen mit Verdrängung des Diskus im formveränderten Gelenk (z. B. nach anterior-medial) und Lockerung des retrodiskalen Gewebes und der Diskusligamente stattfindet. Daneben können auch starke Diskrepanzen zwischen den Größen von Fossa und Kondylus (z. B. bei Kondylushypoplasie) zu einer Verlagerung des Diskus führen.

Neben der Diskusvorverlagerung in habitueller Okklusion mit Reposition bei exzentrischen Bewegungen gibt es auch den sehr viel selteneren umgekehrten Fall, bei dem der Diskus in habitueller Okklusion regelgerecht positioniert ist, bei Exkursionsbewegungen aber unter Erzeugung eines Knackgeräuschs (Dislokationsknacken) nach posterior verlagert wird (exzentrisch-posteriore Diskusverlagerung); bei der Bewegung Richtung habituelle Okklusion kommt es zu einer Reposition des Diskus, was mit einem erneuten Knackgeräusch verbunden sein kann (Repositionsknacken) (*Klett* 1985).

a) Anteriore Diskusverlagerung in habitueller Interkuspidation mit Reposition bei der Kieferöffnung

In habitueller Interkuspidation ist der Diskus nach anterior(-medial) verlagert. Bei Kieferöffnung kommt es zu einer Reposition, wobei das „Aufspringen" des Diskus auf den Kondylus – dies findet meist während der intermediären oder terminalen, bei partieller Diskusverlagerung auch in der initialen Öffnungsphase statt – häufig mit einem Knackgeräusch verbunden ist (Repositionsknacken). Ein meist in der terminalen Schließungsphase auftretendes (meist weniger gut hörbares) Knackgeräusch (das aber nicht immer vorhanden sein muß) kommt durch die erneute Vorverlagerung des Diskus zustande (Dislokationsknacken).

Im „klassischen" Fall ist unmittelbar vor dem Öffnungsknacken die Bewegung des betroffenen (ipsilateralen) Kondylus verzögert, was in der Frontalebene zu einer geringen, häufig kaum erkennbaren Deviation des Unterkiefers zur ipsilateralen Seite führt. Nach dem mit dem Knackgeräusch verbundenen Aufspringen des Diskus auf den Kondylus erfolgt ein Ausgleich der kurzzeitigen Mittellinienverschiebung, und die Kieferöffnung verläuft in der Frontalebene symmetrisch weiter. Beim Kieferschluß und dem (schwachen) Schlußknacken ist in der Regel keine Deviation auszumachen.

Wenn die Diskusverlagerung mit einer intraartikulären Entzündung und einer Schwellung verbunden ist, kann letztere mit zur Vorverlagerung beitragen.

Diagnostische Kriterien einer Diskusverlagerung mit Reposition sind:
- Knackgeräusche kommen beim Öffnen und Schließen in verschiedenen Kondyluspositionen vor (Abb. 179a bis g).
- Schmerzen (Arthralgie) bei Bewegungen des Unterkiefers sind möglich, bedingt durch Kontakt des Kondylus mit dem entzündeten retrodiskalen Gewebe bzw. der entzündeten Gelenkkapsel (Capsulitis, Synovialitis).
- Eine bildgebende Weichgewebsdarstellung (Kernspintomogramm) würde einen verlagerten Diskus zeigen, der bei Kieferöffnung reponiert ist.

b) Totale anteriore Diskusverlagerung in habitueller Interkuspidation ohne Reposition (Diskusprolaps) bei der Kieferöffnung

Bei einer anterioren Diskusverlagerung ohne Reposition springt der Diskus bei Kieferöffnung nicht auf den Kondylus auf; stattdessen bleibt er, wie bereits bei der habituellen Interkuspidation, anterior (-medial) liegen und bildet auf diese Weise ein mechanisches Hindernis für die Translationsbewegungen des Kondylus (Abb. 180a bis e). Weil keine Reposition stattfindet, treten auch keine Knackgeräusche auf.

Beim Diskusprolaps wird eine akute von einer chronischen Phase unterschieden. Schmerzen und Dysfunktion sind in der chronischen Phase deutlich geringer ausgeprägt als im akuten Stadium.

Akute Phase des Diskusprolaps – diagnostische Kriterien:
- Zum Teil starke Schmerzen (Arthralgie), bei Kieferbewegungen verstärkt.
- Deutlich eingeschränkte Kieferöffnung.

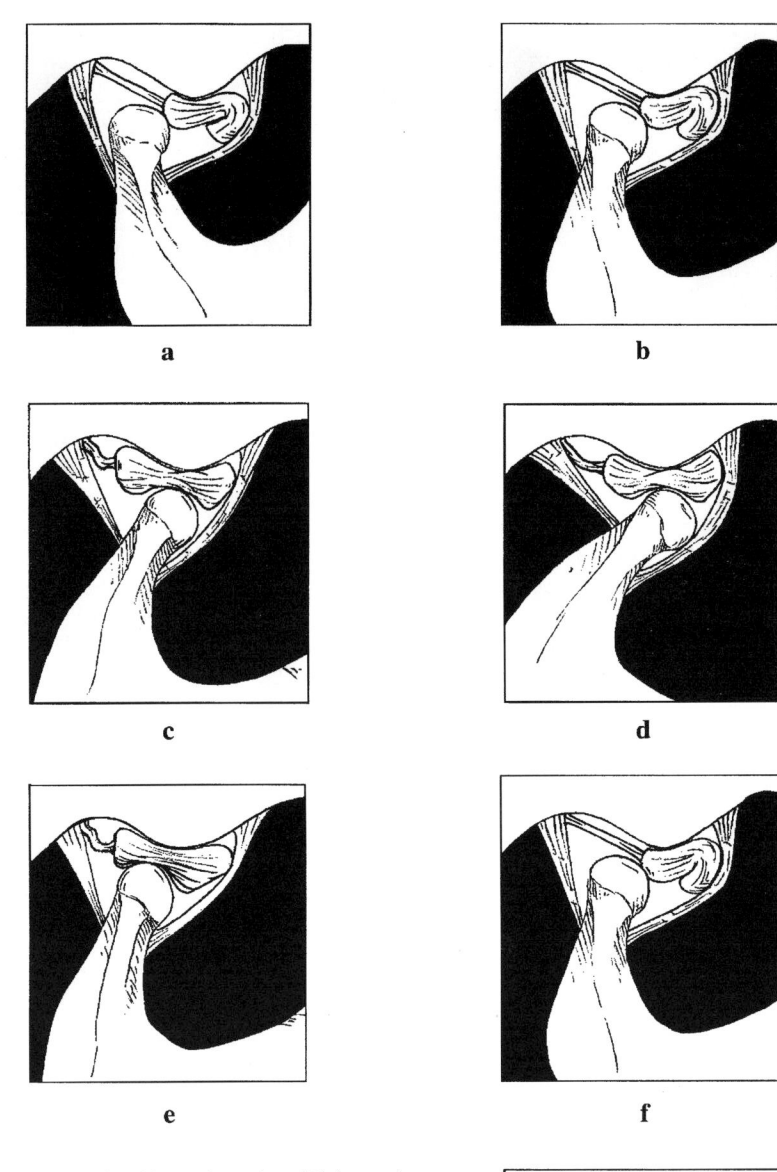

Klassifikation von Funktionsstörungen im stomatognathen System   311

Abb. 179 a bis g   Anteriore Diskusverlagerung in habitueller Okklusion mit Reposition bei Kieferöffnung.
a) Verhältnisse bei habitueller Interkuspidation
b) Initiale Öffnung des Kiefers
c) Intermediäre Kieferöffnung, Diskus reponiert
d) Maximale Kieferöffnung
e) Beginnende terminale Schließungsphase des Kiefers, Diskus noch reponiert
f) Terminale Schließungsphase, Diskus nach anterior verlagert
g) Habituelle Interkuspidation

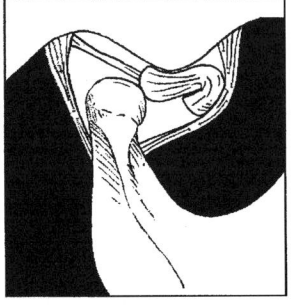

Abb. 180 a bis e Anteriore Diskusverlagerung in habitueller Okklusion ohne Reposition bei Öffnung.
a) Verhältnisse bei habitueller Interkuspidation
b) Initiale Öffnung des Kiefers
c) Maximale Öffnung des Kiefers
d) Terminale Schließungsphase
e) Habituelle Interkuspidation

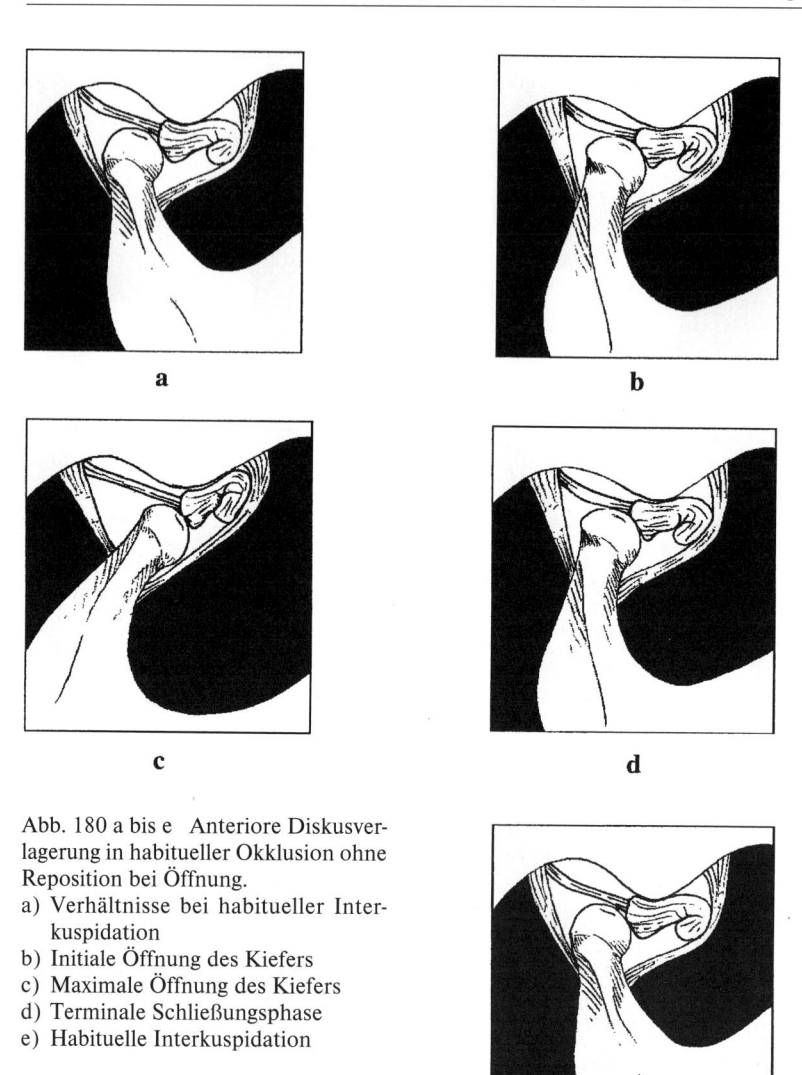

- Bei Kieferöffnung (und Protrusion) Deflexion zur betroffenen Seite.
- Deutlich eingeschränkte Möglichkeit einer Mediotrusionsbewegung des betroffenen (ipsilateralen) Kondylus im Vergleich zur nicht-betroffenen (kontralateralen) Seite.
- Bildgebende Weichgewebsdarstellung würden einen verlagerten Diskus zeigen, der bei Kieferöffnung nicht reponiert wird.

Anamnestisch ist der schlagartige Beginn der Beschwerden typisch, d. h. der Patient kann den Zeitpunkt genau angeben. In vielen Fällen war zuvor über längere Zeit ein Kiefergelenkknacken vorhanden, das seit diesem Ereignis nicht mehr auftritt.

Klassifikation von Funktionsstörungen im stomatognathen System   313

Chronische Phase des Diskusprolaps – diagnostische Kriterien:
- Gegenüber dem akuten Stadium deutlich verringerte oder keine Schmerzen.
- Knacken und/oder eingeschränkte Kieferöffnung waren vorher vorhanden (Krankengeschichte).
- Eventuell leicht eingeschränkte Kieferöffnung.
- Möglichkeit einer Mediotrusionsbewegung des betroffenen (ipsilateralen) Kondylus zur nicht-betroffenen (kontralateralen) Seite leicht eingeschränkt.
- Bildgebende Weichgewebsdarstellung zeigt einen verlagerten Diskus, der sich bei der Kieferöffnung nicht reponiert.

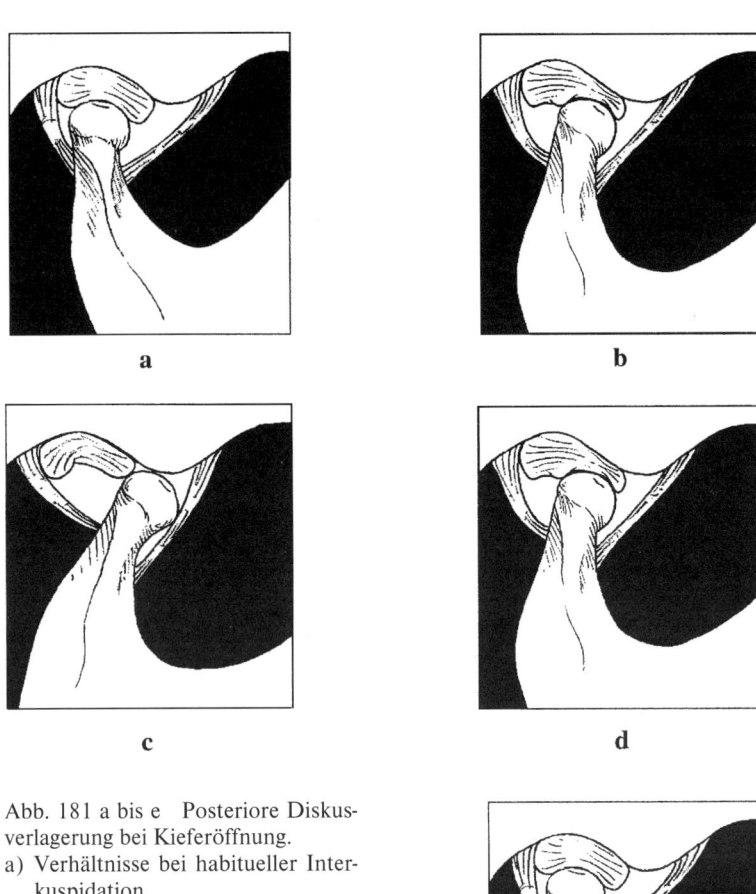

a

b

c

d

Abb. 181 a bis e   Posteriore Diskusverlagerung bei Kieferöffnung.
a) Verhältnisse bei habitueller Interkuspidation
b) Intermediäre Kieferöffnung
c) Maximale Kieferöffnung
d) Intermediäre Schließungsphase
e) Habituelle Interkuspidation

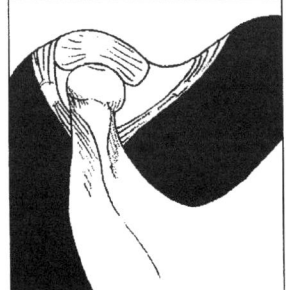

e

Krepitationsgeräusche können vorkommen, wenn sich aufgrund der permanenten Druckbelastung während der Funktion zwischen Diskus und retrodiskalem Gewebe eine Perforation gebildet hat.

c) Posteriore Diskusverlagerung bei Translation der Kondylen mit Reposition bei habitueller Interkuspidation

Die extrem seltene Verlagerung eines Diskus nach posterior ist in Abb. 181a bis e dargestellt. Hierbei bleibt der Diskus, z. B. aufgrund einer Verklebung (Adhäsion) mit der temporalen Gelenkfläche, bei einer Translationsbewegung des Kondylus, die beispielsweise im Zuge einer Kieferöffnung auftritt, retral liegen.

10.7.1.3 Kondylus-Luxation

Bei einer Kondylus-Luxation ist das Kieferköpfchen über den höchsten Punkt der Eminentia articularis hinweg nach anterior verlagert.
Diagnostische Kriterien:
- Unfähigkeit, einen Kieferschluß herbeizuführen.
- Schmerzen möglich.
- Im Röntgenbild ist die Luxation nach anterior zu erkennen.

In vielen Fällen lag vorher bereits eine Hypermobilität des Unterkiefers vor. Eine solche Luxation tritt in der Regel nach einer sehr weiten Kieferöffnung auf, z.B. nach Gähnen oder Singen, oder im Zuge einer oralen Intubation.

10.7.1.4 Entzündungen (Arthritiden)

Entzündungen stellen eine Antwort des Gewebes auf Irritation oder Verletzung dar. Es kommt zu den klassischen Entzündungssymptomen Dolor (Schmerz), Tumor (Schwellung), Rubor (Rötung) und Calor (Erwärmung), und daraus resultierend zur Functio laesa (eingeschränkte Funktion). Der Schmerz, das für den Betroffenen unangenehmste Symptom einer Entzündung, kommt dadurch zustande, daß im Bereich der Synovia und der Gelenkkapsel befindliche Nozizeptoren erregt werden, wobei körpereigene schmerzerzeugende (algogene/algetische) Substanzen wie Prostaglandine, Bradykinin, Serotonin und Histamin für die Entstehung und Aufrechterhaltung der Schmerzen eine wichtige Rolle spielen. Die diagnostischen Kriterien für Entzündungen im Kiefergelenkbereich, unabhängig von ihrer Ätiologie, sind:
- Lokalisierte Schmerzen in Ruhe und verstärkt bei Funktion.
- Als Folge der vorhandenen Schmerzen eingeschränkte Unterkieferbeweglichkeit.

Je nach Ätiologie der Entzündung lassen sich im Kiefergelenkbereich vier Formen von Arthritiden unterscheiden: traumatische, infektiöse, rheumatoide und metabolische.

a) Traumatische Arthritiden

Eine im Zuge eines Makrotraumas (Schlag, Stoß; extrem weite Kieferöffnung) auftretende Kompression der intraartikulären Weichgewebe kann eine Blutung (Hämorrhagie) im posterioren und peripheren Gelenkbereich und eine Entzündung mit begleitendem Ödem (Gelenkerguß) verursachen. Durch die Erhöhung des intraartikulären Druckes und die dadurch bedingte Vergrößerung des Gelenkspalts (Gelenkdistraktion) werden Kondylus und Diskus nach kaudal und ventromedial verschoben, wodurch eine Deviation des Unterkiefers zur kontralateralen Seite erfolgt, die in Ruhelage und bei Kieferöffnung vorhanden ist. Aus diesem Grunde kommt es auf der ipsilateralen Seite bei habitueller Interkuspidation zu einer Reduzierung oder einem Verlust des Zahnkontakts (Pseudo-Infraokklusion). Das betroffene Kiefergelenk ist palpationsempfindlich, Unterkiefer-Bewegungen sind schmerzhaft, die Unterkieferbeweglichkeit ist eingeschränkt. Eine traumatische Arthritis kann zu einer Kiefergelenkarthrose führen. Bei Kindern kann eine Verletzung der kondylären knorpeligen Wachstumszone eine schwere Gesichtsdeformation zur Folge haben.

b) Infektiöse (mikrobielle) Arthritiden

Infektiöse Arthritiden kommen im Kiefergelenk heutzutage nur noch sehr selten vor.

Eine zu einer Entzündung im Kiefergelenk führende Infektion kann auf drei verschiedene Arten erfolgen (*Mittermayer* 1993): 1. direkt durch Eröffnung der Gelenkhöhle im Zuge eines Traumas oder eines operativen Eingriffs, 2. fortgeleitet aus der Nachbarschaft (z. B. durch einen retromandibulären Abszeß oder eine Otitis media); 3. auf hämatogenem Wege (z. B. bei Gonorrhoe). Die häufigsten infektiösen Erreger sind Bakterien (Staphylokokken, Streptokokken). Neben der lokalen Manifestation treten häufig allgemeine Symptome wie Schwächegefühl und Fieber auf.

Bei jungen Patienten kann eine infektiöse Arthritis zu einer Unterentwicklung und einer irregulären Form des Kondylus führen. Folge einer Kondylus-Hypoplasie ist eine Kinnabweichung zur betroffenen Seite (*Hansson* 1992).

c) Rheumatoide Arthritis (chronische Polyarthritis)

Die rheumatoide Arthritis (Gelenkrheumatismus), deren genaue Ätiologie bislang nicht bekannt ist, ist eine chronisch-entzündliche systemische Erkrankung, die sich überwiegend am Bewegungsapparat manifestiert und schubweise bis zur völligen Gelenkzerstörung fortschreitet (*Riede* et al. 1995). Sie tritt als Folge einer Immunkomplexreaktion zwischen dem Fc-Fragment des körpereigenen Immunglobulins (IgG) und von den B-Zellen gebildeten autoreaktiven Antikörpern (Rheumafaktoren) auf (IgM-, IgA-, IgG-, IgE-Immunglobuline) (*Sieper* und *Eggens* 1996). Die sich bildenden Immunkomplexe lagern sich an den Kollagenfasern ab und werden von synovialen Makrophagen phagozytiert (*Riede* 1995). Die einsetzende Bildung des Immunkomplexes aktiviert das Komplement-System, und es kommt zu einer Entzündung der Synovialmembran der Gelenke (Synovialitis mit Exsudation – Fibrinausschwitzung, Granulozytenemigration, fibrinoide Nekrosen – und Proliferation) (*Riede* et al. 1995). Im Zuge des meist schleichend beginnenden und sich über Jahre hinziehenden entzündlichen Prozesses bildet sich ein von der Peripherie des betroffenen

Gelenks her wachsendes, gefäßhaltiges Granulationsgewebe, der Pannus. Dieser wächst in die Gelenkhöhle ein und führt letztlich zu einer Zerstörung der knorpeligen und knöchernen Gelenkanteile.

Die rheumatoide Arthritis ist durch eine polyartikuläre Verlaufsform gekennzeichnet. Sie befällt in der Regel zunächst die kleinen Gelenke. Bei paarigen Gelenken tritt sie meist symmetrisch auf. Typisch ist eine Gelenksteifigkeit, insbesondere der kleinen Fingergelenke, die morgens am stärksten ausgeprägt ist und mit fortschreitendem Tag abnimmt. Die Entzündung im Gelenk mit der dadurch bedingten Gelenkschwellung und den Gelenkschmerzen (Palpationsempfindlichkeit), vor allem bei Bewegung und Belastung, hat eine direkte Reaktion der Muskulatur (Schonhaltung) zur Folge. Die mit Fortschreiten der Erkrankung allmählich einsetzenden irreversiblen Veränderungen im betroffenen Gelenk und den angrenzenden Strukturen (Bänder, Sehnen, Muskelansätze) führen zu Deformationen und Instabilität im Gelenk.

Die Prävalenz der rheumatoiden Arthritis, die häufig an den kleinen Gelenken beginnt (zentripetale Arthritis), beträgt unter Erwachsenen etwa 0,5 bis 1 %; in Deutschland liegt die Prävalenz bei 0,8 % (*Sieper* und *Eggens* 1996). Frauen sind zwei- bis dreimal häufiger betroffen als Männer (Inzidenz und Prävalenz). Inzidenz und Prävalenz nehmen generell mit steigendem Alter zu (*Raspe* 1989).

In rund 20 bis 50 % der Fälle; bevorzugt in einem späteren Stadium der Erkrankung, können die Kiefergelenke mitbeteiligt sein (*Mittermayer* 1993). Im Kiefergelenkbereich stehen die Schmerzen (Synovitis: Schmerzen bei Unterkieferbewegungen [Kauen], Empfindlichkeit bei Palpation) im Vordergrund. Eine Einschränkung der maximalen Kieferöffnung ist die Folge. Typische weitere Symptome sind Kiefergelenksteifigkeit am Morgen, hör- oder fühlbare Reibegeräusche und, vor allem in der akuten Phase, bisweilen eine Schwellung im Kiefergelenkbereich. Eine sich über Jahre hinziehende chronische Polyarthritis mit Kiefergelenkbeteiligung hat eine zunehmende Arrosion und Destruktion der Kiefergelenkköpfchen zur Folge. Ein typisches klinisches Symptom ist daher eine zunehmende Verringerung der maximal möglichen Kieferöffnung. Auch Krepitationsgeräusche kommen häufig vor. Die Destruktionen können im fortgeschrittenen Stadium zu einer Verkürzung des Processus condylaris und auf diese Weise zur Ausbildung eines frontal offenen Bisses führen. Der Gelenkspalt wird verkleinert, und in einem späten Stadium ist die Entstehung einer fibrösen Ankylose möglich.

Neben der intraartikulären Symptomatik sind häufig allgemeine Symptome wie Abgespanntheit und Muskelschwäche sowie extraartikuläre Befunde wie beispielsweise 7–20 mm große subkutane Knötchen (Rheumaknoten = rheumatoides Granulom festzustellen; bei 20–35 % der Patienten mit Rheumafaktor-positiver rheumatoider Arthritis) und Immunkomplex-Arteriitiden (*Riede* und *Mohr* 1995).

Wenn bei Kindern das Kiefergelenk mitbeteiligt ist, kann sich eine kondyläre Hypoplasie bzw. eine Unterentwicklung des Unterkiefers und dadurch bedingt eine Gesichtsdeformation entwickeln.

In (je nach Test) 60 – 90 % aller Fälle lassen sich bei der rheumatoiden Arthritis im Blutserum Rheumafaktoren nachweisen, die allerdings nicht spezifisch für rheumatoide Arthritis sind, da sie auch bei anderen rheumatischen Erkrankungen (Kollagenosen, Vaskulitiden, bestimmte infektiöse Erkrankungen) nachgewiesen werden können (*Sieber* und *Eggens* 1996).

d) Metabolische Arthritiden
Stoffwechselbedingte Arthritiden sind die Folge einer Kristallablagerung im Gelenkknorpel und einer dadurch bedingten Entzündung (kristallinduzierte Synovialitis). Kristallablagerungen können im Zuge von Gicht (Arthritis urica), Pseudogicht (Chondrocalcinosis articularis) oder Ochronose vorkommen, wobei jeweils Uratkristalle (Harnsäure), Kalziumpyrophosphat-Kristalle oder Homogentisinsäure über die Synovialflüssigkeit in den Gelenkraum gelangen und einen Knorpelabbau bzw. eine Synovialitis mit artikulären Schmerzen sowie Schwellung und Rötung in den betroffenen Gelenkbereichen hervorrufen (*Mittermayer* 1993). Eine Kiefergelenkbeteiligung bei metabolischen Arthritiden kommt laut *Mittermayer* (1993) vor allem bei Gicht relativ häufig vor.

Bei einer infektiösen, rheumatoiden und metabolischen Arthritis sind im Kiefergelenkbereich folgende Befunde typisch:

- Schmerzen im akuten und subakuten Stadium.
- Eventuell Reibegeräusche (Krepitationsgeräusche).
- Eingeschränkter Bewegungsumfang aufgrund der Schmerzen und/oder der erfolgten Degenerationserscheinungen.

Bei einer bilateralen Resorption der Kondylen kann es zur Ausbildung eines anterioren, (skelettal) offenen Bisses kommen.
Typische Röntgenbefunde sind Knorpel- und Knochendestruktionen und ein durch sie bedingter verschmälerter Gelenkspalt.

e) Weitere Formen von entzündlichen Erkrankungen im Kiefergelenkbereich
Eine Spezialform der rheumatoiden Arthritis stellt die juvenile rheumatoide Arthritis (Still-Syndrom) dar, bei der ebenfalls das Kiefergelenk mitbetroffen sein kann. Diese Form der Arthritis beginnt in der Regel an den großen Gelenken.
Kiefergelenkbeteiligungen sind ferner bei einer ankylosierenden Spondylitis (Spondylitis ankylosans, Bechterew-Strümpell-Marie-Krankheit, Morbus Bechterew), bei Morbus Reiter (gekennzeichnet durch die Trias Arthritis, Urethritis und Konjunktivitis), beim Sjögren-Syndrom (mit Sicca-Syndrom und rheumatoider Arthritis) sowie im Zuge einer psoriasis-bedingten Arthritis (Arthritis psoriatica), eines Lupus erythematodes und einer Sklerodermie möglich (*Hansson* 1992, *Sieper* und *Eggens* 1996).

10.7.1.5 Kiefergelenk-Arthrose

Unter einer Arthrose (Arthropathia deformans) versteht man eine stadienhaft fortschreitende degenerative, nicht-entzündliche Gelenkerkrankung mit Verlust von Gelenkknorpel und subchondralem Knochen. Im Zuge der pathologischen Form- und Strukturveränderungen, die mit dieser häufigsten aller Gelenkerkrankungen einhergehen, kann es auch zur Bildung von neuem Knochen und neuem Weichgewebe kommen. Im Gegensatz zur

rheumatoiden Arthritis ist die Arthrose meist eine lokale Erkrankung, bei der ein bestimmtes Gelenk betroffen ist (*Hansson* 1992).
Die bei vielen Säugetieren anzutreffenden Arthrosen sind durch Umbauvorgänge im Gelenk mit Zerstörung des Gelenkknorpels und Umbau des subchondralen Knochens gekennzeichnet. Dadurch kommt es zu Formveränderungen der Gelenkoberflächen und daraus resultierend zu einer Beeinträchtigung der Gelenkfunktion. Im Bereich der Kiefergelenke ist aufgrund der erhöhten mechanischen Belastung ferner oft eine Verdünnung und Perforation des Diskus festzustellen.
Man unterscheidet primäre (idiopathische) von sekundären Arthrosen. Die Ätiologie der primären Arthrosen ist unbekannt. Man geht allerdings von einer mechanische Überbelastung der intraartikulären Gewebe aus, deren Adaptationsfähigkeit (funktionelle Belastbarkeit) überfordert wird. Dadurch kommt es zu einem zunehmenden Schwund des Knorpels (*Riede* et al. 1995). Bei sekundären Arthrosen liegt eine bekannte Schädigung des Gelenkknorpels vor, wie z. B. Kompressionstraumen, Gelenkfrakturen und metabolische Arthritiden. Vielfach haben auch angeborene oder erworbene Dysgnathien, wie eine Hypoplasie des Kondylus, eine Kiefergelenkarthrose (Inkongruenzarthrose) zur Folge (*Mittermayer* 1993). Dennoch ist die genaue Pathogenese der Osteoarthrose des Kiefergelenks bis heute noch nicht in allen Einzelheiten bekannt.

Die AAOP (*McNeill* 1993) faßt die Kiefergelenkarthrose, wie im amerikanischen Schrifttum häufig der Fall, gemeinsam mit ihrer akuten, durch eine gleichzeitige sekundäre Entzündung gekennzeichneten Form sowie den ebenfalls entzündlichen Polyarthritiden unter der Bezeichnung „Arthritides" zusammen. Dieser Überbegriff scheint jedoch etwas unglücklich gewählt, da es sich bei der Arthrose primär nicht um ein Entzündungsgeschehen handelt.

Diagnostische Kriterien einer Kiefergelenkarthrose sind:
- Krepitationsgeräusche.
- Eingeschränkter Bewegungsumfang.
- Beim Öffnen des Kiefers Deflexion zur betroffenen Seite.
- Im Röntgenbild (z. B. Orthopantomogramm, Kiefergelenktomogramm) sind typische degenerative Veränderungen der knöchernen Strukturen sichtbar (*Düker* 1992). Die wichtigsten Merkmale sind ein häufig im dorsokranialen Bereich verschmälerter Gelenkspalt („Kompressionsgelenk"), Schliffflächen im Bereich erhöhter Belastung mit Abflachung von Eminentia articularis und Gelenkkopf, eine vom Periost ausgehende Knochenneubildung in Form von röntgenologisch sichtbaren peripheren Knochenauswüchsen wie Randzacken oder Randwülsten (Osteophytenbildung) sowie eine subchondrale Sklerosierung der Spongiosa. Letztere kommt durch Mikrofrakturen der Knochentrabekel und anschließende Zunahme der Zahl und Dicke der Trabekel zustande. Auffallend ist allerdings die häufige Diskrepanz zwischen dem starken Ausmaß des Gelenkumbaus und dem Vorhandensein keiner oder nur geringer Symptome.

Wenn Schmerzen bei Funktion auftreten, sind diese sekundär durch eine gleichzeitige Entzündung (Begleitsynovialitis) bedingt („Osteoarthritis").

10.7.1.6 Kiefergelenk-Ankylosen

Unter einer Ankylose versteht man eine Versteifung eines Gelenks. Es lassen sich fibröse (narbige) von knöchernen Ankylosen unterscheiden, wobei sie partiell oder vollständig ausgebildet sein und uni- oder bilateral vorkommen können. Ätiologisch kommen folgende Hauptursachen in Betracht (*Sapp* und *Cherrick* 1992, *Mittermayer* 1993):
Folge eines Traumas (intraartikuläre Blutung z. B. nach Fraktur des Processus condylaris oder nach Schlag auf das Kiefergelenk), Folge einer primären (z. B. im Zuge von Tuberkulose) oder sekundären (fortgeleiteten) Infektion des Kiefergelenks, Folge von Entzündungen nicht-traumatischer und nicht-infektiöser Art (z. B. rheumatoide Arthritis).

Diagnostische Kriterien einer fibrösen Ankylose:
- Eingeschränkte Kieferöffnung.
- Bei Kieferöffnung deutlich erkennbare Deviation zur betroffenen Seite, sofern die Ankylose unilateral vorhanden ist.
- Deutlich eingeschränkte Mediotrusion zur kontralateralen Seite (bei unilateraler Ankylose).
- Röntgenbilder zeigen bei Kieferöffnung eine fehlende Translation des betroffenen Kondylus.

Diagnostische Kriterien einer knöchernen Ankylose:
- Extrem eingeschränkte Kieferöffnung, wenn die Ankylose bilateral vorhanden ist.
- Bei Kieferöffnung deutlich erkennbare Abweichung zur betroffenen Seite, sofern die Ankylose unilateral vorhanden ist.
- Deutlich eingeschränkte Mediotrusion zur kontralateralen Seite, wenn die Ankylose unilateral vorhanden ist.
- Röntgenbilder zeigen Hinweise für eine erfolgte Knochenneubildung innerhalb des (ehemaligen) Gelenkspalts sowie eine fehlende Translation des betroffenen Kondylus.

10.7.2 Extrakapsuläre Störungen: Myopathien

Muskuläre Störungen werden von der AAOP (*McNeill* 1993) wie folgt unterschieden:
1. Myofaszialer Schmerz
2. Reflektorische Muskelschienung
3. Myositis
4. Myospasmus
5. Muskelkontraktur

Die in der Taxonomie der AAOP (*McNeill* 1993) darüber hinaus aufgelistete Gruppe der Neoplasien wird in anderen Fachbereichen der Zahnmedizin abgehandelt.

10.7.2.1 Myofaszialer Schmerz (Tendomyopathie)

Myofasziale Schmerzen sind durch empfindliche Bereiche in Muskeln, Sehnen oder Faszien gekennzeichnet. Durch bestimmte Reize (z. B. Druck durch Palpation auf diese Stellen) können reproduzierbare, in der Regel dumpfe Schmerzen ausgelöst werden. Bisweilen strahlen die Schmerzen in Areale aus, die sich von der auslösenden Stelle in einer deutlichen topographischen Entfernung befindet. In diesem Fall werden die entsprechenden überempfindlichen Stellen auch als (myofasziale) Triggerpunkte bezeichnet. Ob solche myofaszialen Triggerpunkte nach dem von *Travell* und *Simons* (1983) beschriebenen, für jeden Muskel charakteristischen Muster im Kaumuskelbereich in einem reproduzierbaren Maße existieren, wird heute allerdings von vielen Klinikern bezweifelt.

Diagnostische Kriterien des myofaszialen Schmerzes:
- Regionaler, i. d. R. dumpfer Schmerz in Ruhe und/oder während der Funktion.
- Lokalisierte Palpationsempfindlichkeit des Muskels/der Muskeln bzw. seiner/ihrer Faszie(n) oder Sehne(n).
- Schmerzbedingt eingeschränkte Kieferöffnung (unter 40 mm) möglich.
- Schmerzlinderung oder -beseitigung nach lokaler intramuskulärer Injektion eines Lokalanästhetikums (z. B. Procain) in bzw. Applikation eines Kältesprays auf den/die Triggerpunkt(e).

10.7.2.2 Reflektorische Muskelschienung

Hierbei handelt es sich um eine reflexartige Muskelverspannung aufgrund einer Stimulierung von Nozizeptoren in den Kiefergelenken oder in der Muskulatur mit dem Ziel, Schmerzen zu vermeiden. Folgen sind ein Hartspann der Muskulatur und eine Bewegungseinschränkung des Unterkiefers (Schonhaltung).

Diagnostische Kriterien sind:
- Bei Unterkieferbewegungen Schmerzen, in Ruhe keine Schmerzen.
- Deutlich eingeschränkter Bewegungsumfang.
- Rigidität des Unterkiefers bei passiver Kieferöffnung.

10.7.2.3 Myositis

Unter Myositis versteht man eine Entzündung des Muskelgewebes.
Gründe sind eine Übersäuerung nach Überbeanspruchung oder eine vorangegangene Verletzung bzw. Infektion. Auch die Sehnen der Muskeln können (mit)betroffen sein (Tendinitis; Tendomyositis).

Diagnostische Kriterien bei durch Übersäuerung bedingter Myositis sind:

- Bei Unterkiefer-Bewegungen zunehmende Schmerzen.
- Auftreten bis zu 48 Stunden nach Überbeanspruchung des Muskels (Krankengeschichte beachten!)

Diagnostische Kriterien bei durch Verletzung oder Infektion bedingter Myositis sind:

- In der Regel akute Schmerzen im betroffenen Muskel.
- Palpationsempfindlichkeit im gesamten Muskel.
- Bei Unterkieferbewegungen zunehmende Schmerzen.
- Aufgrund der Schmerzen und der Schwellung mäßig bis deutlich eingeschränkter Bewegungsumfang.
- Auftreten nach Verletzung (Trauma) oder Infektion (Krankengeschichte!).

10.7.2.4 Myospasmus

Ein Myospasmus (Muskelkrampf, Trismus) ist durch folgende diagnostische Kriterien gekennzeichnet:

- Akute Schmerzen.
- Anhaltende Muskelkontraktion (Faszikulation).
- Erhöhte EMG-Aktivität auch in Ruhe.

10.7.2.5 Muskelkontraktur

Eine Muskelkontraktur ist durch einen chronischen Widerstand eines Muskels gegenüber passiver Dehnung gekennzeichnet. Ursache hierfür ist eine Fibrosierung der Muskelfasern oder der Sehne(n) des Muskels. Diagnostische Kriterien sind:

- Eingeschränkter Bewegungsumfang.
- Unnachgiebigkeit des Unterkiefers bei passiver Kieferöffnung.
- Trauma oder Infektion waren vorhanden (Krankengeschichte).

Die drei letztgenannten Krankheitsbilder sind im Bereich der Kiefermuskulatur relativ selten anzutreffen. Daher liegen auch nur geringe klinische Erfahrungen mit ihnen vor (*Dworkin* und *LeResche* 1992).

Literatur

Carlsson G.E., Egermark-Eriksson J., Magnusson T.: Intra- and inter-observer variation in functional examination of the masticatory system. Swed Dent J 1980; 4: 187-194.

de Kanter R.J.A.M., Käyser A.F., Battistuzzi P.G.F.C.M., Truin G.J., van't Hof M.A.: Demand and need for treatment of craniomandibular dysfunction in the Dutch adult population. J Dent Res 1992; 71: 1607-1612.

Drechsel U., Gerbershagen H.U.: Gesichts- und Kopfschmerzen aus der Sicht des Schmerztherapeuten. In: Siebert G.K. (Hrsg.): Gesichts- und Kopfschmerzen. Hanser, München 1992. S. 171-209.

Düker J.: Röntgendiagnostik mit der Panoramaschichtaufnahme. Hüthig, Heidelberg 1992.

Dworkin S.F., LeResche L. (Hrsg.): Research diagnostic criteria for temporomandibular disorders: Review, criteria, examinations and specifications, critique. J Craniomand Disorders 1992; 6: 301- 355.

Fricton J., Schiffman E.: Reliability of a craniomandibular index. J Dent Res 1986; 65: 1359-1364.

Fricton J., Schiffman E.: The craniomandibular index: validity. J Prosthet Dent 1987; 58: 221-228.

Gale E. N.: Epidemiology. In: Sarnat B. G., Laskin D. M. (Hrsg.): The Temporomandibular Joint: A Biological Basis for Clinical Practice. 4. Aufl. Saunders, Philadelphia 1992. S. 237-248.

Gsellmann B., Piehslinger E., Lukas R., Smutny S., Slavicek R.: Die Mobilität des Kiefergelenkes in Korrelation zur Flexibilität des allgemeinen Bandapparates. Z Stomatol 1994; 91: 103-108.

Härter M.: Überblick zur Epidemiologie, Behandlung und Prävention rheumatischer Erkrankungen. Psychomed 1992; 4: 148-157.

Hansson T.L.: Pathological aspects of arthritides and derangements. In: Sarnat B. G., Laskin D. M. (Hrsg.): The Temporomandibular Joint: A Biological Basis for Clinical Practice. 4. Aufl. Saunders, Philadelphia 1992. S. 165-182.

Helkimo M.: Studies on function and dysfunction of the masticatory system. II. Index for anamnestic and clinical dysfunction and occlusal state. Swed Dent J 1974; 67: 101-121.

Hildebrandt J., Pfingsten M.: Nomenklatur und Definitionen. In: Zenz M., Jurna J. (Hrsg.): Lehrbuch der Schmerztherapie. Wissenschaftliche Verlagsgesellschaft, Stuttgart 1993, S. 77-84.

Howard J.A.: Temporomandibular joint disorders, facial pain, and dental problems in performing artists. In: Sataloff R.T., Brandfonbrener A.G., Lederman R.J. (Hrsg.): Textbook of Performing Arts Medicine. Raven Press, New York 1991. S. 111-169.

John M.: Ätiopathogenese von funktionellen Kiefergelenkerkrankungen unter besonderer Berücksichtigung der Okklusion. Dtsch Zahnärztl Z 1996; 51: 441-447.

Klett R.: Zur Biomechanik des Kiefergelenkknackens. I. Diskusfunktion bei exzentrischem Bruxismus. Dtsch Zahnärztl Z 1985; 40: 206-210.

Kopp S.: Constancy of clinical signs in patients with mandibular dysfunction. Comm Dent Oral Epidemiol 1977; 5: 94-98.

Kopp S.: Rheumatoid arthritis. In: Zarb G.A., Carlsson G.E., Sessle B.J., Mohl N.D. (Hrsg.) Temporomandibular Joint and Masticatory Muscle Disorders. Munksgaard, Kopenhagen 1994; 346-366.

Laskin D.M.: Etiology of the pain-dysfunction syndrome. J Am Dent Assoc 1969; 79: 147-153.

Lipton J.A., Ship J.A., Larach-Robinson D.: Estimated prevalence and distribution of reported orofacial pain in the United States. J Am Dent Assoc 1993; 124(10): 115-121.

Lund J.P., Donga R., Widmer C.G., Stohler C.S.: The pain-adaptation model: a discussion of the relationship between chronic musculoskeletal pain and motor activity. Can J Physiol Pharmacol 1991; 91: 683-994.

McNeill Ch. (Hrsg.): American Academy of Orofacial Pain (AAOP): Temporomandibular disorders. Guidelines for Classification, Assessment, and Management. 2. Auflage. Quintessence, Chicago 1993.

Mittermayer C.: Oralpathologie. 3. Auflage. Schattauer, Stuttgart 1993.

Nilges P.: Psychologische Modelle, Diagnostik und Therapie bei Gesichts- und Kopfschmerzen. In: Siebert G.K. (Hrsg.): Gesichts- und Kopfschmerzen. Hanser, München 1992. S. 257-313.

Nilner M.: Epidemiologic studies in TMD. In: McNeill Ch. (Hrsg.): Current Controversies in Temporomandibular Disorders. Quintessence, Chicago 1992. S. 21-26.

Ohrbach R., Stohler C.: Current diagnostic systems. In: Dworkin S.F., LeResche L. (Hrsg.): Research diagnostic criteria for temporomandibular disorders: Review, criteria, examinations and specifications, critique. J Craniomand Disord Facial Oral Pain 1992; 6: 301-355. S. 307-317.

Palla S.: Neue Erkenntnisse und Methoden in der Diagnostik der Funktionsstörungen des Kausystems. Schweiz Monatschr Zahnmed 1986; 96 Spec No: 1329-1351.

Plesh O., Stohler C.S.: Prosthetic rehabilitation in temporomandibular disorder and orofacial pain patients. Dent Clin N Am 1992; 36:581-589.

Raspe H.-H.: Chronische Polyarthritis und ankylosierende Spondylarthritis. In: Rehfisch H.P., Basler H.-D., Seemann H. (Hrsg.): Psychologische Schmerzbehandlung bei Rheuma. Springer, Berlin 1989.

Riede U.-N.: Entzündungspathologie. In: Riede U.-N., Schaefer H.-E. (Hrsg.): Allgemeine und spezielle Pathologie. 4. Aufl. Thieme, Stuttgart 1995, S. 244.

Riede U.-N., Mohr W., Höpker W.-W.: Gelenke.In: Riede U.-N., Schaefer H.-E. (Hrsg.): Allgemeine und spezielle Pathologie. 4. Aufl. Thieme, Stuttgart 1995, S. 1145-1154.

Rugh J. D., Solberg W. K.: Oral health status in the United States: Temporomandibular disorders. J Dent Educ 1985; 49: 398 – 405.

Rugh J.D., Harlan J.: Nocturnal bruxism and temporomandibular disorders. Advances in Neurology 1988; 49: 329-341.

Rugh J. D., Davis S. E.: Temporomandibular disorders: Psychological and behavioral aspects. In: Sarnat B. G., Laskin D. M. (Hrsg.): The Temporomandibular Joint: A Biological Basis for Clinical Practice. 4. Aufl. Saunders, Philadelphia 1992. S. 329-345.

Sapp J.P., *Cherrick H.M.:* Pathological aspects of developmental, inflammatory, and neoplastic disease. In: Sarnat B.G., Laskin D.M. (Hrsg.): The Temporomandibular Joint: A Biological Basis for Clinical Practice. 4. Aufl. Saunders, Philadelphia 1992. S. 150-164.

Schokker R.P., Hansson T.L., Ansink B.J.J.: Craniomandibular disorders in patients with different types of headache. J Craniomandib Disord Facial Oral Pain. 1990; 4: 47-51.

Schulte W.: Zur funktionellen Behandlung der Myo-Arthropathien des Kauorganes: ein diagnostisches und physio-therapeutisches Programm. Dtsch Zahnärztl Z 1970; 25: 422-436.

Schulte W.: Myoarthropathien. Epidemiologische Gesichtspunkte, analytische und therapeutische Ergebnisse. Dtsch Zahnärztll Z 1981; 36: 343-353.

Seligman D.A., Pullinger A.G.: The role of intercuspal relationships in temporomandibular disorders: a review. J Craniomandib Disord Facial Oral Pain 1991; 5: 96-106.

Siebert G.K.: Zahnärztlich-funktionell bedingte Gesichts- und Kopfschmerzen. In: Siebert G.K. (Hrsg.): Gesichts- und Kopfschmerzen. Hanser, München 1992. S. 257-313.

Solberg W.K., Woo M.W., Houston J.B.: Prevalence of mandibular dysfunction in young adults. J Am Dent Assoc 1979; 98: 25-34.

Tegelberg A., Kopp S.: Clinical findings in the stomatognathic system for individuals with rheumatoid arthritis and osteoarthritis. Acta Odontol Scand 1987; 45: 65-75.

Travell J.G., Simons D.G.: Myofascial pain and dysfunction. The trigger point manual. Williams & Wilkins. Baltimore, London 1983.

Türp J.C.: Disstreß im Beruf des Zahnarztes – Ursachen, Folgen, Prävention. Z Stomatol 1994; 91: 371-380.

Türp J.C., Strub J.R.: Gelenkgeräusche aus der Sicht der Orthopädie – eine Fragebogenstudie unter Lehrstuhlinhabern. Dtsch Zahnärztl Z 1996; 51: 345-349.

Türp J.C., McNamara J.A., Jr.: Orthodontic treatment and temporomandibular disorders: is there a relationship? Part 2: Clinical implications. J Orofac Orthop 1997; 58: 136-142.

Türp J.C., Vach W., Strub J.R.: Die klinische Bedeutung von Kiefergelenkgeräuschen. Schweiz Monatsschr Zahnmed 1997; 107: 191-195.

Türp J.C., Alt K.W., Vach W., Strub J.R.,Harbich K.: Mandibular condyles and rami are asymmetric structures. Cranio 1998; 16: 51-56.

Türp J.C.: Diskusverlagerungen neu überdacht. Dtsch Zahnärztl Z 1998; 53: 369-373.

Wabeke K.B., Hansson T.L., Hoogstraten J., van der Kuy P.: Temporomandibular joint clicking: a literature overview. J Craniomandib Disord Facial Oral Pain 1989; 3: 163-173.

Wänman A., Agerberg G.: Headache and dysfunction of the masticatory system in adolescent. Cephalgia 1986; 6: 247-255.

van der Weele L.T., Dibbets J.M.: Helkimo's index: a scale or just a set of symptoms? J Oral Rehabil 1987; 14: 229-237.

Wilkinson T.M.: The lack of correlation between occlusal factors and TMD. In: McNeill Ch. (Hrsg.): Current Controversies in Temporomandibular Disorders. Quintessence, Chicago 1992. S. 90-94.

11 Funktionelle Vorbehandlung: Diagnostik von Myoarthropathien des Kausystems

11.1 Einleitung

Im Rahmen der Diagnostik von Personen mit vermuteten oder bereits deutlich erkennbaren Myoarthopathien werden folgende Ziele verfolgt:

- Dokumentation der subjektiven Beschwerden des Patienten.
- Bestimmen der klinischen Symptome.
- Evaluation der Faktoren, die die Beschwerden hervorgerufen und zu den bestehenden Beschwerden beigetragen haben bzw. beitragen.
- Ausschluß von Erkrankungen, die ähnliche Symptome zeigen wie Myoarthropathien des Kausystems.
- Stellen einer (Arbeits-)Diagnose und darauf aufbauend Ausarbeiten eines Behandlungsplans für einzuleitende therapeutische Maßnahmen, falls notwendig.

Zur Gewinnung der notwendigen Informationen dienen eine umfassende Krankengeschichte sowie eine sorgfältig durchgeführte klinische Untersuchung als Grundvoraussetzung. Zur schriftlichen Dokumentation der Krankengeschichte und der erhobenen Befunde sollte ein spezieller Funktionsbogen zur Anwendung kommen, wie z. B. der Freiburger Funktionsbogen (*Türp* und *Strub* 1994).
Bei arthrogenen Beschwerden wird neben der klinischen Befunderhebung häufig auf bildgebende Verfahren zurückgegriffen. Zusätzliche diagnostische Maßnahmen wie Injektionen mit Lokalanästhetika, Laboruntersuchungen oder Modellanalysen können in einzelnen Fällen indiziert sein.

In jüngster Zeit wird zunehmend auf die Wichtigkeit der Erhebung psychologischer Parameter des Patienten (z. B. Ausmaß und Folgen von persistierenden Schmerzen, Depression) hingewiesen (vgl. *Nilges* 1995). Es ist daher von Vorteil, bereits diesbezügliche Fragen in den Anamnesefragebogen zu integrieren. In Fällen, in denen der Verdacht auf eine stärkere Beteiligung der Psyche besteht, ist die Zusammenarbeit mit einem Psychologen sinnvoll.

Generell sollte man darauf achten, daß die angewandten diagnostischen Maßnahmen in einem sinnvollen Verhältnis zu dem aus der Diagnostik gewonnen Nutzen steht. Dies betrifft insbesondere teure bildgebende Verfahren, die in vielen Fällen Informationen liefern, die man bereits durch die klinische Untersuchung herausgefunden hat und die an der Art der geplanten Therapie nichts ändern. Aus diesem Grunde sollte man kostenin-

tensive (zusätzliche) diagnostische Maßnahmen nur in besonderen indizierten Fällen in Erwägung ziehen (z. B. Anfertigen von Kernspintomogrammen bei Verdacht auf einen verlagerten Discus articularis, wenn die Möglichkeit einer chirurgischen Intervention am Kiefergelenk nicht ausgeschlossen wird).
Insbesondere bei persistierenden Formen von Myoarthropathien ist es oftmals unumgänglich, zum Stellen einer genauen Diagnose bzw. zum Ausschluß von bestimmten Erkrankungen ärztliche Fachkollegen hinzuzuziehen, z. B. aus dem Gebiet der Rheumatologie, Hals-Nasen-Ohrenheilkunde, Neurologie, Psychologie, Psychiatrie oder inneren Medizin.

11.2 Anamnese

Nur durch eine umfassende Krankengeschichte gelingt es, ein genaues Bild der vorhandenen Beschwerden und ihres Verlaufs sowie der zum Krankheitsbild eventuell beitragenden allgemeinmedizinischen Faktoren zu erhalten.
Auf der ersten Seite des Freiburger Funktionsbogens werden neben dem Datum der Untersuchung und dem Namen des Untersuchers Personalien, Telefonnummer (privat und dienstlich), Familienstand und Beruf des Patienten notiert.
Es empfiehlt sich, zumindest den Teil der Anamnese, in dem auf die spezielle Symptomatik der vorhandenen funktionellen Beschwerden eingegangen wird, zusammen mit dem Patienten zu erheben. Dies sollte in einer ruhigen und möglichst entspannten Atmosphäre stattfinden. Aus psychologischen Gründen ist es von Vorteil, wenn Patient und Untersucher zunächst an einem Tisch Platz nehmen und dort die Krankengeschichte als gleichberechtigte Partner gemeinsam durchsprechen. Der Patient muß Gelegenheit haben, über die gestellten Fragen in Ruhe nachzudenken und seine subjektiven Beschwerden mitzuteilen, ohne daß er nach jedem Satz unterbrochen oder der ihm zuhörende Untersucher permanent durch Telefongespräche, Hilfspersonal u. ä. gestört wird.
Der Gesprächsverlauf sollte auch dazu genutzt werden, den Patienten auf eventuelle Parafunktionen (z. B. Lippenbeißen, Kauen der Fingernägel; Schieben des Unterkiefers in eine unphysiologische Position) bzw. Zeichen von Disstreß (z. B. motorische Unruhe im Bereich der Hände, Füße und/oder mimischen Muskulatur) zu beobachten.

UNIVERSITÄTSKLINIKUM FREIBURG
UNIVERSITÄTSKLINIK FÜR ZAHN-, MUND- UND KIEFERHEILKUNDE
ABTEILUNG POLIKLINIK FÜR ZAHNÄRZTLICHE PROTHETIK
ÄRZTLICHER DIREKTOR: PROF. DR. J. R. STRUB

Funktionsbogen

Tel.: _____ / _____

_____ / _____

Familienstand ledig ☐   in Lebensgemeinschaft ☐

verheiratet ☐   getrennt lebend ☐

geschieden ☐   verwitwet ☐

Beruf _____

_____

Datum der Untersuchung: ____.____.19____   Untersucher: _____

©Abteilung Poliklinik für Zahnärztliche Prothetik, Albert-Ludwigs-Universität, Freiburg 1993

I. ANAMNESE

1. Derzeitige Beschwerden und ihre Lokalisation in der Reihenfolge ihrer Wichtigkeit für den Patienten

Bitte zeigen Sie die Stellen oder Bereiche, in denen Sie in der Kopf-Hals-Region Beschwerden (z. B. Schmerzen) haben!

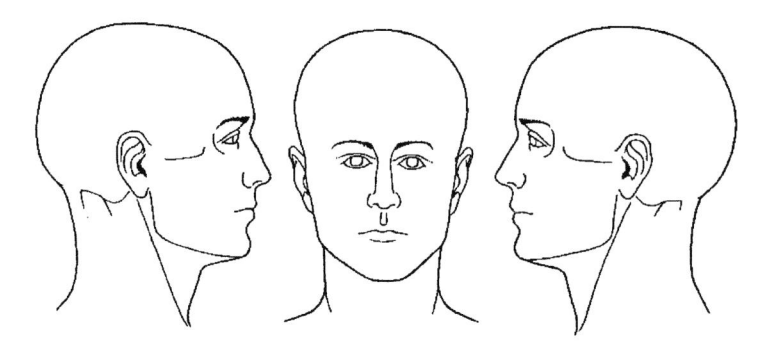

Bitte geben Sie in den untenstehenden vier Zeichnungen die Bereiche Ihres Körpers an, in denen Sie Schmerzen haben!

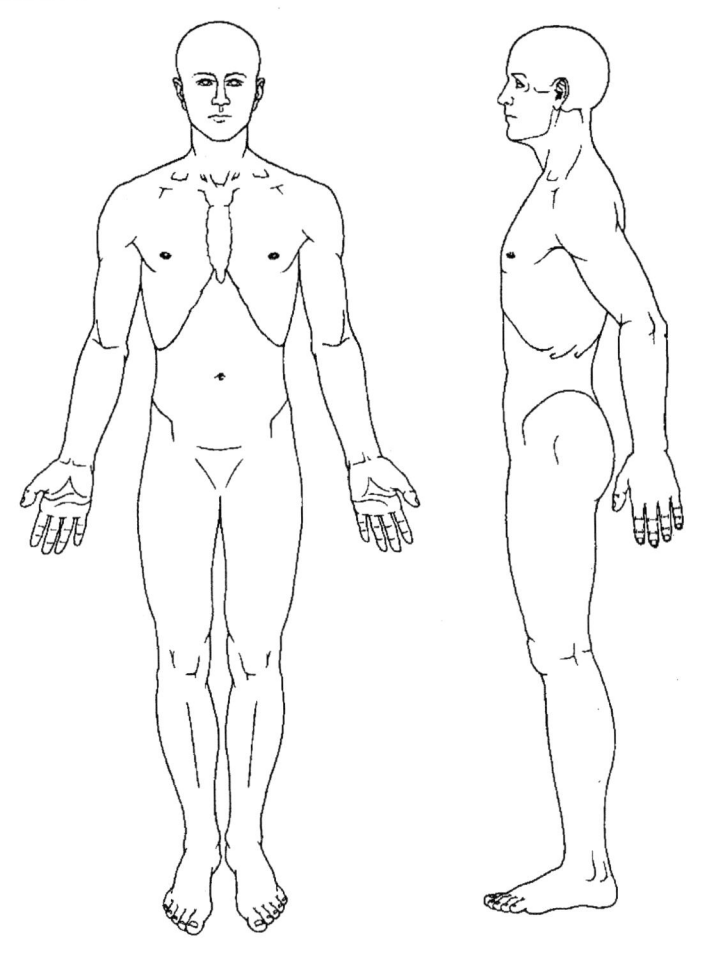

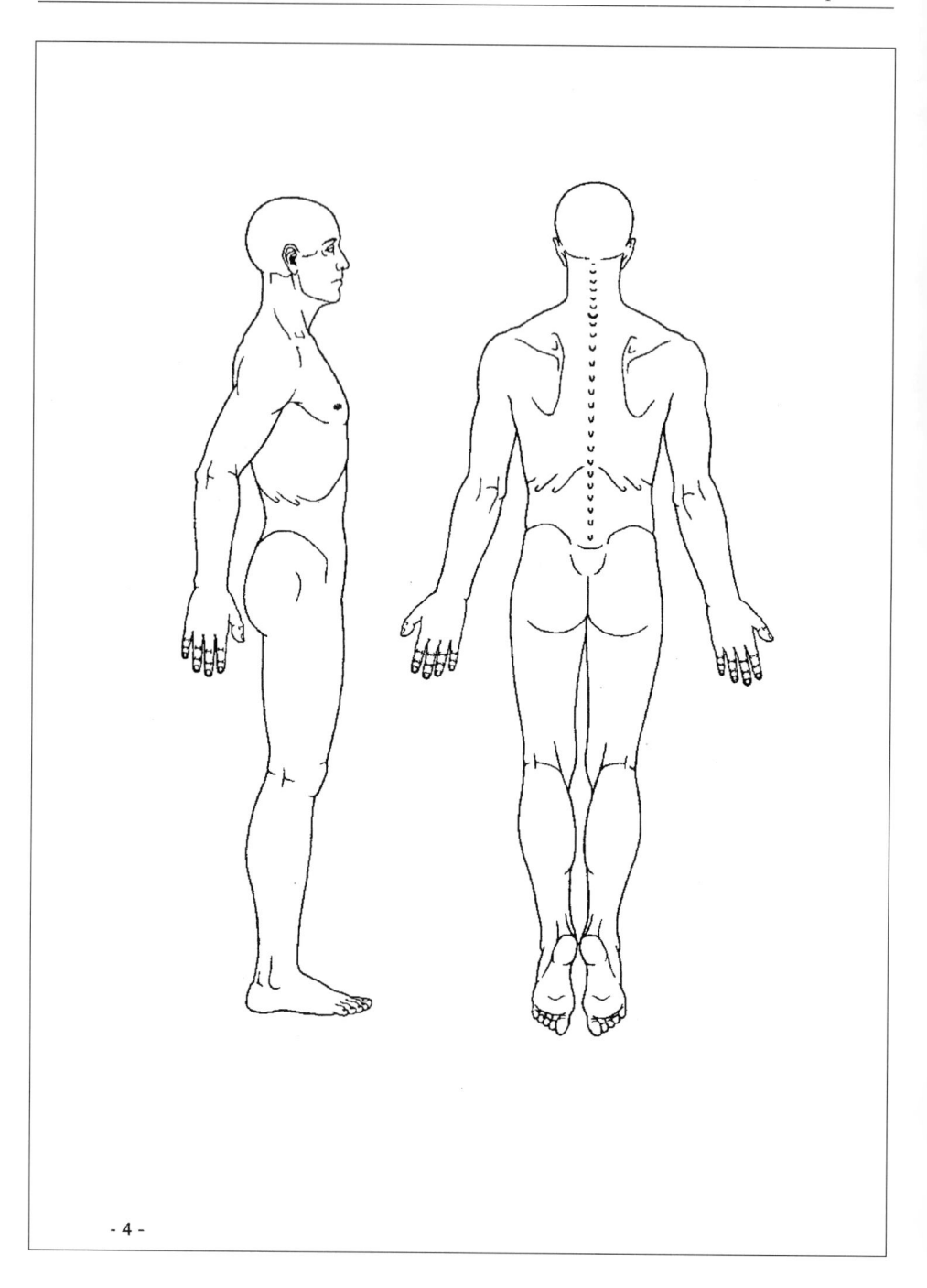

Funktionelle Vorbehandlung: Diagnostik von Myoarthropathien

- 4 -

2. Charakteristika der Beschwerden

   a. Erstmaliger Beginn der Beschwerden
      (Zeitpunkt, Ursache; Zusammenhang zu bestimmten Lebensumständen)

   b. Qualität, Intensität, Art der Beschwerden

   c. Häufigkeit des Auftretens und Dauer der Beschwerden

   d. Veränderungen der Qualität der Beschwerden im Laufe von 24 Stunden

   e. Faktoren, die auf die Beschwerden Einfluß nehmen (Verschlimmerung, Besserung)

f. Veränderung der Qualität der Beschwerden im Laufe der Zeit
(seit ihrem erstmaligen Auftreten)

g. Wegen der aktuellen Beschwerden bereits erfolgte Behandlungen

Für jedes Symptom getrennt:
- Wie würden Sie die Intensität Ihrer aktuellen Symptome auf einer Skala von 0 (keine Beschwerden) bis 10 (so starke Beschwerden, wie man sich nur vorstellen kann) einschätzen?

Schmerzen	:	0	1	2	3	4	5	6	7	8	9	10
_____	:	0	1	2	3	4	5	6	7	8	9	10
_____	:	0	1	2	3	4	5	6	7	8	9	10
_____	:	0	1	2	3	4	5	6	7	8	9	10

3. Besonderheiten aus dem Gesundheitsfragebogen
(Beschwerden, Erkrankungen, Unfälle, Behandlungen, Medikamente)

Fand früher bereits einmal eine Behandlung im Kiefergelenkbereich statt?

JA ☐   NEIN ☐

Wenn ja: Wann und welcher Art (Therapie)? Behandler?

Anamnese

Falls Sie im Gesichtsbereich Schmerzen verspüren, beantworten Sie bitte die folgenden sieben Fragen!

Frage 1:
An ungefähr wievielen Tagen konnten Sie in den letzten drei Monaten aufgrund Ihrer Schmerzen im Gesichtsbereich Ihren normalen Beschäftigungen (Beruf, Schule/Studium, Hausarbeit) nicht nachgehen?

_____ Tage

In den folgenden Fragen 2 - 4 geht es um die **Stärke Ihrer Schmerzen** im Gesichtsbereich. Sie können Ihre Angaben jeweils auf einer Skala von 0 bis 10 abstufen.
Der Wert 0 bedeutet, daß Sie keine Schmerzen haben/hatten, der Wert 10 bedeutet, daß die Schmerzen nicht schlimmer sein könnten. Mit den dazwischenliegenden Werten können Sie Abstufungen vornehmen.

Frage 2:
Wie würden Sie Ihre Schmerzen im Gesichtsbereich, wie sie *in diesem Augenblick* sind, einstufen?

0   1   2   3   4   5   6   7   8   9   10
keine   Schmerzen
Schmerzen   könnten nicht
                                                  schlimmer sein

Frage 3:
Wenn Sie an die Tage denken, an denen Sie in den letzten drei Monaten Schmerzen im Gesichtsbereich hatten, wie würden Sie Ihre *stärksten* Schmerzen einstufen?

0   1   2   3   4   5   6   7   8   9   10
keine   Schmerzen
Schmerzen   könnten nicht
                                                  schlimmer sein

Frage 4:
Und wenn Sie an die Tage denken, an denen Sie in den letzten drei Monaten Schmerzen im Gesichtsbereich hatten, wie würden Sie die *durchschnittliche* Stärke der Schmerzen einstufen?

0   1   2   3   4   5   6   7   8   9   10
keine   Schmerzen
Schmerzen   könnten nicht
                                                  schlimmer sein

Im folgenden (Fragen 5 - 7) geht es um die **Beeinträchtigung von Aktivitäten** durch Schmerzen im Gesichtsbereich. Sie können Ihre Angaben jeweils auf einer Skala von 0 bis 10 abstufen.
Der Wert 0 bedeutet keine Beeinträchtigung, der Wert 10 bedeutet, daß Sie außerstande sind/waren, irgendetwas zu tun. Mit den dazwischenliegenden Werten können Sie Abstufungen vornehmen.

Frage 5:
Inwieweit haben Ihre Schmerzen im Gesichtsbereich Sie in den letzten drei Monaten bei Ihren *alltäglichen Beschäftigungen* beeinträchtigt?

```
 0      1    2    3    4    5    6    7    8    9    10
 keine                                              ich war
 Beeinträch-                                        außerstande,
 tigung                                             irgendetwas
                                                    zu tun
```

Frage 6:
Inwieweit haben in den letzten drei Monaten die Schmerzen im Gesichtsbereich Ihre Fähigkeit, an *Familien- oder Freizeitaktivitäten* teilzunehmen, beeinträchtigt?

```
 0      1    2    3    4    5    6    7    8    9    10
 keine                                              ich war
 Beeinträch-                                        außerstande,
 tigung                                             irgendetwas
                                                    zu tun
```

Frage 7:
Und inwieweit haben in den letzten drei Monaten die Schmerzen im Gesichtsbereich Ihre Fähigkeit beeinträchtigt, Ihre *Arbeit/Hausarbeit* zu verrichten?

```
 0      1    2    3    4    5    6    7    8    9    10
 keine                                              ich war
 Beeinträch-                                        außerstande,
 tigung                                             irgendetwas
                                                    zu tun
```

SI: (+   +   )/3 x 10 =

SB: (+   +   )/3 x 10 =   → P.
                                           ⟩ BP.
      ____ Tg   x 2   =   → P.

Klass. Gr. _____

II. KLINISCHE UNTERSUCHUNG

1. Allgemeine Inspektion des Kopf-Hals-Bereichs

Besonderheiten:

2. Unterkiefer-Beweglichkeit

a. <u>Messungen in habitueller Interkuspidation</u> (zwischen Zahn _____ + _____):

Vertikaler Überbiß   : _____ mm

Sagittale Frontzahnstufe : _____ mm

Dentale Mittellinienabweichung: _____ mm nach _____

b. <u>Darstellung der Öffnungsbewegung in der Frontalebene:</u>

Deviation bei Kieferöffnung: _____ mm nach _____   re _____ li

Deviation beim Kieferschließen: _____ mm nach _____

Deflexion bei Kieferöffnung: _____ mm nach _____

Deviation/Deflexion ist

reproduzierbar ❏   nicht reproduzierbar ❏

Öffnungsbewegung erfolgt

gleichmäßig ❏   ungleichmäßig ❏

c. <u>Maximale Kieferöffnung aktiv:</u>

Maximale Interinzisaldistanz aktiv   _____ mm

    + vertikaler Überbiß: _____ mm

Maximale Mundöffnung aktiv: _____ mm

- 9 -

Falls **Schmerzen** bei der aktiven Kieferöffnung:
- Lokalisation:
- Maximal mögliche Kieferöffnung ohne Schmerzen _____ mm

Falls **Geräusche** bei der aktiven Kieferöffnung:
- Lokalisation:
- Maximal mögliche Mundöffnung ohne Geräusche: _____ mm

d. Maximale Mundöffnung passiv:
Maximale Mundöffnung passiv _____ mm

Falls Schmerzen bei der passiven Kieferöffnung:
Lokalisation:

e. Maximale Protrusion:
Sagittaler Abstand der Labialflächen _____ mm
 + sagittale Frontzahnstufe _____ mm
Maximale Protrusion _____ mm

Falls Schmerzen, Lokalisation:
Falls Geräusche, Lokalisation:
Deflexion bei Protrusion: _____ mm nach _____

f. Seitschub nach rechts in der Frontalebene: _____ mm
Falls Schmerzen, Lokalisation:
Falls Geräusche, Lokalisation:

g. Seitschub nach links in der Frontalebene: _____ mm
Falls Schmerzen, Lokalisation:
Falls Geräusche, Lokalisation:

– 10 –

Anamnese

3. Kiefergelenke

a. Kiefergelenkgeräusche:

	Knacken	Reiben	rechts initial-intermediär-terminal	links initial-intermediär-terminal
Bei Kieferöffnung				
Bei Kieferschluß				
Reproduzierbar (mind. 2 von 3 Versuchen)				
Geräusche bei maximaler Protrusion				

Bemerkungen:

b. Kiefergelenk-Palpation:

Ruhelage	rechts Schmerzen	links Schmerzen
Lateral (präaurikulär)		
Posterior (intraaurikulär)		

Während der Mundöffnung	Translation
Lateral (präaurikulär – rechts)	
Lateral (präaurikulär – links)	

Bemerkungen:

4. Kau- und Halsmuskulatur

Palpation

	rechts Schmerzen	rechts anderes	links Schmerzen	links anderes
M. temporalis - Pars anterior				
M. temporalis - Pars medius				
M. temporalis - Pars posterior				
M. masseter - Pars superficialis				
M. pterygoideus medialis				
M. stemocleidomastoideus				
M. trapezius				
Paraspinale Muskulatur				

Bemerkungen:

5. Beweglichkeit der Halswirbelsäule

eingeschränkt ☐   nicht eingeschränkt ☐

Bemerkungen:

6. Besonderheiten der dentalen und parodontalen Untersuchung
(z. B. orale Parafunktionen, Schliffacetten/Attritionen, Stützzonenverlust)
(vgl. klinischen Untersuchungsbogen)

Weitere Befunde:

III. WEITERE DIAGNOSTISCHE MASSNAHMEN - BEFUNDE

Klinisch: Befund
Resilienztest   ☐
Provokationstest   ☐
_____   ☐

Bildgebende Verfahren   Befund
Panoramaschichtaufnahme ☐

Laterale Tomographie   ☐

Kernspin-Tomographie   ☐

_____   ☐

Axiographie   ☐ Befund

IV. (ARBEITS-)DIAGNOSE

V. THERAPIE

Im Rahmen einer auf die Erkennung von Funktionsstörungen des Kauorgans hin gerichteten Anamnese sind folgende Gesichtspunkte anzusprechen (*Nilner* 1992, *McNeill* 1993) (die Ziffern entsprechen denen auf dem Funktionsbogen):
1. Derzeitige Beschwerden
2. Charakteristika der Beschwerden
3. Allgemeinmedizinische Anamnese
4. Psychosoziale Anamnese
5. Zahnmedizinische Anamnese

Die Punkte 1. bis 4. sind in dem Anamneseteil des Freiburger Funktionsbogens berücksichtigt. (Angaben zur zahnmedizinischen Anamnese (5.) sind aus praktischen Gründen in die dentale und parodontale Untersuchung integriert.)

11.2.1 Derzeitige Beschwerden und ihre Lokalisation
(Fragebogen-Seite 2)

Die aktuellen Beschwerden werden nach den Angaben des Patienten notiert. Es hat sich bewährt, wenn der Behandler die Lokalisation der Beschwerden (insbesondere Schmerzen) entsprechend den Patientenangaben in ein Schema, das den Kopf-Hals-Bereich von vorn und den Seiten darstellt, einträgt (z. B. Schmerzquelle: roter Punkt; von dort ausstrahlende Schmerzen: roter Pfeil).
Ein Hinweis für eine arthrogene Ursache bestehender Schmerzen kann die Angabe eines scharfen, stechenden Schmerzes sein. In der Regel ist der Patient in der Lage, die Stelle mit seinem Zeigefinger genau zu lokalisieren. Myogene Schmerzen zeichnen sich demgegenüber eher durch eine dumpfe Schmerzqualität aus. Bei Bitte der Angabe der genauen Lokalisation merkt man, daß sich dieser Schmerz über eine größere Fläche verteilt; der Patient benutzt dazu in der Regel mehrere Finger gleichzeitig.
Um sich einen Überblick darüber zu verschaffen, ob und wenn ja, in welchen weiteren Körperregionen der Patient an Schmerzen leidet, ist auf den folgenden beiden Seiten des Funktionsbogens (Seite 3 und 4) ein „Schmerzmännchen" in Frontal-, Seiten- und Rückenansicht abgebildet. Der Patient wird gebeten, alle vorhandene Schmerzareale im Körper darin einzuzeichnen.

11.2.2 Charakteristika der Beschwerden (jeweils einzeln)
(Seite 5 und 6)

- Erstmaliger Beginn der Beschwerden (Zeitpunkt, Ursache; Zusammenhang zu bestimmten Lebensumständen).
- Qualität, Intensität, Art der Beschwerden.
- Häufigkeit des Auftretens und Dauer der Beschwerden.
- Veränderungen der Qualität der Beschwerden im Laufe von 24 Stunden.
- Faktoren, die auf die Beschwerden Einfluß nehmen (Verschlimmerung, Besserung).

- Veränderungen der Qualität der Beschwerden im Laufe der Zeit (seit ihrem erstmaligen Auftreten).
- Aufgrund der aktuellen Beschwerden bereits erfolgte Behandlungen.

Zusätzlich kommen elfstufige numerische Schätzskalen zur Anwendung, bei denen vom Patienten die Intensität jedes der aktuellen Symptome (z. B. Schmerzen im Bereich des rechten Kiefergelenks) auf einer Skala von 0 (keine Beschwerden) bis 10 (so starke Beschwerden, wie man sich nur vorstellen kann) bewertet werden soll.

11.2.3 Besonderheiten aus dem Gesundheitsfragebogen (allgemeinmedizinische Fragen) (vgl. Kap. 4)

Hier interessieren vor allem:
- Gelenkerkrankungen (z. B. chronische Polyarthritis)
- Muskelerkrankungen (z. B. Fibromyalgie)
- Neurologische Probleme (z. B. häufiger Schwindel, Gefühllosigkeit, Sehstörungen) bzw. neurologische Erkrankungen
- Kopfschmerzen
- Schlafstörungen
- Psychologische oder psychiatrische Behandlungen (Depression)
- Unfälle
- Verletzungen im Kopf-, Hals- oder Kieferbereich
- Operationen
- Krankenhausaufenthalte
- Einnahme von Medikamenten (einschließlich Dosierungen).

Ferner ist es ratsam, nochmals gezielt nach folgenden Beschwerden bzw. Erkrankungen zu fragen:
- Ohrprobleme
- Sinusitiden
- Knochenerkrankungen
- Gastrointestinale Störungen.

Ebenso ist eine Frage nach der Höhe des täglichen Alkoholkonsums sinnvoll.

Anschließend wird notiert, ob unabhängig von den aktuellen Beschwerden früher bereits einmal eine Behandlung im Kiefergelenkbereich stattgefunden hat. Ist dies der Fall, so sind der Zeitpunkt und die Art der Therapie zu notieren. Für eventuelle Rücksprachen sollten auch Name und Adresse des Behandlers festgehalten werden.

11.2.4 Psychosoziale Anamnese

Der typische Myoarthropathie-Patient leidet an persistierenden Schmerzen (vgl. Kap. 10.4). Ziele einer psychosozialen Anamnese sind, Informationen über das Ausmaß und die Art der vom Patienten bewerteten Beschwerden (v.a. Schmerzen) sowie die psychische Befindlichkeit und den sozialen Hintergrund des Patienten zu gewinnen. Dieser Teil der Anamnese ist von großer Bedeutung, da psychosoziale Faktoren einen starken Einfluß auf ein chronisches Schmerzgeschehen ausüben können (*Rugh* und *Davis* 1992). Gleichwohl fällt es vielen Patienten häufig nicht leicht, über diesen Bereich ihres Lebens zu sprechen. Erschwerend kommt in vielen Fällen die Tatsache hinzu, daß der Zahnarzt auf psychologischem Gebiet nicht ausgebildet und daher oftmals überfordert ist. Es hat sich deshalb bewährt, wenn der Zahnarzt mit einem Psychologen zusammenarbeitet, der diesen Teil der Anamnese fachkundig übernehmen und bei Bedarf weitere diagnostische Maßnahmen (z. B. Führen eines Schmerztagebuchs) betreiben kann.

Um allerdings einen ersten Eindruck zu bekommen, ob ein chronisches Schmerzgeschehen vorhanden ist und wenn ja, wie stark dieses ausgeprägt ist und den Patienten in seinem normalen Tagesablauf behindert, sind auf den folgenden Seiten 7 und 8 des Funktionsbogens sieben Fragen aufgeführt (*Von Korff* et al. 1992, *LeResche* 1994), mit denen die Intensität der im Gesichtsbereich vorhandenen Schmerzen (Frage 2 - 4) sowie das Ausmaß schmerzbedingter Beeinträchtigungen der täglichen Beschäftigungen (Frage 5 bis 7) ermittelt werden. Dabei wird der Patient gebeten, jeweils auf einer numerischen Rating-Skala, die von 0 bis 10 reicht, abzuschätzen, wie stark er seine Beschwerden subjektiv einschätzt. Zusätzliche Informationen erhält man durch die Angabe der Anzahl der Tage, an denen aufgrund der Schmerzen eine Verrichtung der normalen Tagesaktivitäten während der letzten drei Monate nicht möglich war (Frage 1).

Die Auswertung erfolgt auf folgende Weise:
Die *charakteristische Schmerzintensität* wird errechnet, indem die Angaben aus Frage 2 bis 4 (Schmerzen im Moment, stärkster Schmerz und durchschnittlicher Schmerz während der letzten drei Monate) addiert, durch drei geteilt und dann mit 10 multipliziert werden. Auf diese Weise erhält man einen Wert, der zwischen 0 und 100 liegt.

Auf gleiche Weise wird das *Ausmaß schmerzbedingter Beinträchtigungen* errechnet: Die Angaben aus Frage 5 bis 7 werden addiert, durch drei geteilt und dann mit 10 multipliziert. Auch hierbei erhält man einen Wert zwischen 0 und 100. Dieser wird entsprechend Tabelle 12 (rechte Spalte) in 0 bis 3 Punkte umgerechnet.

Die Anzahl der Tage, an denen der Patient in den vergangenen drei Monaten aufgrund seiner Schmerzen im Gesichtsbereich seinen normalen Beschäftigungen nicht nachgehen konnte (Frage 1), wird ebenfalls entsprechend Tabelle 12 (linke Spalte) in 0 bis 3 Punkte umgerechnet. Die in der linken und rechten Spalte erzielte Punktzahl wird addiert; sie liegt zwischen 0 und 6.

Tabelle 12 Ermittlung des Beeinträchtigungs-Punktwerts

Beeinträchtigungs-Punkte	
Anzahl der Tage (0-90), an denen den Tagesaktivitäten nicht nachgegangen werden konnte und Punktumrechnung	Ausmaß der subjektiven Beeinträchtigungen (0-100) und Punktumrechnung
0- 6 Tage 0 Punkte	0-29 0 Punkte
7-14 Tage 1 Punkt	30-49 1 Punkt
15-30 Tage 2 Punkte	50-69 2 Punkte
31 und mehr 3 Punkte	70 und mehr 3 Punkte

Je nachdem, wie hoch der Patient die charakteristische Schmerzintensität angegeben hat (< 50 oder ≥ 50) und wie hoch der Beeinträchtigungs-Punktwert liegt, wird der Patient gemäß Tabelle 13 klassifiziert (*Dworkin* et al. 1992, *von Korff* et al. 1992).

Tabelle 13 Klassifikation chronischer Schmerzpatienten nach dem Ausmaß der schmerzbedingten Beeinträchtigung

Einteilung	Ermittlung	Bewertung
Geringe Beeinträchtigung Grad I: Geringe Schmerzintensität	Charakteristische Schmerzintensität < 50 und weniger als 3 Beeinträchtigungs-Punkte	Funktioneller chronischer Schmerz
Grad II: Hohe Schmerzintensität	Charakteristische Schmerzintensität ≥ 50 und weniger als 3 Beeinträchtigungs-Punkte	
Starke Beeinträchtigung Grad III: Mäßige Einschränkung	3-4 Beeinträchtigungspunkte, unabhängig von der charakteristischen Schmerzintensität	Dysfunktioneller chronischer Schmerz
Grad IV: Hochgradige Einschränkung	5-6 Beeinträchtigungspunkte, unabhängig von der charakteristischen Schmerzintensität	

Zwecks weiterführender Diagnostik und Therapie sollten Patienten mit einer Beeinträchtigung von Grad III und IV unbedingt von einem Psychologen betreut werden.

11.3 Klinische Untersuchung

Die klinische Untersuchung sollte folgende Bereiche erfassen:
1. Allgemeine Inspektion des Kopf-Hals-Bereichs
2. Überprüfung der Beweglichkeit des Unterkiefers
3. Untersuchung der Kiefergelenke
4. Palpation der Kau- und Halsmuskulatur
5. Untersuchung der Beweglichkeit der Halswirbelsäule
6. Intraorale Untersuchung

11.3.1 Allgemeine Inspektion des Kopf-Hals-Bereichs

Kopf (vor allem Gesicht) und Hals werden auf faziale Dysharmonien und Asymmetrien, Schwellungen, Rötungen, Hautveränderungen, Narben (insbesondere in der Kinnregion), motorische und sensible Ausfälle u.ä. abgesucht. Auf Hyper- und Hypotrophien im Bereich der Kau- und Halsmuskulatur ist zu achten. Dies trifft vor allem auf den M. masseter zu, der bei bruxierenden Patienten häufig verstärkt entwickelt ist. Bei deutlich sichtbaren Hyper- oder Hypotrophien kann es hilfreich sein, wenn der Patient Fotos aus früheren Jahren mitbringt, die einen Vergleich zur aktuellen Situation gestatten.

Nervöse Zuckungen im Gesichtsbereich des Patienten können einen weiteren Hinweis auf vorhandenen Disstreß geben.
Bei der äußeren Inspektion sollte man sich nicht allein auf den Kopf-Hals-Bereich beschränken, sondern ebenso die Körperhaltung des Patienten mitberücksichtigen.
Hansson et al. (1990) schlagen zwecks Erkennung von Haltungsfehlern folgende Überprüfung vor:
- Vergleich der Schulterhöhe rechts und links in der Vorderansicht
- Verlauf der Wirbelsäule in Lateral- und Dorsalansicht.

Darüber hinaus sollte die Position des Kopfes zum Rumpf beurteilt werden (*Hansson* et al. 1990). Dies geschieht in der Frontalansicht (Parallelität zwischen der Verbindungslinie der Schultern und der der Augen?) und in der Seitenansicht (kann eine Senkrechte durch den äußeren Gehörgang und die Mitte des Schultergelenks gezogen werden?).

11.3.2 Überprüfung der Beweglichkeit des Unterkiefers

Die Messungen zur Unterkieferbeweglichkeit sollten – wie die sich anschließende Palpation der Kiefergelenke und Muskulatur – möglichst standardisiert vorgenommen werden, damit ein Vergleich zwischen verschiedenen Untersuchungen und Untersuchern möglich ist.
Für eine standardmäßige Überprüfung der Unterkieferbeweglichkeit sollten folgende Punkte eingehalten werden:

- Die Patienten sollten möglichst aufrecht sitzen.
- Patienten mit abnehmbarem Zahnersatz behalten während der folgenden Untersuchungen ihren Zahnersatz im Mund. Für die intraorale Untersuchung sowie die intraorale Palpation von Kaumuskeln wird der Zahnersatz entfernt.
- Intraorale Okklusionsschienen, mit denen nicht zusätzlich fehlende Zähne ersetzt werden, werden für die Untersuchungen entfernt.
- Die Kaumuskulatur sollte sich in einem möglichst entspannten Zustand befinden.
- Liegt eine der auszuführenden Messungen zwischen zwei Millimetermarkierungen, so ist der geringere Wert zu wählen (*Dworkin* und *LeResche* 1992).

11.3.2.1 Messungen in habitueller Interkuspidation: Bestimmung des vertikalen Überbisses, der sagittalen Frontzahnstufe und einer vorhandenen dentalen Mittellinienabweichung

Zunächst wird der vertikale Überbiß („Overbite") ermittelt. Zum Zwecke der Standardisierung wird empfohlen, diese und die nachfolgenden Messungen der aktiven und passiven Kieferöffnung an den am meisten vertikal stehenden mittleren Schneidezähnen durchzuführen (*Dworkin* und *LeResche* 1992). Die entsprechenden Zähne werden im Bogen notiert. Der Patient bringt die Zähne in maximale Interkuspidation. Die Höhe der Inzisalkante des am vertikalsten stehenden oberen Schneidezahnes wird mit

einem angespitzten Bleistift auf die Labialfläche des entsprechenden unteren Zahnes übertragen. Die vertikale Distanz zwischen dieser Linie und der Inzisalkante des unteren Zahns wird mit einem Lineal mit Millimeterskalierung gemessen; die Strecke entspricht dem Ausmaß des vertikalen Überbisses. Im Falle eines Kopfbisses ist der vertikale Überbiß null, bei einem offenen Biß liegt ein negativer Überbiß vor.
Die sagittale Frontzahnstufe („Overjet") wird dadurch bestimmt, daß in maximaler Interkuspidation der Abstand zwischen den Labialflächen der unteren und der oberen Schneidezähne, an denen man den vertikalen Überbiß bestimmt hat, ermittelt wird. Bei einem Kopfbiß ist der Wert null, bei einem umgekehrten Frontzahnüberbiß wird er negativ.
Stimmt in habitueller Interkuspidation die von den mesialen Flächen der oberen mittleren Schneidezähne gebildete Mittellinie mit derjenigen der entsprechenden unteren Schneidezähne nicht überein, so wird das Ausmaß dieser Abweichung festgestellt: Die obere Linie wird mit einem Stift vertikal auf die Labialfläche des dort befindlichen Unterkiefer-Schneidezahns übertragen („korrigierte Unterkiefer-Zahnbogenmitte"). Sie dient als Referenzlinie für die folgenden Messungen der Unterkieferbewegungen zur Seite.

11.3.2.2 Darstellung der Öffnungsbewegung in der Frontalebene

Der Patient wird gebeten, den Unterkiefer in eine entspannte Position zu bringen; die Zähne sollen leichten Kontakt zueinander aufweisen. Der Patient soll nun den Unterkiefer langsam so weit wie möglich öffnen, selbst wenn er dabei Schmerzen verspüren sollte. Bei der Öffnungsbewegung beobachtet der Untersucher, ob sich der Unterkiefer-Inzisalpunkt nach rechts oder links verschiebt. Als Hilfe kann man ein Lineal vertikal zwischen den Ober- und Unterkieferinzisalpunkt halten. Gut bewährt hat es sich, wenn man jeweils zwischen die oberen und unteren mittleren Schneidezähne einen farbigen Interdentalkeil fixiert. Der Patient sollte die Unterkieferöffnungs- und -schließbewegung mehrmals durchführen. Auf dem Befundbogen wird notiert, ob die vom Unterkiefer-Inzisalpunkt beschriebene Bahn gerade verlief oder eine sichtbare Abweichung zur Seite (mehr als 2 mm) zeigte. Ist diese Abweichung derart (häufig S-förmig), daß sich Ausgangs- und Endstellung der Kieferöffnung in derselben vertikalen Linie befinden, so spricht man von einer Deviation (passagere Abweichung). Eine unkorrigierte Seitwärtsverschiebung wird demgegenüber als Deflexion (definitive Abweichung) bezeichnet. Liegt eine Seitabweichung vor, so wird ihr Ausmaß im Funktionsbogen festgehalten (z. B. „5 mm nach rechts"). Wenn man den Patienten bittet, den Mund mehrmals zu öffnen und zu schließen, kann man erkennen, ob die Abweichung weitgehend reproduzierbar ist oder nicht.
Darüber hinaus ist abzuschätzen, ob die Öffnungsbewegung mit gleichmäßiger Geschwindigkeit erfolgt oder nicht.

11.3.2.3 Messen der maximalen Kieferöffnung aktiv

Der Patient wird gebeten, ausgehend von einer entspannten Unterkieferposition und leichtem Zahnkontakt den Unterkiefer dreimal maximal zu öffnen und wieder zu schließen. Mit einem Lineal mit Millimeterangabe, einem Zirkel oder einer Schublehre wird an den gewählten Schneidezähnen der Abstand zwischen den Schneidekanten gemessen. Der Grund für ein mehr als einmaliges Messen der maximalen Kieferöffnung liegt darin, daß die meisten Patienten bei wiederholtem Öffnen in der Lage sind, den Unterkiefer um einige Millimeter weiter zu öffnen als beim ersten Versuch (*Türp* et al. 1996a). Der höchste Wert wird notiert.

Das Ausmaß des vertikalen Überbisses wird anschließend zu der erhaltenen maximalen Interinzisaldistanz addiert. Auf diese Weise erhält man den Wert der vom Patienten ausführbaren maximalen Kieferöffnung (aktive Kieferöffnung). Lag ein offener Biß vor, so wird der entsprechende Wert von der Schneidekantendistanz bei maximaler Kieferöffnung abgezogen. Es wird ferner notiert, ob, wann und wo Schmerzen bei der Kieferöffnung auftreten.

Eine aktive Kieferöffnung gilt bei Erwachsenen dann als eingeschränkt, wenn sie weniger als 40 mm beträgt. Man muß sich allerdings vergegenwärtigen, daß es sich hierbei lediglich um einen Richtwert handelt. So weist beispielsweise ein Patient, der normalerweise einen aktive Kieferöffnung von 65 mm hat, eine eingeschränkte Kieferöffnung auf, wenn diese 55 mm beträgt. Andererseits kann der Normalwert bei kleinwüchsigen Personen durchaus auch geringer als 40 mm sein.

Ferner gilt es zu beachten, daß Kieferöffnungen von mehr als 40 mm bei Patienten mit Funktionsstörungen keine Seltenheit sind. So wiesen in einer Untersuchung von *Hansson* und *Nilner* (1975) zwar 846 (79,14 %) von 1069 untersuchten Probanden mindestens ein klinisches Zeichen einer Funktionsstörung auf, davon kam eine eingeschränkte Kieferöffnung (< 40 mm), aber nur bei 22 Patienten (2,06 % des Gesamtkollektivs oder 2,6 % des Kollektivs mit klinischen Symptomen) vor.

Gründe für eine eingeschränkte Kieferöffnung liegen in der Regel in strukturellen Veränderungen im Kiefergelenkbereich oder sind durch pathologische Veränderungen in der Kiefermuskulatur bedingt.

11.3.2.4 Messen der maximalen Kieferöffnung passiv

Vor der Messung der passiven Kieferöffnung informiert der Behandler den Patienten darüber, daß er versuchen wird, mit mäßigem, dosiertem Druck den Unterkiefer über die funktionelle Bewegungsgrenze hinaus bis zur anatomischen Bewegungsgrenze hin zu dehnen. Da nicht abzuschätzen ist, ob der Patient dabei (zusätzliche) Schmerzen verspürt, sollte man ihn bitten, die Hand zu heben, wenn es für ihn zu unangenehm wird. Der Patient öffnet den Unterkiefer wiederum maximal. Der Untersucher plaziert seinen Daumen auf die Inzisalkanten der oberen Inzisivi, während der Zeigefinger auf den unteren Schneidezähnen liegt (Abb. 182). Der Unterkiefer wird bis zur anatomischen Bewegungsgrenze aufgedehnt, und die Schneidekantendistanz wird gemessen und notiert. Zur Bestimmung des Gesamtausmaßes der passiven Kieferöffnung muß der Wert des vertikalen Überbisses addiert werden. Falls bei der passiven Kieferöffnung Schmerzen auftraten, wird dies zusammen mit ihrer Lokalisation in den Befundbogen eingetragen.

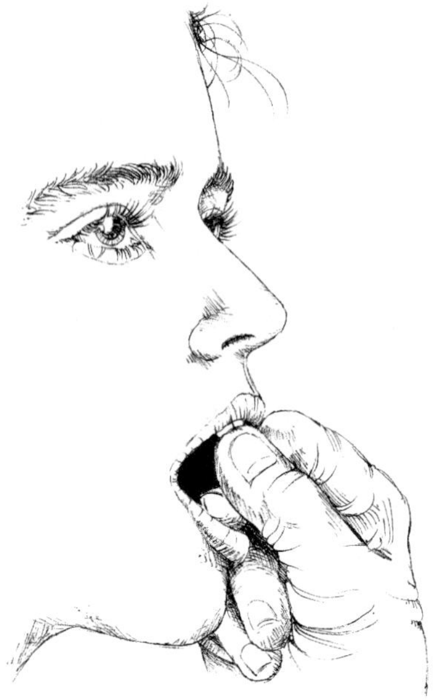

Abb. 182   Ausführung der passiven Kieferöffnung

Der Unterschied zwischen aktiver und passiver Kieferöffnung (das sog. „Endgefühl") beträgt normalerweise 1 bis 2 mm. Größere Werte sind ein Hinweis auf eine muskuläre Ursache der Funktionsstörung. Im Gegensatz zu dem sich bei normaler Funktion von Gelenken und Muskulatur elastisch anfühlenden Endgefühl ist es unter pathologischen Zuständen des Gelenks blockiert oder steif (*Hansson* et al. 1990).

11.3.2.5 *Messen der maximalen Protrusion*

Der Patient öffnet den Mund leicht und schiebt den Unterkiefer unter Zahnkontakt so weit nach vorne wie möglich, auch wenn dies mit Schmerzen verbunden sein sollte. Das Ausmaß der sagittalen Frontzahnstufe wird zu dem gemessenen Wert des Abstands zwischen den oberen und unteren Labialflächen in sagittaler Richtung addiert; im Falle eines umgekehrten Frontzahnüberbisses erfolgt eine Subtraktion der beiden Werte. Die Protrusion gilt als eingeschränkt, wenn sie weniger als 7 mm beträgt.
Zusätzlich werden vorhandene Schmerzen und Geräusche mit deren Lokalisation notiert.
Es sollte darauf geachtet werden, ob es bei Protrusion zu einer Deflexion des Unterkiefers kommt. Ist dies der Fall, so befinden sich in der vorgeschobenen Unterkieferposition die auf den Schneidezähnen angebrachten senkrechten Markierungen nicht mehr untereinander, sondern der untere Strich ist zur Seite verschoben. Das Ausmaß dieser Verschiebung wird gemessen und notiert.

11.3.2.6/11.3.2.7 Messen des maximalen Seitschubs nach rechts und links in der Frontalebene

Der Patient öffnet den Mund leicht und schiebt den Unterkiefer unter Zahnkontakt (bei vorhandener Eckzahnführung unter Eckzahnkontakt) so weit zur Seite wie möglich, auch wenn dies mit Schmerzen verbunden sein sollte, dann wieder zurück in die Ausgangsposition und dann nochmals nach rechts. Nun wird die Strecke, die die korrigierte Unterkiefer-Zahnbogenmitte nach rechts ausgeführt hat, gemessen.
Der Seitschub gilt als eingeschränkt, wenn er weniger als 7 mm beträgt. Das Ausmaß der Seitwärtsbewegung sollte für rechts und links ähnlich groß sein.
Vorhandene Schmerzen bzw. Geräusche und deren Lokalisation werden ebenfalls notiert.

Erhöhte Werte für maximale Kieferöffnung sowie Protrusion und Seitschub können Zeichen für eine Hypermobilität des Unterkiefers und ein Hinweis für eine Distraktion des Kiefergelenks sein.

11.3.3 Untersuchung der Kiefergelenke

Im Rahmen der klinischen Untersuchung der Kiefergelenke erfolgt eine Beurteilung, ob in den Kiefergelenken bei Kieferöffnung und -schluß Geräusche sowie bei Palpation Schmerzen auftreten. Darüber hinaus wird durch Palpation beurteilt, ob die Translation der Kondylen bei Kieferöffnung und Mundschluß gleichmäßig erfolgt.

11.3.3.1 Kiefergelenkgeräusche

Vorbemerkung
Über vorhandene Geräusche (Knack- oder Reibegeräusche) bei Kieferöffnung und -schluß, Protrusion und/oder Seitschub wird häufig vom Patienten berichtet. Reibegeräusche ziehen sich im Gegensatz zu Knackgeräuschen über eine längere Strecke einer Unterkieferbewegung hin. Der klinische Wert von Kiefergelenkgeräuschen ohne weitere Symptome (Schmerzen) ist zweifelhaft (*Türp* et al. 1996b, 1997).

Kieferöffnung und -schluß
Der Patient wird gebeten, dreimal langsam maximal zu öffnen – selbst wenn dabei Schmerzen auftreten sollten – und bis in maximale Interkuspidation zu schließen. Ist ein Knacken zu hören oder zu palpieren (siehe 11.3.3.2), so sollte der Untersucher feststellen, ob dieses:

- nur bei Kieferöffnung, nur bei Kieferschluß oder bei beiden Unterkieferbewegungen (sog. reziprokes Knacken) vorkommt;
- reproduzierbar ist (bei dreimaligem Öffnen und Schließen mindestens zweimaliges Vorkommen) oder nicht (nur einmaliges Auftreten);
- jeweils initial, intermediär oder terminal auftritt; und
- ob vorher vorhandene Geräusche nicht mehr auftreten, wenn der Patient bei maximal protrudiertem Unterkiefer öffnet und schließt (unter

„Bemerkungen" zu notieren). Letzteres kann ein Hinweis dafür sein, daß es durch den Vorschub zu einer Reposition eines in habitueller Interkuspidation nach anterior (-medial) verlagerten Diskus kommt, so daß eine Kieferöffnung aus der vorgeschobenen Unterkieferposition heraus mit einem regelgerecht positionierten Diskus erfolgt.

11.3.3.2 Kiefergelenk-Palpation

Bei der Palpation der Kiefergelenke ist folgendes zu beachten:

- Die Palpation erfolgt entweder mit der Endphalanx des Zeigefingers oder mit den Kuppen von Zeige- und Mittelfinger.
- Es ist darauf zu achten, daß nicht aufgrund zu langer Fingernägel des Behandlers ein falscher positiver Befund erhoben wird.
- Der ausgeübte Druck sollte bei 0,5 kp (ca. 5 N) liegen (*Dworkin* und *LeResche* 1992).
- Die Palpation sollte bilateral gleichzeitig erfolgen (*Hansson et al.* 1990).
- Die Kiefergelenke werden von lateral (präaurikulär) palpiert.

Im Zuge der Kiefergelenkpalpation können Bewegungsasymmetrien oder Blockierungen im Gelenk ertastet werden.
Schmerzen bei Palpation der lateralen Gelenkanteile lassen auf eine Mitbeteiligung der Kiefergelenkkapsel schließen (Capsulitis).

Bezüglich der Patientenreaktion nach Palpation der Kiefergelenke und Kaumuskulatur schlägt *Clark* (1984) eine genauere Differenzierung vor als die reine Ja/Nein-Antwort:

0 = keine Empfindlichkeit;
1 = vom Patienten angegebene Empfindlichkeit;
2 = Empfindlichkeit, Patient zeigt einen Augenbrauenreflex;
3 = Empfindlichkeit, Patient zeigt eine Abwehrreaktion.

Vorgehen:

a) Palpation in Ruhelage des Unterkiefers
Der Untersucher befindet sich vor oder hinter dem Patienten. Der Zeigefinger bzw. Zeige- und Mittelfinger des Untersuchers werden jeweils rechts und links vor den Tragus über das das Kiefergelenk umgebende Hautareal gelegt. Der Unterkiefer ist in Ruhelage. Bei der nun erfolgenden Palpation der lateralen Anteile (Pole) des Kiefergelenks gibt der Patient an, ob er Schmerzen oder nur leichten Druck verspürt. Treten Schmerzen auf, wird dies im Funktionsbogen in dem entsprechenden Kasten angekreuzt.

b) Laterale Palpation während der Öffnungs- und Schließbewegung des Unterkiefers
Während der Kieferöffnung kann durch die laterale Palpation die Gleichmäßigkeit der Translation der Kondylen beurteilt werden. Für diesen Teil der Palpation ist es von Vorteil, wenn der Untersucher hinter dem Patienten steht, weil die Finger auf diese Weise gleichmäßiger anliegen.

11.3.4 Palpation der Kau- und Halsmuskulatur

Bei der Palpation der Kau- und Halsmuskulatur gelten die bei der Tastung der Kiefergelenke (s. S. 350) dargelegten Grundsätze. Die Palpation erfolgt grundsätzlich beidseitig (*Nilner* 1992).
Es wird empfohlen, für die Palpation der extraoralen Muskulatur 1 kp (ca. 10 N) Druck aufzuwenden (*Dworkin* und *LeResche*1992).
Hauptziel der Palpation der Kau- und Halsmuskulatur ist es, Informationen über eine etwaige Schmerzempfindlichkeit zu erhalten. Daneben lassen sich auch Angaben über eine veränderte Gewebekonsistenz (z. B. Verhärtungen, Myogelosen), Schwellungen oder Verdickungen machen.

Folgende Kaumuskeln werden palpiert:

- M. temporalis

    Pars anterior
    Dieser Temporalisbereich wird im Schläfenbereich oberhalb des Processus zygomaticus getastet (Fossa infratemporalis).

    Pars medius
    Die Palpation erfolgt rund zwei Zentimeter vom äußeren Rand der Augenbrauen entfernt in der dort tastbaren Vertiefung.

    Pars posterior
    Die hinteren Fasern des Muskels palpiert man kranial und dorsokranial der Ohren.

- M. masseter

    Pars superficialis
    Die Palpation des oberflächlichen Anteils des M. masseter erfolgt an drei Stellen:

    - unterhalb des Jochbogens (Ursprung des Muskels)
    - im Bereich des Muskelbauchs
    - rund 1 cm anterior und kranial des Unterkieferwinkels (am Ansatz des Muskels).

- M. pterygoideus medialis
    (submandibuläre Region)
    Die Palpation erfolgt rund 2 cm vom Unterkieferwinkel entfernt an der Unterseite des Unterkiefers. Bei Schmerzen in diesem Bereich ist zu differenzieren, ob diese von der Muskulatur oder den Lymphknoten verursacht werden.

Im Bereich der Halsmuskulatur werden folgende Muskeln bzw. Muskelgruppen palpiert:

- M. sternocleidomastoideus
    Dieser Muskel wird vorteilhaft jeweils einseitig palpiert. Wenn der

Patient den Kopf leicht nach vorne beugt, in eine Richtung dreht und in dieser Stellung fixiert hält, läßt sich der Muskel auf der kontralateralen Seite gut tasten. Dies sollte an drei Stellen erfolgen:
- Unterhalb seines am Warzenfortsatz (Proc. mastoideus) und der Linea nuchae superior erfolgenden Ansatzes.
- Oberhalb seines Ursprungs am Brust- und Schlüsselbein.
- In dem dazwischenliegenden Bereich (Hauptmasse des Muskels).

- M. trapezius
  Der M. trapezius (Kapuzenmuskel) wird oberhalb der Clavicula sowie unterhalb seines Ansatzes am Hinterkopf getastet.

- Paraspinale Muskulatur
  Diese Muskeln sind rechts und links der Halswirbelsäule zu palpieren.

Die durch die Muskel- und Kiefergelenkpalpation gewonnenen Informationen dürfen nicht überinterpretiert werden. Sie haben nur eine relativ beschränkte Aussagekraft. Verschiedene, eng miteinander zusammenhängende Gründe können dafür genannt werden (*Widmer* 1992):
- Unterschiedliche Ergebnisse, die bei der Palpation durch denselben Behandler zu verschiedenen Untersuchungszeitpunkten sowie durch verschiedene Behandler untereinander erzielt werden (intra- und interindividuelle Reliabilität).
- Die nicht vorhandene Stabilität des zu messenden Phänomens (die Muskelempfindlichkeit des Patienten ist bei einer Untersuchung bzw. an einem Tag stärker, bei der anderen Untersuchung bzw. am anderen Tag schwächer ausgeprägt).
- Unterschiede bei den Patientenangaben zu vorhandenem Schmerz (vgl. Kap. 10.3).

Von manchem Autor wird der Muskelpalpation daher ein nur geringer Stellenwert eingeräumt (*Hansson* et al. 1990). Dies trifft in besonderem Maße für die intraoralen Muskeln zu, die aus diesem Grunde im Freiburger Funktionsbogen nicht berücksichtigt werden.

11.3.5 Untersuchung zur Beweglichkeit der Halswirbelsäule

Die durch die Palpation der Halsmuskulatur eingeleitete Befundung der Zervikalregion wird mit der Überprüfung der Beweglichkeit der Halswirbelsäule fortgesetzt. Die Ausdehnung der klinischen Befundaufnahme auf die Halsregion erfolgt aufgrund der Tatsache, daß ein hoher Prozentsatz von Patienten mit funktionellen Störungen im Bereich der Kiefergelenke und Kaumuskulatur ebenfalls Beschwerden in Halswirbelsäule und/oder -muskulatur aufweist (*Clark* 1984, *Göhring* et al. 1997). Dies ist nicht überraschend, denn Reflexverknüpfungen zwischen Kauapparat und Nackenbereich finden sich bereits bei vielen stammesgeschichtlichen Vorläufern des Menschen, vor allem bei Karnivoren (*Wolff* 1992).
Zur Untersuchung der Beweglichkeit der Halswirbelsäule sitzt der Patient aufrecht. Der Kopf muß in alle Richtungen frei beweglich sein, darf also keine Abstützung haben.

- Extension: Der Patient neigt den Kopf ohne Unterstützung so weit wie möglich zurück.
- Flexion: Der Patient neigt den Kopf mit leichter Unterstützung durch den Untersucher so weit wie möglich nach vorn.
- Rotation: Der Patient dreht den Kopf mit leichter Unterstützung so weit wie möglich nach rechts und links.
- Seitbeugen (Lateroflexion): Der Patient kippt den Kopf mit leichter Unterstützung so weit wie möglich zur Seite ab.

Die Durchschnittswerte für die geprüften Kopfbewegungen sind (*Hansson* et al. 1990):
- Extension: etwa 70 Grad
- Flexion: 45 bis 55 Grad
- Rotation: 80 bis 85 Grad
- Lateroflexion: etwa 45 Grad

In gegebenen Fällen, z. B. bei Palpations- oder Bewegungsschmerzen oder eingeschränkter Beweglichkeit, ist zur genaueren Abklärung eine Überweisung an einen Orthopäden angezeigt.

11.3.6 Intraorale Untersuchung

Ziel der dentalen und parodontalen Untersuchung im Rahmen des Funktionsbefunds ist es, eventuell vorhandene dentale Co-Faktoren der Funktionsstörung und intraoral lokalisierte Erkrankungen auszuschließen, die für die Beschwerden verantwortlich sein könnten.

Hierfür kann auf den bereits vorliegenden Befundbogen (vgl. Kap. 5) zurückgegriffen werden. Von Interesse im Rahmen einer auf die Erkennung von Funktionsstörungen gerichteten Befundung sind vor allem Hinweise auf orale Parafunktionen (z. B. in Form von Impressionen in der Zunge o. ä.) und Schlifffacetten bzw. Attritionen an Zähnen und Füllungen. Auch ist zu eruieren, ob der Patient von seinen oralen Parafunktionen weiß.

Zu überprüfen sind ferner die Bißverhältnisse. Vorhandener Stützzonenverlust wird notiert, ebenso deutliche Diskrepanzen zwischen habitueller und Zahnkontakten bei zentrischer Kondylenposition (ZKP). Stützzonenverlust kann zu einer Annäherung der Gelenkflächen, d. h. zu einer Kompression des Kiefergelenks führen.

Weitere auffällige Befunde können unten auf der Seite 12 des Funktionsbogens eingetragen werden.

11.4 Weitere klinische Maßnahmen

Aufgrund der Information, die der Untersucher aus Anamnese und klinischer Befunderhebung erhalten hat, läßt sich in den meisten Fällen eine Arbeitsdiagnose stellen. Bisweilen sind jedoch weitere diagnostische Maßnahmen erforderlich, um zu einer Diagnose zu gelangen. Dazu zählen in erster Linie bildgebende Verfahren (siehe 11.5). Falls erforderlich, können auch spezielle klinische Tests eingesetzt werden, so bei Verdacht auf Bruxismus (Attritionen, Schliffacetten) der Provokationstest nach *Krogh-Poulsen* (1980) oder bei Verdacht auf ein Kompressions- oder Distraktionsgelenk der Resilienztest nach *Gerber* (1971).

Provokationstest
Wenn Ober- und Unterkieferzähne im Bereich vorhandener Attritionen bzw. Schliffacetten bei entsprechender exzentrischer Positionierung des Unterkiefers genau aufeinanderpassen, läßt man den Patienten diese Unterkieferlage einnehmen und bittet ihn, etwa 15 bis 45 Sekunden fest zusammenzubeißen. Können auf diese Weise die für den Patienten typischen Schmerzsymptome provoziert werden, gilt der Test als positiv, d. h. es liegt ein offensichtlicher Zusammenhang zwischen den vorhandenen Schmerzen des Patienten und den Schliffflächen vor. Der Test gilt als negativ, wenn entweder keine oder andere Symptome als die vom Patienten geschilderten typischen Schmerzsymptome auftreten.

Resilienztest (Abb. 183)
Kontralateral des zu untersuchenden Gelenks wird auf ein antagonistisches Prämolarenpaar eine 0,3 mm dicke, rund 6 mm breite und ungefähr 6 cm lange Zinnfolie gelegt; ipsilateral wird zwischen das am weitesten posterior stehende Molarenpaar eine in einen Folienhalter eingespannte Shimstock-Folie (oder PVC-Folie) plaziert. Aufgrund der durch das Einlegen der Zinnfolie bedingten geringen Kieferöffnung (reine Rotation) ändert sich die vertikale Relation des Kondylus zur Fossa nicht, d. h. die Gelenkspaltbreite bleibt unverändert. Bei „normalem", nicht-komprimiertem Gelenk wird beim Zubeißen die Shimstock-Folie zwischen den Zahnreihen gehalten; dabei nähern sich Kondylus und temporale Gelenkfläche einander an (Abb. 183a1-2). Ein bereits im „Normalzustand" komprimiertes Gelenk weist demgegenüber keine Resilienz mehr auf, so daß der Untersucher die Shimstock-Folie zwischen den Molaren durchziehen kann (Abb. 183c1-2). Halten die Molaren die Folie, so sollte umgekehrt überprüft wer-

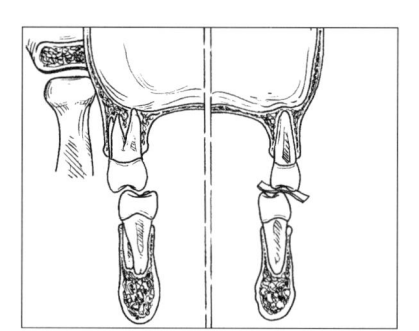

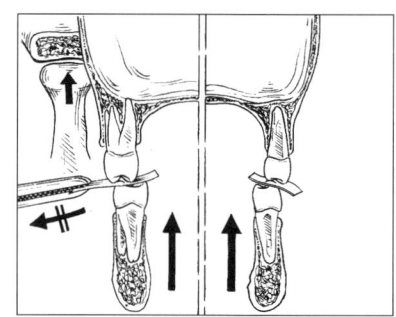

Abb. 183 a bis d   Resilienztest nach *Gerber* (1971)
a1-2)   Zwischen einem Prämolarenpaar der kontralateralen Seite befindet sich eine einfach eingelegte, 0,3 mm dicke Zinnfolie. Zwischen den distalsten antagonistischen Molaren der zu untersuchenden Seite wird eine Shimstock-Folie eingelegt. Bei normaler Gelenkspaltbreite wird die Shimstock-Folie beim Zubeißen gehalten.

Weitere klinische Maßnahmen 355

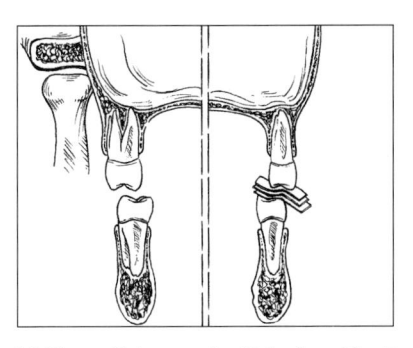

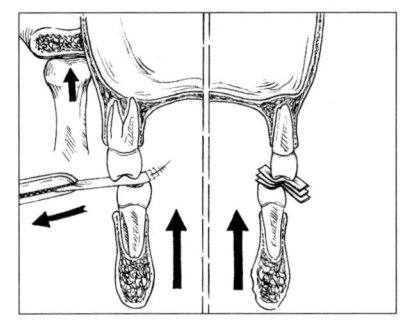

b1-2) Bei normaler Gelenkspaltbreite wird bei dreifach eingelegter Zinnfolie die Shimstock-Folie nicht gehalten.

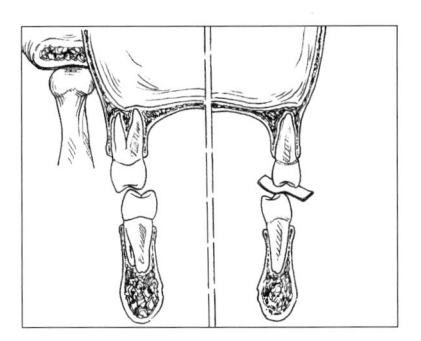

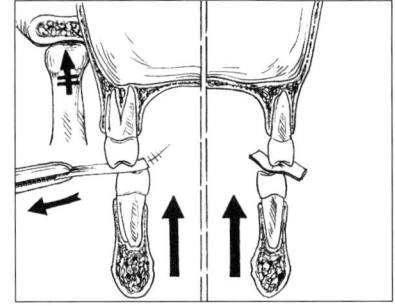

c1-2) Bei komprimiertem Gelenk und daraus resultierender verminderter Gelenkspaltbreite wird bei einfach eingelegter, 0,3 mm dicker Zinnfolie die Shimstock-Folie nicht gehalten.

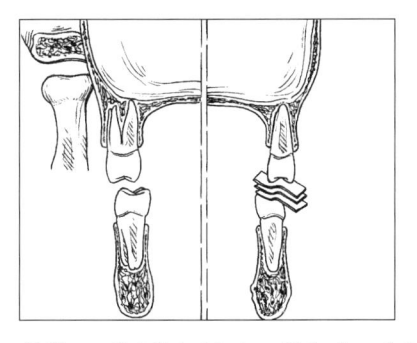

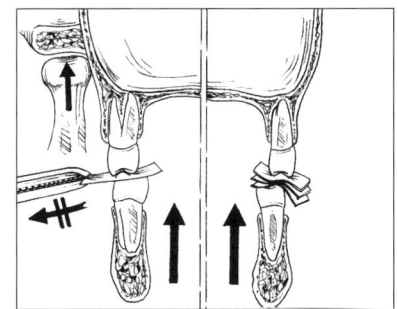

d1-2) Bei distrahiertem Gelenk und daraus resultierender erhöhter Gelenkspaltbreite wird bei dreifach eingelegter Zinnfolie die Shimstock-Folie gehalten.

den, ob auch bei einer dreifachen Folienstärke (0,9 mm) noch ein Zahnkontakt im Molarenbereich möglich ist. Bei einem nicht-distrahierten Gelenk ist dies nicht der Fall, weil der Abstand zwischen den Molaren größer ist als die Komprimierbarkeit im Gelenk (Abb. 183b1-2). Kann demgegenüber beim Zubeißen die Shimstock-Folie bei dreifacher (oder sogar bei vierfacher) Zinnfolie durch die Molaren gehalten werden, so ist die Resilienz dieser Kiefergelenkseite höher als normal (Abb. 183d1-2), was den Verdacht auf ein Distraktionsgelenk nahelegt.

Bei „normalen" Gelenkverhältnissen sollte bei doppelter Zinnfolie (0,6 mm) die Shimstock-Folie bei festem Zubeißen von den posterioren Molaren gehalten werden; bei nur leichtem Kieferschluß sollte sie sich hingegen von den Zähnen abziehen lassen (*Gerber* 1989).

Der Resilienztest darf nicht überinterpretiert werden. Er gibt lediglich einen Hinweis und muß, wenn er erhoben wird, immer in Zusammenhang mit anderen Befunden sowie den vorhandenen subjektiven Symptomen gesehen werden.

Bei Bedarf können weitere klinisch-diagnostische Maßnahmen sinnvoll sein, wie z. B. die sog. manuelle Funktionsanalyse (*Hansson* et al. 1990). Sie besteht aus der Ausführung von passiven Bewegungen des Unterkiefers, Gelenktesten sowie der Überprüfung der Muskelfunktion. Hauptziel der manuellen Funktionsanalyse ist es, zu unterscheiden, ob vorhandene Beschwerden im Kiefergelenk (arthrogen) oder in der Kaumuskulatur (myogen) lokalisiert sind.

11.5 Bildgebende Verfahren

Der Einsatz bildgebender Verfahren zum Zwecke der weiteren diagnostischen Abklärung kann bei Vorliegen von intrakapsulären (artikulären) Störungen indiziert sein.

Die wichtigsten Verfahren, die für diesen Zweck angewendet werden, werden im folgenden kurz vorgestellt (vgl. *Dixton* 1991, *Westesson* 1992). Es sind dies:

- Panoramaschichtaufnahme
- Schräglaterale transkranielle Röntgenaufnahme (z. B. nach Schüller)
- Röntgentomographie
- Arthrotomographie
- Computer-Tomographie
- Kernspin-Tomographie (Magnetresonanz-Tomographie)
- Arthroskopie

All diese Verfahren sind bezüglich ihrer Aussagekraft spezifischen Beschränkungen unterworfen, was für diagnostische Schlußfolgerungen, die mit ihrer Hilfe getroffen werden, unbedingt in Betracht gezogen werden muß, um Überinterpretationen und daraus resultierende Übertherapien zu vermeiden.

Des weiteren ist zu beachten, daß die mit Hilfe von bildgebenden Verfahren erhaltenen Ergebnisse hinsichtlich ihrer Interpretation intra-, aber vor allem auch interindividuell zum Teil beträchtlichen Schwankungen bzw. Unterschieden unterworfen sind (*Liedberg* et al. 1985).

11.5.1 Panoramaschichtaufnahme

Die Panoramaschichtaufnahme (Orthopantomogramm) zeichnet sich dadurch aus, daß sie – bei relativ geringer Strahlenbelastung – einen Gesamtüberblick über die Kieferregion einschließlich der beiden Kiefergelenke bietet. Da eine relativ breite Schicht dargestellt wird (im Kiefergelenkbereich rund 20 mm), kommt es zu Überlagerungseffekten (Summationseffekten), was sich, verglichen beispielsweise mit einer konventionellen Röntgentomographie, in einer verringerten Zeichenschärfe widerspiegelt (*Düker* 1992).

Zum Zwecke einer weitgehend reproduzierbaren Darstellung der Kondylen ist es vorteilhaft, wenn die Röntgenaufnahme standardmäßig in maximaler Interkuspidation angefertigt wird.

Im Kiefergelenkbereich sind in der Panoramaschichtaufnahme die Kondylen hinsichtlich ihrer Morphologie relativ gut zu beurteilen, während diagnostische Aussagen über Fossa mandibularis, Tuberculum articulare bzw. Eminentia articularis und Gelenkspalt kaum möglich sind (*Düker* 1992). Insgesamt gesehen ist der Wert einer Panoramaschichtaufnahme für die Kiefergelenksdiagnostik beschränkt (*Ruf* und *Pancherz* 1995, *John* und *Pullinger* 1997). Aufgrund der durch den Strahlengang bedingten Verzerrungen eignet sich diese Röntgentechnik auch nicht für die Diagnostik von vertikalen Asymmetrien zwischen rechtem und linkem Kondylus bzw. Ramus (*Türp* et al. 1995). Selbst wenn es gelingt, den Patienten ganz genau in der Mediansagittalebene zu zentrieren, so kommt es, bedingt durch den Strahlengang, zu Verzerrungen und zu Unterschieden in der Größenabbildung zwischen beiden Seiten.

Eine Darstellung des Discus articularis ist mit einer Panoramaschichtaufnahme nicht möglich.

Dem Orthopantomogramm kommt allerdings im Rahmen der Differentialdiagnose von Beschwerden im Kausystem eine wichtige Bedeutung zu, um pathologische Zustände außerhalb der Kiefergelenke (z. B. verlagerte Weisheitszähne, Zysten, Tumoren) zu erkennen.

11.5.2 Schräglaterale transkraniale Röntgenaufnahme

Transkranielle Aufnahmen zur Darstellung ausschließlich knöcherner Strukturen haben den Vorteil, daß sie vom Zahnarzt in der Praxis ausgeführt werden können. Voraussetzung ist ein Dentalröntgengerät mit mindestens 70 kV. Ein typisches Beispiel einer transkranialen Aufnahme ist die Kiefergelenkaufnahme (Felsenbeinaufnahme) nach *Schüller*. Hierbei handelt es sich um eine dorsokranial exzentrische Aufnahme, bei der der Strahlengang in der Horizontalen rund 10 bis 30 Grad von kranial und in der Vertikalen rund 10 Grad von dorsal verläuft. Die superior-inferiore Einstellung in der Vertikalen hat den Zweck, eine Überlagerung des Felsenbeins und der Schädelbasis zu vermeiden. Aufgrund des Strahlengangs wird mit dieser sagittalen Aufnahmetechnik allerdings nur der laterale Anteil (Pol) des Kondylus abgebildet; die zentralen und medialen Bereiche werden auf das Collum mandibulae projiziert und sind einer Interpretation daher nicht zugänglich. Pathologische Veränderungen im Bereich der artikulierenden Oberflächen werden daher häufig nicht wiedergegeben (*Laskin* und *Greene* 1990). Ein weiterer Nachteil besteht darin, daß nicht die kraniale, sondern die laterale Kondylenkontur auf dem Röntgenbild als kranialster Bereich erscheint.

In der Horizontalen soll der Röntgenstrahl in der Kondylenlängsachse verlaufen. Dadurch soll verhindert werden, daß sich die medialen Kondylusanteile in den Gelenkspalt projizieren und so eine Verringerung des Kiefergelenkspaltes vorgetäuscht wird. Auch durch vorheriges Anfertigen einer Submento-Vertex-Aufnahme (inferior-superiorer Strahlengang) und Ausmessen der Angulation der Kondylen in der Horizontalen (korrigierte Technik) können Falschinterpretationen nicht immer vermieden werden. Ein Darstellung und Beurteilung der knöchernen Strukturen (des lateralen Gelenkdrittels) ist mit dieser relativ preiswerten und nur eine geringe Strahlenbelastung aufweisende Aufnahmetechnik möglich, nicht aber, wie erwähnt, eine Beurteilung der Gelenkspaltbreite und damit der genauen Kondylusposition, da sich diese abhängig von der Einstellung des Zentralstrahls ändert. Im Falle einer Wahlmöglichkeit sollte der transkranialen Aufnahmetechnik ein Röntgentomogramm vorgezogen werden.

11.5.3 Röntgentomographie

Kiefergelenk-Tomogramme erlauben parallele Serienschnitte in einem rechten Winkel durch die Kondylenlängsachse ohne Überlagerung anatomischer Strukturen. Die am häufigsten ausgeführte Tomographie-Aufnahme zum Zwecke der Darstellung der Kiefergelenkregion ist die laterale Darstellung. Die Dicke der dargestellten und üblicherweise zwischen 1,8 und 3 mm von der Hautoberfläche entfernten Schicht beträgt in der Regel nur 1 mm.

Die gewünschte Schicht (z. B. durch den medialen, zentralen oder lateralen Bereich des Kiefergelenks) kann nur dann überlagerungsfrei dargestellt werden, wenn während der Aufnahme eine (spiralige oder hypozykloide) Verwischung der außerhalb der dargestellten Schicht befindlichen Knochenstrukturen erfolgt. Dies wird dadurch ermöglicht, daß sich Strahlenquelle und Filmkassette in entgegengesetzten Richtungen bewegen, während sich die abzubildende anatomische Struktur im Rotationszentrum der Bewegung von Strahlenquelle und Filmkassette befindet.

Mit Hilfe tomographischer Aufnahmen können neben Aussagen zur Größe und Form des Kondylus Angaben zu morphologischen Veränderungen im Bereich der knöchernen Kiefergelenkstrukturen getroffen werden, wie sie beispielsweise bei Arthrose (Schliffflächen, Osteophyten, subchondrale Sklerosierung) vorkommen. Frühe degenerative Prozesse lassen sich demgegenüber häufig nicht erkennen. Nachteilig ist ferner, daß die am weitesten lateral und medial gelegenen Gelenkanteile nicht erfaßt werden.

Mit Röntgentomogrammen ist für die jeweils abgebildete Schicht zwar eine Beurteilung der Gelenkspaltbreite bzw. der Position des Kondylus innerhalb der Fossa möglich, weil es bei dieser Aufnahmetechnik zu einer kon-

stanten Vergrößerung der dargestellten Strukturen kommt. Davon abgeleitete diagnostische Aussagen zu einer vorhandenen Symptomatik sind aber deshalb kritisch zu beurteilen, weil bereits bei asymptomatischen Personen in maximaler Interkuspidation eine große Variabilität der Kondylenposition vorliegt. Ebensowenig können von der abgebildeten Kondyluslage in der Gelenkpfanne diagnostische Aussagen bezüglich etwaiger Diskusverlagerungen getroffen werden.
Tomographien werden normalerweise in zwei Kiefergelenkpositionen angefertigt, nämlich bei maximaler Interkuspidation und bei definierter Kieferöffnung (ein Einmalkorken definierter Höhe wird zu diesem Zweck zwischen die Frontzähne plaziert). Eine nützliche zusätzliche Tomographie-Aufnahme ist die Darstellung der Kiefergelenke in der Frontalebene (koronale Darstellung).
Eine Darstellung der weichgewebigen Anteile des Kiefergelenks, vor allem des Discus articularis, ist mit der konventionellen Tomographie nicht möglich. Dies gelingt nur, wenn man vor der Anfertigung der Tomogramme ein radiopakes Kontrastmittel in den Gelenkspalt injiziert (Arthro(tomo)graphie).

11.5.4 Arthrotomographie

Das Wesen der Kiefergelenk-Arthrotomographie besteht darin, daß nach Injektion eines röntgensichtbaren (radiopaken) Kontrastmittels in die Gelenkkammer(n) eine oder mehrere Röntgentomogramme angefertigt werden. Auf diese Weise können Aussagen über die Form des Discus articularis und seine Lage relativ zum Kondylus (insbesondere bei anterioren Diskuspositionen) sowie über eventuelle Verklebungen (Adhäsionen) und Perforationen getroffen werden.
Generell läßt sich die Arthrotomographie mit isolierter Kontrastdarstellung des unteren Gelenkspalts (*Reich* 1987) von der Doppelkontrast-Arthrographie unterscheiden, bei welcher neben der Injektion eines Kontrastmittels in die untere bzw. obere Gelenkkammer auch Luft injiziert wird (*Arnaudow* und *Pflaum* 1974, *Westesson* 1983).
Durch Kopplung an ein Videoaufnahmegerät können die Bewegungen von Kondylus und Diskus in Form einer sog. Videofluoroskopie dynamisch dargestellt werden.
Die Arthrographie als invasives, aufgrund der Injektion des Kontrastmittels nicht immer schmerzloses und zudem mit Röntgenstrahlen verbundenes Verfahren, ist in der Diagnostik heute weitgehend durch die Kernspintomographie ersetzt. Zum Nachweis einer Diskusperforation stellt sie allerdings das diagnostische Verfahren der Wahl dar.

11.5.5 Computer-Tomographie

Das Computertomogramm ist das einzige bildgebende Verfahren, mit dem knöcherne Anteile und Weichgewebsstrukturen in einer Aufnahme wiedergegeben werden können.
Strukturelle Veränderungen im Bereich der knöchernen Anteile der Kiefergelenkregion werden genauer dargestellt als mit Hilfe von konventio-

nellen Tomogrammen oder der Kernspintomographie (*de Bont* et al. 1993). Aussagen zur Form und Lage des Diskus im Gelenkspalt sind zwar möglich; für verläßliche diagnostische Urteile ist dieses Verfahren bislang aber noch relativ beschränkt: Aufgrund der Tatsache, daß sich die in der Umgebung des Diskus befindlichen Weichgewebe (z. B. der Ansatzbereich des M. pterygoideus lateralis) ähnlich darstellen wie der Diskus selbst, sind Falschinterpretationen möglich. Auch sind Perforationen zwischen dem oberen und unteren Gelenkspalt nicht darstellbar.

Wegen der Kosten, der Strahlenbelastung und des großen apparativen Aufwands bleiben computertomographische Aufnahmen im Rahmen der Kiefergelenkdiagnostik auf spezielle Fälle beschränkt (z. B. durch Entwicklungsstörungen, Tumoren oder Traumen (z. B. Frakturen) bedingte Veränderungen im Kiefergelenkbereich).

Neuerdings ist auch eine dreidimensionale Darstellung von Computer-Tomographien möglich.

11.5.6 Kernspin-Tomographie (Magnetresonanz-Tomographie)

Im Gegensatz zu den vorher dargestellten bildgebenden Verfahren kommen bei der Magnetresonanztomographie (MRT, engl.: MRI) keine ionisierenden Strahlen zur Anwendung.

Dieses nicht-invasive Verfahren zeichnet sich dadurch aus, daß eine weitestgehend überlagerungsfreie (dünne Schichtdicken) und daher eine deutliche Darstellung der Weichgewebe, im Kiefergelenkbereich insbesondere des Discus articularis, möglich ist. Aus diesem Grunde können Aussagen über die Morphologie und Lage des Diskus getroffen werden.

Knöcherne Strukturen werden demgegenüber weniger gut abgebildet als zum Beispiel im Computertomogramm.

In Anbetracht der hohen Kosten, die mit der Anfertigung von solchen Aufnahmen verbunden sind, ist die Magnetresonanztomographie nur in speziellen Fällen indiziert, insbesondere bei Verdacht auf Diskusverlagerung, wenn auch ein operatives Eingreifen in Erwägung gezogen wird. In solchen Fällen sind innerhalb ein- und derselben Einzelschicht nicht nur Aufnahmen in maximaler Interkuspidation und bei maximaler Kieferöffnung sinnvoll, sondern auch in Zwischenpositionen. Werden diese Aufnahmen mittels Videotechnik schnell aneinandergereiht, ergibt sich eine aus Einzelbildern bestehende „pseudodynamische" Darstellung der Kondylus-Diskus-Bewegungen bei Kieferöffnung und -schluß (*Kordaß* et al. 1992), die sich vor allem für Forschungs- und Lehrzwecke einsetzen läßt.

Da sich mit Hilfe von kernspintomographischen Aufnahmen auch bei völlig symptomlosen Patienten Diskusverlagerungen nachweisen lassen, kommt der Kernspintomographie nur eine unterstützende Funktion zur klinischen Befunderhebung zu. Aus der alleinigen Beurteilung ist keinesfalls eine Diagnose oder Therapie ableitbar.

Für bestimmte Patienten bestehen Kontraindikationen für die Anfertigung von Kernspintomographien, so z. B. für Patienten mit Herzschrittmachern.

11.5.7 Arthroskopie

Bei der Arthroskopie handelt es sich um ein invasives Verfahren, bei dem mit Hilfe spezieller Endoskope eine direkte Sicht in den oberen oder unteren Gelenkspalt möglich wird, ohne diesen chirurgisch eröffnen zu müssen. Zur weiteren Untersuchung können auch Gewebeproben (z. B. von einer verdickten Synovialmembran) entnommen werden. Zusätzlich zur Diagnostik bzw. Verifikation von Adhäsionen und Perforationen besteht für die obere Gelenkkammer die Möglichkeit therapeutischer Eingriffe (vgl. Kap. 12.12).

11.6 Zusätzliche diagnostische Möglichkeiten

Neben der klinischen Untersuchung und dem Einsatz bildgebender Verfahren werden in der Regel *Studienmodelle* angefertigt, die mittels zentrischer Registrierung und Gesichtsbogenübertragung in einen Artikulator montiert werden. Mit Hilfe der Modelle lassen sich die intermaxillären und okklusalen Beziehungen beurteilen. Bruxismusbedingte Attritionen sind auf den Modellen gut zu erkennen.

Bei chronischen Schmerzzuständen, wie auch bei konkretem Verdacht auf eine psychogene (Mit-)Ursache von bestehenden Beschwerden im stomatognathen System (Disstreß; chronische Schmerzen; psychische Probleme) oder auf eine vorliegende psychiatrische Erkrankung ist eine *psychologische* bzw. *psychiatrische Diagnostik* durch einen entsprechend geschulten Psychologen bzw. Facharzt dringend zu empfehlen, damit das Ausmaß der psychischen Mitbeteiligung festgestellt und entsprechend geeignete Therapiemaßnahmen ausgewählt werden können.

Internistische Abklärungen mit *Laboruntersuchungen* von Blut und Harn sind bei Verdacht des Vorliegens von systemischen Erkrankungen oder von Infektionen wie rheumatoider Arthritis oder Gicht indiziert.
In naher Zukunft könnte die Analyse der Synovialflüssigkeit zur Erkennung von beginnenden Veränderungen im Kiefergelenk größere Bedeutung erlangen.

Dreidimensionalen elektronischen Aufzeichnungen (Axiographien) der von den Kondylen ausgeführten Bahnen während der Bewegungen des Unterkiefers wird von einigen, insbesondere europäischen Autoren eine relativ wichtige Bedeutung beigemessen, um Störungen bzw. Einschränkungen der Kondylenbeweglichkeit festzustellen und mit Hilfe der aufgezeichneten Spuren Aussagen über eine pathologische Gelenksymptomatik abzuleiten (*Piehslinger* 1992). Die diagnostische Bedeutung solcher Aufzeichnungen muß jedoch aus verschiedenen Gründen relativiert werden (*Zimmer* 1993): Zum einen weisen die Kondylenbahnen von nicht-funktionsgestörten Personen kein typisches Muster im Sinne einer „idealen Bewegungsbahn" auf, die sich von derjenigen, die funktionsgestörte Patienten zeigen, zweifelsfrei unterscheidet und demnach als „Vergleichsbahn" herangezogen werden könnte. So gibt es einerseits auch bei klinisch Gesunden auffällige Axiographie-Befunde (Zacken, plötzliche Richtungsänderungen), und andererseits unauffällige Bahnen bei funktionsgestörten Patienten. Zum anderen sind die aufgezeichneten Bewegungsbahnen nicht absolut reproduzierbar, d. h. mehrmalige Aufzeichnungen differieren zum Teil deutlich voneinander. Allerdings können solche axiographische Darstellungen Informationen geben, die in bestimmten Fällen, zum Beispiel bei Diskusverlagerungen, zusammen mit der klinischen Erhebung und mit bildgebenden Verfahren einen zusätzlichen Beitrag zur Erstellung bzw. Bestätigung einer Diagnose liefern können (*Zimmer* 1993). *Lund* et al. (1995) hingegen bezweifeln in einer Literaturübersicht einen diagnostischen Wert achsiographischer Befunde.

Hat das Registriersystem die Möglichkeit, auch die Bahnen des Unterkiefer-Inzisalpunktes zu messen, so kann man auf diese Weise z. B. die Öffnungsbewegung in der Frontalebene darstellen und hat dadurch die Möglichkeit, Abweichungen von der geraden Idealbahn genauer zu analysieren, als dies bei einer rein visuellen Beurteilung am Patienten möglich ist.

Weitere Möglichkeiten:

Die *Elektromyographie* (EMG) besitzt in der Zahnmedizin eine große Bedeutung für die Aufzeichnung der Kaumuskelaktivität, beispielsweise bei vorhandenen Parafunktionen (Bruxismus). Als diagnostisches Hilfsmittel für die routinemäßige Abklärung von funktionellen Störungen wird die EMG hingegen bislang nicht empfohlen (*Mohl* et al. 1990a, *Widmer* 1992, *McNeill* 1993, *Ott* 1994).

Die gleiche Aussage gilt für die *Sonographie* bzw. die Doppler-Auskultation, mit denen Gelenkgeräusche aufgezeichnet und graphisch dargestellt werden können. Ihnen wird im Vergleich mit der Beurteilung von Gelenkgeräuschen per Ohr oder mittels Stethoskop kein Vorteil eingeräumt (*Mohl* et al. 1990a, *McNeill* 1993).

Ebenso wird die Nützlichkeit der *Thermographie* für die Diagnostik von funktionellen Beschwerden in Frage gestellt (*Mohl* et al. 1990b, *McNeill* 1993). Bei der Thermographie wird von der Annahme ausgegangen, daß aufgrund von Unterschieden im Ausmaß der Durchblutung der oberflächlich gelegenen Weichgewebe eine Temperaturdifferenz zwischen einer erkrankten und einer gesunden Seite vorhanden ist.

Eine relativ neue Methode zur Erkennung von Diskusverlagerungen und zur Bestimmung der Position des Kondylus ist die Verwendung von *Ultraschall* (*Gateno* et al. 1993). Sie hat allerdings, nicht zuletzt aufgrund ihrer eingeschränkten Bildqualität, erst geringe Verbreitung gefunden.

Ebenfalls erst seit kurzer Zeit lassen sich mit Hilfe der sog. *Elektrovibratographie* (EVG) Kiefergelenk-Vibrationen darstellen. Diese Technik soll sich dazu eignen, durch Analyse der aufgezeichneten Schwingungen im Hinblick auf Frequenz, Amplitude und andere Parameter klinisch gesunde und funktionsgestörte Kiefergelenke voneinander zu unterscheiden (*Christensen* und *Orloff* 1992).

11.7 Stellen einer (Arbeits-)Diagnose

Aufgrund der erfolgten diagnostischen Maßnahmen sollte es möglich sein, zumindest eine vorläufige Diagnose zu stellen. Dabei ist zu beachten, daß nicht wenige Patienten gleichzeitig verschiedene Beschwerden im kraniofazialen oder kraniozervikalen Bereich aufweisen (z. B. einseitiges schmerzhaftes Kiefergelenkknacken, geringe Palpationsempfindlichkeit im Bereich beider Mm. temporales), die miteinander in einem funktionellen Zusammenhang stehen können oder auch nicht. Falls ein Zusammenhang nicht zweifelsfrei hergestellt werden kann, sollten die Beschwerden als voneinander unabhängige Phänomene betrachtet werden, und nur das Hauptsymptom (im obengenannten Beispiel die intraartikulären Beschwerden) sollte therapiert werden (*Greene* 1992).

Differentialdiagnostisch auszuschließen sind pathologische Zustände aus Bereichen außerhalb der Kiefergelenke und Kiefermuskulatur, wie Pulpitis, Dentitio difficilis, Sinusitiden, Otitiden, Migräne, Neuralgien, Neoplasmen, Psychosen etc. Bei entsprechendem Verdacht sollte zwecks Abklärung an einen entsprechenden Facharzt überwiesen werden.

Literatur

Arnaudow M., Pflaum J.: Neue Erkenntnisse in der Beurteilung der Kiefergelenktomographie. Dtsch Zahnärztl Z 1974; 29: 554-556.

de Bont L.G.M., van der Kuijl B., Stegenga B., Vencken L.M., Boering G.: Computed tomography in differential diagnosis of temporomandibular joint disorders. Int J Oral Maxillofac Surg 1993; 22: 200-209.

Christensen L.V., Orloff J.: Reproducibility of temporomandibular joint vibration (electrovibratography). J Oral Rehabil 1992; 19: 253-263.

Clark G.T.: Examining temporomandibular disorder patients for craniocervical dysfunction. Cranio 1984; 2: 56 – 63.

Düker J.: Röntgendiagnostik mit der Panoramaschichtaufnahme. Hüthig, Heidelberg 1992.

Dixton D.C.: Diagnostic imaging of the temporomandibular joint. Dent Clin North Am 1991; 35 (1): 53-74.

Dworkin S.F., LeResche L. (Hrsg.): Research diagnostic criteria for temporomandibular disorders: Review, criteria, examinations and specifications, critique. J Craniomand Disorders 1992; 6: 301- 355.

Gateno J., Miloro M., Hendler B.H., Horrow M.: The use of ultrasound to determine the position of the mandibular condyle. J Oral Maxillofac Surg 1993; 51: 1081-1086.

Gerber A.: Kiefergelenk und Zahnokklusion. Dtsch Zahnärztl Z 1971; 26: 119-141.

Gerber A.: Resilienztest nach Gerber. In: Gerber A., Steinhardt G. (Hrsg.): Kiefergelenkstörungen – Diagnostik und Therapie. Quintessenz, Berlin 1989. S. 107.

Göhring T.N., Ahlers M.O., Jakstat H.A., Tioka A., Jüde H.D., Toussaint R., Liebs T., Rehder U.: Kranio-mandibuläre Funktionsstörungen bei Hamburger Bauarbeitern. Dtsch Zahnärztl Z 1997; 52: 280-282.

Greene C.S.: Managing TMD patients: Initial therapy is the key. J Am Dent Assoc 1992; 123: 43-45.

Hansson T., Nilner M.: A study of the occurrence of symptoms of diseases of the temporomandibular joint, masticatory musculature and related structures. J Oral Rehabil 1975; 2: 313 -324.

Hansson T., Honée W., Hesse J.: Funktionsstörungen im Kausystem. 2. Auflage. Hüthig, Heidelberg 1990.

John M., Pullinger A.G.: Pantomographie – ein diagnostisches Verfahren für knöcherne Veränderungen des Kiefergelenkes? Dtsch Zahnärztl Z 1997; 52: 553-557.

Kordaß B., Hugger A., Assheuer J., Mai J.K., Stüttgen U.: Bewegungsstudien der Kiefergelenkfunktion. ZWR 1992; 101: 10-15.

Krogh-Poulsen W.: Orthofunktion und Pathofunktion des mastikatorischen Systems unter Berücksichtigung der beteiligten Muskelgruppen. In: Drücke W., Klemt B. (Hrsg.): Kiefergelenk und Okklusion. Quintessenz, Berlin 1980.

Laskin D.M., Greene C.S.: Diagnostic methods for temporomandibular disorders: What we have learned in two decades. Anesth Prog 1990; 37: 66-71.

LeResche L.: Persönliche Mitteilung, 1994.

Liedberg J., Rohlin M., Westesson P.-L.: Observer performance in assessment of condylar position in temporomandibular joint radiograms. Acta Odontol Scand 1985; 43: 53-58.

Lund J.P., Widmer C.G., Feine J.S.: Validity of diagnostic and monitoring tests used for temporomandibular disorders. J Dent Res 1995; 74: 1133-1143.

McNeill Ch. (Hrsg): American Academy of Orofacial Pain (AAOP): Temporomandibular disorders. Guidelines for Classification, Assessment, and Management. 2. Auflage. Quintessence, Chicago 1993.

Mohl N.D., Lund J.P., Widmer C.G., McCall jr. W.D.: Devices for the diagnosis and treatment of temporomandibular disorders. Part II. Electromyography and sonography. J Prosthet Dent 1990a; 63: 332-336.

Mohl N.D., Ohrbach R.K., Crow H.C., Gross A.J.: Devices for the diagnosis and treatment of temporomandibular disorders. Part III: Thermography, ultrasound, electrical stimulation, and electromyographic feedback. J Prosthet Dent 1990b; 63: 472-477.

Nilges P.: Koryphäen und Koryphäenkiller bei der Gesichtsschmerztherapie. Phillip J 1995, 12: 349-354.

Nilner M.: Epidemiolgic studies in TMD. In: McNeill Ch. (Hrsg.): Current Controversies in Temporomandibular Disorders. Quintessence, Chicago 1992. S. 21-26.

Ott R.W.: Möglichkeiten und Grenzen der Elektromyographie in der Zahnheilkunde. Dtsch Zahnärztl Z 1994; 49: 20-24.

Piehslinger E., Celar A., Celar R., Slavicek R.: Elektronische Axiographie – Prinzip und Methodik. Z Stomatol 1992; 89: 199-218.

Price C., Connell D.G., Mackay A., Tobias D.L.: Three-dimensional reconstruction of magnetic resonance images of the temporomandibular joint by I-DEAS. Dentomaxillofac Radiol 1992; 21: 148-153.

Reich R.H.: Möglichkeiten und Grenzen der Arthrotomographie des Kiefergelenks. In: Schwenzer N., Pfeifer G. (Hrsg.): Fortschritte der Kiefer- und Gesichtschirurgie. Bd. XXXII. Thieme, Stuttgart 1987. S. 42-46.

Ruf S., Pancherz H.: Is orthopantomography reliable for TMJ diagnosis? An experimental study on a dry skull. J Orofac Pain 1995; 9: 365-374.

Rugh J.D., Davis S.E.: Temporomandibular disorders: Psychological and behavioral aspects. In: Sarnat B.G., Laskin D.M. (Hrsg.): The Temporomandibular Joint: A Biological Basis for Clinical Practice. 4. Aufl. Saunders, Philadelphia 1992. S. 329-345.

Sieper J., Eggens U.: Diagnostik der rheumatologischen Arthritis. Dtsch Med Wschr 1996; 121: 523-526.

Türp J.C., Strub J.R.: Der Freiburger Funktionsbogen für Patienten mit Funktionsstörungen des Kausystems. Quintessenz 1994; 45: 1443-1454, 1583-1596.

Türp J.C., Vach W., Strub J.R., Harbich K., Alt K.W.: Erkennung von mandibulären Asymmetrien auf der Panoramaschichtaufnahme. Ein Beispiel für die Notwendigkeit der Beurteilung der Güte eines diagnostischen Verfahrens. Schweiz Monatsschr Zahnmed 1995; 105: 755-759.

Türp J.C., Vach W., Strub J.R.: Abhängigkeit des Ausmaßes der maximalen Mundöffnung von der Anzahl der Meßwiederholungen. Quintessenz 1996a; 47: 101-110.

Türp J.C., Strub J.R.: Gelenkgeräusche aus der Sicht der Orthopädie – eine Fragebogenstudie unter Lehrstuhlinhabern. Dtsch Zahnärztl Z 1996b; 51: 345-349.

Türp J.C., Vach W., Strub J.R.: Die klinische Bedeutung von Kiefergelenkgeräuschen. Schweiz Monatsschr Zahnmed 1997; 107: 191-195.

von Korff M., Ormel J., Keefe F.J., Dworkin S.F.: Grading the severity of chronic pain. Pain 1992; 50: 133-149.

Westesson P.-L.: Double-contrast arthrotomography of the temporomandibular joint: Introduction of an arthrographic technique for visualization of the disc and articular surfaces. J Oral Maxillofac Surg 1983; 41: 163-172.

Westesson P.-L.: Imaging. In: Sarnat B.G., Laskin D.M. (Hrsg.): The Temporomandibular Joint: A Biological Basis for Clinical Practice. 4. Aufl. Saunders, Philadelphia 1992. S. 257-288.

Widmer C.G.: Reliability and validation of examination methods. S. 318-326. In: Dworkin S.F., LeResche L. (Hrsg.): Research diagnostic criteria for temporomandibular disorders: Review, criteria, examinations and specifications, critique. J Craniomand Disord Facial Oral Pain 1992; 6: 301-355.

Wolff H.-D.: Gestörte Halswirbelsäule mit Gesichts- und Kopfschmerzen. In: Siebert G.K. (Hrsg.): Gesichts- und Kopfschmerzen. Hanser, München 1992. S. 315-346.

Zimmer B.: Axiographie – Möglichkeiten und Grenzen des Verfahrens. Dtsch Zahnärztl Z 1993; 48: 33-36.

12 Funktionelle Vorbehandlung: Therapie von Myoarthropathien des Kausystems

12.1 Einleitung

Generell lassen sich symptomatische von kausalen Behandlungsmaßnahmen unterscheiden. Symptomatische Therapiemaßnahmen haben das Ziel der Eliminierung oder Reduzierung bestehender Symptome. Eine kausale Therapie zielt auf die Ausschaltung der eigentlichen Krankheitsursache ab. Häufig ist bei Myoarthropathien des Kauorgans eine kausale Therapie nicht möglich, so z. B. in Fällen, in denen eine Diskusperforation oder eine rheumatoide Arthritis vorliegt. Ebensowenig gelingt es, einen Therapieerfolg zu erzielen, wenn man zugrundeliegende oder begleitende psychische Symptome nicht mitbehandelt.

Was die somatischen Symptome betrifft, so sind bei den Myoarthropathien im Kausystem in der Regel deutlich mehr Probleme im muskulären als im intraartikulären Bereich lokalisiert. Da sich die Muskeln des Gesichts- und Halsbereichs in ihrer Struktur von der Skelettmuskulatur anderer Körperbereiche im Prinzip nicht unterscheiden und auch die Kiefergelenke zwei von vielen Gelenken im menschlichen Organismus sind – wenn auch ganz spezielle (vgl. Kap. 2.8) –, ähnelt das Spektrum der therapeutischen Maßnahmen, die zum Einsatz kommen können, demjenigen, das in der Orthopädie zur Behandlung von muskuloskelettalen Beschwerden üblich ist. Unterschiedlich ist primär die Tatsache, daß im Kiefergelenkbereich im Gegensatz zu anderen Gelenken zusätzlich die Möglichkeit der Anwendung von intraoralen Okklusionsschienen besteht.

Subjektiv steht für den Patienten mit Myoarthopathien im Kausystem in den allermeisten Fällen der Schmerz im Mittelpunkt (vgl. Kap. 10.4). Deshalb müssen in diesen Fällen primär Therapiemaßnahmen zum Einsatz gelangen, deren Ziel es ist, die Schmerzsymptome zu lindern. Auf diese Weise wird in der Regel auch eine Verbesserung einer eingeschränkten Unterkieferfunktion erreicht; häufig ist es aber sinvoll, für diesen Zweck noch zusätzliche spezielle Maßnahmen (z. B. Krankengymnastik) einzusetzen.

Je nachdem, ob der Patient an einem akuten oder persistierenden Schmerzzustand leidet, unterscheiden sich die in Betracht kommenden Therapiemaßnahmen in einigen Punkten voneinander (Tab. 14).

Ausgehend von Feststellungen, daß unabhängig von der Art der gewählten Therapie im Schnitt 80 bis 90 % der Patienten mit Myoarthropathie-Symptomen eine Besserung ihrer Beschwerden zeigen (*Greene* 1992) und in vielen Fällen auch mit einer Plazebo- oder ganz ohne Behandlung eine Besserung bestehender Symptome auftritt, steht man heute auf dem Standpunkt, daß, wenn immer möglich, eine reversible, konservative Therapie angestrebt werden soll. Entsprechend der multifaktoriellen Ursache der Krankheitsentstehung sollte die Therapie weniger im Sinne einer Monotherapie, sondern vielmehr in Form einer sinnvollen Kombination der im konkreten Patientenfall zur Verfügung stehenden Behandlungsmöglichkeiten gestaltet werden (z. B. Aufklärung, Selbstbeobachtung, Okklusionsschiene, Krankengymnastik und Entspannungstherapie). Es sollte nicht nach einem starren Schema vorgegangen werden, sondern für jeden Patienten ist ein individuelles Therapieschema zu entwickeln.

Tabelle 14 Therapiemöglichkeiten bei akuten und persistierenden Schmerzen im Zuge von Myoarthropathien des Kausystems.

Akute Schmerzen	Chronische Schmerzen/Dysfunktion
Aufklärung	**Aufklärung**
Selbstbeobachtung	**Selbstbeobachtung**
Ruhe/Vermeidung: Einschränkung der Unterkiefer-Bewegungen/weiche Kost	
(Schienentherapie)	Schienentherapie
Pharmakotherapie: Peripher wirkende Analgetika/ nicht-steroidale Antiphlogistika	Peripher wirkende Analgetika/ nicht-steroidale Antiphlogistika
	Tranquillantien (Muskelrelaxantien)
	evtl. weitere Medikamente
Physikalische Therapie: Kälte	Kälte
	Wärme
	Massage
	Ultraschall
	TENS
	Bewegungsübungen/Muskelübungen/Haltungsübungen
	Akupunktur/Akupressur
	Psychologische Therapie: Streßbewältigung/Muskelentspannung, Schmerzbewältigung
	Psychiatrische Therapie
	Definitive okklusale Maßnahmen **Chirurgische Therapie**

Die Vielschichtigkeit der therapeutischen Vorgehensweise hat zur Folge, daß für eine wirkungsvolle Behandlungsstrategie bei Patienten mit Myoarthropathien eine enge Zusammenarbeit zwischen Zahnärzten und Fachkräften aus anderen Bereichen, wie z. B. Krankengymnastik/Physiotherapie, Orthopädie, Psychologie, Psychiatrie oder Algesiologie notwendig ist. Bei einem chronischen Schmerzgeschehen sind die psychologischen Faktoren immer mitzuberücksichtigen, da ihnen ein großer Anteil für die Entstehung und Unterhaltung der Beschwerden zukommt.

Die Behandlung von systemischen Erkrankungen, die sich mit Symptomen auch im Kausystem manifestieren können, wie rheumatoide Arthritis oder Gicht, gehört primär in die Hand des Spezialisten (Rheumatologe, Facharzt für Innere Medizin, u. ä.). Der Zahnarzt hat in solchen Fällen in Absprache mit dem behandelnden Facharzt lediglich zusätzliche (symptomatische) Maßnahmen im stomatognathen System zu ergreifen.

Wie bei der Durchführung diagnostischer Maßnahmen muß auch bei der Therapie ein vernünftiges Kosten-Nutzen-Verhältnis verfolgt werden. Eine Übertherapie, die dem Patienten hohe Arztrechnungen, aber gegenüber einfachen Behandlungsmaßnahmen wie z. B. Aufklärung, Anleitung zur Selbstbeobachtung und Aufbißschiene kein Mehr an Beschwerdebesserung bringt, ist unter allen Umständen zu vermeiden.

Nach einer eingeleiteten Therapie ist es häufig nicht möglich zu sagen, ob eine eingetretene Linderung der vorher vorhandenen Symptome das Resultat der Therapie selbst ist, nur dem häufig zyklischen Charakter der Beschwerden zuzuschreiben ist oder durch eine spontane Remission zustandekommt. Patienten erscheinen meist während einer Maximalphase der Beschwerden, weshalb es oftmals auch ohne Behandlung zu einer Besserung kommt. Daher werden die in solchen Fällen auftretenden Erfolge oft zu unrecht als direkte Wirkung einer spezifischen Therapiemaßnahme interpretiert. Dies ist auch bei den Behandlungserfolgen, die im allgemeinen mit intraoralen Okklusionsschienen erzielt werden, zu berücksichtigen (*Dao* et al. 1994).

12.2 Aufklärung

Der Aufklärung des Patienten über seine Symptomatik kommt eine zentrale Bedeutung zu; sie sollte allen anderen Therapiemaßnahmen voranstehen. Der Patient sollte ein Verständnis seines Krankheitsbildes haben sowie realistische Erwartungen hinsichtlich Nutzen, Risiken und Kosten möglicher Therapiemaßnahmen. Durch Informationen zu den Symptomen, den Ursachen und möglichen Folgen und den zur Alternative stehenden Therapien gelingt es häufig, dem Patienten Unsicherheits- und Angstgefühle zu nehmen und angstbedingte Muskelverspannungen zumindest teilweise zu eliminieren. Angst und falsche Vorstellungen eines Patienten über seine Symptome führen zu einer verstärkten Wahrnehmung von Schmerzen und gleichzeitig zu einer verringerten Bereitschaft, langdauernde Schmerzen, auch solche geringer Intensität, zu tolerieren (*Rugh* und *Davis* 1992). Daher stellt die Patientenaufklärung bereits eine wichtige therapeutische Maßnahme dar. Ist eine Therapie indiziert, so sollte der Patient in den Entscheidungsprozeß- und Therapieablauf miteinbezogen werden. Ein Symptom, für dessen „Therapie" heute lediglich eine Aufklärung des Patienten als erforderlich angesehen wird, ist ein Kiefergelenkknacken ohne zusätzliche Schmerzen und ohne Bewegungseinschränkungen (*Gale* und *Gross* 1985, *Wabeke* et al. 1989). Der Patient sollte darüber informiert werden, daß Kiefergelenkknacken in der Bevölkerung sehr weit verbreitet ist, über einen längeren Zeitraum in seinem Auftreten und seiner Intensität sehr häufig fluktuiert und es nur in sehr wenigen Fällen zu einer Verschlimmerung, z. B. zu einem Diskusprolaps, kommt. Demgegenüber verschwindet das Knacken nicht selten wieder von selbst oder wird in seinem Ausmaß zumindest geringer.

12.3 Selbstbeobachtung

Selbstbeobachtung ist immer dann angezeigt, wenn der Patient durch sein eigenes Verhalten (z. B. Parafunktionen) zum Entstehen oder zur Unterhaltung der Symptome beiträgt. Ist beispielsweise Bruxismus ursächlich an einer bestehenden Funktionsstörung beteiligt, so sollte der Patient darauf achten, daß er die Zahnreihen außerhalb des Kauvorganges möglichst immer auseinanderhält. Optische oder akustische Signale (z. B. Telefonläuten; an exponierten Stellen seines Arbeitsplatzes und/oder zu Hause angebrachte farbige Aufkleber) können ihn dabei unterstützen: Immer, wenn er diese Signale hört oder sieht, sollte er sich die Frage stellen, ob er gerade mit den Zähnen preßt oder knirscht oder ob sich der Unterkiefer in einer entspannten Position befindet. Dem Patienten soll bewußt werden, daß in vielen Fällen der im Alltag auftretende Disstreß ein bedeutender Faktor für die Krankheitssymptomatik darstellt, daß er selbst aber zugleich aktiv mithelfen kann und muß, um eine Besserung seiner Beschwerden zu erzielen. Der oder die Behandler wiederum sollten berücksichtigen, daß ein neues Verhalten umso eher erlernt wird, je lohnender die Konsequenzen sind, die damit verbunden sind. Daher obliegt es dem bzw. den Therapeuten, dem Patienten die Vorteile, die mit dem Versuch der Verhaltensänderung verbunden sind, klarzumachen, und ihm andererseits die möglichen Folgen, die ohne eine solche Änderung auftreten können, gegenüberzustellen.

12.4 Ruhe und Vermeidung

In der akuten Phase einer Schmerzsymptomatik im Kausystem ist, wie bei Schmerzen in anderen Bereichen des muskuloskelettalen Systems üblich, Schonung der betroffenen Körperpartien und Vermeidung unnötiger Bewegungen angezeigt. In den meisten Fällen wird dies der Patient automatisch von selber tun. Für den Kieferbereich bedeutet dies, die Unterkieferbewegungen einzuschränken (z. B. Telefon- und andere Gespräche reduzieren, keinen Kaugummi kauen), harte und kauintensive Kost sowie weitausladende Bewegungen (beispielsweise beim Gähnen und Singen) zu vermeiden und kein unnötiges Knacken zu provozieren (*Greene* 1992).

12.5 Schienentherapie

Zur Therapie von mit Myoarthropathien des Kauorgans einhergehenden Symptomen kommen heute sehr häufig abnehmbare intraorale Okklusionsschienen aus Kunststoff zur Anwendung. Um ungewollte Okklusionsveränderungen auf ein Minimum zu begrenzen, sollten von der Schiene alle Zähne überdeckt werden. Zur Vermeidung von Elongationen sollten sämtliche antagonistischen Zähne okklusal abgestützt sein.

Aus klinischen Studien weiß man, daß nach Inkorporation einer Schiene in 70 bis 90 % der Fälle mit einer Besserung vorhandener Symptome wie Bruxismus oder Muskelschmerzen zu rechnen ist (*Clark* 1984). Auf welche Weise die Schienen im Detail wirken, ist größtenteils noch unbekannt. Ein Ziel der Schienentherapie ist, durch ihre Eingliederung eine Veränderung der statischen und dynamischen Okklusion und eine gleichmäßigere Verteilung der oklusal angreifenden Kräfte zu bewirken. Je nach Aufbiß und okklusaler Gestaltung kommt es auch zu einer Veränderung der Kondylus-Diskus-Fossa-Relation. Von manchen Autoren wird ein zentraler (neurophysiologischer) Effekt diskutiert, indem durch Eingliederung der Schiene eine Änderung des sensorischen Inputs herbeigeführt wird, was sich dann wiederum im motorischen Output niederschlagen soll, d. h. in einer verringerten Aktivität und Tonizität der Kaumuskulatur (Reduktion einer erhöhten Muskelaktivität, dadurch Entlastung der Strukturen des mastikatorischen Systems). Darüber hinaus können Schienen, solange sie tagsüber getragen werden, für den Patienten häufig als Feedback-Gerät wirken in dem Sinne, daß sein Bewußtsein bezüglich seiner Parafunktionen geschärft wird. Für diesen Zweck wird er angewiesen, darauf zu achten, daß die antagonistischen Zähne nicht in Kontakt mit der Schiene kommen. Unabhängig davon ist bei einer Schienentherapie auch eine deutliche Plazebowirkung vorhanden, wie *Greene* und *Laskin* (1972) in einer klassischen Studie mit 71 Patienten, die an Funktionsstörungen mit verschiedenen Symptomen litten, zeigen konnten. Sie versorgten die Patienten mit einer „Gaumen-Schiene", die im Oberkiefer eingesetzt wurde und nur den Gaumen, nicht aber die Okklusalfläche der Zähne bedeckte. Immerhin 40 % der Patienten gaben eine Besserung ihrer Beschwerden an; über 10 % hatten sogar überhaupt keine Beschwerden mehr. Im Vergleich dazu wurde mit einer nur die Frontzähne bedeckenden Schiene in 50 % der Fälle, mit einem alle Zähne überdeckenden Aufbißbehelf in 80 % der Fälle eine Besserung erzielt.
Ferner schützen Okklusionsschienen die Zähne vor weiterer Attrition und vor Absprengungen von Hartsubstanz.
Der Vollständigkeit halber sei erwähnt, daß manche intraoralen Schienen

zum Teil auch für andere Indikationen verwendet werden. Dazu zählt beispielsweise die Anwendung der sog. Esmarch-Schiene beim Schlaf-Apnoe-Syndrom (Übersichten u. a. bei *Thumm* (1994), *Barsh* (1996) und *Robertson* (1997a,b)).

Intraorale Okklusionsschienen sind relativ einfach herzustellen und für Patienten problemlos zu handhaben. Allerdings sind mit ihnen auch Nachteile verbunden. Dazu zählen ihre Sichtbarkeit (selbst wenn sie aus farblosem Kunststoff hergestellt werden) sowie eventuelle Behinderungen beim Sprechen. Bei längerer ununterbrochener Tragedauer ist unterhalb und am Rand der Schiene eine erhöhte Plaqueakkumulation mit den möglichen Folgen von Karies und Gingivitis möglich. Ein permanentes Tragen über lange Zeit birgt auch die Gefahr irreversibler okklusaler und mandibulärer Veränderungen (Änderung der Unterkieferposition) in sich. Darüber hinaus besteht bei längerem dauerhaften Tragen einer okklusalen Schiene die Möglichkeit einer psychischen Abhängigkeit des Patienten von diesem Therapiemittel.

Aus der Vielzahl der in der Vergangenheit vorgeschlagenen und angewendeten Schienen wird heute insbesondere ein Schienentyp empfohlen, nämlich die Stabilisierungsschiene (Michigan-Schiene).

12.5.1 Stabilisierungsschiene

Die Stabilisierungsschiene, auch als „Michigan-Schiene" (*Ramfjord* und *Ash* 1966, 1994) oder „Relaxierungsschiene" bezeichnet, ist vor allem bei schmerzhafter und verspannter Muskulatur und Bruxismus indiziert. Ferner ist ihr Gebrauch bei einer Kiefergelenkarthrose sinnvoll, um eine Entlastung der Gelenkstrukturen zu erreichen.

Abb. 184 Stabilisierungsschiene von der Seite betrachtet. Die Schiene reicht im Eck- und Seitenzahnbereich knapp über den prothetischen Äquator.

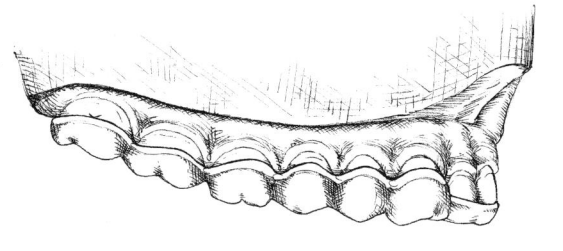

Die in der Regel aus hartem Kunststoff gefertigte Stabilisierungsschiene ist eine zentrische Schiene, bei der die Unterkieferlage durch einen zentrischen Wachsbiß ermittelt wird. Eine Stabilisierungsschiene wird in der Regel im Oberkiefer angefertigt. Die Okklusalfläche wird plan gestaltet. Alle Zähne sind überdeckt. Der Kunststoff reicht im Eck- und Seitenzahnbereich knapp über den prothetischen Äquator (Abb. 184). Pro tragendem Antagonistenhöcker bzw. pro Schneidekante weist die Schiene einen okklusalen Kontakt auf (Abb. 185). Der Einbau einer Kunststoff-Führungsfläche (Frontzahnplateau) im Eckzahn- und fakultativ zusätzlich im Schneidezahnbereich bewirkt bei Protrusions- und Seitschubbewegungen des Unterkiefers eine Eckzahn- bzw. Eckzahn-Frontzahnführung. Im Eckzahnbereich bildet sich auf diese Weise nach Einlegen von Okklusi-

Schienentherapie 373

onsfolie zwischen die Schiene und den Gegenkiefer auf der Schiene typischerweise ein „V" ab, wobei dessen Schenkel durch die Protrusions- bzw. die lateralste Seitwärtsbewegung gebildet werden (Abb. 186). Eine Stabilisierungsschiene kann jedoch auch ohne Führungsflächen im Frontzahnbereich hergestellt werden.

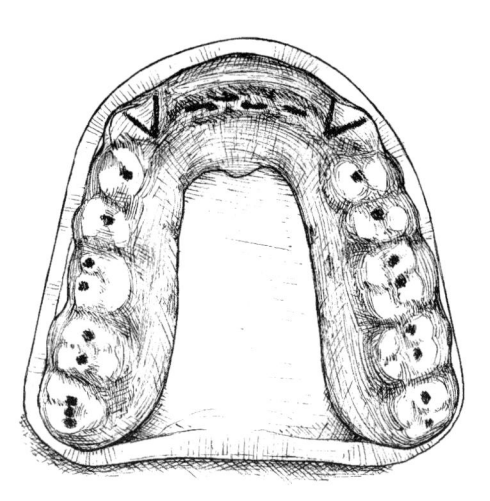

Abb. 185 Stabilisierungsschiene von okklusal: Jeder tragende Höcker sowie die Kauspitzen bzw. Inzisalkanten der Unterkieferzähne weisen einen Kontakt auf der Schiene auf.

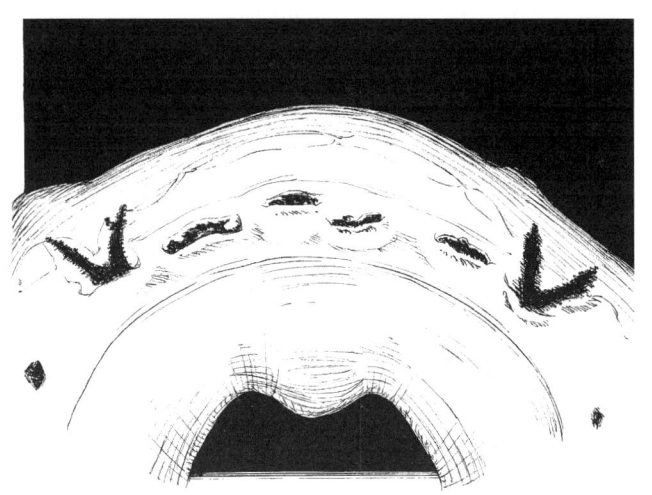

Abb. 186 Stabilisierungsschiene von okklusal: Durch dynamische Okklusionskontakte im Bereich der Eckzähne bei Protrusion und Seitschub ergibt sich ein typisches V-Muster.

Durch Einlegen einer 0,6 mm (zweimal 0,3 mm) dicken Zinnfolie (bei Arcon-Artikulatoren zwischen der Hinterfläche des Kondylars und der posterioren Kugelanlagefläche am Kondylargehäuse des Artikulatoroberteils) wird bei der Herstellung der Schiene das Artikulatorunterteil nach anterior verlagert. Wird die Okklusion in der zentrischen und anterioren Position gleichmäßig eingeschliffen, so wird eine Freiheit in der Zentrik von rund einem halbem Millimeter erreicht, d. h. die dominante Eckzahnführung setzt erst nach Durchgleiten eines Okklusionsfelds von ca. einem halbem Millimeter aus der Zentrik nach anterior ein (Abb. 187).

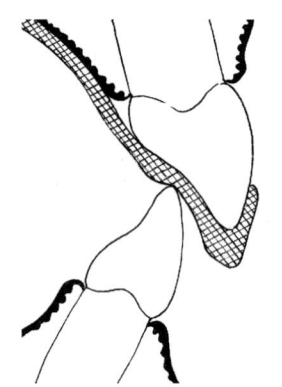

Abb. 187 Eckzahnbereich einer Michigan-Schiene, von der Seite im Schema: Bei Protrusion und Seitschub setzt nach Durchgleiten eines Okklusionsfeldes von rund einem halben Millimeter die dominante Eckzahnführung ein.

Stabilisierungsschienen sollten außer in akuten Fällen nur nachts getragen werden. Wird nach einer einmonatigen Tragedauer der Schiene keine Besserung der vorhandenen Beschwerden erzielt, ist eine Reevaluation der Patientensymptomatik anzuraten. Bei eingetretener Beschwerdebesserung sollte die Schiene schleichend abgesetzt werden, wobei sie während Perioden mit erhöhtem Disstreß temporär wieder verwendet werden kann. Wenn die Schiene nicht benutzt wird, ist sie in Wasser zu lagern.

Es gibt unterschiedliche Verfahren, eine Michigan-Schiene herzustellen. Grundsätzlich sollte die Schiene nur auf exakt montierten Modellen (zentrisches Wachsregistrat, Gesichtsbogen) angefertigt werden, um eventuell notwendige Schleifkorrekturen am Patienten auf ein Minimum zu begrenzen.
Wir empfehlen, die Schiene zunächst aus Wachs zu modellieren und dann mit Heißpolymerisat zu pressen. Schienen, die auf diesem Wege hergestellt werden, weisen eine hohe Paßgenauigkeit, gute Materialeigenschaften und eine hohe Mundbeständigkeit auf. In der Regel werden Michigan-Schienen im Oberkiefer hergestellt. Klammern zum Befestigen der Schiene an den Zähnen sind aufgrund des Übergreifens des Kunststoffes über den prothetischen Äquator nicht notwendig.

Im folgenden wird das genaue Vorgehen bei der Herstellung einer Stabilisierungsschiene mit Eckzahnführung unter Verwendung eines SAM 2-Artikulators (SAM Präzisionstechnik, D-München) beschrieben:

Nach der Abformung beider Kiefer mit Alginat und dem Herstellen und Einartikulieren der Gipsmodelle (Oberkiefermodell aus Superhartgips) wird das Oberkiefer-Modell in einen Parallelometer eingespannt und ausgerichtet. Das Oberkiefermodell sollte leicht entfernbar sein, damit es nach dem Pressen und Polymerisieren des Kunststoffs wieder genau in den Artikulator zurückgesetzt werden kann. Um das Arbeiten im Artikulator zu erleichtern und ein Herausfallen des Oberkiefermodells aus dem Artikulator zu verhindern, empfiehlt sich die Herstellung eines Split-Cast-Modells.

Der gemeinsame Zahnäquator wird mit Hilfe einer Graphitmine am Parallelometer markiert. Die Begrenzung der Schiene wird mit einem Bleistift auf dem Modell eingezeichnet. Sie soll einerseits 1 bis 2 mm zervikalwärts des Äquators zu liegen kommen, um eine genügende Retention der Schiene zu gewährleisten, andererseits aber aus parodontalhygienischen Gründen mindestens 1 mm vom Gingivarand entfernt liegen.

Im Frontzahnbereich ragt der Schienenrand aus ästhetischen Gründen nicht weiter als 1 mm zervikalwärts über die Schneidekante hinaus; palatinal verläuft er in einem Abstand von 6 bis 10 mm parallel zum Gingivarand, so daß der Gaumen U-förmig ausgespart ist (vgl. Abb. 185). Untersichgehende Bezirke (palatinal sowie im bukkalen Bereich zervikal des eingezeichneten Schienenrands) sowie die Interdentalbereiche und tiefe okklusale Furchen müssen mit Hilfe von Gips oder Modellierkunststoff (z. B. Visio*R*-Bloc; Espe, D-Seefeld) ausgeblockt werden, damit sich die Schiene auch nach dem Polymerisieren vom Modell entfernen läßt. Damit die Schiene im okklusalen Bereich eine genügende Materialstärke aufweist, wird mit Hilfe des Inzisalstiftes des Artikulators eine Bißhebung von rund 2 bis 4 mm durchgeführt, so daß die Seitenzähne einen Abstand von mindestens 1 mm zueinander aufweisen. Je stärker die sagittale Kompensationskurve ausgeprägt ist, umso mehr muß gesperrt werden.

Nun folgt die Modellierung der Schiene. Eine leicht erwärmte Platte rosa Modellierwachs (z. B. Tenasyle®; Hager & Werken, D-Duisburg) wird auf dem Oberkiefermodell adaptiert und der Schienenausdehnung entsprechend ausgeschnitten. Die Wachsschicht darf noch keine Okklusionskontakte aufweisen. Über die Okklusalfläche der Wachsplatte wird nochmals eine dünne Schicht Modellierwachs aufgeschwemmt oder aufgelegt. Der Artikulator wird geschlossen, bis der Inzisalstift mit dem Inzisalteller Kontakt hat. Das Höckerrelief des Gegenkiefers zeichnet sich auf diese Weise im noch weichen Wachs ab. Mit Okklusionsfolie werden die statischen Okklusionskontakte der Unterkieferzähne markiert. Alle Wachsimpressionen der Zähne sind mit Ausnahme der Okklusionskontake durch Schaben zu entfernen. Dabei soll eine plane okklusale Schienenfläche entstehen. Als nächstes wird die Protrusionsbewegung in Wachs festgehalten. Zu diesem Zweck wird in die Artikulatorgelenke dorsal eine 0,6 mm (zweimal 0,3 mm) dicke Zinnfolie eingelegt, wodurch das Unterkiefermodell in eine leicht protrudierte Stellung rutscht. Auch in dieser Position sollte jeder tragende Höcker Kontakt mit der Schiene aufweisen. Der Inzisalstift bleibt in ständigem Kontakt mit dem Führungsteller. Nach einer Bahn von rund einem halben Millimeter auf der Schiene sollen die Eckzähne die Führung bei Vor- und Seitschubbewegungen übernehmen. Dazu ist ein gezieltes Aufschwemmen von Wachs (z. B. GC Violet Inlay Wachs; GC International, D-Hofheim) notwendig. Die Zinnfolie ermöglicht, daß die Eckzahnführung direkt aus der vorgewählten protrudierten Position heraus konstruiert werden kann. Es ist darauf zu achten, daß es mit dem Beginn der Eckzahnführung zu einer Klaffung von 1 mm im Molarenbereich kommt. Bei Protrusion müssen beide Eckzähne gleichzeitig führen.

Für die Herstellung der Führung bei Seitschubbewegungen wird grundsätzlich genauso vorgegangen wie bei der Protrusionsführung. Auf diese Weise ergeben sich an jedem Eckzahn zwei aufgewachste Bahnen, nämlich eine Protrusions- und eine Seitschubbahn. Diese müssen so miteinander verbunden werden, daß bei jeder Vor- bzw. Seitschubbewegung eine gleichmäßige Führung entsteht. Danach folgt das definitive Ausmodellieren der Schiene. Dabei darf das erarbeitete okklusale Muster nicht zerstört werden. Zum Abschluß wird die Schiene im gesamten Randbereich am Modell festgewachst.

Das Oberkiefer-Modell wird nun aus dem Artikulator genommen, und das Modell wird isoliert (Gips gegen Gips, z. B. Mirapor®; Hager & Werken, D-Duisburg) und in eine Küvette eingebettet. Dazu wird das Modell mit der Schiene zentrisch in den Gips im Küvettenunterteil gedrückt. Der Gips soll bis zum Beginn der Wachsmodellation reichen. Mit dem Oberteil der Küvette ist zu prüfen, ob okklusal ausreichend Platz für den Gipskonter vorhanden ist. Mit einem Pinsel wird die Gipsfläche glattgestrichen. Es dürfen keine untersichgehenden Stellen entstehen. Wenn der Gips abgebunden ist, wird seine gesamte Oberfläche gegen Gips isoliert. Das Oberteil der Küvette wird nach dem Isolieren mit Vaseline ohne Deckel aufgesetzt und mit Blaugips blasenfrei aufgefüllt. Zum Schluß wird die Küvette verschlossen und der Gipsüberschuß, der abgepreßt wird, wird als Gipsprobe auf den Deckel gegeben.

Ist der Gips abgebunden (nach ca. 30 Minuten), kommt die Küvette für rund fünf Minuten in kochendes Wasser oder für sieben bis zehn Minuten in ein Ausbrühgerät, damit das Wachs erweicht. Beim Öffnen der Küvette bleibt das Modell im unteren Teil, während die Wachsreste der Schiene aus dem Konter entfernt werden. Übrig bleibt nur die Negativform der Schiene. Beide Hälften werden nochmals ca. 4 Minuten mit heißem Wasser ausgebrüht, um eine vollständige Entfernung der Wachsreste sicherzustellen.

Die gesamte heiße Gipsoberfläche wird mit Isoliermittel gegen Kunststoff isoliert (z. B. Separatin Fluid®; Ivoclar, FL-Liechtenstein), damit der Kunststoff vor Feuchtigkeit aus dem Gips geschützt und somit Siedeblasen und Verfärbungen vermieden werden. Zudem entweicht dadurch kein Monomer in den Gips, was eine unvollständige Polymerisation verursachen könnte. Weiterhin wird ein besseres Gleiten des Kunststoffs beim Pressen ermöglicht und ein leichteres Ausbetten gewährleistet.

Es folgen das Anrühren, Stopfen und Pressen des Kunststoffs. Die Durchführung einer Zwischenpressung mit zweimaliger Kunststoffnachlegung ist empfehlenswert. Im Anschluß an den Preßvorgang wird die Küvette in einen Handbügel eingespannt und in das Polymerisationsbad gestellt. Nach der Langzeitpolymerisation und dem vollständigem Erkalten der Küvette erfolgt das Ausbetten. Beim folgenden Ausarbeiten verbleibt die Schiene auf dem Gipsmodell. Zunächst wird die Preßfahne entfernt. Falls notwendig, werden die Außenflächen der Schiene geglättet. Sämtliche Flächen müssen während des Ausarbeitens plan bleiben.

Die Schiene wird mit einer Fräse im Artikulator vollständig eingeschliffen. Sämtliche Unterkieferzähne sollen, wie zuvor in Wachs, mit ihren Arbeitshöckern auf der Schiene abgestützt sein. Die okklusalen Kontakte werden solange reduziert, bis der Inzisalstift wieder auf dem Teller aufsteht, d. h. bis die durch das Pressen bedingte Bißerhöhung entfernt ist. Das Einschleifen des horizontalen Gleitfelds von der Eckzahnführung erfolgt mit einer konisch zulaufenden Fräse. Nach dem Einschleifen wird die Schiene poliert. Bis zur Anprobe am Patienten sollte die Schiene in Wasser aufbewahrt werden.

12.5.2 Repositionsschiene

Repositionsschienen sind exzentrische Schienen, d. h. sie bewirken mit Hilfe von im Frontzahnbereich angebrachten Führungsflächen, daß der Unterkiefer in habitueller Okklusion in eine mehr anteriore Position geführt wird. Die Indikation für Repositionsschienen ist die anteriore Diskusverlagerung mit Reposition bei Kieferöffnung und den damit verbundenen Knackgeräuschen und Schmerzen. Die ventrale Vorverlagerung des Unterkiefers beträgt ca. 1 bis 3 mm. Die Schienen werden in der Regel im Unterkiefer angefertigt und ganztags getragen. Das angestrebte Behandlungsziel besteht darin, durch die Vorverlagerung des Unterkiefers eine normale Kondylus-Diskus-Relation wiederherzustellen. Im Laufe der Tragezeit wird die Schiene derart sukzessive eingeschliffen, daß der Unterkiefer aus der anterioren Position allmählich wieder weiter dorsal zu liegen kommt, bis sich der Kondylus (und der auf ihm befindliche Diskus) in seiner normalen anatomischen Position relativ zur Fossa mandibularis befindet. Dieses Therapieergebnis wird jedoch nur in seltenen Fällen erreicht (*Ohrenstein* 1993). Repositionsschienen können zudem zusätzliche Nachteile aufweisen. Gefürchtet sind insbesondere Veränderungen im okklusalen Bereich, vor allem in Form eines posterior offenen Bisses. Da es mit Repositionsschienen nicht immer gelingt, die erhoffte Wirkung zu erzielen (u. a. eine Wiederherstellung einer physiologischen Kondylus-Diskus-Beziehung) und mit Stabilisierungsschienen, evtl. unterstützt durch physikalische Therapie, in vielen Fällen sogar bessere Resultate (Schmerzbefreiung, keine Funktionseinschränkungen) erzielt werden können, wird letztgenannten Schienen häufig der Vorrang eingeräumt. Werden dennoch Repositionsschienen angewendet, so sind regelmäßige Kontrollen dringend anzuraten, und nach Abklingen der akuten Symptomatik sollte die Therapie mit Stabilisierungsschienen fortgesetzt werden.

12.6 Pharmakologische Therapie

Als Teil einer Gesamtstrategie, d. h. in Kombination mit anderen Behandlungsmaßnahmen, können bestimmte Medikamente zur begleitenden (symptomatischen) Therapie von Beschwerdebildern, die mit funktionellen Beschwerden im Kausystem einhergehen, eingesetzt werden:

a) Nichtopiat-Analgetika und nicht-steroidale Antiphlogistika
b) Muskelrelaxantien bzw. Tranquillantien (Benzodiazepine)
c) Weitere Medikamente:
- Trizyklische Antidepressiva
- Glucocorticoide
- Hyaluronsäure
- Lokalanästhetika

- Salben mit antiphlogistischer Wirkung
- Chondroprotektiva

Im Mittelpunkt der Pharmakotherapie stehen die Schmerzlinderung und die Entzündungshemmung sowie im Falle einer verspannten Muskulatur die Muskelrelaxation.

Um Gewöhnungseffekte so gering wie möglich zu halten, sollten sich die Verordnung und die Einnahme von Medikamenten auf eine möglichst kurze Zeitspanne erstrecken. Kontraindikationen sowie mögliche Neben- und Wechselwirkungen mit anderen Medikamenten sind unbedingt zu beachten (Beipackzettel, Rote Liste).

Aufgrund des in der Regel episodenhaften Charakters der Myoarthropathien sollte die Notwendigkeit der Einnahme von Schmerzmedikamenten in regelmäßigen Abständen überprüft werden.

12.6.1 Nichtopiat-Analgetika und nicht-steroidale Antiphlogistika (NSA)

Synonyme: Analgetika mit antipyretischer Wirkung, antipyretische Analgetika, nicht-narkotische Analgetika bzw. nicht-steroidale Antirheumatika.

Die Nichtopiat-Analgetika zeichnen sich u. a. durch eine schmerzhemmende (analgetische) Wirkung aus (z. B. durch Hemmung des Enzyms Cyclooxigenase und damit der Prostaglandin-Synthese, dadurch Hemmung der Aufnahme noxischer Signale).

Zu den wichtigsten Nichtopiat-Analgetika zählen (*Estler* 1993):

- Acetylsalicylsäure (ASS)

    - saures Analgetikum (Salicylat)
    - Beispiel: Aspirin® (Bayer, D-Leverkusen)
    - Wirkung: analgetisch, antipyretisch, antiphlogistisch (antirheumatisch)
    - Wirkmechanismus: Hemmung des Enzyms Cyclooxygenase
    - Plasmahalbwertzeit: 0,25 bis 0, 5 h
    - Empfohlene Dosierung: 3 bis 6 x 0,2 bis 0,5 g/Tag
    - Kontraindikationen:
    gastrointestinale Ulzera, Antikoagulantien

- Paracetamol

    - nichtsaures Analgetikum (Aminophenol-Derivat)
    - Beispiel: Ben-u-ron® (Bene, D-München)
    - Wirkung: analgetisch, antipyretisch
    - Wirkungsmechanismus: nicht genau bekannt
    - Plasmahalbwertzeit: 1 bis 4 h
    - Empfohlene Dosierung: bis 3 x 0,5 bis 1 g/Tag

- Ibuprofen

    - saures Analgetikum (Phenylpropionsäurederivat)
    - Beispiel: Brufen® (Kanoldt, D-Höchstädt)
    - Wirkung: analgetisch, antipyretisch, antiphlogistisch
    - Wirkungsmechanismus: Hemmung des Enzyms Cyclooxygenase
    - Plasmahalbwertzeit: 2 h
    - Empfohlene Dosierung: Bis zu 4 x 200 bis 600 mg/Tag

Bei sehr starken Schmerzen nach Verletzungen kann auch an die Gabe von Metamizol gedacht werden.

- Metamizol

    - nichtsaures Analgetikum (Pyrazolon-Derivat)
    - Beispiel: Novalgin® (Hoechst, D-Frankfurt)
    - Wirkung: analgetisch, antipyretisch, spasmolytisch
    - Wirkungsmechanismus: nicht genau bekannt

Die erwähnten Nichtopiat-Analgetika mit antiphlogistischer Wirkung (ASS, Ibuprofen) sind – zeitlich beschränkt – vor allem bei akuten entzündlichen Prozessen in den Kiefergelenken indiziert, z.B. nach akutem Kiefergelenktrauma. Sie können Symptome lindern, aber nicht den Verlauf der organischen Erkrankung beeinflussen. Als nicht-steroidale Antirheumatika kommen sie zur symptomatischen Therapie einer rheumatoiden Arthritis mit Kiefergelenkbeteiligung zur Anwendung. In solchen Fällen erfolgt die Verordnung i. d. R. durch den behandelnden Rheumatologen (*Sieper* und *Braun* 1996).

12.6.2 Muskelrelaxantien bzw. Tranquillantien („minor tranquilizer") als Myotonolytika

Bei einem extrem stark erhöhten Tonus der Skelettmuskulatur lassen sich Muskelrelaxantien einsetzen. Zur Therapie einer verspannten Kaumuskulatur mit dadurch bedingter akuter Schmerzsymptomatik, z. B. im Rahmen eines Bruxismus, hat sich allerdings die kurzfristige (1 bis 2 Wochen) perorale Gabe von Diazepam als sinnvoller erwiesen. Das Benzodiazepin Diazepam (Valium®; Roche, D-Grenzach-Wyhlen) (Plasmahalbwertzeit 20 bis 50 h, aktive Metabolite 50 bis 80 h) gilt als das klassische Tranquillantium (Anxiolytikum, Psychosedativum, Ataraktikum). Tranquillantien bewirken durch eine Dämpfung zentraler Hirnstrukturen u. a. eine Angst- und Spannungslösung, eine Sedierung und eine zentrale Muskelrelaxation (dies v. a. bei Gabe von Diazepam: Tonussenkung der Skelettmuskulatur). Dadurch wird auch eine schlafinduzierende und -fördernde Wirkung erreicht. Da als Nebenwirkungen von Tranquillantien u. a. Müdigkeit und Schläfrigkeit auftreten, soll das Medikament ausschließlich abends, rund 30 Minuten vor dem Einschlafen, eingenommen werden. Die Dosierung von Diazepam zur Relaxierung der Kaumuskulatur sollte 1 x 5 mg/Abend betragen.

12.6.3 Weitere Medikamente

Weitere Pharmaka, die bei Vorliegen von Beschwerden im Kausystem zum Einsatz kommen können, sind:

- Trizyklische Antidepressiva
Zu trizyklischen Antidepressiva zählt Amitriptylin (z. B. Saroten®; Tropon, D-Köln). Da sie die Schmerzverarbeitung beeinflussen, werden sie teilweise auch als „Co-Analgetika" bezeichnet. Bei Schmerzpatienten ist es häufig möglich, das Pharmakon in einer deutlich geringeren Dosierung (z. B. 25-50 mg) zu verabreichen, als es bei dem Vollbild einer Depression der Fall ist. Die Verabreichung solcher Pharmaka sollte durch den oder in Absprache mit dem Haus- oder Facharzt erfolgen.

- Glucocorticoide (steroidale Antiphlogistika)
Zu den Glucocorticoiden zählen z. B. Prednison (z. B. Decortin®; Merck, D-Darmstadt) oder Prednisolon (z. B. Decortin H®; Merck). Klinisch kommen Glucocorticoide vor allem bei allergischen und entzündlich-rheumatischen Erkrankungen (z. B. metabolische Arthritis, rheumatoide Arthritis), aber auch bei nicht-entzündlichen Gelenkerkrankungen wie Osteoarthrose zur Anwendung. Glucocorticoide bewirken u. a. eine Hemmung der Phospholipase A_2 und damit letztlich der Prostaglandin-Synthese. Dadurch wirken sie antiphlogistisch (antirheumatisch) und sekundär analgetisch.
Bei Myoarthropathien ist die Indikation auf sehr starke Schmerzzustände im Kiefergelenkbereich in der akuten Phase einer rheumatoiden Arthritis oder einer Arthrose mit sekundärer Entzündung beschränkt, sofern die Gabe nicht-steroidaler Antiphlogistika keine ausreichende Schmerzlinderung bewirkt. In solchen Fällen kann nach vorheriger Konsultation des behandelnden Rheumatologen eine intraartikuläre Injektion (oberer Gelenkspalt) von Glucocorticoiden erwogen werden. Im Falle einer erzielten Beschwerdebesserung kann nach 4 Wochen gegebenenfalls eine Wiederholung der Injektion erfolgen. Dennoch bleibt eine solche Injektionstherapie umstritten. Kontraindikationen für die Gabe von Glucocortidoiden sind Diabetes mellitus, M. Cushing, gastrointestinale Erkrankungen, generelle Infektionen und Hauttumoren.

- Hyaluronsäure
Einige Ergebnisse deuten darauf hin, daß intraartikulär verabreichte Hyaluronsäure ähnlich effektiv wirkt wie Corticoide. Die Indikation für Hyaluronsäure ist eine chronische nicht-systemische Arthritis sowie eine Osteoarthritis der Kiefergelenke (*Kopp* 1992).

- Lokalanästhetika
(symptomatische oder therapeutische Lokalanästhesie; Neuraltherapie)
Bei schmerzhaften Muskelspasmen kann 0,5 bis 1 ml eines Lokalanästhetikums o. V.c. (z. B. das Esteranästhetikum Procain) i. m. in die am meisten druckdolenten Muskelareale injiziert werden. Eine Wiederholung in mehrtägigen Intervallen ist möglich. Die Wirkung besteht in der Hemmung der Weiterleitung nozizeptiver Signale.
Während der Anästhesiedauer dürfen keine Wärmeapplikation oder andere physiotherapeutischen Maßnahmen erfolgen.

- Salben (Externa)

Schmerzreduzierende, antiphlogistische Salben können bei Muskelverspannungen in der Schulter-Nacken-Region zum Einsatz gelangen. Beispielhaft seien Finalgon®-Salbe (Thomas, D-Biberach) oder Amuno®-Gel (MSD, D-Düsseldorf) genannt.

- Chondroprotektiva

Beispiele für Chondroprotektiva sind Ney Chondrin® und Ney Arthros® (vitOrgan, D-Ostfildern). Sie können versuchsweise im Frühstadium einer Arthrose, sofern noch vitale Knorpelzellen vorhanden sind, verabreicht werden. Ziel ist die Hemmung knorpelabbauender (kataboler) Enzyme bei gleichzeitiger Anregung des Stoffwechsels der noch vorhandenen Chondrozyten. Analgetische oder antiphlogistische Effekte sind demgegenüber nicht zu erwarten.

Als Kontraindikation für die Verwendung von Chondroprotektiva gelten entzündlich-rheumatische Erkrankungen.

Die Gabe von Chondroprotektiva ist als Langzeittherapie anzulegen, da – wenn überhaupt eine Wirkung zustande kommt – diese erst nach Monaten eintritt.

12.7 Physikalische Therapie (Physiotherapie)

Im Rahmen eines Gesamtbehandlungsplans kommt der Physiotherapie in vielen Fällen eine wichtige Rolle zu. Ziel der physikalischen Therapie ist die Erreichung einer Schmerzlinderung und Entzündungshemmung, die Verbesserung der Bewegungsmuster bzw. der Bewegungsfähigkeit und -koordination des Unterkiefers sowie der Aufbau atrophischer Muskeln zu erreichen. Zu diesem Zweck kommen verschiedene Behandlungsmethoden zur Anwendung (*Pawelka* et al. 1997). Der Wert physikalischer Maßnahmen für die Therapie von Myoarthropathien ist allerdings umstritten (*Feine* und *Lund* 1997).

12.7.1 Kältetherapie (Kryotherapie)

Ein lokale Kälteanwendung ist in der akuten Phase einer Entzündung bzw. bei akutem Schmerz und bei Muskelverspannungen und -schmerzen indiziert. Ferner wird eine Kältebehandlung bei der rheumatoiden Arthritis angewendet. Bewährt hat sich ihr Gebrauch auch unmittelbar vor Bewegungsübungen (Dehn- und Streckübungen).

Die Kälteapplikation bewirkt eine Vasokonstriktion und damit eine Drosselung der Durchblutung und des Stoffwechsels. Sie hat einen antiphlogistischen Effekt. Neben einer Muskelrelaxation bewirkt die Kälte auch eine deutliche Schmerzreduzierung.

Eine Kälteapplikation kann mehrmals täglich erfolgen. Kontraindikationen bestehen für schwach durchblutete Regionen und offene Wunden.

Gängige Anwendungsmöglichkeiten sind Kältesprays (Fluormethan;

Äthylchlorid/Chloräthyl: „Vereisung") und Eispackungen (10 bis 15 Minuten).

12.7.2 Wärmetherapie

Die Anwendung feuchter (z. B. Wärmflasche, Fangopackung, heiße Umschläge, heiße Rollen, Warmwasserbad, heiße Dusche) oder trockener Wärme (z. B. Rotlicht, Mikrowelle, Kurzwelle) stellt eine Standardtherapie bei chronischen Schmerzen und bei muskulärem Hypertonus bzw. Muskelverspannung dar. Die Wärme führt im Bereich ihres Anwendungsgebiets zu einer Vasodilatation und dadurch zu einer vermehrten Durchblutung und einer Stoffwechselsteigerung sowie zu einer Relaxierung einer hypertonischen Muskulatur. Bei akuten Entzündungen darf keine Wärme appliziert werden. Eine drei- bis viermal tägliche und bei Bedarf häufigere Anwendung bis zu 20 Minuten Dauer ist empfehlenswert.

12.7.3 Massage

Vorteilhaft ist es, wenn man nach einer Wärmebehandlung eine Massage der zugänglichen Anteile der Kiefermuskeln (M. masseter, M. temporalis, Region des hinteren Bauchs des M. digastricus in der Grube zwischen Processus mastoideus und Hinterrand des aufsteigenden Unterkieferastes) sowie der Hals-, Nacken-, Schulter- und Rückenmuskulatur anschließt. Im Zuge dieser Maßnahmen kommt es zu einer Lockerung und Entspannung der Muskulatur und zu einer Verbesserung der Durchblutung. *Pawelka* et al. (1997) empfehlen eine Therapiezeit von 10 bis 15 Minuten. Massagen können durch eine speziell ausgebildete Fachkraft, für die genannten Kiefermuskeln auch in Form von Selbstmassagen durch den Patienten (*Schulte* 1970) durchgeführt werden. In letzterem Fall ist eine Kontrolle der richtigen Ausführung der Massage wichtig.

12.7.4 Stromtherapie

Eine der bekanntesten Formen der Stromtherapie stellt die transkutane elektrische Nervenstimulation (TENS) dar. Die TENS findet zur unterstützenden Therapie von funktionellen Beschwerden überwiegend muskulärer Lokalisation eine zunehmend stärkere Verbreitung. Daneben wird sie bisweilen auch für andere Bereiche innerhalb der Zahnmedizin eingesetzt, so z.B. bei der Kavitätenpräparation (*Schäfer* 1996). Bei der TENS werden mit Hilfe von Kleinstgeräten mittels Hautelektroden elektrische Impulse auf Nerven und Muskeln übertragen (Abb. 188a und b). Tragbare, akku- oder batteriebetriebene TENS-Stimulatoren für den Gebrauch zu Hause haben sich bereits in vielen Teilgebieten der Medizin, so z. B. der Orthopädie und Neurologie, etabliert. Je nach Gerätetyp läßt sich die Frequenz der von dem Gerät erzeugten Stromimpulse einstellen; dabei unterscheidet man eine hochfrequente (50 bis 300 Hz) von einer niederfrequenten Form (0,5 bis 4 Hz). Der Patient hat darüber hinaus die Möglichkeit, die Intensität der Impulse festzulegen (Abb. 189). Sie sollte so

Physikalische Therapie (Physiotherapie)

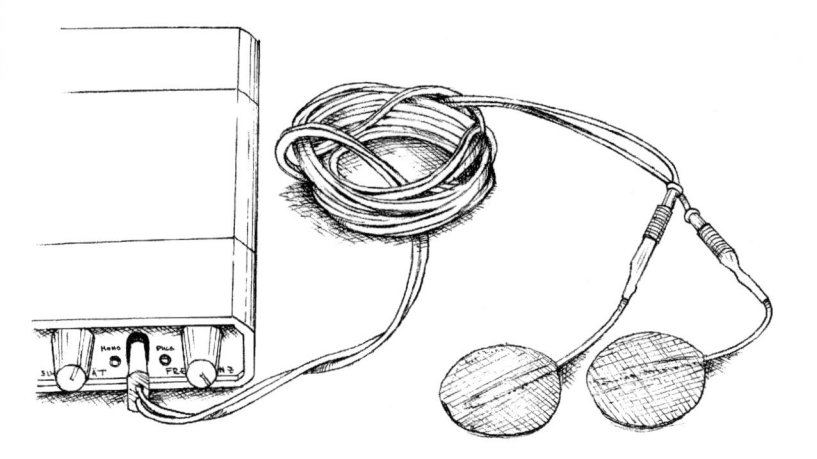

Abb. 188 a TENS-Gerät mit dazugehörigen Elektroden

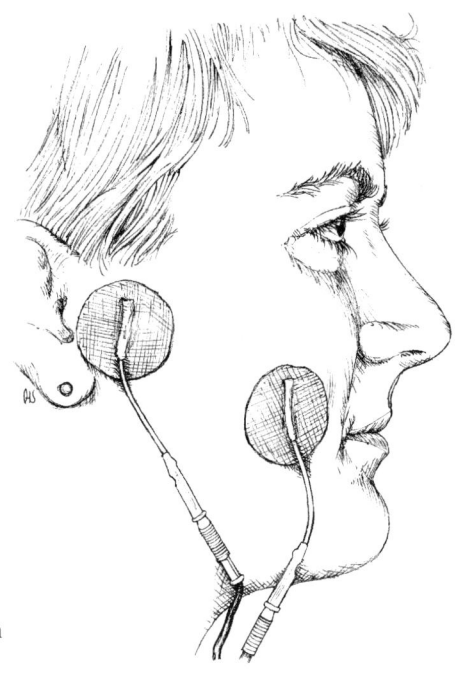

Abb. 188 b Angelegte Elektroden des TENS-Geräts

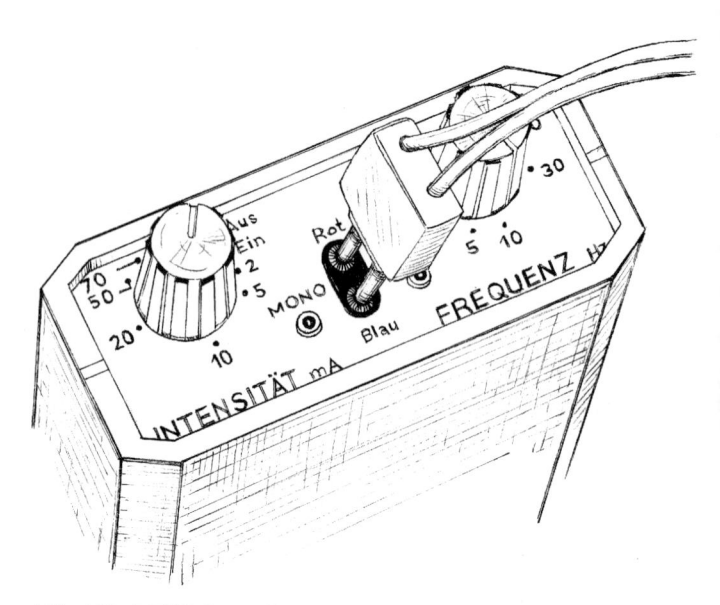

Abb. 189 TENS-Gerät: Frequenz und Intensität einstellbar.

hoch sein, daß sie für den Patienten gerade noch als angenehm empfunden wird. Die erwünschte therapeutische Wirkung der TENS-Anwendung besteht neben lokalen Effekten wie Förderung der Durchblutung (vasoaktive Wirkung) und Minderung eines erhöhten Muskeltonus (myogene Wirkung) in der Erzielung einer Schmerzlinderung. Die zugrundeliegenden neuralen und humoralen Wirkungsmechanismen sind noch nicht vollständig geklärt. Man geht aber davon aus, daß bei der hochfrequenten TENS-Therapie die periphere Schmerzleitung beeinflußt wird, während die niederfrequente Form über eine vermehrte Ausschüttung der körpereigenen Opiate (Endorphine) wirken soll (*Türp* et al. 1994).

Ebenfalls in den Bereich der Elektrotherapie fällt die Behandlung mit Ultraschall. Beim Ultraschall handelt es sich um mechanische Vibrationen, die zu Therapiezwecken bei 0,5 bis 3 Megahertz liegen. Je nach Art der Anwendung (kontinuierliche oder gepulste Ultraschallschwingung) kommt es zu einer Erwärmung v. a. von geweblichen Grenzschichten (z. B. zwischen Muskulatur oder Sehnen einerseits und Knochen anderseits) oder zu einer Erhöhung der Zellpermeabilität mit dadurch bedingtem gesteigertem Stoffaustausch (*Meyer* und *Lotzmann* 1989). Als Medium zwischen der Haut und dem Instrumentenkopf wird ein Gel verwendet. Die alleinige Nützlichkeit von Ultraschall bei Vorliegen von Funktionsstörungen ist umstritten (*Mohl* et al. 1990).

Weitere wichtige Stromtherapien sind die Therapie mit Kurzwellen (ca. 27 MHz) und Mikrowellen (ca. 2.400 MHz), die auch unter dem Begriff „Hochfrequenztherapie" zusammengefaßt werden. Insbesondere die Mikrowellentherapie wird für Beschwerden der Kaumuskulatur empfohlen (*Schulte* 1970). Sie führt zu einer Erwärmung und Mehrdurchblutung auch tiefergelegener Gewebeanteile. Der M. temporalis darf nicht mit Mikrowellen behandelt werden, weil dies aufgrund einer starken lokalen Durchblutungssteigerung zu Sehstörungen, Schwindel und Übelkeit führen kann.

12.7.5 Lasertherapie

Myogene und arthrogene Beschwerden werden zum Teil auch mit Laserstrahlen therapiert. Mit Soft- und Midlasern soll in der betroffenen Muskulatur eine Durchblutungsförderung und in den Kiefergelenken eine Regeneration von Bindegewebe und Knorpel gefördert werden. Über diese Therapieform liegen bislang nur geringe Erfahrungen vor.

12.7.6 Krankengymnastik: Muskel- und Bewegungsübungen, Haltungsübungen

Muskel- und Bewegungsübungen sind von großer Bedeutung, um eine normale Unterkieferfunktion wiederherzustellen. Speziell indiziert sind sie bei hypotoner Kiefermuskulatur (Kräftigung bzw. Aufbau der Muskulatur) (Abb. 190a bis c) sowie bei Hypo- oder Hypermobilität (Erhöhung bzw. Vermeidung extremer Beweglichkeit des Unterkiefers) und bei Inkoordination der Unterkieferbewegungen (Verbesserung der neuromuskulären Bewegungskoordination) (*Schulte* 1970, *Hansson* et al. 1993, *Pawelka* et al. 1997).

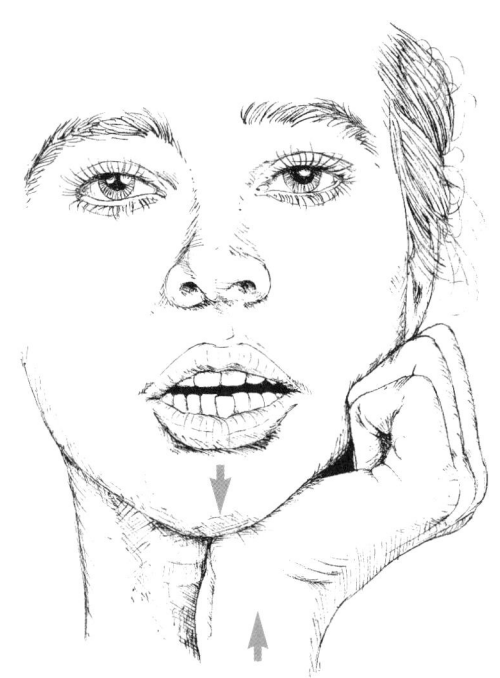

Abb. 190a Isometrische Übung zur Stärkung der Mundöffner

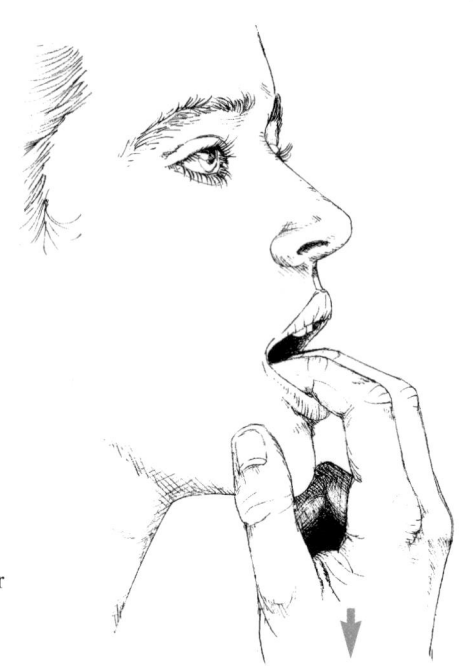

Abb. 190 b Isometrische Übung zur Stärkung der Mundschließer

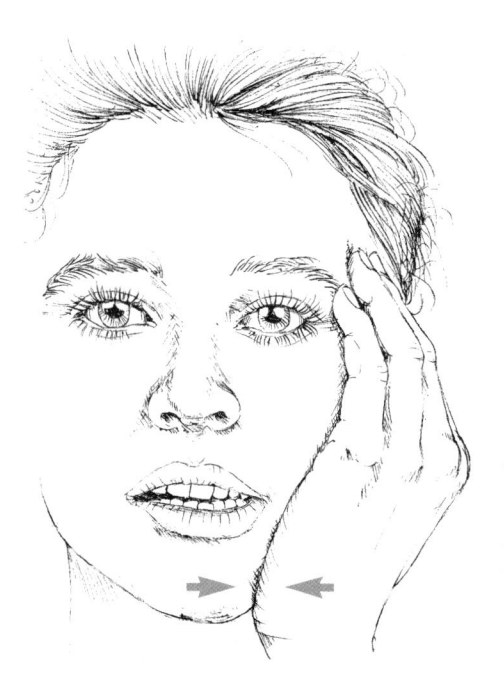

Abb. 190 c Isometrische Übung zur Stärkung der für den Seitschub zuständigen Kiefermuskeln

Zur Verbesserung der Position von Unterkiefer und Zunge sowie der Haltung von Kopf, Hals und Schultern können ferner Haltungsübungen ausgeführt werden. Wichtig ist, daß diese Übungen unter Anleitung eines geschulten Therapeuten ausgeführt und immer wieder kontrolliert werden. Eine gewissenhafte Mitarbeit des Patienten ist Voraussetzung für Erfolge mit diesen Therapiemaßnahmen.

12.7.7 Gelenkmobilisation

Die Mobilisation von bewegungslimitierten Gelenken kann – nach vorheriger Muskelrelaxation und Schmerzreduktion (physikalische Therapie und Analgesie) – vor allem bei deutlichen Bewegungseinschränkungen, Diskusprolaps und fibrösen Adhäsionen im Gelenk versucht werden.

12.8 Akupunktur/Akupressur

Die klassische chinesische Körperakupunktur und ihre sanfte Variante, die Akupressur, bei der die Akupunkturpunkte durch Druck stimuliert werden, werden in der zahnmedizinischen Fachliteratur bei mit Funktionsstörungen des Kausystems verbundenen akuten und chronischen Schmerzen in zunehmendem Maße als Behandlungsmöglichkeit in Betracht gezogen. In verschiedenen klinischen Studien wird der Akupunktur ein ähnlich guter Effekt bescheinigt, wie er bei Anwendung konventioneller Therapiemaßnahmen (Aufbißschienen u.a.) erzielt werden kann (*Raustia* et al. 1986, *Heuser* 1989). Dabei wird insbesondere bei Patienten, die gegenüber herkömmlichen Therapieformen resistent sind, die Körperakupunktur als Alternativmaßnahme vorgeschlagen. *Madill* (1985) empfiehlt zu Beginn eine zwei- bis dreimalige Akupunktursitzung pro Woche von je 20 bis 30minütiger Dauer, die nach erreichtem Schmerzrückgang auf einmal pro Woche heruntergesetzt werden kann.

Eine interessante Untersuchung stammt von *List* und *Helkimo* (1988). Sie konnten feststellen, daß es zwischen palpationsempfindlichen Stellen in der Region des M. masseter und in diesem Bereich liegenden Akupunkturpunkten (Ma 5, Ma 6, Ma 7, Dü 18, Extrapunkt Qianzheng) eine Korrelation von rund 97 % gibt, d. h. die besonders empfindlichen Stellen entsprechen der Lage der klassischen Akupunkturpunkte.

12.9 Psychologische Therapie

Psychologische Therapiemethoden, die im Rahmen von persistierenden Schmerzen zum Einsatz kommen können, dienen zum einen dem Erlernen und Anwenden von Techniken zur Entspannung mit dem Ziel einer besseren Streßbewältigung und Muskelrelaxation, zum anderen der Unterstützung bei der Schmerzkontrolle (Schmerzbewältigungsprogramme).

Voraussetzung für eine positive Wirkung ist die Bereitschaft des Patienten zur regelmäßigen Ausübung der gewählten Methode (*Derra* 1997).

12.9.1 Streßbewältigung/Muskelentspannung

Der Abwehr von belastenden Stressoren bzw. der Erhöhung der individuellen Streßschwelle kommt bei vielen Patienten mit Beschwerden im stomatognathen System größte Bedeutung zu. Ziel von Streßabwehrstrategien ist es, die schädlichen Auswirkungen einwirkender Stressoren (z. B. in Form von Bruxismus) möglichst gering bzw. nicht zu umgehenden Disstreß in bestimmten Grenzen zu halten. Im Rahmen der psychologischen Methoden zur Streßbewältigung nehmen die Entspannungsverfahren eine wichtige Rolle ein. Sie können in all denjenigen Patientenfällen, in denen Disstreß als hauptsächlicher ätiologischer Faktor für vorhandene Funktionsstörungen des Kausystems ausgemacht wurde, als die eigentliche Kausaltherapie angesehen werden. Darüber hinaus kann die durch sie herbeigeführte Entspannungsreaktion längerfristig in vielen Fällen mit einer Schmerzdistanzierung und Schmerzablenkung einhergehen (*Derra* 1997). Beispiele für Entspannungstechniken sind das *Autogene Training* nach *Schultz* (1979), die *Progressive Muskelrelaxation* nach Jacobson (*Bernstein* und *Borkovec* 1975), *spezielle Atemübungen* oder *imaginative Verfahren*. Auch *Meditationstechniken* wie Yoga gehören in diese Gruppe. Ein wichtiger Nebeneffekt der im Zuge solcher Techniken ausgeführten Übungen ist die Aufhebung von vorhandenen Muskelverspannungen, wie sie auch bei Patienten mit Funktionsstörungen im Kausystem häufig vorkommen. Dabei sollte sich die Entspannung nicht ausschließlich auf die Kaumuskulatur beschränken, sondern den gesamten Körper miteinbeziehen.
Ein weiterer psychologischer Therapieansatz zur Streßbewältigung und Muskelentspannung ist das *EMG-Biofeedback*. Bei dieser Methode werden dem Patienten (und Therapeuten) über am Patienten angelegte Hautelektroden, die an das Feedback-Gerät angeschlossen sind, mittels optischer und/oder akustischer Signale Informationen über physiologische Abläufe mitgeteilt, so zum Beispiel über den Grad der Muskelaktivität. Auf diese Weise kann der Patient muskuläre Dysfunktionen erkennen und aktiv korrigieren.
Zu den psychologischen Entspannungsverfahren gehört auch die *Hypnose*.
Mit Vorteil werden psychologische Methoden zur Streßbewältigung mit anderen Maßnahmen kombiniert. *Sportlichen Betätigungen* zur Kompensation streßbedingter biochemischer Veränderungen kommt dabei eine wichtige Bedeutung zu (*Türp* et al. 1994).

12.9.2 Psychologische Schmerztherapie

Sämtliche unter 12.9.1 genannten Entspannungsverfahren können auch als wichtige Maßnahme bei der Schmerztherapie verwendet werden. Daneben existieren spezielle psychologische Verfahren zur Bewältigung chronischer Schmerzen. Dazu zählen beispielsweise *verhaltenstherapeutische Maßnahmen* (operante Therapieverfahren) oder *kognitive Verfahren*, deren

Ziele in einer Veränderung der erlebten Schmerzintensität liegen (*Nilges* 1992). Im Gegensatz zum Einsatz mit dem Ziel der Streßbewältigung kann die psychologische Therapie als Maßnahme bei chronischen Schmerzzuständen nur symptomatisch und begleitend zu anderen Therapiemaßnahmen zum Einsatz kommen. Vor allem gilt es, dem Patienten Hilfen an die Hand zu geben, die es ihm ermöglichen, mit dem Schmerz und seinen somatischen (Funktionsstörungen), psychischen (Depressivität, Angst) und sozialen Folgen (berufliche und familiäre Probleme, Gefahr der Isolation) besser umgehen zu können (*Rehfisch* et al. 1989).

12.9.3 Gesprächstherapie

Durch eine Gesprächstherapie soll dem Patienten Gelegenheit gegeben werden, mit dem Psychologen allein oder in der Gruppe Probleme, die sich aus seiner Erkrankung ergeben, zu diskutieren und Erfahrungen auszutauschen. Solche Gespräche werden von chronischen Schmerzpatienten in der Regel als hilfreich angesehen. Allerdings sind keine ausreichenden Belege dafür vorhanden, daß durch Gesprächstherapie auch die Schmerzsymptomatik verändert wird (*Rehfisch* et al. 1989).

12.10 Definitive okklusale Maßnahmen

Von vielen Zahnärzten wird eine nicht-ideale Okklusion immer noch als alleiniger ursächlicher Faktor für vorhandene funktionelle Beschwerden angesehen. Nach dem heutigen Stand der Wissenschaft kann diese Auffassung allerdings nicht mehr aufrechterhalten werden (vgl. 10.6.1). Aus diesem Grunde sind sämtliche irreversiblen okklusalen Maßnahmen, die das Ziel haben, bei Vorliegen von Beschwerden im Kausystem zum Zwecke unterstützender therapeutischer Maßnahmen eine Optimierung der Okklusion herbeizuführen, wenn überhaupt, mit größter Vorsicht und nur nach sorgfältiger Planung auszuführen.

Die definitive okklusale Therapie kann Einschleifmaßnahmen, die Anfertigung von Restaurationen und kieferorthopädische oder kieferchirurgische Maßnahmen beinhalten. Einschleifmaßnahmen – früher häufig empfohlen und praktiziert – sollten auf Ausnahmefälle beschränkt bleiben. Die American Academy of Orofacial Pain (*McNeill* 1993) gibt zwei mögliche Indikationen an: Zum einen akute Beschwerden, die durch Interferenzen bedingt sind, welche nach einer ausgeführten restaurativen Maßnahme (z. B. Eingliederung einer zu hohen Krone) aufgetreten sind, zum anderen eine reduzierte okklusale Stabilität aufgrund von erfolgten Veränderungen im Kiefergelenk, deren Ursache bekannt ist (z. B. sich entwickelnder skelettal offener Biß bei rheumatoider Arthritis). Bei Bruxismus hingegen sind okklusale Einschleifmaßnahmen kontraindiziert.

In manchen Fällen muß nach einer Therapie mit Schienen die Okklusion nachjustiert werden, weil sich die Unterkieferposition geändert hat. Das Anpassen der Okklusion geschieht je nach Ausmaß der Lageveränderung durch restaurative (Füllungen; Kronen, Brücken) und/oder kieferorthopädische (orthodontische; kieferorthopädische-kieferchirurgische) Maßnahmen. Vor jeder dieser definitiven okklusalen Maßnahmen ist eine indirekte Okklusionsanalyse Voraussetzung. Allerdings ist der Patient darüber aufzuklären, daß die Möglichkeit nicht auszuschließen ist, daß kurz- oder längerfristig Beschwerden im Kausystem erneut auftreten werden. Daher muß er die Entscheidung der Durchführung definitiver okklusaler Therapiemaßnahmen mittragen. Voraussetzung für solche Maßnahmen ist allerdings eine Schmerzfreiheit im Kausystem.

Ein einfaches und reversibles Therapiemittel ist die Wiederherstellung der Eckzahnführung (Ausschaltung von Balance-Interferenzen) mittels palatinal aufgeklebten Führungsflächen aus Metall oder Keramik. Falls dies keinen Erfolg hat oder die Symptomtik gar verschlechtern sollte, können diese Führungsflächen leicht wieder entfernt werden.

Bei vorhandenen bzw. andauernden Beschwerden im Kausystem ist hinsichtlich einer prothetischen Therapie Zurückhaltung angezeigt (*Plesh* und *Stohler* 1992). Von diesem Grundsatz kann lediglich in einzelnen besonderen Fällen, so zum Beispiel bei einer vorhandenen Frontzahnlücke (Beeinträchtigung der Ästhetik) abgewichen werden; die Inkorporation eines zumindest provisorischen Zahnersatzes ist hier indiziert.

12.11 Kieferchirurgie

Operative Eingriffe können generell am Diskus (z. B. Diskusreposition; Diskusentfernung [Diskektomie] mit oder ohne Diskusersatz), am Kondylus (z. B. Kondylektomie), an der Eminentia articularis (Augmentation, Eminektomie) und an der Gelenkkapsel (z. B. Faszienplastik) erfolgen (*Randzio* 1993).

Die Indikation für ein chirurgisches Vorgehen bei funktionellen Beschwerden ist heute im Gegensatz zu früher (vgl. z.B. *Eschler* 1962) sehr eng gestellt. Überlegungen zu einem chirurgischen Vorgehen können angestellt werden bei Kiefergelenkknacken mit gleichzeitiger schwerer Dysfunktion, reduzierter Kieferöffnung bei Diskusprolaps sowie bei anhaltendem, sehr lautem Kiefergelenkknacken, das für den Patienten sozial nicht tolerabel ist. Auch in bestimmten Fällen von Arthrose, rheumatoider Arthritis und bei Ankylose können operative Maßnahmen indiziert sein, sofern konservative Therapiemaßnahmen keinen Erfolg gebracht haben und das kieferchirurgische Vorgehen im Einzelfall erfolgversprechend erscheint (*Reich* 1990). Immer muß der Patient aber über Alternativtherapien und Risiken informiert sein.

Anstelle der traditionellen offenen chirurgischen Maßnahmen lassen sich therapeutische Eingriffe – neuerdings auch unter Zuhilfenahme der Lasertechnik – auch mit Hilfe der Arthroskopie ausführen. Indikationen für dieses weniger stark invasive Verfahren sind beispielsweise das Lösen von fibrösen Adhäsionen (Verklebungen) des Diskus im Bereich der Fossa mandibularis, eine Modellierung arthrotisch veränderter Gelenke bei chronischen Schmerzpatienten und eine Säuberung (Lavage) des Gelenkspalts. Gefahren bei dieser Technik bestehen u. a. in der Schädigung anatomischer Strukturen (v. a. des N. facialis) im Zuge der notwendigen Punktion.

Literatur

Barsh L.I.: Responsibilities of the dental profession in recognizing and treating sleep breathing disorders. Compend Contin Educ Dent 1996; 17: 490-500.

Bernstein D.A., Borkovec T.D.: Entspannungstraining. Handbuch der progressiven Muskelentspannung. Pfeiffer, München 1975.

Clark G.T.: A critical evaluation of orthopedic interocclusal appliance therapy: design, theory, and overall effectiveness. J Am Dent Assoc 1984; 108: 359-364.

Dao T.T.T., Lavigne G.J., Charbonneau A., Feine J.S., Lund J.P.: The efficacy of oral splints in the treatment of myofascial pain of the jaw muscles: a controlled clinical trial. Pain 1994; 56: 85-94.

Derra C.: Entspannungsverfahren bei chronischen Schmerzpatienten. Schmerz 1997; 11: 282-295.

Eschler J.: Kiefergelenkstörungen als mandibulo-motorische Inkoordinationen und ihre Therapie. Therapiewoche 1962; 19: 842-848.

Estler C.-J.: Pharmakologie für Zahnmediziner. 4. Aufl. Schattauer, Stuttgart 1993.

Feine J.S., Widmer C.G., Lund J.P.: Physical therapy: a critique. Oral Surg Oral Med Oral Pathol Oral Radiol Endod 1997; 83: 123-127.

Gale E.N., Gross A.: An evaluation of temporomandibular joint sounds. J Am Dent Assoc 1985; 111: 62-63.

Greene C.S., Laskin D.M.: Splint therapy for the myofascial pain-dysfunction (MPD) syndrome: a comparative study. J Am Dent Assoc 1972; 84: 624-628.

Greene C.S.: Managing TMD patients: Initial therapy is the key. J Am Dent Assoc 1992; 123: 43-45.

Hansson T.L., Christensen Minor C.A., Wagnon Taylor D.L.: Physiotherapie bei craniomandibulären Störungen. Quintessenz, Berlin 1993.

Heuser M.K.H.: Vergleichende Untersuchung über die Behandlung des myofazialen Schmerzsyndroms mit Aufbißschienen, Neuraltherapie nach Huneke und Akupunktur. Quintessenz 1989; 40: 531-542.

Kopp S.: Diagnosis and nonsurgical treatment of the arthritides. In: Sarnat B.G., Laskin D.M. (Hrsg.): The Temporomandibular Joint: A Biological Basis for Clinical Practice. 4. Aufl. Saunders, Philadelphia 1992.

List T., Helkimo M.: Tenderness and acupuncture points in the masseter muscle: a correlation study. J Craniomand Disord Facial Oral Pain 1988; 2: 133-136.

Madill P.V.: Traditional and modern acupuncture modalities in the diagnosis and treatment of the temporomandibular joint syndrome. In: Gelb H. (Hrsg.): Clinical Management of Head, Neck and TMJ Pain and Dysfunction. 2. Aufl. Saunders, Philadelphia 1985. S. 579-597.

McNeill Ch. (Hrsg.):American Academy of Orofacial Pain (AAOP): Temporomandibular disorders. Guidelines for Classification, Assessment, and Management. 2. Auflage. Quintessence, Chicago 1993.

Meyer G., Lotzmann U.: Physikalische und medikamentöse Therapie, Muskelentspannung und Feedback. In: Hupfauf L. (Hrsg.): Funktionsstörungen des Kauorgans. 2. Aufl. Praxis der Zahnheilkunde. Band 8. Urban & Schwarzenberg, München 1989. S. 165-184.

Mohl N.D., Ohrbach R.K., Crow H.C., Gross A.J.: Devices for the diagnosis and treatment of temporomandibular disorders. Part III: Thermography, ultrasound, electrical stimulation, and electromyographic feedback. J Prosthet Dent 1990; 63: 472-477.

Nilges P.: Psychologische Modelle, Diagnostik und Therapie bei Gesichts- und Kopfschmerzen. In: Siebert G.K. (Hrsg.): Gesichts- und Kopfschmerzen. Hanser, München 1992. S. 257-313.

Ohrenstein E.S.: Anterior repositioning appliances when used for anterior disk displacement with reduction – a critical review. J Craniomand Pract 1993; 11: 141-145.

Pawelka S., Kopf A., Gsellmann B., Piehslinger E., Fialka V.: Störungen des temporomandibulären Systems – ein Überblick über physikalische Therapiemethoden. Dtsch Zahnärztl Z 1997; 52: 234-240.

Plesh O., Stohler C.S.: Prosthetic rehabilitation in temporomandibular disorder and orofacial pain patients. Dent Clin N Am 1992; 36:581-589.

Ramfjord S.P., Ash M.: Occlusion. Saunders, Philadelphia 1966.

Ramfjord S.P., Ash M.: Reflections on the Michigan occlusal splint. J Oral Rehabil 1994; 21: 491-500.

Randzio J.: Chirurgische Behandlungsmöglichkeiten des Kiefergelenks. In: Benner K.-U., Fanghänel J., Kowalewski R., Kubein-Meesenburg D., Randzio J. (Hrsg.): Morphologie, Funktion und Klinik des Kiefergelenks. Quintessenz, Berlin 1993. S. 163-174.

Raustia A.M., Pohjola R.T., Virtanen K.K.: Acupuncture compared with stomatognathic treatment for TMJ dysfunction. Part I: A randomized study. J Prosthet Dent 1985; 54: 581-584. Part III: Effect of treatment on mobility. J Prosthet Dent 1986; 56: 616- 623.

Rehfisch H.P., Basler H.-D., Seemann H.: Psychologische Schmerzbehandlung bei Rheuma. Springer, Berlin 1989.

Reich R.H.: Fortschritte und Schwerpunkte in der Behandlung der Kiefergelenkerkrankungen. In: Schwenzer N., Pfeifer G. (Hrsg.): Fortschritte der Kiefer- und Gesichtschirurgie. Band XXXII. Thieme, Stuttgart 1990. S. 77-82.

Robertson C.J.: Obstructive sleep apnoe. Part I: Diagnosis, aetiology, and current treatment. NZ Dent J 1997a; 92: 110-113.

Robertson C.J.: Obstructive sleep apnoe. Part II: Treatment with a customized dental appliance. NZ Dent J 1997b; 93: 4-9.

Rugh J.D., Davis S.E.: Temporomandibular disorders: Psychological and behavioral aspects. In: Sarnat B.G., Laskin D.M. (Hrsg.): The Temporomandibular Joint: A Biological Basis for Clinical Practice. 4. Aufl. Saunders, Philadelphia 1992. S. 329-345.

Schäfer E.: Zur Anwendung der transkutanen elektrischen Nervenstimulation (TENS) in der Zahnmedizin. Dtsch Zahnärztl Z 1996; 51: 494-500.

Schmidt R.F., Struppler A.: Der Schmerz. Ursachen, Diagnose, Therapie. Piper, München 1982.

Schulte W.: Zur funktionellen Behandlung der Myo-Arthropathien des Kauorganes: ein diagnostisches und physio-therapeutisches Programm. Dtsch Zahnärztl Z 1970; 25: 422-436.

Schultz I.H.: Das autogene Training. Thieme, Stuttgart 1979.

Sieper J., Braun J.: Therapie der rheumatoiden Arthritis. Dtsch Med Wschr 1996; 121: 563-567.

Thumm J.: Schnarchen und obstruktives Schlaf-Apnoe-Syndrom. In: Siebert G.K. (Hrsg.): Atlas der zahnärztlichen Funktionsdiagnostik. Hanser, München 1994. S. 289-299.

Türp J.C., Beyer T., Heydenreich A.: Transkutane elektrische Nervenstimulation und ihr Einsatz bei Myoarthropathien. Quintessenz 1994; 45: 93-106.

Türp J.C., Werner E.P., Keul J.: Sport – seine Rolle in der Prävention des Distresses im Zahnarztberuf. Z Stomatol 1994; 91: 429-433.

Wabeke K.B., Hansson T.L., Hoogstraten J., van der Kuy P.: Temporomandibular clicking: a literature overview. J Craniomandib Disord Oral Facial Pain 1989; 3: 163-173.

13 Präprothetische Vorbehandlung, Phase I: Kieferorthopädie und orthognathe Kieferchirurgie

13.1 Einleitung

Eine befriedigende prothetische Versorgung *von Patienten mit dentalen und/oder skelettalen Dysharmonien* kann häufig erst nach kieferorthopädischer oder kombiniert kieferorthopädisch-kieferchirurgischer Vorbehandlung erfolgen. Während bei einigen dieser Patienten eine behandlungswürdige Dysgnathie bzw. Malokklusion bereits seit der Kindheit besteht, ist es bei anderen erst im Erwachsenenalter zu Änderungen der Zahnstellung gekommen – meist aufgrund von Zahnverlust oder parodontalen Erkrankungen. Nach Abschluß des Knochenwachstums sind auf kieferorthopädischem Wege nur noch Veränderungen im dento-alveolären (Orthodontie), nicht aber im skelettalen Bereich möglich. Dennoch läßt sich beim Erwachsenen über die reinen Zahnbewegungen hinaus auf indirekte Weise auch ein Einfluß auf die skelettale Relation zwischen Ober- und Unterkiefer ausüben, nämlich durch Vertikalbewegungen (Extrusion, Intrusion) der Molaren.

Erwachsene stehen einer größeren kieferorthopädischen oder gar kieferchirurgischen Vorbehandlung oftmals ablehnend gegenüber. In solchen Fällen muß man die Patienten darauf hinweisen, daß ohne diese präprothetischen Maßnahmen Abstriche in der prothetischen Therapie (z. B. bezüglich der Wahl des Zahnersatzes) und im erreichbaren Ergebnis nach Ende der Behandlung (z. B. hinsichtlich Funktion, Komfort, Phonetik und Ästhetik) gemacht werden müssen.

13.2 Kieferorthopädische Vorbehandlung
(evtl. in Kombination mit Kieferchirurgie)

13.2.1 Indikationen

Folgende Indikationen können für eine kieferorthopädische Vorbehandlung angegeben werden:

- Starker Tiefbiß
- Weit offener Biß
- Kreuzbiß (frontal, seitlich)
- Nonokklusion (fehlender Antagonistenkontakt)
- Diastema mediale, Diastema laterale, Lücken
- Engstände

- Fehlende Parallelität von Pfeilerzähnen
- Zahnkippungen, Rotationen, Wanderungen
- Ästhetische Gründe (z. B. Verschiebung eines zweiten Prämolaren an die Stelle des ersten Prämolaren)
- Strategische Gründe (z. B. Distalisation von Prämolaren zur Schaffung von distalen Brückenankern bei Freiendsituationen)

13.2.2 Kontraindikationen

Kontraindikationen zum sofortigen Behandlungsbeginn sind:

- mangelndes Interesse bzw. mangelnde Kooperation des Patienten
- schlechte Mundhygiene (hohe Wahrscheinlichkeit des Auftretens von Karies und Parodontopathien während der kieferorthopädischen Behandlung)
- entzündetes Parodont
- periapikale Entzündungen („beherdete Zähne")

13.2.3 Ziele

Abhängig von der Anzahl der noch vorhandenen Zähne verspricht man sich von einer kieferorthopädischen Vorbehandlung eine Optimierung von Funktion (stabile Okklusion), Ästhetik, Parodontalzustand und Pfeilerzahnstellung. Diese Ziele können durch folgende Maßnahmen erreicht werden:

- Reduzierung eines tiefen oder offenen Bisses
- Ausformung der Zahnbögen
- Behebung eines frontalen oder lateralen Kreuzbisses oder einer bukkalen Nonokklusion
- Verkleinerung oder Vergrößerung der Breite vorhandener Zahnlücken (entsprechend der Breite der verlorengegangen Zähne)
- Einstellung einer Front-Eckzahn-Führung
- Lückenschluß
- Eliminierung von Engständen und plaqueretentiven Zonen
- Parallelisieren von Pfeilerzähnen
- Aufrichten gekippter Zähne
- Zurückbewegen gewanderter Zähne
- Zurückrotieren gedrehter Zähne
- Intrusion elongierter Zähne
- Extrusion von Zähnen

Die mit der kieferorthopädischen (orthodontischen) Vorbehandlung angestrebte Verbesserung von Zahnstellung sowie statischer und dynamischer Okklusion ermöglicht unter anderem eine axiale Belastung der Zähne und damit eine zahnschonende, weil gleichmäßige Präparation sowie eine optimale Konturierung der prothetischen Rekonstruktion. Damit werden auch die Voraussetzungen für die Durchführung einer guten Mundhygiene geschaffen.

13.2.4 Behandlungsmittel und -grundsätze

Bei der kieferorthopädischen Vorbehandlung werden kleinere Maßnahmen, die jeder Zahnarzt ausführen kann, von umfangreicheren Eingriffen, die dem kieferorthopädisch Erfahrenen vorbehalten sein sollten, unterschieden. Für den Nichtspezialisten besteht bei kleinen orthodontischen Maßnahmen das Problem nicht in der Durchführung, sondern in der Abgrenzung gegenüber Fällen, die umfangreichere Maßnahmen erfordern. In zweifelhaften und/oder offensichtlich komplexeren Fällen ist eine gemeinsame Behandlungsplanung zwischen Kieferorthopäden und Prothetiker unerläßlich.

Die kieferorthopädische Vorbehandlung kann festsitzend (Multibandapparatur) oder mit herausnehmbaren Apparaturen erfolgen. Während mit herausnehmbaren Apparaturen nur Extrusionen und Zahnkippungen möglich sind, lassen sich mit festsitzenden Behandlungsmitteln aufgrund eines gezielten Einsatzes von Kräften und Drehmomenten auch körperliche Zahnbewegungen und Intrusionen erreichen.

Bei einer Kippung erfolgt die Bewegung um ein Rotationszentrum im apikalen Drittel des Zahns. Dies kann mittels festsitzender Brackets oder Bänder in Kombination mit herausnehmbaren Plattenapparaturen und/oder mit Gummizügen vorgenommen werden.

Die körperliche Bewegung eines Zahns gehört in die Hand eines kieferorthopädisch erfahrenen Zahnarztes, da bei dieser Bewegungsart die Kraftausübung beträchtlich schwieriger zu kontrollieren ist als bei einer einfachen Kippbewegung. In diesen Fällen sind festsitzende Apparaturen angezeigt.

Bei der orthodontischen Vorbehandlung von Erwachsenen gelten folgende Grundsätze:

- Es müssen niedrige Kräfte angewendet werden.
- Solange das Parodont entzündungsfrei ist, kann selbst bei Vorhandensein größerer Knochenverluste praktisch jede Zahnbewegung ausgeführt werden.
- Wie bei Jugendlichen ist vor und während der Vorbehandlung der Mundhygiene bzw. der parodontalen Situation besondere Beachtung zu schenken.

Oft wird im Zuge einer kieferorthopädischen Behandlung eine Reduktion des vertikalen Überbisses („Overbite") angestrebt. Abhängig vom Einzelfall kann eine solche Verringerung des Überbisses durch Bißhebung, Intrusion von Frontzähnen oder eine Kombination aus beiden Möglichkeiten erreicht werden. Eine kieferorthopädische Indikation zur Verringerung des „Overbite" sollte bei Erwachsenen, falls es sich nicht um die Wiederherstellung der früheren und durch Zahnverlust abgesunkenen Bißhöhe handelt, mit größter Sorgfalt gestellt werden, weil die Behandlungsresultate oft instabil sind und es als Nebeneffekt zu einer Verzahnung mit Tendenz zu einer Angle-Klasse II kommen kann, sofern diese, wie häufig bei Tiefbißsituationen, nicht sowieso schon vorhanden ist.

Wenn geplant ist, eine Reduktion des vertikalen Überbisses durch Intrusion von Frontzähnen zu erreichen, so ist der Verankerungswert der reziprok und auf Extrusion belasteten Molaren zu beachten, und es stellt sich die Frage, ob dem Patienten eine extraorale Verankerungsverstärkung (Headgear) zugemutet werden kann.

Umgekehrt bieten Fälle mit zu knappem „Overbite" oder gar offenem Biß erhebliche Probleme, wenn mit orthodontischen Mitteln eine ausreichende Front-Eckzahn-Führung erreicht werden soll. Frontzähne dürfen nicht beliebig extrudiert werden, andererseits ist eine Intrusion im Seitenzahnbereich nur mit großem Aufwand und fraglicher Stabilität im Oberkiefer möglich. Eine rein prothetische Herstellung der gewünschten Front-Eckzahn-Führung würde hingegen wegen der dann zu langen Kronen ästhetisch schlechte Ergebnisse liefern. In solchen Fällen bleibt daher oftmals nur ein zusätzlicher kieferchirurgischer Eingriff als Alternative zu einem Kompromiß zwischen Funktion und Ästhetik.

Bei zu geringem vertikalem Überbiß muß besonders bei der orthodontischen Aufrichtung von nach mesial gekippten Unterkiefermolaren das Risiko einer unerwünschten Bißhebung beachtet werden, die durch Extrusion dieser Molaren dann zustandekommt, wenn dem aufrichtenden Drehmoment auf die Molaren kein gleichgroßes reziprokes Drehmoment auf den anterioren Verankerungsblock entgegengesetzt wird.

13.2.5 Interdisziplinäres Behandlungskonzept (Kieferorthopädie/Prothetik)

Die einzelnen Schritte der Behandlung eines interdisziplinären Falles lassen sich in Form eines Flußdiagramms darstellen (Tab. 15).

Nach Beendigung der Hygienephase und eventuell notwendiger Maßnahmen innerhalb der prothetischen Vorbehandlung Phase I (z. B. Extraktionen nicht erhaltungswürdiger Zähne) sind, sofern noch nicht vorhanden, folgende kieferorthopädische und prothetische Ausgangsunterlagen zu erstellen:

- Studienmodelle mit Wachsbiß in habitueller Okklusion und in zentrischer Kontaktposition (ZKP) des Unterkiefers
- Gesichtsbogenübertragung und Modellmontage im Mittelwertartikulator (ZKP)
- Fernröntgenseitenbild (FRS), bei IKP/ZKP-Differenzen > 1,5 mm auch in ZKP
- Orthopantomogramm
- Röntgenstatus
- Profil-/En-face-Fotos
- Intraorale Fotos in habitueller Okklusion, bei IKP/ZKP-Differenzen > 1,5 mm auch in zentrischer Kontaktposition.

Falls notwendig, können an den im Artikulator montierten Anfangsmodellen durch diagnostisches Umstellen und Aufwachsen der Zähne (Set-up, Wax-up) zum einen orthodontisch realisierbare Zahnbewegungen und zum anderen prothetische Therapiemöglichkeiten simuliert werden. Dieser Arbeitsschritt sollte vom Kieferorthopäden und Prothetiker gemeinsam oder zumindest nach genauer Absprache vollzogen werden. Im Falle einer

Kieferorthopädische Vorbehandlung

Flußdiagramm

1. Systematische Phase
2. Hygienephase
3. präpothetische Vorbehandlung, Phase 1

↓

Kieferorthopädie: kieferorthopädische und prothetische Ausgangsunterlagen - Befund

Interdisziplinäre Diskussion

- Alternativen?
- Realisierbarkeit?
- Patiententyp?
- Stabilität des Resultats?

↓

Behandlungsziele
(Orthodontie und Prothetik)

↓

Behandlungsplanung
(Orthodontie)

↓

Orthodontische Behandlung ◄────┐

↓ │

Zwischenziel │
Unterlagen │

↓ │

Reevaluation nein │
Behandlungsziel erreicht? │

↓ │

ja nein │

↓ │

Kompromiß mit ─────┘
prothetischen Mitteln

ja

↓

Retentionsphase

↓

Prothetische Versorgung

↓

vorläufige Schlußunterlagen
ca. 2 Jahre nach Behandlungsende

↓   ca. 2 Jahre nach Therapieende
Unterlagen

Resultat stabil?
Kieferorthopädische Nachbehandlung?

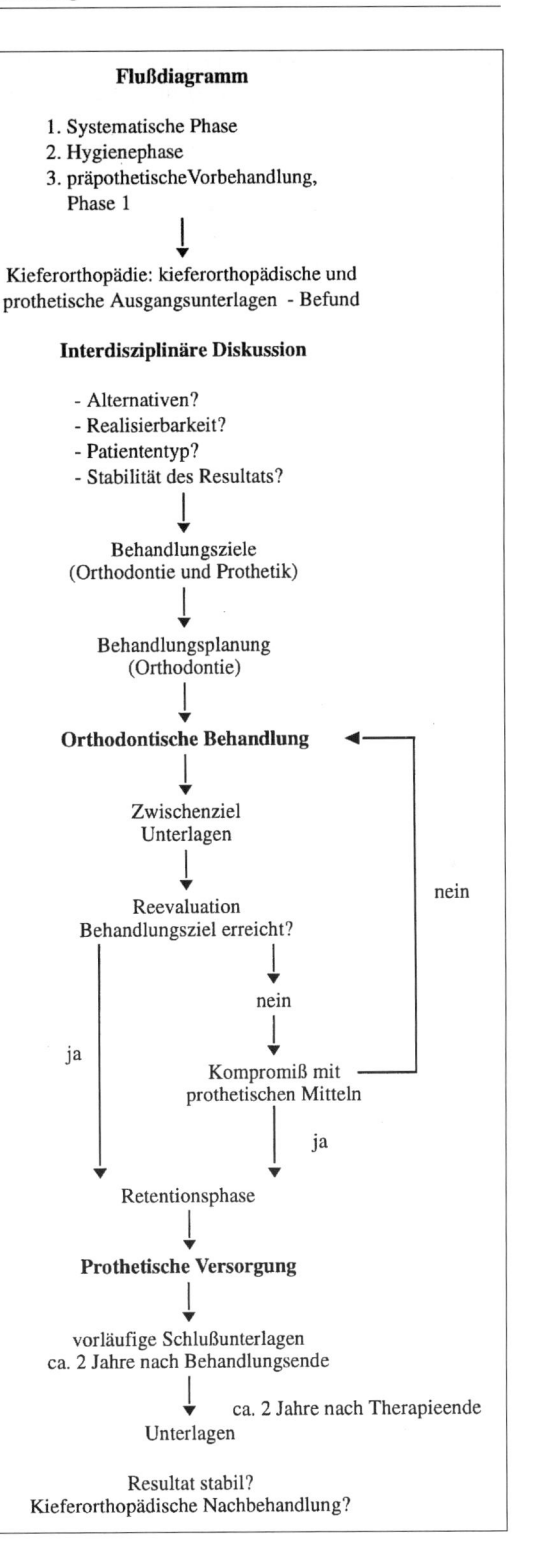

Tabelle 15
Flußdiagramm des interdisziplinären Vorgehens bei einem kombiniert kieferorthopädisch-prothetischen Fall
(nach *Teuscher* und *Strub* 1982)

Bißhebung oder -senkung kann die im Set-up simulierte Änderung auf das Fernröntgenseitenbild (FRS) übertragen werden. Eine solche FRS-Montage gibt Anhaltspunkte über die voraussichtlichen Auswirkungen, die die geplanten Maßnahmen auf das Weichteilprofil des Patienten und auf die Schneidezahn-Lippen-Relation haben werden. Umgekehrt kann das FRS Hinweise dafür liefern, inwieweit die vorhandene oder angestrebte Bißhöhe Einfluß auf die Position der Schneidezähne und des Profils hat.

Auf der Grundlage dieser Arbeitsunterlagen erstellen Kieferorthopäde und Prothetiker einen oder mehrere mögliche Behandlungswege. Die einzelnen Lösungsmöglichkeiten sind an einer Reihe von Beurteilungskriterien zu messen. Dazu zählen:

- Realisierbarkeit im individuellen Patientenfall
- Voraussichtliche Stabilität des Resultats
- Voraussichtliche Parodontalsituation bei Behandlungsende und Langzeitprognose
- Einzubeziehende Pfeilerzähne und Ausmaß des notwendigen Beschleifens
- Ästhetische Verbesserung
- Funktionelle Verbesserung
- Belastbarkeit des Patienten

Auch die Wahrscheinlichkeit apikaler Wurzelresorptionen durch die erfolgenden Zahnbewegungen muß mitberücksichtigt werden. Diese unerwünschte Begleiterscheinung kieferorthopädischer Therapie ist individuell unterschiedlich stark ausgeprägt; die Gefahr wächst jedoch mit dem Ausmaß der Bewegungen und der Größe und Dauer der Kraftapplikation. Im Gegensatz zu lateralen Wurzelresoptionen, die auf reparativem Wege durch Zementapposition meistens reversibel sind, sind apikale Resorptionen irreparabel. Orthodontisch bewegte Zähne müssen auch bei Behandlungsende ausreichend von Knochen umgeben sein, weil es sonst vor allem nach Zahnbewegungen in bukkaler Richtung zu parodontalen Einbrüchen kommen kann. Durch Applikation leichter Kräfte lassen sich aber solche Wurzelresorptionen in der Regel auf ein Minimum beschränken.

Die von Kieferorthopäde und Prothetiker ausgearbeiteten möglichen Lösungswege mit ihren jeweiligen Vor- und Nachteilen sind dem Patienten zu erläutern. Erst nach Treffen einer gemeinsamen Entscheidung kann die Behandlung beginnen.

Wenn der Kieferorthopäde das besprochene Zwischenziel erreicht hat, werden erneut Unterlagen erstellt. Prothetiker und Kieferorthopäde prüfen nun gemeinsam, ob das gesteckte Zwischenziel auch aus prothetischer Sicht erreicht ist (Reevaluation).

Falls nicht, gibt es zwei Möglichkeiten:

Entweder es wird im Sinne einer Kompromißlösung eine prothetische Alternative gewählt, oder es wird orthodontisch weiterbehandelt – möglicherweise ebenfalls im Sinne einer Kompromißlösung. Bei sachgerechter Planung sind dies aber seltene Ausnahmefälle.

Die sich an die orthodontische Behandlung anschließende Retentionsphase wird von Fall zu Fall verschieden lang sein. Die entsprechende Entscheidung muß der Kieferorthopäde treffen. Anschließend erfolgt die prothetische Versorgung, nach der erneut Unterlagen erstellt werden. Sie dokumentieren das vorläufige Schlußresultat der interdisziplinären Behandlung. Da die endgültige Beurteilung eines Resultats vor allem von seiner Stabilität abhängt, sollten ca. zwei Jahre nach Behandlungsende nochmals Unterlagen erstellt werden. Erst wenn das Resultat – abgesehen von minimalen, fast immer eintretenden Änderungen – stabil geblieben ist, kann die Gesamtbehandlung als erfolgreich bezeichnet werden. Ansonsten ist evtl. eine kieferorthopädische Nachbehandlung notwendig.

13.2.6 Stabilität des Behandlungsergebnisses

Die Stabilität des Behandlungsresultats ist dadurch gefährdet, daß jeder orthodontisch bewegte Zahn nach Therapieende die Tendenz hat, sich wieder in Richtung auf seine ursprüngliche Position zurückzubewegen. Die Position orthodontisch bewegter Pfeilerzähne ist hierbei in allen drei Dimensionen des Raumes instabil, und die Kraft und Geschwindigkeit, mit denen solche Pfeilerzähne rezidivieren können, werden oft unterschätzt. Im parodontal geschädigten Gebiß ist die Rezidivgefahr besonders stark ausgeprägt. Man muß sich daher vor der Behandlung die Frage stellen, welche Kräfte den Zahn an seiner neuen Stelle halten sollen (Interkuspidation, neue Kontaktpunkte, neues funktionelles Gleichgewicht, geänderte Summe der auf den Zahn einwirkenden Weichteilkräfte, permanente Retention durch Eingliederung der bewegten Zähne in einen Brückenverband). Bei Inkorporation der Zähne in einen Brückenverband muß beurteilt werden, ob die Brücke als Ganzes positionsstabil bleiben kann oder ob eine oder mehrere Einheiten vielleicht in dieselbe Richtung rezidivieren und auf diese Weise die gesamte prothetische Arbeit gefährden können.
Kieferorthopädisch bewegte Pfeilerzähne sollten immer maximal gefaßt sein; dies bedeutet, daß Teilkronenbrücken in diesem Fall kontraindiziert sind. Eine zusätzliche Erhöhung der Retention läßt sich durch das Präparieren von feinen vertikalen Rillen am Zahnstumpf (bei Prämolaren mesial und distal, bei Molaren bukkal und lingual) erzielen.
Aufgrund der genannten Rezidivtendenzen verdient die Übergangsphase vom Ende der aktiven orthodontischen Behandlung bis zur prothetischen Versorgung besondere Aufmerksamkeit. Zwei Möglichkeiten können unterschieden werden:

1. Die prothetische Versorgung (Brücke, kombiniert festsitzend-herausnehmbarer Zahnersatz) schließt sich direkt an die kieferorthopädische Vorbehandlung an.
   Hier stellt die prothetische Versorgung die eigentliche permanente Retention dar. Bei festsitzendem Zahnersatz sollten die Pfeilerzähne unmittelbar nach Entfernung der orthodontischen Apparatur in einer Sitzung beschliffen und mit einem stabilen Provisorium versorgt werden. Generell sollten Brücken innerhalb kurzer Zeit hergestellt und definitiv zementiert werden.
2. Zwischen dem Ende der kieferorthopädischen Behandlung und der definitiven Versorgung liegt eine vom Einzelfall abhängige unterschiedlich lange Retentionszeit.

Auf diese Weise kann die Stabilität der zukünftigen Pfeilerzähne eher garantiert werden. Um bei über lange Zeit getragenen Retentionsapparaturen wie Interimsprothesen (z. B. bei jungen Patienten mit multiplen Nichtanlagen) oder semipermanenten Brücken kein zwischenzeitliches Rezidiv oder Entkalkungen der Zähne zu riskieren, ist man auf die gute Mitarbeit des Patienten angewiesen. In jedem Fall muß der Patient regelmäßig (z. B. durch eine zahnmedizinische Fachhelferin) betreut werden.

13.3 Kieferchirurgische Vorbehandlung

Da nach abgeschlossenem Wachstum des Gesichtsskeletts die durch Kieferorthopädie erzielbaren Änderungen begrenzt sind, kann bei stärkeren skelettal (z. B. Progenie, maxilläre Retrognathie, mandibuläre Retrognathie, skelettal offener Biß) oder dento-alveolär bedingten Bißfehlstellungen eine befriedigende Lösung häufig nur durch einen zusätzlichen kieferchirurgischen Eingriff („chirurgische Kieferorthopädie") erreicht werden. Bei solchen Dysgnathie-Operationen ist eine detaillierte Planung wichtig (Modellanalyse, FRS-Auswertung, Weichteilanalyse, Modelloperation, evtl. Computersimulation). Bei der Operation wird im Oberkiefer das entsprechende Kiefersegment vom Gesichtsschädel bzw. im Unterkiefer vom restlichen Kieferknochen getrennt (Osteotomie) und unter teilweiser Loslösung vom Weichgewebe (Mobilisation) in die gewünschte Position verschoben. Nach Verbreiterung (durch Hinzufügung von Knochen, z. B. vom Beckenkamm [Osteoplastik]) oder Verschmälerung (durch Ostektomie) wird das Fragment fixiert (Schienung; Osteosynthese).
Standardoperationen sind im Oberkiefer die Le-Fort-I-Osteotomie (Abtrennen des Oberkiefers vom restlichen Mittelgesicht mit anschließender Kranial-, Kaudal-, Vor- oder Rückverlagerung), im Unterkiefer die retromolare sagittale Osteotomie oder die Osteotomie im zahntragenden Bereich (z. B. nach Delaire) mit anschließender Unterkiefer-Vor- oder -Rückverlagerung.

Insbesondere bei komplexeren Fehlbildungen bietet ein kieferchirurgisches Vorgehen oft die einzige Möglichkeit zur Korrektur. Liegt bei einem Patienten beispielsweise eine Mesialbißlage vor und sind zusätzlich ein offener Biß und Zahnlücken in der Unterkiefer-Prämolarenregion vorhanden, so kann gleichzeitig mit einer Unterkiefer-Rückverlagerung (nach Delaire) eine Unterkiefer-Rotation durchgeführt werden, um eine orthognathe Kiefereinstellung zu erreichen.

Bei allen Planungen muß einkalkuliert werden, daß auch nach kieferchirurgischen Korrekturen von Dysgnathien in der Regel eine gewisse Rezidivtendenz festzustellen ist.

Im Zusammenhang mit einer totalprothetischen Versorgung notwendige kiefer- bzw. oralchirurgische Eingriffe werden in Kapitel 42.3 erwähnt.

Literatur

Teuscher U., Strub J. R.: Zusammenarbeit zwischen Kieferorthopädie und Kronen- und Brückenprothetik als interdisziplinäre Therapie. Int J Periodontics Restorative Dent 1982; 2 (1): 47 – 64.

Weiterführende Literatur

Kieferorthopädie:

Kälin P.: Orthodontische Vorbehandlung. In: Schärer P., Strub J., Belser U. (Hrsg.): Schwerpunkte der modernen kronen- und brückenprothetischen Behandlung. Quintessenz, Berlin 1979. S. 55 – 65.

Melsen B.: Behandlungsprobleme bei erwachsenen Patienten. Fortschr. Kieferorthop 1983; 44: 12 – 27.

Melsen B.: Stand der Erwachsenen-Kieferorthopädie – Wo liegen die Grenzen? Inf Orthod Kieferorthop 1986; 18: 149 – 176.

Sergl H. G.: Kieferorthopädische Behandlung Erwachsener. In: Schmuth G. (Hrsg.): Kieferorthopädie II. Praxis der Zahnheilkunde, Band 12. Urban & Schwarzenberg, München 1988. S. 75 – 106.

Wiskott A., Schatz J.-P., Belser U.: Orthodontie préprothétique. Schweiz Monatsschr Zahnmed 1988; 98: 373 – 382.

Kieferchirurgie:

Austermann K. H.: Chirurgische Behandlung der Dysgnathien. In: Horch H.-H.: Mund-Kiefer-Gesichtschirurgie II. Praxis der Zahnheilkunde Band 10/II. 2. Auflage. Urban & Schwarzenberg, München 1991. S. 105 – 195.

Krüger E.: Lehrbuch der chirurgischen Zahn-, Mund- und Kieferheilkunde. Band 2. 6. Auflage. Quintessenz, Berlin 1988. S. 300 – 376.

Schwenzer N., Steinhilber W.: Chirurgische Kieferorthopädie. In: Schwenzer N., Grimm G. (Hrsg.): Spezielle Chirurgie. Zahn-Mund-Kiefer-Heilkunde. Thieme, Stuttgart 1981. S. 415 – 463.

14 Präprothetische Vorbehandlung, Phase II: Parodontal- und oralchirurgische Eingriffe

14.1 Einleitung

Sofern notwendig, werden im Rahmen der Vorbehandlungsphase II folgende parodontal- und oralchirurgische Behandlungsmaßnahmen durchgeführt:

a) Gingivektomie, Gingivoplastik
b) Mukogingivale Chirurgie (z. B. freies Schleimhauttransplantat)
c) Modifizierte Widman-Lappenoperation
d) Apikaler Verschiebelappen (Kronenverlängerung)
e) Tunnelierung, Hemisektion/Trisektion/Prämolarisierung, Wurzelamputation
f) Wurzelspitzenresektion
g) Geführte parodontale Gewebsregeneration
h) Kieferkammaufbau
i) Enossale Implantate
j) Präparation und provisorische Versorgung der Pfeilerzähne (evtl. Langzeitprovisorium)
k) Provisorische Versorgung zahnloser Kieferabschnitte

Bevor diese Eingriffe erfolgen, ist eine Reevaluation der zuvor erfolgten Phase I der präprothetischen Vorbehandlung notwendig.

14.2 Reevaluation der präprothetischen Vorbehandlung, Phase I

Nach Abschluß der Phase I der präprothetischen Vorbehandlung und einer Wartezeit von mindestens 6 bis 8 Wochen (bei kieferchirurgischen Eingriffen von bis zu 12 Monaten) folgt die Reevaluation der vorausgegangenen Therapiephase. Es soll ein kontrollierter Zustand relativer parodontaler Gesundheit vorliegen. Zu beurteilen sind neben der parodontalen Situation und Veränderungen von Zahnlockerungsgraden vor allem die Bereitschaft des Patienten zur Mitarbeit und seine Fähigkeit zur Durchführung der notwendigen häuslichen Mundhygiene. Wesentlich ist, daß zu diesem Zeitpunkt, also vor Beginn der zweiten Phase der präprothetischen Vorbehandlung, eine Verbesserung der oralen Situation festzustellen ist. Nur wenn diese Grundvoraussetzung erfüllt ist, ist es sinnvoll, die Phase II der präprothetischen Vorbehandlung anzuschließen, welche Eingriffe an

Schleimhaut, Parodont und Knochen beinhaltet. Neben parodontal- und oralchirurgischen Maßnahmen fallen in diese Behandlungsphase provisorische Präparationen an Pfeilerzähnen sowie die provisorische Versorgung von Pfeilerzähnen und zahnlosen Kieferabschnitten.

14.3 Lokalanästhetika

Die Auswahl eines geeigneten Lokalanästhetikums kann neben der individuellen Erfahrung des Behandlers mit dem jeweiligen Anästhetikum nach zwei Kriterien erfolgen, nämlich nach der Dauer und Art des geplanten Eingriffs und den Vorerkrankungen des Patienten.

14.3.1 Dauer und Art des Eingriffs

Lokalanästhetika lassen sich in solche mit kurzer, mittlerer und längerer Wirkdauer einteilen.
Von kurzer Wirkdauer (weniger als 30 Minuten) sind Lidocain, Mepivacain und Prilocain (jeweils ohne Vasokonstriktor).
Mittlere Wirkdauer besitzen Lidocain, Mepivacain und Articain (jeweils mit einer Adrenalin-Konzentration von 1: 100.000 oder 1: 200.000). Articain hat von allen Lokalanästhetika die beste Knochenpenetration.
Eine lange Wirkdauer (über 90 Minuten) weisen Bupivacain (ohne Vasokonstriktor) und Etidocain (mit Adrenalin 1: 200.000) auf.

14.3.2 Vorerkrankungen des Patienten

Kontraindikationen für einen Epinephrin (Adrenalin)-Zusatz sind:
- Zustand nach Herzinfarkt
- Angina pectoris
- Herzinsuffizienz
- Herzrhythmusstörungen
- Pathologische Hypertonien (RR > 160 mm Hg)
- Arteriosklerose
- Hyperthyreose
- Krampfleiden
- Apoplex
- Engwinkelglaukom (unbehandelt)
- Medizinische Therapie mit trizyklischen Antidepressiva
- Medizinische Therapie mit Mono-Amino-Oxidasen
- Diabetes Typ 1

Vorsicht hinsichtlich der Verwendung von Lokalanästhetika ist geboten bei:

- Hämorrhagischen Diathesen

Lokalanästhetika

- Leberschädigung (z. B. durch Hepatitis oder Alkoholabusus): Kein Lokalanästhetikum vom Amid-Typ verwenden, da bei diesen Patienten ein reduzierter Amidabbau stattfindet und daher die Gefahr einer Akkumulation des Lokalanästhetikums besteht.
- Allergien gegen Parabene oder Antioxidantien
- Schwangerschaft: Kein Xylonest-Lokalanästhetikum verwenden, da vasokonstriktorische Zusätze, bestehend aus Oxytocin-Derivaten, eine wehenauslösende Wirkung aufweisen. Außerdem besteht die Gefahr einer Meth-Hämoglobinbildung.
- Kleinkind: Die individuelle Höchstdosis ist zu beachten.
- Nachinjektion: Gefahr der Nervläsion.
- Einfachaspiration: Sicherer ist die Mehrfachaspiration unter Drehen der Spritze bzw. Kanüle, um eine Gefäßwandaspiration zu vermeiden.

14.3.3 Höchstdosis

Bezüglich der pro Sitzung zu verabreichenden Höchstmenge ist zwischen der Höchstdosis für das Vasokonstringens (Vc) und der Höchstdosis des Lokalanästhetikums (LA) per se, also der Dosis des in der Injektionslösung befindlichen anästhetisch wirksamen Bestandteils, zu unterscheiden. Die Höchstdosis des Vasokonstringens (Epinephrin bzw. Adrenalin) beträgt bei Erwachsenen 0,25 mg, bei Kindern 0,1 mg pro Sitzung (*Tetsch* 1982, *Lipp* 1993).
Die Maximaldosis des anästhetisch wirksamen Bestandteils wird demgegenüber über die Maximaldosis (Höchstmenge) der Injektionslösung wiedergegeben und hängt direkt von dem Körpergewicht ab.
Dazu wird folgende Formel verwendet:

$$\text{Max. Injektionslösung [ml]} = \frac{\text{Grenzdosis LA [mg/kg]} \times \text{Körpergewicht [kg]}}{\text{Konzentration in \% x 10}}$$

Beispiel für Ultracain® D-S oder Ultracain® D-S forte (Hoechst, D-Frankfurt):
1 ml Ultracain® enthält 40 mg Articainhydrochlorid, was die anästhetisch wirksame Substanz dieses Lokalanästhetikums darstellt. Die Konzentration des Lokalanästhetikums beträgt demnach 4 %. Die Grenzdosis von Articainhydrochlorid wird mit 7 mg pro kg Körpergewicht angegeben (*Knoll-Köhler* 1988; vgl. Tab. 16). Bei einer 70 kg schweren Person errechnet sich die in einer Sitzung zu verwendende Höchstmenge an Injektionslösung unter Verwendung obiger Formel wie folgt:

$$\frac{7 \times 70}{4 \times 10} = 12,25 \text{ ml}.$$

Die Maximaldosis beträgt demnach 12,25 ml Injektionslösung. (Daraus ergibt sich eine Höchstdosis des anästhetisch wirksamen Bestandteils (Articainhydrochlorid) von 490 mg.) Dies entspricht gut 7 Zylinderampullen à 1,7 ml oder gut 6 Ampullen à 2 ml. Selbst wenn man diese Menge injizieren würde, läge der Epinephrinanteil deutlich unterhalb der für einen Erwachsenen angegebenen Höchstdosis (0,25 mg): 1 ml Ultracain® enthält 0,006 mg, 1 ml Ultracain® forte 0,012 mg Epineprinhydrochlorid. Verabreicht man die Maximaldosis von 12,25 ml Anästhetikum, so beträgt die Gesamtmenge des injizierten Epinephrins 0,0735 mg bzw. 0,147 mg.

Tabelle 16   Produktübersicht gängiger Lokalanästhetika

Name	Vc	Konz.Vc	LA (Freiname)	Konz.LA	Grenzdosis LA	max. Injektionsmenge*
Ultracain DS forte 4% (Hoechst)	Epinephrin (1:100000)	0,012 mg/ml	Articain	40 mg/ml = 4 %	7 mg/kg	12,25 ml
Ultracain DS 4% (Hoechst)	Epinephrin (1:200000)	0,006 mg/ml	Articain	40 mg/ml = 4 %	7 mg/kg	12,25 ml
Xylocain 2% (Astra)	Epinephrin (1:100000)	0,012 mg/ml	Lidocain	20 mg/ml = 2 %	7 mg/kg	20 ml
Xylocain 2% (Astra)	Epinephrin (1:200000)	0,006 mg/ml	Lidocain	20 mg/ml = 2 %	7 mg/kg	24,5 ml
Xylonest 3% (Astra)	Octapressin (1:185000)	0,03 I.E.	Prilocain	30 mg/ml = 3 %	8 mg/kg	18,6 ml
Meaverin** 3% (Woelm)	–	–	Mepivacain	30 mg/ml = 3 %	3 mg/kg	7 ml

  * Die maximale Injektionsmenge wird bei den hier aufgeführten Beispielen durch die Konzentration des Lokalanästhetikums limitiert (Bezugsperson 70 kg).
**Dieses Produkt wird auch mit Vasokonstriktor angeboten.

Vc = Vasokonstriktor
LA = anästhetisch wirksamer Bestandteil (Lokalanästhetikum per se)

14.4   Eingriffe während der präprothetischen Vorbehandlung, Phase II

Eingriffe an Gingiva und Parodont machen den Hauptteil der Behandlungsmaßnahmen der Phase II der präprothetischen Vorbehandlung aus. Für jeden parodontalchirurgischen Eingriff sind bestimmte Voraussetzungen notwendig:

- Eine Abklärung, ob eine Kontraindikation bezüglich des allgemeinmedizinischen Zustands des Patienten vorliegt (z. B. hämorrhagische Diathese), ist erfolgt.
- Eine erfolgreich abgeschlossene Hygienephase.
- Ein über Operation und Komplikationen informierter Patient.

Wenn diese drei Voraussetzungen erfüllt sind, werden je nach Bedarf eine oder mehrere der in der Einleitung dieses Kapitels genannten Behandlungsmaßnahmen a) bis k) durchgeführt, die im folgenden genauer beschrieben werden.

Eingriffe während der präprothetischen Vorbehandlung, Phase II 407

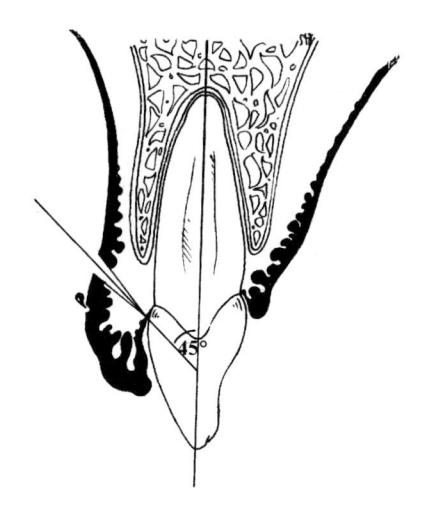

Abb. 191 Externe Gingivektomie mit Blutungspunkten nach Verwendung der Taschen-Markierungspinzette

14.4.1 Gingivektomie und Gingivoplastik

Ziel von Gingivektomie und Gingivoplastik sind die Eliminierung vorhandener Zahnfleischtaschen (in den meisten Fällen Pseudotaschen) bzw. die Beseitigung und Remodellierung einer hyperplastischen Gingiva.
Bei der Gingivektomie unterscheidet man eine externe (Inzision in einem Winkel von 45 Grad koronalwärts Richtung Taschenboden) (Abb. 191) von einer internen Form (Schnitt rund 1 mm vestibulär des Limbus gingivalis parallel zur Längsachse des Zahns) (Abb. 192). Interne Gingivektomie und Gingivoplastik werden häufig mit Lappenoperationen (siehe Abb. 204a und b) kombiniert. Gingivektomien sollten mit speziellen Handinstrumenten (z. B. Gingivektomiemessern) durchgeführt werden. Wegen der Gefahr von Knochenschädigungen und Pulpanekrosen sollten Elektrotome hierfür nicht verwendet werden; diese sind nur für gingivoplastische Maßnahmen empfehlenswert.

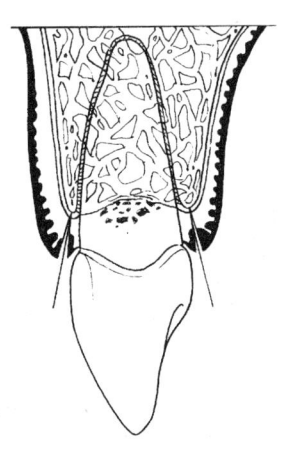

Abb. 192 Interne Gingivektomie

14.4.1.1 Externe Gingivektomie

Kurzbeschreibung

Ziel der externen Gingivektomie ist die Beseitigung von Zahnfleischtaschen durch Abtragen gingivalen Gewebes. Es resultiert eine offene Wunde, die sekundär epithelisiert. Die externe Gingivektomie wird meist in Kombination mit einer Gingivoplastik (s. S. 405) durchgeführt. Eine externe Gingivektomie ist generell immer nur dann indiziert, wenn nach dem Eingriff eine angewachsene Gingiva von 2 bis 3 mm Breite garantiert ist.

Indikationen

Parodontal:
- Gingivahyperplasien (Ästhetik)
- Pseudotaschen (ohne Attachmentverlust)
- Idiopathische Fibrosen
- Entzündete supraalveoläre Taschen (4 bis 5 mm), wenn im Röntgenbild keine Knochentaschen zu erkennen sind
- zur Erleichterung der Mundhygiene
- Kleine lokale Korrekturen nach Lappenoperationen (z.B. Korrektur interdentaler Gingivakrater)
- Ergänzung anderer parodontalchirurgischer Maßnahmen
- Nach Parodontaloperationen zur Narbenkorrektur

Dental:
- Subgingival liegende Karies
- Subgingival reichende Präparationsgrenze

Kontraindikationen

- Fehlende oder schmale angewachsene Gingiva
- Infraalveoläre Taschen (Knochentaschen)
- Marginale Knochenverdickungen (dann eher Lappenoperation)

Vorteile

- Übersichtlichkeit
- Technisch leichte Durchführbarkeit
- Gute Vorhersehbarkeit des morphologischen Resultats

Nachteile

- Stark eingeschränkte Indikation
- Große Wundfläche, postoperative Schmerzen
- Heilung per secundam (0,5 mm/Tag)
- Verlust von angewachsener Gingiva
- Gefahr der Knochenentblößung
- Wurzeldenudation
    - Ästhetische Probleme („Längerwerden" von Zähnen)
    - Phonetische Probleme im Frontzahnbereich
    - Dentinüberempfindlichkeit

Instrumentarium
- Sterile Handschuhe, Mundschutz, Plastikschürzen, sterile OP-Tücher
- Taschen-Markierungspinzette GF-1, GF-2 (Hu-Friedy, D-Leimen)
- Skalpelle Nr. 12d oder 15
- Parodontalsonde
- Universalkürette SKN4 (Hu-Friedy, D-Leimen)
- Chirurgische Pinzette BD 520 (Aesculap, D-Tuttlingen)
- Anatomische Pinzette gerade BD 154 (Aesculap, D-Tuttlingen)
- Gingivektomiemesser KKN7 (Hu-Friedy, D-Leimen)
- Gingivektomiemesser KKN11 (Hu-Friedy, D-Leimen)
- Schere S 16 (Hu-Friedy, D-Leimen)
- Kugel-Diamanten (grobkörnig)
- Weicher eugenolfreier Parodontalverband
  (z. B. COE-PAK™; G-C International, D-Hofheim)

Operatives Vorgehen
Nach einer terminalen Lokalanästhesie (z.B. mit Xylestesin®-S, Espe, D-Seefeld) wird der Taschenboden mit einer speziell dafür vorgesehenen Sonde markiert. Dabei entstehen auf Höhe des Taschenbodens Blutungspunkte (Abb. 191). Die 1. Inzision wird mit einem Gingivabeil oder einem Skalpell durchgeführt. Dabei ist darauf zu achten, daß die Skalpellspitze oder das Gingivabeil in einem Winkel von 45 Grad koronalwärts in Richtung Taschenboden gehalten wird (Abb. 191). Die 1. Inzision soll leicht apikal der Blutungspunkte erfolgen. Die 2. Inzision verläuft intrasulkulär bis in den Interdentalbereich. Mit Hilfe einer Universalkürette kann jetzt das so umschnittene Gewebe entfernt werden. Durch die 1. Inzision entsteht eine relative scharfkantige Wunde, welche mit Hilfe eines grobkörnigen Kugel-Diamanten (hochtourig) oder mit dem Gingivabeil abgerundet werden kann. Unebenheiten der Wundfläche können ebenfalls mit einem rotierenden Diamanten oder mit einem Skalpell korrigiert werden. Die freigelegten Zahnhälse werden gründlich gescalt und mit Finier-Diamanten geglättet, bevor ein eugenolfreier Wundverband appliziert wird. Dieser bleibt für 7 bis 10 Tage in situ. Er erhöht den postoperativen Komfort des Patienten, da solche großflächigen Wunden sehr schmerzhaft sein können.
Die externe Gingivektomie zur Taschenelimination vor der prothetischen Versorgung stellt keine Alternative zum apikalen Verschiebelappen mit Reinigung und Glättung der Wurzeloberflächen und gleichzeitiger Ostektomie und Osteoplastik dar. Aufgrund der bestehenden Kontraindikationen und Nachteile wird die externe Gingivektomie heute immer seltener angewendet.

14.4.1.2 Gingivoplastik

Kurzbeschreibung
Unter Gingivoplastik versteht man eine Modellation der Zahnfleischoberfläche.
Nach Lokalanästhesie erfolgt mit rotierenden Instrumenten und Gingivektomiemesser ein Abtragen der in der Regel vorliegenden Gingivahyperplasien, bis eine „physiologische" Gingivaform erreicht ist. Die Wunde heilt über die offene Granulation mit sekundärer Epithelisation aus.

14.4.1.3 Interne Gingivektomie

Kurzbeschreibung

Unter einer internen Gingivektomie versteht man die Beseitigung supraalveolärer Zahnfleischtaschen durch Exzision des taschenseitigen Gingivagewebes und Wundverschluß der rein gingivalen Lappen mit Einzelknopfnähten (Abb. 192).

Indikationen

Als Alternative zu Indikationen für die externe Gingivektomie:
- Gingivahyperplasien (Ästhetik)
- Idiopathische Fibrosen
- Pseudotaschen
- Parodontaltaschen an freistehenden oder endständigen Zähnen
- Als Bestandteil der Schnittführung bei Lappenoperationen
  (z. B. bei Widman-Operation)

Kontraindikationen

- Schmale oder fehlende angewachsene Gingiva
- Infraalveoläre Taschen (Knochentaschen)

Vorteile

- Keine offene Wundfläche, wenig Schmerzen
- Heilung per primam
- Vermeidung ausgeprägter freiliegender Zahnhälse

Nachteile

- Operativ anspruchsvoller als die externe Gingivektomie

Instrumentarium

- Nadelhalter
- Sterile Handschuhe/Mundschutz/sterile Tücher
- Parodontalsonde
- Universalkürette SKN4 (Hu-Friedy, D-Leimen)
- Skalpelle 15 und 12d
- Raspatorium PR-3 (Hu-Friedy, D-Leimen)
- Chirurgische Pinzette BD 520 (Aesculap, D-Tuttlingen)
- Anatomische Pinzette gerade BD 154 (Aesculap, D-Tuttlingen)
- Gingivektomiemesser KKN7 (Hu-Friedy, D-Leimen)
- Gingivektomiemesser KKN11 (Hu-Friedy, D-Leimen)
- Schere S 16 (Hu-Friedy, D-Leimen)
- Nahtmaterial (4 bis 0)

Operatives Vorgehen

Vor allem distal bei endständigen Zähnen wird ebenfalls durch eine interne Gingivektomie das Zahnfleisch verdünnt. Dabei kommen die T-förmige und die keilförmige Exzision zum Zuge.

Eingriffe während der präprothetischen Vorbehandlung, Phase II   411

Bei der *T-förmigen* oder im Unterkiefer (wegen des Nervus lingualis) *L-förmigen Exzision* wird distal des am weitesten posterior stehenden Zahnes ein T-förmiger Schnitt durchgeführt. Lingual und bukkal dieses Zahnes werden leichte paramarginale Inzisionen angebracht (Abb. 193). Die auf diese Weise gebildeten bukkalen und lingualen Lappen werden anschließend aufgeklappt (Abb. 194); das überschüssige Gewebe der Lappen wird sekundär durch Ausdünnen entfernt. Dadurch entstehen zwei Mukosalappen, die zunächst zu lang sind (Abb. 195); einer der beiden Mukosalappen muß daher gekürzt werden. Durch die Kürzung wird die Wunde distal des Zahnes nach bukkal oder lingual verschoben, was vorteilhaft ist, da (bei mehrwurzeligen Zähnen) der distale Furkationseingang immer in der Mitte der distalen Zahnfläche liegt. Durch die beschriebene Lappenbildung werden die Wundränder aus dieser Problemzone gelegt.

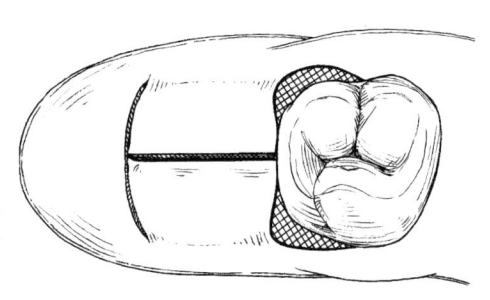

Abb. 193 T-förmige Inzision mit leicht paramarginalen Inzisionen im distalen Bereich

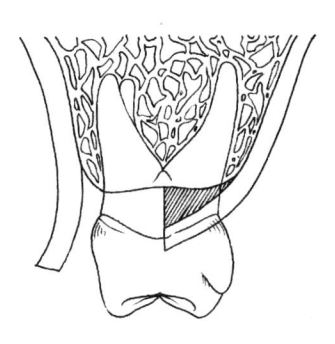

Abb. 194 Schema der T-förmigen Inzision im Querschnitt; links: nach Entfernung des überschüssigen Gewebes

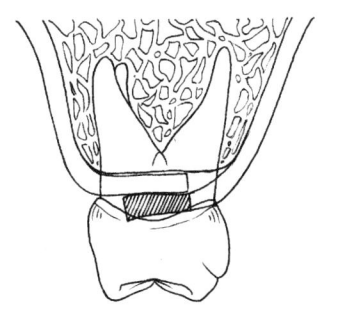

Abb. 195 Der bukkale oder linguale Lappen wird gekürzt, um einen optimalen Wundverschluß zu erreichen.

Die *keilförmige Exzision* ist auch für den distalen Bereich des letzten Molaren geeignet (Abb. 196). Dabei wird ein Keil aus der Schleimhaut geschnitten (Abb. 197). Nachdem dieser Keil entfernt wurde, werden sekundär der bukkale und linguale Lappen noch ausgedünnt (Abb. 198). Eine zusätzlich leicht paramarginale Inzision im distalen Bereich des Zahnes (Abb. 199) (wie bei der T-förmigen Inzision – vgl. Abb. 193) erlaubt einen dichten Wundverschluß (Abb. 200). Nachteilig bei dieser Methode ist, daß die Wundränder genau in der Mitte der distalen Zahnfläche, d. h. in der Problemzone des distalen Furkationseingangs, zu liegen kommen.

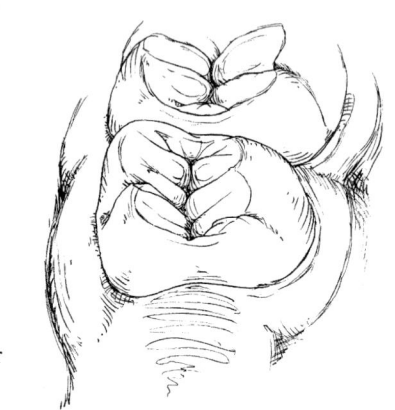

Abb. 196 Endständiger oberer Molar vor der keilförmigen Exzision

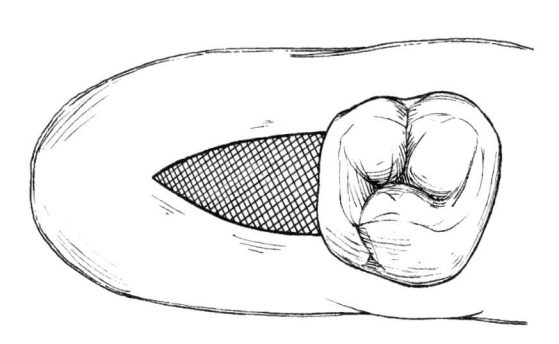

Abb. 197 Schematische Darstellung der keilförmigen Exzision

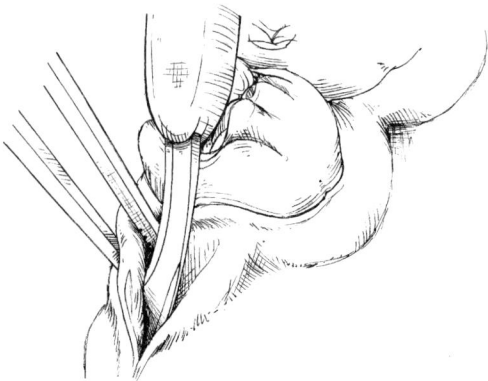

Abb. 198 Ausdünnung des bukkalen Mukoperiostlappens nach Entfernung der Keile

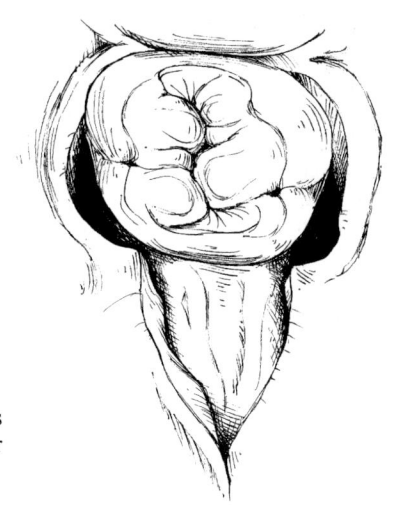

Eingriffe während der präprothetischen Vorbehandlung, Phase II 413

Abb. 199 Situation nach Entfernung des überschüssigen Gewebes nach keilförmiger Exzision (Ansicht von okklusal)

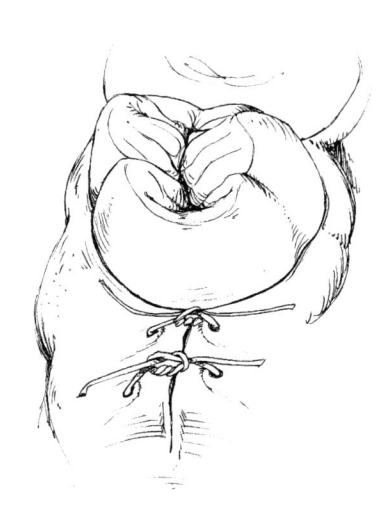

Abb. 200 Nahtverschluß nach keilförmiger Exzision

14.4.2 Mukogingivale Chirurgie: Freies Schleimhauttransplantat

Kurzbeschreibung
Bei einem freien Schleimhauttransplantat (engl. Synonym: Free gingival graft) (*Björn* 1963) handelt es sich um eine Extensionsoperation zwecks Verbreiterung oder Neuschaffung von angewachsener, keratinisierter Gingiva.

Indikationen

- Progressiv fortschreitende Rezessionen, wobei auch die Instruktion einer schonungsvollen Mundhygienetechnik nicht zum Aufhalten der Rezession geführt hat.
- Persistierende Entzündung bei fehlender oder sehr schmaler Gingiva propria nach Abschluß der Hygienephase.
- Um Implantatpfeiler bei persistierender periimplantärer Entzündung.
- Bei subgingival liegendem Kronenrand, wobei das Ausmaß der angewachsenen Gingiva weniger als 2 mm beträgt.

Kontraindikation

Die allgemeinen Voraussetzungen für parodontalchirurgische Eingriffe sind nicht gegeben (s. S. 402).

Vorteile

- Neuausbildung eines koronal zu liegen kommenden Attachments („creeping attachment").
- Aufhalten einer fortschreitenden Rezession.
- Sicheres Resultat.
- Einfache Technik.

Nachteile

- Gelegentlich schmerzhafte Gaumenwunde, wenn kein Verband angelegt wird.

Benötigtes Instrumentarium

- Sterile Handschuhe, Mundschutz, Plastikschürzen, sterile OP-Tücher
- Skalpell Nr. 15
- Parodontalsonde
- Nadelhalter
- Universalkürette SKN4 (Hu-Friedy, D-Leimen)
- Chirurgische Pinzette BD 520 (Aesculap, D-Tuttlingen)
- Anatomische Pinzette gerade BD 154 (Aesculap, D-Tuttlingen)
- Gingivektomiemesser KKN7 (Hu-Friedy, D-Leimen)
- Gingivektomiemesser KKN11 (Hu-Friedy, D-Leimen)
- Schere S 16 (Hu-Friedy, D-Leimen)
- Nahtmaterial (4 bis 0)
- Griff und Sonde für Plast-o-Probe (Automaton, D- Stuttgart)

Operatives Vorgehen

Als erstes wird das Empfängerbett vorbereitet. Dafür wird eine terminale Lokalanästhesie (z. B. Xylestesin® [Espe; D-Seefeld] oder Ultracain® forte [Hoechst; D-Frankfurt] durchgeführt. Durch die Anästhesie wird die Mukogingivalgrenze (Linea girlandiformis) besser dargestellt und zudem eine gute Ischämie erreicht (Abb. 201). Es wird mit einer horizontalen supraperiostalen Inzision auf Höhe der mukogingivalen Grenze begonnen (Skalpell Nr. 15). Falls keine angewachsene Gingiva vorhanden ist, erfolgt

Eingriffe während der präprothetischen Vorbehandlung, Phase II 415

die Inzision 1 - 2 mm unterhalb des Gingivarands. Es muß darauf geachtet werden, daß diese Inzision supraperiostal erfolgt, damit anschließend auf eine einfache Art und Weise ein Spaltlappen präpariert werden kann. Dabei wird das Periost auf dem Knochen belassen und nur die Mukosa und Submukosa abpräpariert (Abb. 202). Mesial und distal der Rezession wird das Empfängerbett jeweils um eine Zahnbreite extendiert. Die Abpräparation des Spaltlappens soll scharf erfolgen, d.h. es soll keinesfalls schabend gearbeitet werden. Apikal wird ca. 3 mm weiter extendiert als die Verbreiterung gewünscht ist. Es ist darauf zu achten, daß das Wundbett frei von Muskelfaseransätzen und Bindegewebspolstern ist, da sonst das Transplantat beweglich einheilen würde. Im Molarenbereich kann es angezeigt sein, die Mukosa mit horizontalen Matratzennähten am Periost zu fixieren (Abb. 203a), damit sich die Schleimhaut nicht über das Transplantat legt und dort verwächst. Nach der Präparation des Empfängerbetts wird ein mit physiologischer Kochsalzlösung getränkter Gazetupfer ins Wundbett eingelegt.

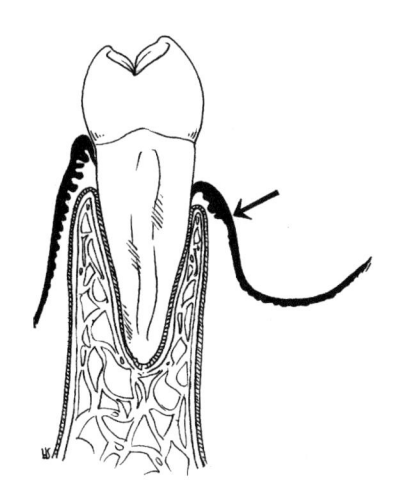

Abb. 201 Situation vor dem Legen eines freien Schleimhauttransplantates im Schema.

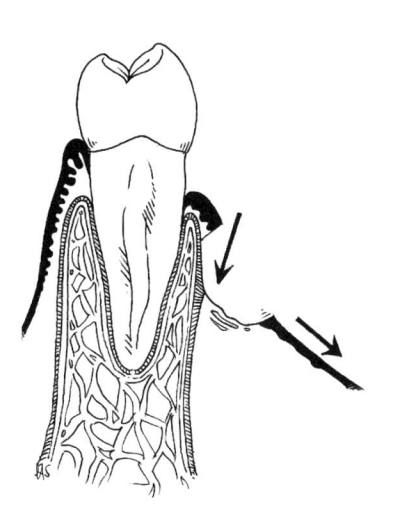

Abb. 202 Nach der horizontalen supraperiostalen Inzision und dem Beginn des scharfen supraperiostalen Abpräparierens der Mukosa mit dem Skalpell. Das Periost liegt noch auf dem Knochen und ist frei von jeglichen Bindegewebs- und Muskelfasern.

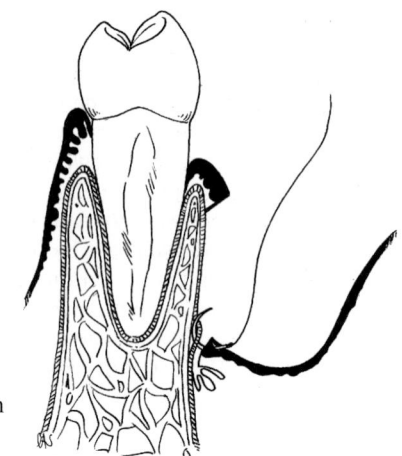

Abb. 203 a   Mukosa mit Periostnähten fixiert.

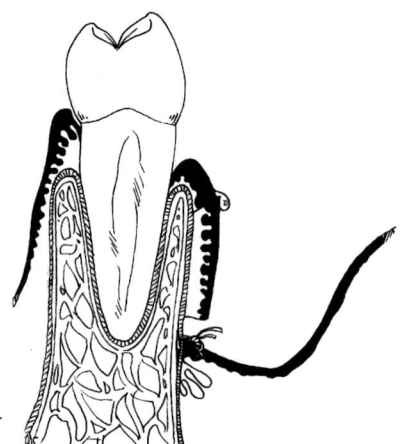

Abb. 203 b   Transdental wurde das Implantat mit einem Cyanoacrylat-Kleber fixiert.

Die Anästhesie am Gaumen zur Entnahme des Transplantats dient neben der Ischämie auch dazu, unebene Flächen (z. B. erhabenes Gebiet über den palatinalen Wurzeln) zu nivellieren.

Grundsätze zur Transplantation

- Entnahme des Transplantats (Dicke ca. 1 mm, bei Bedarf auch mehr) auf derjenigen Kieferseite, auf der auch das Empfängerbett liegt.
- Die Entnahme soll immer möglichst nah (aber nie näher als 2 mm) an den Zahnreihen erfolgen. Sind palatinal Parodontaltaschen vorhanden, muß ein Abstand von 3 bis 4 mm zum Margo gingivalis eingehalten werden.
- Es ist darauf zu achten, daß das Transplantat weder Rugae palatinae noch Anteile des weichen Gaumens enthält.

Entnahme des Transplantats
Mit Hilfe eines Skalpells Nr. 15 wird zuerst der Entnahmebezirk 1 bis 1,5 mm tief umschnitten. Die benötigte Form des Transplantats kann exakt präpariert werden (evtl. „Schnittmuster" aus sterilisierter Zinnfolie, z. B. von Röntgen-Zahnfilmen, anfertigen). Nach der Umschneidung des Transplantats wird es von der Seite her mit dem Skalpell mobilisiert und vorsichtig unterminierend abpräpariert. Die Transplantatrückseite wird dann auf Reste von Fett- und Drüsengewebe kontrolliert. Sofern solche vorhanden sind, werden sie mit dem Skalpell auf einer sterilen Glas- oder Holzplatte entfernt. Die Transplantatbearbeitung erfolgt immer in feuchtem Milieu (Auftropfen von NaCl-Lösung).
Auf die Entnahmestelle wird mikrofibrilläres Kollagen zur Blutstillung und Wundversorgung appliziert. Darüber wird ein Parodontalverband gelegt, der in den Interdentalräumen der Oberkieferzähne verankert wird. Der Parodontalverband kann zusätzlich mit dem Gewebekleber Histoacryl® (z.B. Braun, D-Melsungen) an den Zähnen fixiert werden.

Bevor das Transplantat eingesetzt wird, werden Blutreste und Speichel von der Empfängerstelle abgesaugt. Das Transplantat wird darauf fugenlos an den bestehenden Gingivarand angelagert und mit einem mit Kochsalzlösung getränkten Tupfer vorsichtig für 2 bis 3 Minuten angedrückt. Dies führt zu einer initialen Fibrinverklebung. Anschließend wird das Transplantat an der Inzisionslinie mit Gewebekleber (z.B. Histoacryl®)fixiert. Dieser wird mit einer Plast-o-Probe-Sonde (Maillefer, D-Stuttgart) oder einer Skalpellspitze in kleinsten Mengen (wie bei einer Punktschweißung) appliziert (Abb. 203b). Apikal muß das Transplantat nicht befestigt werden. Mit einem feinen, auf die gegenüberliegende Seite der Mundhöhle gerichteten Spraystrahl (Vorsicht: Spray nie direkt auf das Transplantat richten; denn falls Gewebekleber unter das Transplantat gelangt, ist eine Infektion unvermeidlich!) wird ein feuchtes Milieu in der Mundhöhle erzeugt, was die Abbindereaktion des Gewebeklebers auslöst. Als Alternative zum Kleben besteht die Möglichkeit, das Transplantat mit Hilfe von Umschlingungsnähten und horizontalen Matratzennähten zu fixieren. Der Patient wird angewiesen, in den nächsten zwei Wochen zweimal täglich mit einer Chlorhexidindigluconat Lösung (0,2 %ig) zu spülen. Eine Woche nach dem Eingriff werden der Parodontalverband und die Reste des Gewebeklebers entfernt und es wird eine professionelle Zahnreinigung durchgeführt. Vier Wochen nach dem mukogingival-chirurgischen Eingriff erfolgt die Schlußkontrolle.

Variationen der Technik

- Vertikalinzisionen im Seitenzahnbereich, evtl. mit Teilexzisionen der Mukosa in diesem Bereich.
- Direkte Deckung von Rezessionen mit Transplantaten (Ästhetik, hypersensible Zahnhälse).
- Papillen-Graft (bei höchsten ästhetischen Anforderungen und kleinen Rezessionen in der Front).
- Verbandplatte im Gaumen während der ersten Tage.
- Parodontalverband zur Sicherung der Ruhigstellung des Transplantats während der Heilungsphase im Unterkiefer-Molarenbereich.

Mögliche Komplikationen

- Ablösen des Periosts vom Knochen, dadurch verzögerte Wundheilung und erhöhte Resorption des Knochens in diesem Bereich; der Erfolg der Transplantation ist nicht gefährdet.
- Verkehrtes Einsetzen des Transplantats mit der Epithelseite auf das Periost (Wundbett), dadurch Verhinderung der Einheilung des Transplantats, da die Epithelseite ein Anwachsen des Bindegewebes verhindert.
- Belassen von Faseransätzen, Muskelansätzen oder Fettgewebe auf dem Wundbett oder der Transplantatrückseite; dadurch kann sich postoperativ ein bewegliches Transplantat ergeben.
- Verletzung der A. palatina an der Entnahmestelle (ist praktisch nur bei unsachgemäßer Handentnahme möglich).

Alternativtechniken

- Vestibulumextension nach *Edlan-Mejchar* (1963).
- Lateraler Verschiebelappen.

14.4.3 Modifizierte Widman-Lappenoperation
Kurzbeschreibung

Die von *Ramfjord* und *Nissle* (1974) modifizierte Operationstechnik von *Widman* (1918) ist der in der Parodontologie am häufigsten verwendete parodontalchirurgische Eingriff.

Ziel dieses relativ atraumatischen Eingriffs ist die Behandlung von nach der Initialbehandlung vorhandenen aktiven Parodontaltaschen (positives Bleeding on probing [BOP]). Die Wurzeloberflächen können bei diesem parodontalen Eingriff unter Sicht gescalt und geglättet werden, was vor allem bei mehrwurzeligen Zähnen ein großer Vorteil ist.

Indikation

- Zähne mit persistierender Entzündung (positives BOP) nach Initialtherapie, vor allem bei mehrwurzeligen Zähnen mit Furkationsbeteiligung.

Kontraindikationen

- Bei sehr wulstigem marginalem Knochenrand.
- Wenn eine chirurgische Kronenverlängerung erforderlich ist.
- Die Sondierungstiefe ist kleiner oder gleich 3 mm.
- Die Sondierungstiefe ist größer als das Band der keratinisierten Gingiva.

Vorteile

- Heilung per primam.
- Direkte Sicht auf die Wurzeloberfläche: Zahnstein-, Plaqueentfernung und Wurzelglättung besser kontrollierbar als bei geschlossenem Scaling.
- Gute Gewebeadaptation, Abdecken des Interdentalbereichs.
- Wenig Attachmentverlust, evtl. sogar Attachmentgewinn.

Nachteile

- Operativer Eingriff.

Instrumentarium

- Sterile Handschuhe/Mundschutz/sterile Tücher
- Parodontalsonde
- Kuhhorn- und Häkchensonde EXD5 (Hu-Friedy, D-Leimen)
- Universalkürette M23A (Deppeler, CH-Rolle)
- Universalkürette SKN4 (Hu-Friedy, D-Leimen)
- Gracey Küretten 5/6, 7/8, 11/12, 13/14
- Finierdiamanten
- Skalpelle 15 und 12d
- Raspatorium PR-3 (Hu-Friedy, D-Leimen)
- Chirurgische Pinzette BD 520 (Aesculap, D-Tuttlingen)
- Anatomische Pinzette gerade BD 154 (Aesculap, D-Tuttlingen)
- Gingivektomiemesser KKN7 (Hu-Friedy, D-Leimen)
- Gingivektomiemesser KKN11 (Hu-Friedy, D-Leimen)
- Schere S 16 (Hu-Friedy, D-Leimen)
- Nahtmaterial (4 bis 0)
- Nadelhalter

Operatives Vorgehen

Vorhandene Provisorien im OP-Bereich werden entfernt, und es wird eine Terminalanästhesie bzw. Leitungsanästhesie (vor allem im Unterkiefer) durchgeführt. Die erste Inzision erfolgt parallel zur Zahnachse und paramarginal. Wie weit paramarginal geschnitten wird, hängt von der Sondierungstiefe und der Gingiva- und Knochenverdickung ab. Als Regel gilt: Ein Drittel des „Soundings" (vgl. Kap. 14; S. 425, 427) entspricht der Ausdehnung der paramarginalen Inzision. Diese erste Schnittführung entspricht der internen Gingivektomie (Abb. 204a und b). Bei der zweiten Inzision wird bis zum inneren Alveolenrand rein marginal geschnitten (Abb. 205a und b). Anschließend werden der bukkale und linguale Lappen innerhalb der angewachsenen Gingiva mittels eines feinen Raspatoriums bis zu den alveolären Knochenrändern teilmobilisiert. Mit einer horizontalen Inzision (Abb. 206a und b) kann das durch die 1. und 2. Inzision umschnittene Gewebe vollständig entfernt werden. Es sollte darauf geachtet werden, daß dieses Gewebe scharf abgetrennt und nicht mit Küretten abgerissen wird, denn am apikalen Ende der zweiten Inzision können noch gesunde Bindegewebsfasern vorhanden sein, die sonst unnötigerweise geschädigt werden. Bei der Widman-Operation wird auf vertikale Inzisionen verzichtet, da bei dieser Technik die Reinigung und Wurzelglättung

420　Präprothetische Vorbehandlung, Phase II

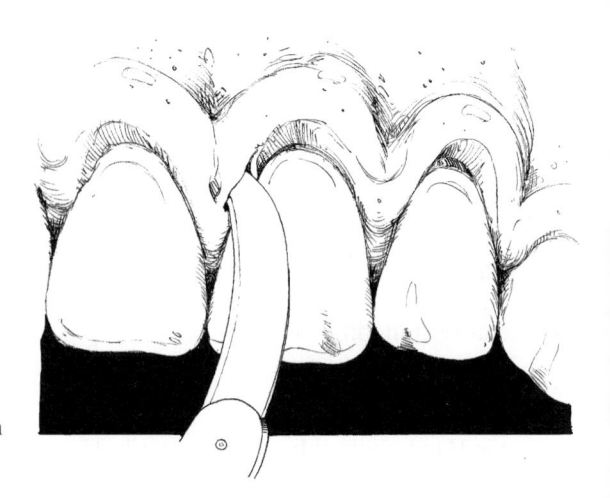

Abb. 204 a
Paramarginale Inzision

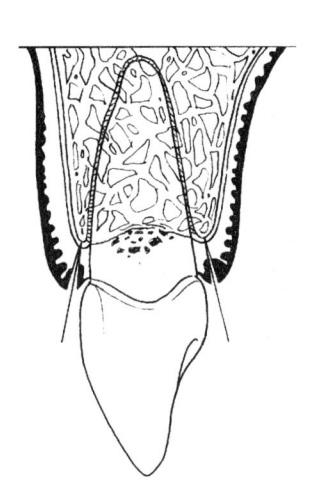

Abb. 204 b　Schema der paramarginalen Inzision

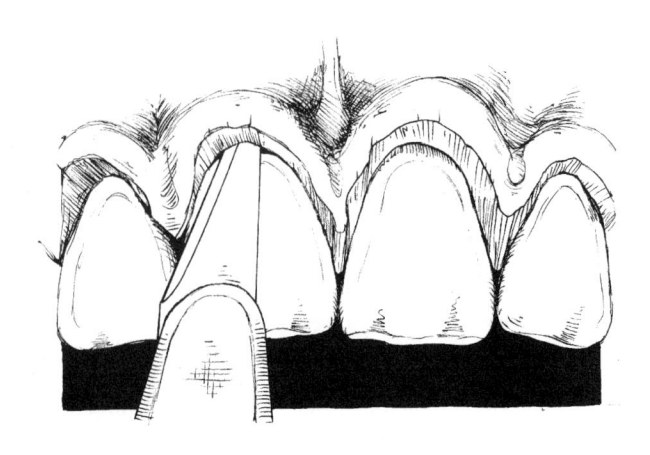

Abb. 205 a
Intrasulkulärer
Schnitt beim
Widman-Lappen

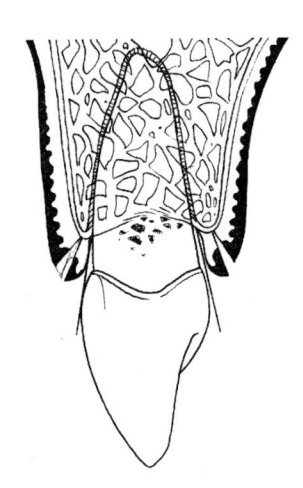

Eingriffe während der präprothetischen Vorbehandlung, Phase II

Abb. 205 b   Schema der Marginalinzision

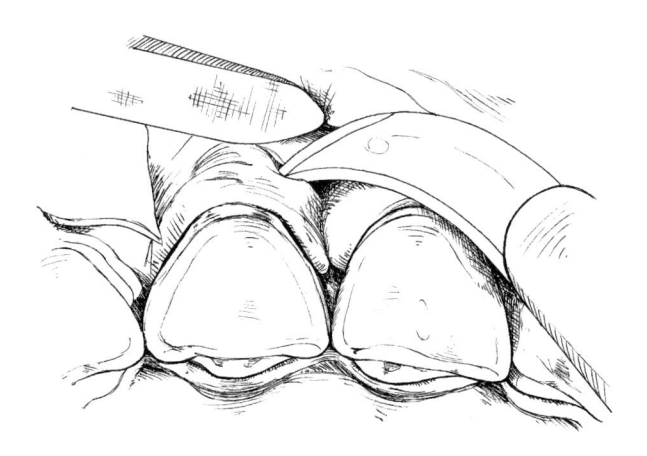

Abb. 206 a Horizontalinzision zur Entfernung des umschnittenen Gewebes

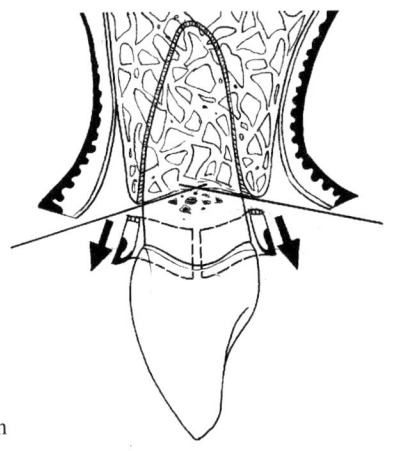

Abb. 206 b   Schema der Horizontalinzision

im Vordergrund steht, nicht aber die Taschenreduktion. Nach Darstellung der Wurzeloberflächen wird ein sorgfältiges Scaling und Glätten durchgeführt. Dafür werden Küretten und rotierende Finierdiamanten verwendet. Falls tiefe Knochentaschen vorhanden sind, muß das darin liegende Granulationsgewebe entfernt werden, damit die Wurzeloberflächen unter Sicht bearbeitet werden können. Anschließend werden die Lappen probeweise adaptiert. Es muß darauf geachtet werden, daß die Lappen dicht an den Zähnen anliegen. In Ausnahmefällen können zur besseren Lappenadaptation kleine Osteoplastiken durchgeführt werden. Sekundär können auch Lappenverdünnungen oder Lappenkürzungen zur besseren Lappenadaptation indiziert sein. Mit Einzelknopfnähten oder vertikalen Matratzennähten (mit 4 bis 0 Nahtmaterial) werden der bukkale und linguale Lappen fixiert (Abb. 207a und b). Bei ungenügender Lappenadaptation kann ein Parodontalverband appliziert werden. Postoperativ soll der Patient für zwei Wochen zweimal täglich eine Minute mit einer Chlorhexidindigluconat- Lösung (0,2 %ig) spülen und im nicht operierten Bereich normale mechanische Mundhygiene betreiben. Eine Woche nach dem Eingriff wird die Naht und gegebenenfalls der Parodontalverband entfernt und es erfolgt eine professionelle Zahnreinigung mit einem rotierenden Gumminapf und einer wenig abrasiven Polierpaste (z.B. Prophy Paste; CCS, S-Borlänge). Weitere Kontrollen und professionelle Zahnreinigung sollten nach 2, 3, 4, 8 und 12 Wochen postoperativ durchgeführt werden.

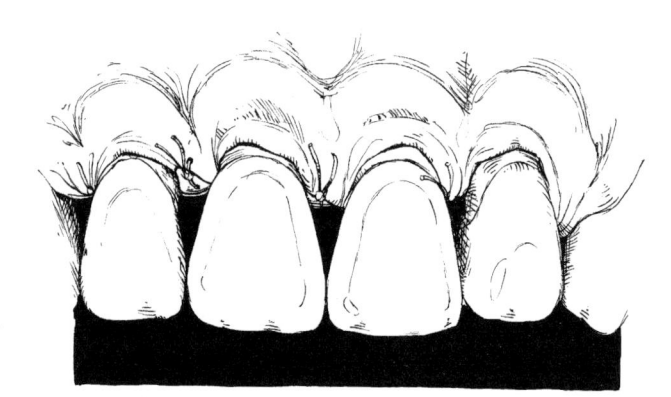

Abb. 207 a
Wundverschluß
nach Widman-
Operation

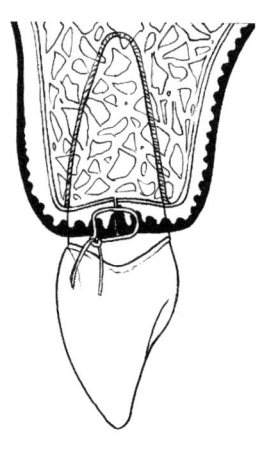

Abb. 207 b   Schema des Nahtverschlusses

Eingriffe während der präprothetischen Vorbehandlung, Phase II   423

Variationen der Technik

- Vertikalinzision bei schmalen Lappen oder sehr tiefen interdentalen Einbrüchen.
- Bukkal wird die 1. Inzison sehr oft als Sulkusschnitt durchgeführt, um zu verhindern, daß angewachsene Gingiva verlorengeht.

14.4.4 Apikaler Verschiebelappen (chirurgische Kronenverlängerung) mit gleichzeitiger Osteoplastik bzw. Ostektomie

Kurzbeschreibung
Der Zahnfleischrand wird unter Erhalt der gesamten Breite an Gingiva propria nach apikal verlegt. Dies erfolgt bukkal und lingual in Form eines vollmobilisierten, über die mukogingivale Grenzlinie hinausreichenden Mukoperiostlappens, palatinal zusätzlich mittels interner Gingivektomie. Ein mit der apikalen Lappenverschiebung verbundenes Ziel ist die Tascheneliminątion ($\leq$ 3mm).

Vorbemerkungen
Probleme, mit denen der Zahnarzt sehr häufig konfrontiert wird, stellen die prothetische Versorgung von Zähnen mit einer sehr kurzen klinischen Krone, einer Wurzelkaries, einer zervikalen oder infraalveolären Fraktur oder einer subgingivalen Perforation dar. Die Entscheidung, ob ein Zahn bzw. die verbliebene Wurzel restauriert oder extrahiert werden sollen, hängt von diversen Faktoren ab. Dazu zählen das Größenverhältnis von Krone und Wurzel, die Stellung des Zahns im Zahnbogen, die Erfolgsaussicht der Behandlung, der strategische Wert des Zahns, ästhetische und phonetische Gesichtspunkte, okklusale Faktoren und bezüglich endodontischer Gesichtspunkte (Wurzelkanalfüllung, Stiftplazierung) die Wurzelanatomie und -morphologie.
Chirurgische Kronenverlängerungen – sie werden häufig in Verbindung mit Osteoplastik bzw. Ostektomie ausgeführt – erlauben, eine ausreichende klinische Kronenlänge zu erhalten, die Restaurationsränder biologisch akzeptabel zu plazieren und gute Parodontalverhältnisse zu schaffen, unter denen Plaquekontrollmaßnahmen effektiv durchgeführt werden können. Durch eine kieferorthopädische Extrusion kann ebenfalls eine klinische Kronenverlängerung durchgeführt werden, wobei in diesem Fall das Ausmaß des auch von den Nachbarzähnen zu entfernenden Knochens auf ein Minimum reduziert wird. Dies kann im Frontzahnbereich einen großen Vorteil darstellen (Ästhetik).
Wenn eine chirurgische Kronenverlängerung notwendig wird, sollte beachtet werden, daß der Abstand des prospektiven Kronenrands zum Alveolarfortsatz 2,5 bis 3 mm nicht unterschreiten. Rund ein Millimeter Breite muß für die Neubildung des bindegewebigen Attachments, ein weiterer Millimeter für das epitheliale Attachment (Saumepithel) zur Verfügung stehen. Ein solcher Abstand von 2 mm entspricht der sog. „biologischen Breite", bestehend aus ephitelialem und bindegewebigem Attachment (*Ingber* et al. 1977). Der koronale Millimeter des freigelegten Zahns dient der Neubildung des gingivalen Sulkus. (Epitheliales und bindegewebiges

Attachment plus gingivaler Sulkus werden zusammen auch als dento-gingivaler Komplex bezeichnet.) Erst die Beibehaltung bzw. Schaffung der „biologischen Breite" gewährleistet die Voraussetzungen für eine entzündungsfreie Umgebung des jeweiligen Pfeilerzahns.

Das gebräuchlichste chirurgische Verfahren zur Vergrößerung der klinischen Kronenlänge ist der apikale Verschiebelappen. Durch dieses kombinierte Verfahren wird neben der Verlängerung der klinischen Krone das bestehende Band keratinisierter Gingiva erhalten und der Aufbau eines neuen dentogingivalen bindegewebigen Attachments ermöglicht.

Der apikale Verschiebelappen weist gegenüber der Gingivektomie verschiedene Vorteile auf:

1. Die angewachsene Gingiva wird in ihrer Breite nicht reduziert.
2. Während der Operation besteht die Möglichkeit einer Wurzelbearbeitung und Knochenkorrektur.
3. Es wird ein primärer Wundverschluß erzielt.
4. Es findet eine rasche Heilung statt.

Der apikale Verschiebelappen wird fast immer in Verbindung mit einer Osteoplastik bzw. Ostektomie durchgeführt.

Unter *Osteoplastik* versteht man die Schaffung einer physiologischen Knochenform und die Beseitigung von scharfen Knochenkanten durch Konturieren bzw. Entfernen von marginalem Knochen (Abb. 208).

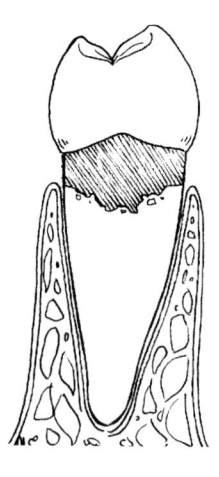

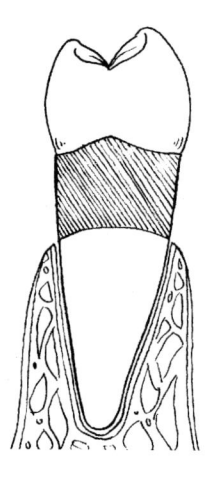

Abb. 208 Ostektomie: Schaffung einer positiven Knochenarchitektur (links: vor, rechts: nach Ostektomie)

Ostektomie bedeutet, daß zur Schaffung einer positiven Knochenarchitektur zahntragender Knochen und die in ihm inserierenden Fasern abgetragen werden. Manchmal kann dies eine persistierende, erhöhte Zahnbeweglichkeit mit sich bringen. Häufig nimmt die Zahnbeweglichkeit allerdings nur während der ersten Wochen nach dem Eingriff zu und geht innerhalb von drei bis sechs Monaten wieder auf das präoperative Niveau zurück. Nicht selten werden auf diese Weise interdentale Knochenkrater beseitigt. Bei solchen Knochenkratern handelt es sich um Defekte, die durch die Zerstörung von interdentalem Knochen aufgrund einer Parodontalerkrankung entstehen, wobei die vestibulären und oralen Knochenwände interdental intakt sind oder zumindest koronal des Knocheneinbruchs liegen. Präoperativ kann man – nach vorheriger Anästhesie – solche Knochenkrater durch eine transsulkuläre Sondierung („Sounding") im Interdentalbereich bestimmen, und zwar sowohl in vertikaler als auch in horizontaler Richtung.

Nach der Lappenmobilisierung wird nicht nur entschieden, ob und in welchem Umfang Knochen entfernt werden muß, sondern auch, ob Zähne oder einzelne Wurzeln noch zu entfernen sind oder ob das Setzen von Implantaten im Sinne einer Sofortimplantation sinnvoll ist. Ferner läßt sich die Ausdehnung eines Knochendefekts in vollem Umfang beurteilen.

Indikationen
Dental:

- Prothetisch indizierte Zahnkronenverlängerung
  (zu wenig Retention für die geplante prothetische Restauration aufgrund zu kurzer klinischer Kronen).
- Insuffiziente, tief subgingival reichende Füllungen und Kronen
  (um die Erneuerung der Restaurationen unter Einhaltung der „biologischen Breite" zu ermöglichen).
- Suffiziente, stark subgingival reichende Füllungen und Kronen
  (um eine ausreichende „biologische Breite" zu schaffen und eine Plaquekontrolle im Bereich der Füllungs- bzw. Kronenränder zu ermöglichen).
- Subgingivale Karies.
- Subgingivale Schmelz-Dentin-Frakturen innerhalb des koronalen Wurzeldrittels.
- Perforationen innerhalb des koronalen Wurzeldrittels.
- Externe Gingivektomie ist kontraindiziert.

Parodontal:

- Falls die Sondierungstiefe größer ist als die Breite der keratinisierten Gingiva und deswegen eine Widman-Lappen-Operation kontraindiziert ist.
- Wenn Taschenelimination ohne Verlust von angewachsener Gingiva angestrebt wird.
- Um die Plaquekontrolle im Bereich von Furkationen zu ermöglichen.

Kontraindikationen

- Keine keratinisierte Gingiva vorhanden; in diesem Fall muß vorgängig ein freies Schleimhauttransplantat gelegt werden, und ca. acht Wochen danach kann der apikale Verschiebelappen ausgeführt werden. Eine weitere Möglichkeit ist die Präparation eines Spaltlappens, wodurch eine mukogingivale Korrektur mit einer Kronenverlängerung kombiniert werden kann. Diese Operationstechnik sollte aber nur vom parodontalchirurgisch erfahrenen Behandler angewendet werden.
- Gefahr eines unverhältnismäßig großen Attachmentverlusts an Nachbarzähnen.

Vorteile

- Sehr gute Übersichtlichkeit
- Keine offene Wundfläche
- Heilung per primam
- Gute Zugänglichkeit zu allen Wurzeloberflächen in Furkationen, Einziehungen etc.
- Kein Verlust von angewachsener Gingiva

Nachteile

- Postoperative Ödeme und Schmerzen möglich
- Oberflächliche Resorption des freigelegten Knochens
- Bei ausgeprägter Wurzeldenudation können sich Zahnhalsempfindlichkeit, Wurzelkaries, gestörte Phonetik und ästhetische Einbußen ergeben.

Instrumentarium

- Sterile Handschuhe/Mundschutz/sterile Tücher
- Nadelhalter
- Parodontalsonde
- Kuhhorn- und Häkchensonde EXD5 (Hu-Friedy, D-Leimen)
- Universalkürette M23A (Deppeler, CH-Rolle)
- Universalkürette SKN4 (Hu-Friedy, D-Leimen)
- Skalpelle 15 und 12d
- Raspatorium PR-3 (Hu-Friedy, D-Leimen)
- Chirurgische Pinzette BD 520 (Aesculap, D-Tuttlingen)
- Anatomische Pinzette gerade BD 154 (Aesculap, D-Tuttlingen)
- Gingivektomiemesser KKN7 (Hu-Friedy, D-Leimen)
- Gingivektomiemesser KKN11 (Hu-Friedy, D-Leimen)
- Rosenbohrer mit verschiedenen Durchmessern
- Winkelstück
- Verschiedene Knochenmeißel: CO1 und CO2 (Hu-Friedy, D-Leimen); C 36/37 (Hu-Friedy, D-Leimen) und CKN 1/2 (Hu-Friedy, D-Leimen)
- Schere S 16 (Hu-Friedy, D-Leimen)
- Nahtmaterial (5 bis 0)

Eingriffe während der präprothetischen Vorbehandlung, Phase II   427

Operatives Vorgehen
Nach einer Leitungs- (im Unterkiefer) bzw. Infiltrationsanästhesie erfolgt das „Sounding". Hierbei wird die marginale Knochenmorphologie mit der Parodontalsonde getastet. Dies erfordert eine deutlich höhere Kraft als die Sondierung der Taschentiefe, weil hier auch das bindegewebige Attachment oberhalb des Knochens durchstoßen wird. Bei der Schnittführung muß darauf geachtet werden, daß möglichst keine angewachsene Gingiva verlorengeht. Im Oberkiefer und Unterkiefer erfolgt bukkal in den meisten Fällen ein reiner Sulkusschnitt (Abb. 209a). Im Gegensatz dazu wird im Oberkiefer und manchmal auch im Unterkiefer (je nach Angebot der angewachsenen Gingiva) lingual eine paramarginale Inzision durchgeführt. Das Ausmaß der paramarginalen Inzision hängt vom „Sounding" in diesem Bereich ab. Da bei dieser Operationstechnik im Gegensatz zur Widman-Operation die Tascheneliminaton im Vordergrund steht, soll das Ausmaß der paramarginalen Inzision (Abb. 209b) zwei Drittel der Tiefe des „Sounding" betragen. Sowohl bukkal als auch lingual erfolgen leicht divergent

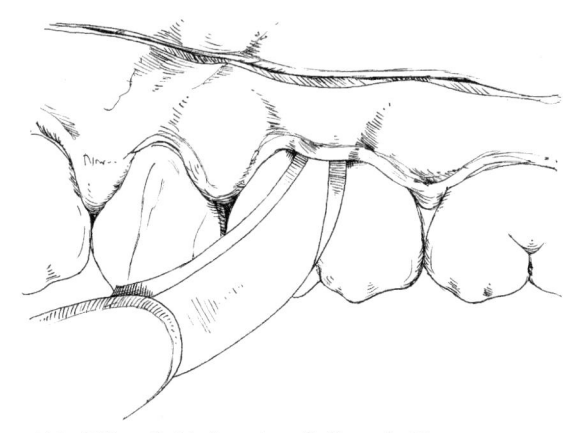

Abb. 209 a   Bukkaler reiner Sulkusschnitt

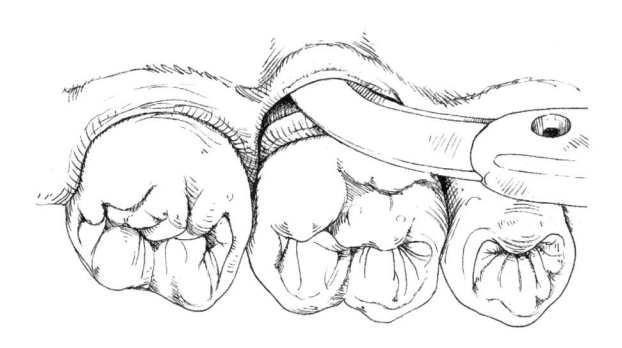

Abb. 209 b   Paramarginale Inzision auf der palatinalen Seite.

verlaufende, paramediane Vertikalinzisionen über die Linea girlandiformis hinaus (Abb. 209c) (Cave: lingual im Unterkiefer: N. lingualis), damit überhaupt ein Verlegen der angewachsenen Gingiva nach apikal möglich wird. Im Oberkiefer palatinal sind nur kurze paramediane Vertikalinzisionen möglich (Cave: A. palatina). An end- bzw. freiständigen Zähnen wird eine keilförmige, T-förmige (bzw. im Unterkiefer L-förmige) Inzision durchgeführt. Im Interdentalraum wird so geschnitten, daß genügend keratinisierte Gingiva erhalten bleibt, um den Interdentalbereich am Ende des Eingriffes wieder vollständig abzudecken. Nach der Mobilisation der bukkalen und lingualen Lappen über die Linea girlandiformis hinaus (Abb. 209d) werden diese ausgedünnt, und das Granulationsgewebe wird entfernt. Die Wurzeloberflächen werden gescalt und geglättet. Wo notwendig, werden Ostektomien durchgeführt (Abb. 209e). Dabei ist darauf zu achten, daß die Distanz des Knochenrands zur prospektiven Präparationsgrenze 2,5 bis 3 mm beträgt („biologische Breite"). Abrupte Änderungen der Höhe zweier benachbarter Alveolarränder werden ebenfalls durch eine Ostekto-

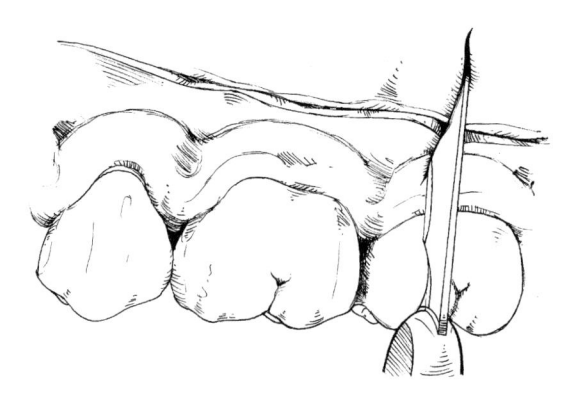

Abb. 209 c   Leicht divergierende, über die Mukogingivalgrenze reichende Vertikalinzision

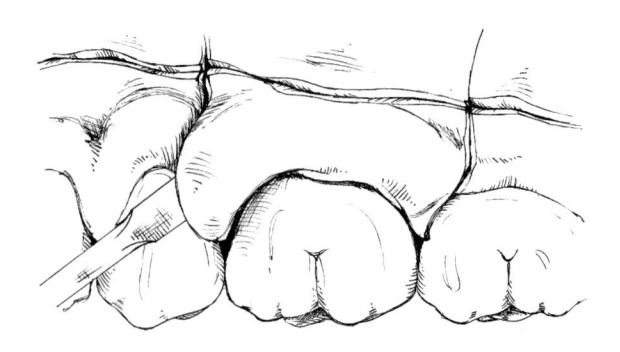

Abb. 209 d Nach dem Sulkusschnitt und den beiden Vertikalinzisionen wird der Lappen vorsichtig mobilisiert.

mie ausgeglichen. Gleichzeitig werden Unterschiede in der oberflächlichen Knochenmorphologie und scharfe Knochenkrater mit rotierenden Instrumenten ausmodelliert (Osteoplastik) (Abb. 209f). Anschließend werden die Lappen in der vorgesehenen Position adaptiert und mit Einzelknopfnähten fixiert. Als erstes sollten die Vertikalinzisionen mit einem Nahtzug nach schräg apikal vernäht werden. Erst darauf werden Einzelknopfnähte im Interdentalbereich gelegt, die aber keinen starken Zug auf die Lappen ausüben, da sonst die Lappen wieder nach koronal gezogen würden. Durch die apikale Verschiebung entstehen mesial und distal an den benachbarten Zähnen Gingivastufen, die sekundär durch eine Gingivektomie ausgeglichen werden können (Abb. 209g). Entfernte Provisorien werden wieder eingesetzt. Für sieben Tage wird ein weicher Parodontalverband (Coe-Pac®, D-Hofheim) appliziert. Der Patient wird wieder instruiert, in den nächsten zwei Wochen mit einer 0,2 %igen Chlorhexidindigluconat Lösung zweimal täglich für eine Minute zu spülen und im nicht-operierten Bereich normale Mundhygiene zu betreiben. Für die ersten zwei bis drei postope-

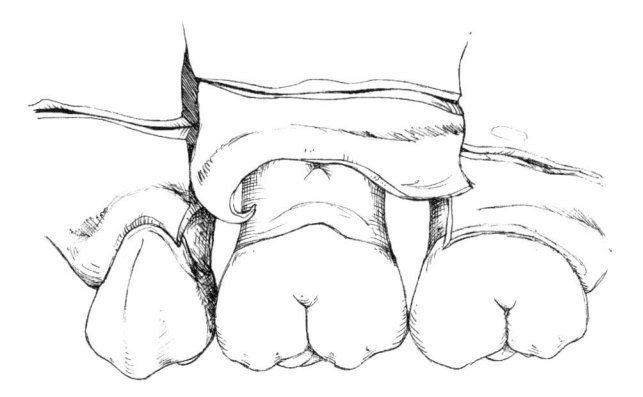

Abb. 209 e Mobilisierter bukkaler Mukoperiostlappen.

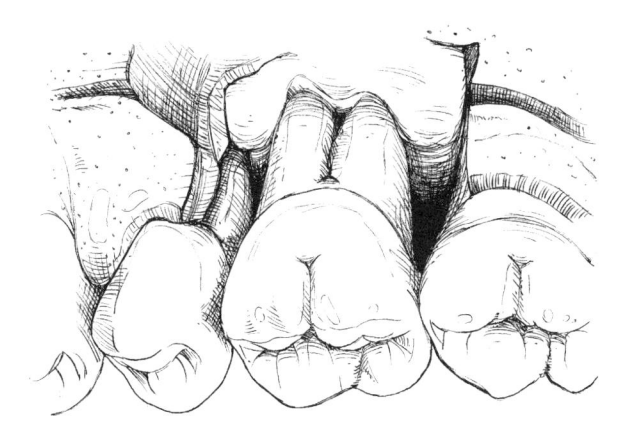

Abb. 209 f Situation nach Ostektomie, Osteoplastik, Scaling und Root Planing.

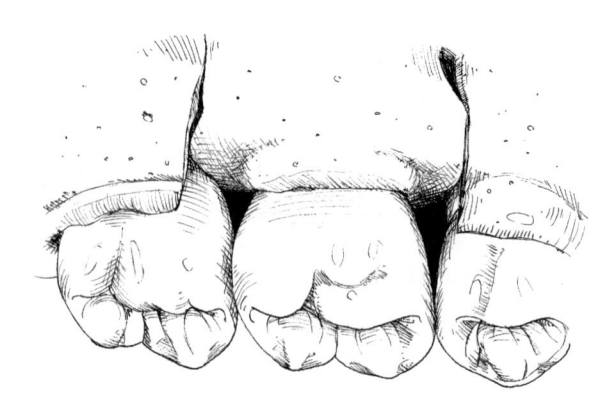

Abb. 209 g Adaptierter palatinaler Mukoperiostlappen nach Ostektomie

rativen Tage wird ein analgetisch und antiphlogistisch wirkendes Medikament verschrieben (z. B. Talvosilen forte®; Bene, D-München). Nach einer Woche wird der Parodontalverband entfernt und eine professionelle Zahnreinigung durchgeführt. Vier bis fünf Tage nach der Verbandentfernung kann der Patient wieder vorsichtig mit dem Zähnebürsten im operierten Bereich beginnen. Kontrollen mit professioneller Plaquekontrolle sowie Reinstruktion sollte nach 2, 3, 4, 8 und 12 Wochen postoperativ erfolgen.

Cave
- Bei ausgeprägter Wurzeldenudation können sich Probleme wie Zahnhalsüberempfindlichkeit, Wurzelkaries sowie gestörte Ästhetik und Phonetik ergeben. Die Zahnpräparation erfolgt ungefähr zwölf Wochen nach der Operation. Hierdurch wird ausreichend Zeit für die Ausreifung der biologischen Breite gewährleistet.

14.4.5 Tunnelierung, Hemisektion/Trisektion/Prämolarisierung, Wurzelamputation

14.4.5.1 Tunnelierung (Abb. 210a und b)

Indikation

- Unterkiefer-Molaren mit Furkationsbefall Grad III.

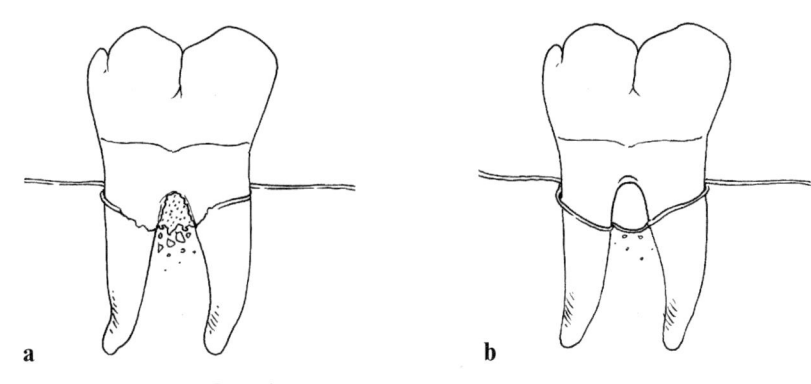

Abb. 210 a und b   Tunnelierung
a) Situation vor der Tunnelierung; die Furkation ist durchgängig und die Wurzeln stehen weit auseinander
b) Situation nach Tunnelierung

Ziel

- Ermöglichen der Reinigung von durchgängigen Furkationen.

Voraussetzungen

- Gespreizte Wurzeln (Spreizwinkel im Röntgenbild beträgt mindestens 30°) und kariesresistentes Gebiß.
- Ausreichendes knöchernes Attachment.
- Ausreichende Menge an befestigter Gingiva.
- Sehr gute Mundhygiene des Patienten, um durch Wurzelkaries bedingten Zahnverlust zu verhindern.

Operationsprinzipien
Es wird die gleiche Schnittführung wie beim apikalen Verschiebelappen mit Odontoplastik und/oder Osteoplastik im Furkationsbereich (zwecks Eröffnung und Reinigbarkeit der Furkation) verwendet.

14.4.5.2 Hemisektion/Trisektion/Prämolarisierung

Kurzbeschreibung
Unter Hemisektion (UK-Molaren) versteht man die nach vorhergehender Wurzelkanalbehandlung und anschließendem Aufbau (plastisch oder gegossen) der zu belassenden mesialen oder distalen Wurzel durchgeführte Trennung eines Unterkiefer-Molaren und die daraufhin erfolgende Entfernung einer Zahnhälfte (Abb. 211a und b).
Unter Trisektion (OK-Molaren) versteht man dementsprechend die Dreiteilung eines Zahns, wobei je nach Einzelfall eine oder zwei Wurzeln mit dem zugehörigen Kronenteil entfernt werden.

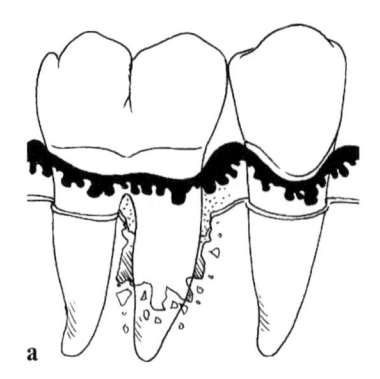

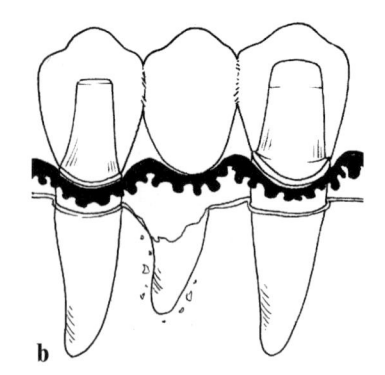

Abb. 211 a und b   Hemisektion
a) Mesiale Wurzel des unteren Molaren kann nicht mehr gehalten werden.
b) Situation nach Extraktion der mesialen Wurzel und Verwendung der verbliebenen distalen Wurzel als Pfeiler für eine Brücke.

Durch Hemi- oder Trisektion werden aus mehrwurzeligen Zähnen einwurzelige Zähne, welche für den Patienten einfacher zu reinigen sind. Wird ein Zahn im Unterkiefer durchtrennt und werden beide Zahnhälften belassen, spricht man von Prämolarisierung (Abb. 212a und b).

Indikation

- Offene Bi- bzw. Trifurkationen (Grad II oder III), eventuell bei gleichzeitig angeschlagenen, nicht erhaltbaren Wurzeln.

Kontraindikationen

- Miteinander verwachsene oder sehr engstehende Wurzeln.
- Insuffiziente Wurzelfüllung.

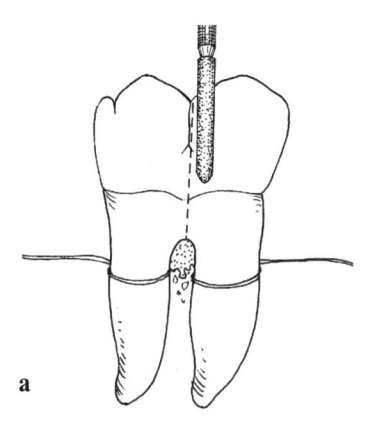

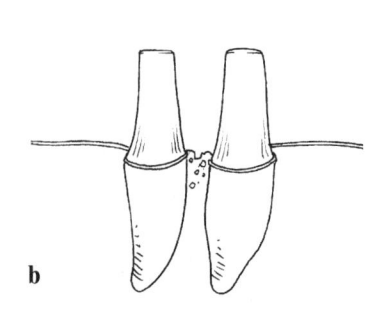

Abb. 212   Prämolarisierung
a) Anlegen des Diamanten zum Durchtrennen des Zahns.
b) Durchtrennte Zahnhälften: der prämolarisierte untere Molar.

Ziel
Elimination von nicht der Reinigung zugänglichen Furkationen.

Vorbereitung
Die Wurzelkanalbehandlung der zu belassenden Wurzel(n) wird so durchgeführt, daß eine unnötig breite endodontische Aufbereitung vermieden wird, damit möglichst viel gesunde Zahnhartsubstanz erhalten werden kann (vgl. Kap. 30).

Operatives Vorgehen
Es wird die gleiche Schnittführung gewählt wie beim apikalen Verschiebelappen. Nach der Elevation des bukkalen und lingualen Lappens und dem Scaling und Glätten der Wurzeloberflächen werden die Wurzeln mit der klinischen Krone separiert und die nicht erhaltungswürdigen Anteile entfernt. Die zu erhaltenden Wurzeln werden mit feinen Diamanten präpariert. Dabei soll genügend Platz (1,5 mm) zwischen den einzelnen Wurzeln geschaffen werden und gleichzeitig sollen sämtliche Konkavitäten entfernt werden (Abb. 213). Anschließend werden die Lappen wieder adaptiert und mit Einzelknopfnähten so gut wie möglich fixiert. Im Bereich, wo einzelne Wurzeln entfernt wurden, ist keine vollständige Defektdeckung notwendig. Die leere Alveole kann mit einem Aureomycin®-Drain (Lederle, D-Wolfratshausen) abgedeckt werden. Zur besseren Adaptation des bukkalen und lingualen Lappens ist es empfehlenswert, einen Parodontalverband zu applizieren. Die postoperative Nachsorge entspricht derjenigen beim apikalen Verschiebelappen.

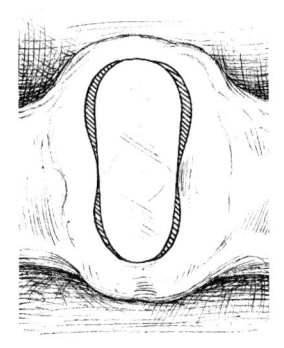

Abb. 213 Durch die intraoperative Präparation der Wurzeln werden Konkavitäten entfernt.

14.4.5.3 Wurzelamputation

Kurzbeschreibung
Unter Wurzelamputation versteht man das Abtrennen von einer oder zwei Wurzeln im koronalen Wurzelabschnitt eines Molaren unter Erhaltung der klinischen Zahnkrone (Abb. 214a und b).

Indikation
- Offene Trifurkationen, selten Bifurkationen von Pfeilerzähnen, deren Zahnkrone oder prothetische Rekonstruktion erhalten werden soll (Grad II oder III) (Ziel: Elimination von der Reinigung nicht zugänglichen Furkationen).

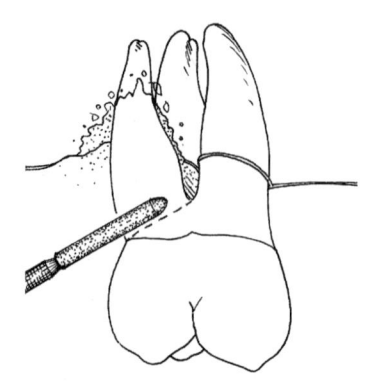

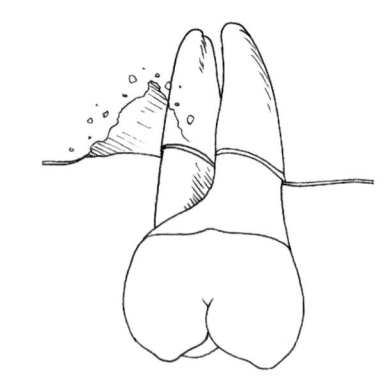

Abb. 214 Wurzelamputation
a) Anlegen des Instruments an die nicht erhaltungswürdige mesiobukkale Wurzel des oberen Molaren.
b) Nach Entfernung der Wurzel und Ausarbeitung der Amputationsstelle.

Ferner:

- Kariöse Läsionen im Furkationsbereich.
- Internes/externes Granulom.
- Endodontische Probleme (Seitenkanal, abgebrochenes Instrument, extreme Wurzelkrümmungen, hohe Perforation), bei denen andere Lösungen (Wurzelspitzenresektion) nicht durchführbar sind.
- Hohe Wurzelfraktur.

Kontraindikationen

- Wurzelfusion (ca. ein Drittel aller Molaren!).
- Endodontische Probleme der verbleibenden Wurzel(n).
- Kurze, dünne Restwurzel und hohe Zahnbeweglichkeit.
- Falls der Zahn als Pfeiler für eine neue Restauration vorgesehen ist, sollte der Wurzelamputation eine Hemisektion oder Trisektion vorgezogen werden.

Vorteil

- Erhaltung des Zahns.

Nachteil

- Nur bei sehr guter Mundhygiene erfolgreich.

Voraussetzungen

- Gute Plaquekontrolle durch den Patienten.
- Bei Trifurkationen sollte die Furkation zwischen den verbleibenden Wurzeln noch geschlossen sein (andernfalls erfolgt die Trennung aller

Wurzeln und Kronenanteile [Trisektion] oder die Tunnelierung der verbleibenden Furkationen [in Fällen, wo die Krone auf jeden Fall erhalten werden soll]).

Vorbereitung
Die Wurzelbehandlung der bleibenden Wurzeln wird vor dem Eingriff durchgeführt (Vorteil zu diesem Zeitpunkt: Trockenlegung, Einbeziehen von endodontischen Problemen in die Planung). Die zu amputierende Wurzel wird mit einem Rosenbohrer bis über die Furkation aufbereitet und mit einem plastischen Füllungsmaterial (z. B. ein Glasionomerzement) verschlossen.

Operatives Vorgehen
Je nach parodontalen Verhältnissen der Nachbarzähne wird ein Dreieckslappen oder vollmobilisierter Mukoperiostlappen gebildet. Wiederum wird die gleiche Schnittführung wie beim apikalen Verschiebelappen angewendet (es sollte möglichst keine angewachsene Gingiva durch die Schnittführung verlorengehen). Die zu amputierende Wurzel wird mit einem Fissurenbohrer, einer Lindemann-Fräse oder einem Diamanten durchtrennt. Nach der Durchtrennung wird die Wurzel extrahiert und die Amputationsstelle mit feinen Diamanten geglättet (Odontoplastik). Daraufhin werden die Lappen wieder adaptiert und mit Einzelknopfnähten fixiert. Die leere Alveole wird mit einem Aureomycin®-Drain abgedeckt und zur besseren Lappenadaptation wird ein Parodontalverband appliziert.

Postoperative Nachsorge
Nach einer Woche wird der Parodontalverband und die Naht entfernt, anschließend erfolgt eine professionelle Zahnreinigung. Gleichzeitig wird eine Okklusionskontrolle durchgeführt. Es sollten möglichst nur zentrische Kontaktpunkte vorhanden sein, alle Kontakte bei dynamischer Okklusion müssen entfernt werden. Die postoperativen Kontrollen mit Reinstruktion der Plaquekontrolle und professioneller Zahnreinigung erfolgen nach 2, 3, 4, 8 und 12 Wochen.

Alternativtechniken

- Scaling/Root Planing
- Tunnelierung
- Extraktion

14.4.6 Wurzelspitzenresektion (WSR)

Kurzbeschreibung
Unter Wurzelspitzenresektion versteht man die chirurgische Entfernung des apikalen Wurzelbereichs eines Zahnes. Der verbleibende Zahnstumpf kann entweder intra operationem von apikal (retrograd) verschlossen oder von koronal mit einer Wurzelkanalfüllung versehen werden (orthograd). Sinnvoll ist die Kombination einer WSR mit einer Lappenoperation (apikaler Verschiebelappen).

Indikationen (u. a.):
Periapikales Granulom; Wurzelfraktur im apikalen Drittel. (Für weitere Details siehe Lehrbücher der Zahnärztlichen Chirurgie)

14.4.7 Geführte parodontale Geweberegeneration

Prinzip und Ziel
In vielen wissenschaftlichen Untersuchungen konnte gezeigt werden, daß die Heilung nach einem parodontalchirurgischen Eingriff ganz entscheidend von den Zelltypen abhängt, die die Wundoberfläche als erste besiedeln. Neues bindegewebiges Attachment wird aufgebaut, wenn desmodontale Fibroblasten und/oder Osteoblasten die Möglichkeit haben, vor den gingivalen Epithel- und Bindegewebszellen die gescalten Wurzeloberflächen zu besiedeln.

Durch Einbringen einer Barriere (z. B. einer Membran aus expandiertem Polytetrafluorethylen [e-PTFE]) zwischen Mukoperiostlappen und gescalten Wurzeloberflächen werden gingivale Epithelzellen und gingivale Bindegewebszellen abgehalten, in den Defekt einzuwandern. In den dadurch erzeugten Raum migrieren stattdessen sog. Progenitorzellen – dabei handelt es sich um desmodontale Fibroblasten und/oder Osteoblasten –, welche in der Lage sind, neues bindegewebiges Attachment zu bilden.

Indikationen

- Furkationsbefall Grad II (vorzugsweise bei mittlerem bis großem Abstand zwischen dem Dach der Furkation und der Schmelz-Zement-Grenze).
- Zwei- oder dreiwandige vertikale Knochendefekte.

Kontraindikationen

- Bei horizontalem Knochenverlust
- Furkationsbefall Grad III
- Seichte vertikale Knochentaschen
- Defekte an zwei nebeneinanderliegenden Zähnen
- Defekte, die die gesamte Zirkumferenz des Zahnes einbeziehen.

Instrumentarium

- Sterile Handschuhe/Mundschutz/sterile Tücher
- Nadelhalter
- Parodontalsonde
- Kuhhorn- und Häkchensonde EXD5 (Hu-Friedy, D-Leimen)
- Universalkürette M23A (Deppeler, CH-Rolle)
- Universalkürette SKN4 (Hu-Friedy, D-Leimen)
- Skalpelle 15 und 12d
- Raspatorium PR-3 (Hu-Friedy, D-Leimen)

- Chirurgische Pinzette BD 520 (Aesculap, D-Tuttlingen)
- Anatomische Pinzette gerade BD 154 (Aesculap, D-Tuttlingen)
- Gingivektomiemesser KKN7 (Hu-Friedy, D-Leimen)
- Gingivektomiemesser KKN11 (Hu-Friedy, D-Leimen)
- Schere S 16 (Hu-Friedy, D-Leimen)
- Nahtmaterial (4 bis 0)

Operatives Vorgehen:
Nachdem der Patient in der Hygienephase seine Mitarbeit unter Beweis gestellt hat, kann eine solche Therapieform indiziert sein. Zur späteren Erfolgskontrolle der Behandlung wird als erstes die Breite des Attachments bestimmt. Im Gegensatz zu anderen parodontalchirurgischen Eingriffen (wie z.B. Widman-Lappen oder apikaler Verschiebelappen) muß bei der geführten parodontalen Geweberegeneration darauf geachtet werden, daß angewachsene Gingiva nicht unnötig geopfert wird. Deshalb wird sowohl palatinal als auch bukkal eine rein marginale Schnittführung durchgeführt. Auch interdental wird die gesamte Papille so gut wie möglich erhalten. Diese sorgfältige Lappenbildung garantiert, daß die Membran anschließend vollständig vom Mukoperiostlappen abgedeckt werden kann. Nachdem der Defekt durch die Bildung eines bukkalen und palatinalen Mukoperiostlappens eröffnet wurde, wird das Granulationsgewebe vollständig aus dem Defekt entfernt. Die Mukoperiostlappen werden nur ganz wenig ausgedünnt und die Wurzeloberflächen werden gescalt und geglättet. Nachdem die Morphologie des Defekts bekannt ist, wird die richtige Membrankonfiguration ausgewählt. Für Zähne werden sieben verschiedene Manschettenkonfigurationen angeboten. Bei der Auswahl der Membran sollte darauf geachtet werden, daß der Defekt 3 bis 4 mm überlappend von der Membran bedeckt wird. Nach der Anpassung der Membran wird sie mit Hilfe einer Umschlingungsnaht am Zahn fixiert; der bukkale und linguale Mukoperiostlappen werden zurückgeklappt. Dabei wird darauf geachtet, daß die Membran vollständig von den Lappen abgedeckt ist. Mit vertikalen Matratzennähten wird eine möglichst dichte Lappenadaptation erreicht. Es sollte kein Parodontalverband appliziert werden, da dieser die Membran in den Defekt eindrücken könnte und dadurch eine parodontale Regeneration gehemmt würde. Eine postoperative Antibiotikagabe ist in der Regel nicht erforderlich. Der Patient soll in den folgenden 14 Tagen zweimal täglich mit 0,2 %iger Chlorhexidindigluconat-Lösung spülen. Die Zahnbürste darf in den ersten zwei postoperativen Wochen im Operationsgebiet nicht verwendet werden. Der Patient soll postoperativ jede Woche zur Kontrolle erscheinen. Nach 4 bis 6 Wochen wird die Membran in einem Zweiteingriff entfernt. Um diesen Zweiteingriff zu umgehen, bieten heute verschiedene Firmen resorbierbare Membranen an. Zwei Produkte (Guidor® [Guidor AB, Novum, S-Huddinge] und Resolut™ [W.L. Gore & Ass., USA-Flagstaff/Arizona]) ergaben bereits vielversprechende klinische und histologische Resultate bei der parodontalen Geweberegeneration. Als Standardmaterial ist aber heute sicherlich noch die nichtresorbierbare Gore-Tex®-Membran anzusehen.

14.4.8 Kieferkammaufbau

14.4.8.1 Einleitung

Die Ursachen für Verlust von Zähnen und Alveolarknochen im Frontzahnbereich können mannigfaltig sein. Beispiele sind stark fortgeschrittene parodontale Destruktion und Abszeßbildungen, Sportunfälle, vertikale Frakturen von endodontisch behandelten Zähnen, traumatische Extraktionen (Extraktionen mit Verlust von Alveolarknochen) und angeborene Mißbildungen (Lippen-Kiefer-Gaumen-Spalten).
Abhängig von der Ursache der Destruktion kommt es zu verschiedenen anatomischen Defekten des zahnlosen Kieferabschnitts. Diese können in drei Kategorien eingeteilt werden (*Seibert* 1983 a):

Klasse I: Defekt in der Horizontalen mit normaler vertikaler Dimension;
Klasse II: Defekt in der Vertikalen mit normalen Verhältnissen in der horizontalen Dimension;
Klasse III: Defekt in der horizontalen und vertikalen Dimension.

Falls in einem solchen deformierten zahnlosen Bereich ein festsitzender Zahnersatz hergestellt wird, sollte im sichtbaren Bereich vorgängig eine plastische parodontale Korrektur durchgeführt werden, weil nur auf diese Weise die Anfertigung einer ästhetisch und funktionell optimalen Brücke möglich ist. Mit den bis heute zur Lösung dieses ästhetischen Problems beschriebenen rein *prothetischen* Therapiemöglichkeiten (wie z. B. Verlängerung des Zwischenglieds mit zahnfleischfarbenem Porzellan oder Kunststoff) konnten leider nicht die gewünschten funktionellen und ästhetischen Ergebnisse erzielt werden.
Grundsätzlich lassen sich zwei Arten von plastischen parodontalen Korrekturmöglichkeiten deformierter Kieferkämme unterscheiden, nämlich die Interposition von verschiedenen Materialien und das sog. Onlay-Transplantat.

Die Technik der *Interposition* besteht darin, daß man subepithelial, submukosal oder subperiostal bestimmte Materialen in den Bereich des deformierten Kieferkammabschnitts einbringt. Hierbei kann es sich um autologes [d. h. vom gleichen Individuum stammendes] Gewebe (wie Bindegewebe oder Spongiosa) handeln, oder um alloplastische [d. h. anorganische, körperfremde] Materialien (wie Hydroxylapapit, Trikalziumphosphat oder Glasionomerzementpartikel), allogene [d. h. von der gleichen Spezies stammende] Substanzen (wie gefriergetrockneter demineralisierter Knochen) oder xenogene [von anderen (fremden) Spezies stammende] Gewebe (wie Rinderknochen).
Alloplastische Materialien wie Hydroxylapatit oder Trikalziumphosphat können als Füller bei der nach palatinal extendierten Mukosa-Mukoperiostlappentechnik oder auch bei der Präparation einer Bindegewebstasche verwendet werden (*Allen* et al. 1985). Die Vorteile der Verwendung von alloplastischen Materialien sind:

- Nur *ein* chirurgisches Operationsgebiet ist notwendig.
- Es ist immer genügend Augmentationsmaterial vorhanden.
- Die postoperative Schrumpfung des aufgebauten Kamms ist geringer.

Als Nachteile dieser Technik sind zu nennen:
- Es kann zum Verlust der Füllerpartikel durch die Wunde kommen.
- Die Stabilisierung des Materials an der richtigen Stelle ist sehr schwierig.
- Falls der bukkale Lappen über dem Material sehr dünn ist, kommt es zu Farbveränderungen der Gingiva (*Seibert* 1983 b).

Die Resorptionsrate und das Umbauen und Ersetzen des zum Aufbau verwendeten Materials durch körpereigenes Material beeinflussen die Stabilität der Augmentation. Autologe Knochenpartikel und gefriergetrockneter, demineralisierter Knochen scheinen nicht die idealen Materialien zu sein, da ihre Resorptionsrate zu hoch ist und sie durch körpereigenes Material nicht vollständig ersetzt werden. Das Resultat ist eine starke Schrumpfung des aufgebauten Kieferkamms in der postoperativen Phase.

Das *Onlay-Transplantat* ist ein dickes freies Schleimhauttransplantat, das oberflächlich im Bereich des zu rekonstruierenden Kieferabschnitts mit speziellen Nähten fixiert wird.

Bei neueren Techniken werden die geführte Geweberegeneration in Kombination mit lokaler Weichgewebsexpansion zur Kieferkammaugmentation verwendet. Dieses Vorgehen ist vor allem dann indiziert, wenn in dem betroffenen Bereich später ein enossales orales Implantat gesetzt werden soll.

Im weiteren werden die genannten Möglichkeiten plastisch-parodontaler Korrekturen genauer beschrieben.

14.4.8.2 Techniken zur Interposition von verschiedenen Materialien

a) Rollappentechnik
Die Rollappentechnik stellt einen der ersten plastischen parodontalen Eingriffe zur Rekonstruktion von zahnlosen Kieferabschnitten dar. Das Prinzip dieser Operationsmethode besteht darin, daß ein deepithelialisierter, bukkal gestielter Bindegewebslappen nach bukkal in eine labial des Alveolarfortsatzes präparierte Tasche einrotiert wird. Dieses Vorgehen ist vor allem bei in bukko-lingualer Richtung kleinen Defekten und bei ausreichend dicker Weichgewebsschicht oberhalb und palatinal des zahnlosen Abschnitts indiziert (Abb. 215a).

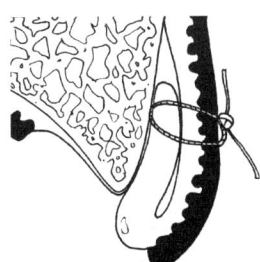

Abb. 215a   Rollappentechnik zur Kieferkammaugmentation.

b) Das subepitheliale Bindegewebstransplantat

Das subepitheliale Bindegewebstransplantat wird seit Beginn der achtziger Jahre zur Augmentation von deformierten Kieferabschnitten angewendet (*Langer* und *Calagna* 1980). Dabei wird Bindegewebe subepithelial vom Gaumen (vorzugsweise aus dem Prämolarenbereich) oder aus der Tuberregion entnommen und anschließend im Bereich des aufzubauenden Kieferabschnitts unter einen Mukoperiostlappen plaziert (Abb.215b). Diese Technik erlaubt vor allem die Korrektur von horizontalen Kammdefekten, jedoch kann durch die Modifikation des Lappendesigns auch in vertikaler Richtung aufgebaut werden (*Kahldahl* et al. 1982). Bei diesem Vorgehen werden wie bei der Rollappentechnik zwei parallel verlaufende vertikale Inzisionen, die ca. 10 bis 15 mm palatinal des zu rekonstruierenden Kieferkamms liegen, durchgeführt. Diese ersten Inzisionen sollten 1 bis 2 mm vom Sulkus der dem zahnlosen Kieferkamm benachbarten Zähne entfernt liegen. Im Unterschied zum ursprünglichen Mukoperiostlappen wird palatinal bis zum Alveolarkamm ein Mukosalappen und erst von dort an ein Mukoperiostlappen präpariert. Durch diese Lappenpräparation gelingt es, im aufzubauenden Kammbereich mehr Weichgewebe zu gewinnen, da der nach palatinal extendierte Lappen nach dem Einbringen des subepithelialen Bindegewebes weiter fazial vernäht wird und der Bereich, der palatinal nicht vom Lappen abgedeckt ist, sekundär abheilen kann. Die Vorteile dieser Technik können wie folgt zusammengefaßt werden:

- Gute Ästhetik, da das Weichgewebe über dem Kamm erhalten bleibt.
- Verwendung von körpereigenem Gewebe.
- Nachträgliche gingivoplastische Korrekturen können ohne großen Aufwand durchgeführt werden.

Als Nachteile sind zu nennen:

- Zwei chirurgische Operationsgebiete sind notwendig.
- Große Bereiche können mit dieser Technik nicht aufgebaut werden, da nicht genügend Spendermaterial vorhanden ist.

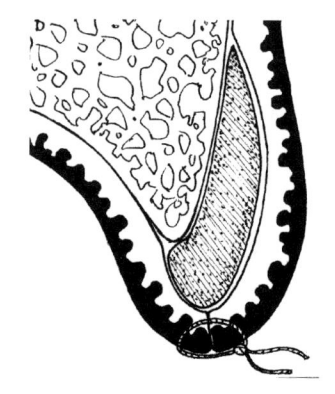

Abb. 215b Interposition von subepithelialem Bindegewebe aus dem Gaumen zur Kieferkammaugmentation.

c) Das subepitheliale Bindegewebstransplantat mit der Präparation einer Tasche

Eine Alternative zum subepithelialen Bindegewebstransplantat mit dem nach palatinal extendierten Mukoperiostlappen oder der Kombination von Mukosa- und Mukoperiostlappen stellt die Präparation einer labialen Bindegewebstasche dar (*Garber* und *Rosenberg* 1981). Diese Technik ist nur dann indiziert, wenn der Kieferkamm nach labial hin aufgebaut werden soll. Bukkal des deformierten Kieferkamms wird entweder eine horizontale Alveolarkamminzision oder eine Vertikalinzision an einem dem Defekt benachbarten Zahn durchgeführt. Anschließend erfolgt mit Hilfe eines Skalpells im Bindegewebe die unterminierende Präparation einer Tasche. Bei der Präparation der Tasche ist darauf zu achten, daß diese nur in denjenigen Bereich extendiert wird, in dem aufgebaut werden soll. In diese Tasche wird das subepitheliale Bindegewebe eingelegt und die darüberliegende Mukosa vollständig vernäht. Da die natürliche Farbe der Weichteile über dem Defekt erhalten bleibt, ist diese Technik speziell im Frontzahnbereich von großem ästhetischem Vorteil.

d) Das keilförmige Schleimhauttransplantat

Bei dieser Technik wird die gleiche Schnittführung wie beim oben beschriebenen mukogingivalen Eingriff durchgeführt. Nach einer horizontalen Alveolarkamminzision wird mit dem Skalpell unterminierend eine Bindegewebstasche in apikale Richtung präpariert. Ein keilförmiges Schleimhauttransplantat (epithelialer und bindegewebiger Anteil) wird nach der Entnahme in die Tasche eingepaßt, wobei der epitheliale Anteil auf der Alveolarkammitte zu liegen kommt (Abb. 215c). Anschließend erfolgt die Fixation des verpflanzten Schleimhauttransplantats mit Einzelknopfnähten an den Wundrändern der Bindegewebstasche. Diese Technik ermöglicht auch eine Augmentation des Kamms in der vertikalen Dimension. Der Aufbau eines deformierten Kieferabschnitts in vertikaler Richtung mit Hilfe eines Onlay-Grafts (*Seibert* 1983 a, *Seibert* und *Cohen* 1987) scheint eine bessere Prognose zu haben.

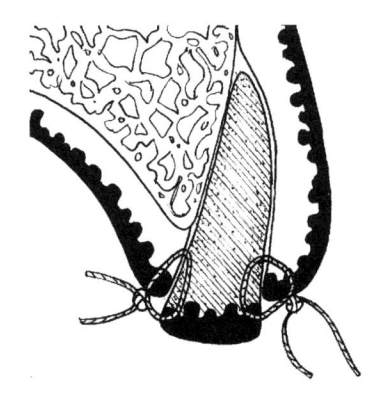

Abb. 215c Keilförmiges Bindegewebstransplantat mit Epithel im oberen Bereich nach Applikation zur Augmentation eines Kieferkamms.

14.4.8.3 Onlay-Transplantat

Das Onlay-Transplantat („Onlay-Graft") wurde im Jahre 1983 von *Seibert* (1983a, b) vorgestellt. Der Begriff „Onlay-Graft" beinhaltet, daß die gesamte Lamina propria, das submuköse Fettgewebe und die Speicheldrüsen transplantiert werden. Nach der De-Epithelisation der Empfängerstelle wird am Gaumen in der Prämolarenregion ein dem aufzubauendem Bereich entsprechend groß gestaltetes Schleimhauttransplantat (Bindegewebe und Epithel) entnommen und dem deformierten Kieferkammabschnitt eingepaßt. Anschließend wird das Onlay-Graft mit Einzelknopfnähten fixiert (Abb. 215d). Diese Transplantate zeigen in den ersten sechs postoperativen Wochen eine geringe Schrumpfung. Nachteile dieser Technik sind in erster Linie:

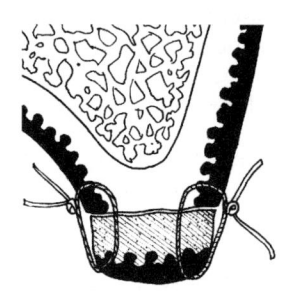

Abb. 215 d Situation nach Legen eines Onlay-Transplantats.

- Die Farbdiskrepanz zwischen der verpflanzten Schleimhaut und der umgebenden Mukosa.
- Die Notwendigkeit eines zweiten Operationsgebiets am Gaumen.
- Die Tatsache, daß ein Fehlen von genügend dicker Schleimhaut am Gaumen diese Operationstechnik verhindert.

Falls stark resorbierte Kieferabschnitte mit Hilfe des Onlay-Grafts aufgebaut werden müssen, können zwei oder mehr plastisch-chirurgische Eingriffe notwendig werden (*Seibert* 1991). Da bei dieser Technik die Blutversorgung für das Onlay-Graft eine entscheidende Rolle spielt, sollte im aufzubauenden Kieferabschnitt kein Narbengewebe vorhanden sein (*Garber* und *Rosenberg* 1981).

14.4.8.4 Spezielle postoperative Betrachtungen

Ungeachtet, welcher plastisch-parodontale Eingriff zur Rekonstruktion des deformierten Kieferabschnitts gewählt wird, ist in diesem Bereich immer eine Entlastung des provisorischen Zahnersatzes notwendig. Wenn immer möglich sollte vorgängig ein festsitzendes Provisorium eingesetzt worden sein. Dieses kann postoperativ einfach den neuen anatomischen Gegebenheiten angepaßt werden.
Der provisorische Zahnersatz muß vor dem Einsetzen entlastet werden, damit Drucknekrosen des transplantierten Gewebes verhindert werden. Nach einer zweimonatigen Heilungsphase wird die Schrumpfung des Aufbaus beurteilt und es wird festgelegt, ob eine Zweitoperation indiziert ist.

14.4.8.5 Geführte Geweberegeneration zum Kieferkammaufbau

In neuerer Zeit wird versucht, stark resorbierte Kieferabschnitte mit Hilfe der geführten Geweberegeneration zu rekonstruieren (*Buser* et al. 1990, *Seibert* und *Nyman* 1990). Obwohl diese Technik aus ästhetischer Sicht vielversprechend für den Aufbau von deformierten Kieferabschnitten eingesetzt werden kann, ist sie eher nur dort indiziert, wo Knochen für eine spätere Insertion eines dentalen Implantats notwendig ist. Speziell bei kleinen mesial-distalen Kieferkammdefekten (Verlust von einem oder zwei Zähnen) kommt es bei der Anwendung der geführten Geweberegeneration oft zur Exposition der eingesetzten Membran, was postoperative Infektionen verursachen kann und als Mißerfolg zu werten ist. Ein weiterer Nachteil der Technik besteht darin, daß bis heute nach sechs bis neun Monaten eine Zweitoperation zur Entfernung der Membran notwendig wird.

14.4.8.6 Zusammenfassung

Speziell im sichtbaren Oberkieferfrontzahnbereich kann eine Augmentation des Kieferkamms zur Herstellung eines ästhetisch-optimalen Zahnersatzes unumgänglich sein. Welche Technik für den Aufbau gewählt wird, hängt von der Morphologie des Defekts und dem Vorhandensein von genügend dicker Schleimhaut am Gaumen ab. Falls der Kieferkamm nur in der horizontalen Richtung rekonstruiert werden muß, ist im Bereich des Defekts das Einbringen eines subepithelialen Bindegewebstransplantats in eine Bindegewebstasche indiziert. Die Rekonstruktion eines Defekts in horizontaler und vertikaler Richtung verlangt die Durchführung eines Onlay-Grafts. Beim Aufbau von großen Kieferkammbereichen oder bei ungenügendem Angebot von Schleimhaut muß ein alloplastisches Material zur Rekonstruktion des Kieferkamms verwendet werden. Wenn eine Implantation in diesem Bereich geplant ist, ist der Kieferkamm mit geführter Geweberegeneration aufzubauen. Je nach Größe des Knochendefekts kann die Insertion des Implantats gleichzeitig oder 6 – 8 Monate nach der Augmentation erfolgen. Ob irgendwelche Hilfen zur Stütze der Barriere (wie z. B. autologe, allogene, xenogene oder alloplastische Knochenersatzmaterialien) verwendet werden, hängt davon ab, ob die Membran in der Lage ist, einen Hohlraum zu kreieren oder ob sie in den Defekt kollabiert.

Ein optimales ästhetisches und funktionelles Resultat läßt sich nur durch konsequent durchgeführte (evtl. auch mehrmalige) plastisch-chirurgische Eingriffe erreichen. Leider liegen keine vergleichenden Langzeitstudien vor, die die Erfolgsaussichten der verschiedenen Aufbaumethoden evaluieren, so daß unter wissenschaftlichen Gesichtspunkten keine Empfehlungen für die eine oder andere Methode gegeben werden können.

14.4.9 Enossale Implantate (siehe Kapitel 39 bis 42)

14.4.10 Präparation und provisorische Versorgung der Pfeilerzähne

(evtl. Langzeitprovisorium)
(siehe Kapitel 18 und 16)

14.4.11 Provisorische Versorgung zahnloser Kieferabschnitte

(siehe Kapitel 16)

14.5 Komplikationen nach Parodontaloperationen

Bisweilen treten nach Parodontaloperationen Komplikationen auf. Die wichtigsten Befunde und die einzuleitenden Therapien werden im folgenden kurz zusammengefaßt.

- Befund: – Druckstellen vom Parodontalverband
    Therapie: – Verband entfernen

- Befund: – postoperative Infektion
    Therapie der
    akuten Situation: – Eröffnung der Wunde
    – Spülung mit Antibiotikalösung
    – Aureomycin®-Drain einlegen
    – Antibiotika verschreiben: z. B. Megacillin® oral (Grünenthal, D-Stolberg) 3 x 1,5 Mega/Tag
    weitere Therapie: – nach 1 bis 2 Tagen Streifenwechsel und erneute Spülung
    – nach 7 Tagen Streifen entfernen und Heilung per secundam abwarten

- Befund: – freiliegender Knochen
    Therapie: – freiliegenden Knochen mit einem mit Antibiotikasalbe beschickten Streifen abdecken
    – drucklose Applikation eines Parodontalverbandes

- Befund: – Nachblutung
    Therapie: – lokale Anästhesie
    – neuer Wundverschluß

- Befund: – Knochennekrose
    Therapie: – Nekrose entfernen
    – freiliegenden Knochen mit einem mit Antibiotikasalbe beschickten Streifen abdecken
    – drucklose Applikation eines Parodontalverbandes

14.6 Reevaluation der präprothetischen Vorbehandlung, Phase II

2 bis 12 Monate nach Beendigung der Phase II der präprothetischen Vorbehandlung erfolgt die Reevaluation der gesamten Vorbehandlung. Folgende Ziele sollten vor der daran anschließenden prothetischen Phase erfüllt sein:

- Zähne:
  - Karies saniert
  - Apikale Läsionen saniert
  - Avitale Zähne behandelt

- Parodont/periimplantäres Gewebe:
  - Enzündungsfreiheit (kein Bluten auf Sondierung).
  - 2 mm breite angewachsene Gingiva bei Pfeilerzähnen mit geplanten subgingivalen Kronenrändern

- Kieferkamm:
  - Für Aufnahme des Zahnersatzes optimiert.

- Kiefermuskulatur/ Kiefergelenk:
  - Beschwerdefreiheit

- skelettale Verhältnisse:
  - Individuelles Optimum erreicht.

Literatur

Allen E. P., Gainza G. S., Farthing G. G., Newbold D.A.: Improved technique for localized ridge augmentation. J Periodontol 1985; 56: 195 - 199.

Björn H.: Free transplantation of gingiva propria. Odontol Revy 1963; 14: 323.

Buser D., Brägger U., Lang N. P., Nyman S.: Regeneration and enlargement of jaw bone using guided tissue regeneration. Clin Oral Implants Res 1990; 1: 22 - 32.

Edlan A., Mejchar B.: Plastic surgery of the vestibulum in periodontal therapy. Int Dent J 1963; 13: 593 - 596.

Garber D. A., Rosenberg E. S.: The edentulous ridge in fixed prosthodontics. Compendium of Continuing Education in Dentistry 1981; 2: 212 - 224.

Ingber J. C., Rose L. F., Coslet J. G.: The „biological width" - a concept in periodontics and restorative dentistry. Alpha Omegan 1977; (12): 62 - 65.

Kahldahl W. B., Tussing G. J., Wentz F. M., Walker J.A.: Achieving an esthetic appearance with a fixed prosthesis by submucosal grafts. J Am Dent Assoc 1982; 104: 449 - 452.

Knoll-Köhler, E.: Sicherheit der Lokalanästhesie. I. Pharmakologie lokalanästhetischer Substanzen. II. Pharmakologie vasokonstriktorischer Zusätze. Phillip Journal 1988; 1: 33 - 41, 2: 79 - 89.

Langer B., Calagna L.: The subepithelial connective tissue graft. J Prosthet Dent 1980; 44: 363 - 367.

Lipp, D.W.: Glossar der Grundbegriffe für die Praxis: Lokalanästhetika. Parodontologie 1993; 4: 309 - 315.

Ramfjord S. P., Nissle R. R.: The modified Widman flap. J Periodontol 1974; 45: 601 - 607.

Seibert J. S.: Reconstruction of deformed, partially edentulous ridges, using full thickness onlay grafts. Part I. Technique and wound healing. Compend Cont Educ Dent 1983a; 4: 437 - 453.

Seibert J. S.: Reconstruction of deformed, partially edentulous ridges, using full thickness onlay grafts. Part II. Prosthodontic/periodontic interrelationships. Compend Cont Educ Dent 1983b; 4: 549 - 562.

Seibert J. S., Cohen D. W.: Periodontal consideration in preparation for fixed and removable prosthodontics. Dent Clin North Am 1987; 31: 529 - 555.

Seibert J. S., Nyman S.: Localized ridge augmentation in dogs: A pilot study using membranes and hydroxyapatite. J Peridontol 1990; 61: 157 - 165.

Seibert J. S.: Ridge augmentation in fixed prosthetic treatment. Compendium of Continuing Education in Dentistry 1991; 12: 548 - 560.

Tetsch, P.: Die operative Weisheitszahnentfernung. Carl Hanser Verlag 1982.

Widman L.: The operative treatment of pyorrhea alveolaris. A new surgical method. Svensk Tandläk Tidning Dec 1918.

Weiterführende Literatur

Brägger U. & Lang N. P.: Chirurgische Verlängerung der klinischen Krone. Schweiz Monatsschr Zahnmed 1988; 98: 645 - 651.

Flores-de-Jacoby L.: Der modifizierte Widman-Lappen - Ein Standardverfahren. Parodontologie 1990; 1: 33 - 44.

Horch H.-H. (Hrsg.): Zahnärztliche Chirurgie. Praxis der Zahnheilkunde 9. 2.Auflage. Urban & Schwarzenberg. München 1989.

Ketterl W. (Hrsg.): Parodontologie. Praxis der Zahnheilkunde 4. 2. Auflage. Urban, Schwarzenberg. München 1990.

Lang N. P.: Checkliste zahnärztliche Behandlungsplanung. 2. Auflage. Thieme, Stuttgart 1988.

Lange D. E.: Parodontologie in der täglichen Praxis. 3. Auflage. Quintessenz, Berlin 1986.

Rateitschak K. H., Rateitschak E. M., Wolf H. F.: Parodontologie. 2. Auflage. Reihe Farbatlanten der Zahmedizin. Band 1. Thieme, Stuttgart 1989.

Sachregister

A
A-Silikone 575
Abdrucknahme 57
Abformgipse 579
Abformlöffel 580, 999
-, halbindividuelle 1036
Abformmassen 573
-, Einteilung 574
Abformmaterialien, aseptische 583
Abformmethode, mukodynamische 1036
-, mukostatische 1036
Abformmethoden 581, 1036
Abformtechnik 1148
Abformung 777, 780
-, anatomische 1036
-, definitive 1036
-, drucklose mukodynamische 1037
-, individuelle 1036
-, modifizierte mukostatische 1069, 1071
-, mundoffene 1036
-, mundgeschlossene 1036
Abformungen, Lagerung und Vorbehandlung 710
Abrasion 42
-, bukkale (Totalprothetik) 1047
Abrasionszähne 1055
Abriebfestigkeit (Metalle) 619
Abschluß, implantogingivaler 1135
Abstufung (Ästhetik) 537
Abstützung, halbphysiologische 915
-, physiologische 914
-, sattelferne 915
-, sattelnahe 915
-, unphysiologische 916
Abstützungspolygon 933, 934
Acetylsalicylsäure 378
Achs-Orbital-Ebene 500, 1083
Adamantoblasten 80
Adhäsivattachments, extrakoronale 823
Adhäsivbrücken 823
-, Indikationen 829
-, Langzeitresultate 831
-, Vor-, Nachteile 832
Adhäsivprothetik 823
-, Geschichte 824
Adhäsivprovisorien 548, 550
Affenlücken 78
Ägypten (Geschichte) 44
Ah-Linie 99, 920, 1067, 1072, 1075, 1092, 1103
Air-Scaler 218

Akers-Klammer 941
Akupressur 387
Akupunktur 387
Al_2O_3-Keramik 1133, 1136, 1137
Al_2O_3-Kristalle 648
Alameter 1038, 1088
Alginate 579
Altered-cast-Abformung 948
Aluminiumoxid 1024
Aluminiumoxid-Kristalle 647, 648
Aluminiumoxidkeramik 688, 1121, 1130
Alveolarfortsatz, Kompakta 95
-, Spongiosa 95
Alveolarknochen 95
Alveolarmukosa 98, 189
Alveolenwand 95
Alveoli dentales 124
Ameloblasten 80
Amelogenese 80
Analgetika 378
Anamnese, medizinische 151
Angleichung von Rekonstruktionen an das natürliche Restgebiß (festsitzender Zahnersatz) 697
Angulus oris 96
Ankylosen 318
Anschlag (E-Klammern) 943
Antibiotika 229
Antidepressiva, trizyklische 380
Antike (Geschichte) 38, 39
Antiphlogistika 378
Apex linguae 99
Approximalkontakte 111
Aptyalismus 187
Äquator, prothetischer 939, 943
Äquilibrierung, bilaterale 1061
Araber (Geschichte) 49
Arbeitshaltung 1248
Arbeitsmodell 1001
-, feuerfestes 956
Arbeitsplatzgestaltung 1247
Arbeitsseite (Kieferbewegungen) 138
Arbeitssystematik 1245
Arbeitszug (Scaling) 226
Arcon-Artikulator 500, 501
Arcus alveolaris 124
- dentalis inferior 111
- dentalis superior 111
- palatoglossus 96
- palatopharyngeus 96
Arthralgie 294, 310

Arthritiden, infektiöse	315	Befund	209
–, juvenile rheumatoide	314, 316	–, extraoraler	187
–, metabolische	316	–, intraoraler	187
–, traumatische	314	Befunderhebung	177
Arthritis, juvenile rheumatoide	316	Behandler, fachliches Können	149
–, metabolische	380	Behandlung, endodontische	813
–, rheumatoide	380	Behandlungsbedarf	299
Arthropathien	293	Behandlungskonzept, prothetisches	145
–, Formabweichungen	307	–, synoptisches	145
–, intrakapsuläre Störungen	307	Behandlungsplanung	210
–, Kondylus-Luxation	314	Belastungsabformung, mundoffene	1037
Arthroskopie	360, 390	Belastungslinie	934
Arthro(tomo)graphie	359	BEMA-Katalog	211
Articulatio temporomandibularis	132	Bemühungen, kosmetische (Geschichte)	45
Artikulation	115	Bennett-Bewegung	143
Artikulatoren	495	Bennett shift	143
–, Arcon-Typ	499	Bennett-Winkel	142
–, Non-Arcon-Typ	500	Betätigungen, sportliche	388
–, teilweise einstellbare (teiljustierbare)	496	Bewegungsumfang, eingeschränkter	294
–, volljustierbare	499	Beziehung, intermaxilläre (Totalprothetik)	1035
Asialie	187	Biegefestigkeit (Keramik)	632, 647, 651
Ästhetik	60, 521	Bikarbonatspray	230
Attachment, bindegewebiges	189	Biloc-Geschiebe	966
–, epitheliales	94, 189	Bindegewebstransplantat, subepitheliales	440, 441
–, gingivales	94	bioaktiv	1131, 1134
– loss	190	Biodegradation (Implantatmaterialien)	1138
– verlust	1209	bioinert	1130, 1131, 1132
Ätzung, chemische	827	Biokompatibilität (Implantatmaterialien)	937, 1129
–, elektrolytische	827	Biokop	495
Aufbauten, gegossene	280	Bipupillarlinie	113, 529, 1077, 1082, 1084
–, halbkonfektionierte	281	Bißlage	118
–, individuell hergestellte	280	Bißnahme	57
–, plastische (direkte)	278	Bißstellung	118
Aufbrennfähigkeit (Metalle)	607	Blattimplantate	1110
Aufbrennlegierungen	663	Bleeding on probing	189, 223, 1209
Auflage, balkonförmige	944	Bogen, gotischer	140, 1086
–, kerbenförmige	944	Bohrmaschine (Geschichte)	60
Auflagerungs-Osteoplastik	1112	Bona-Zylinderanker	1014
Auflageteller (Artikulator)	1082, 1085	Bonefit-Implantat	1121
Aufstellung, Anti-Monson-	1052	Bonwill-Dreieck	113
–, kammadaptierte	1049	– Klammer	941
–, überstatische	1047	– Klammer, modifizierte	942
Aufstellungskonzept nach Gysi	1053	Brackets	395
– nach Haller	1056	Brånemark-Implantatsystem	1121, 1158, 1161
– nach Hiltebrandt	1055	Breite, biologische	424, 425, 429
Augenzähne	104, 539	Brücken	661
Ausbetten (Gußteile)	764	Brückenanker	666
– (Totalprothetik)	1096	–, Einteilung	666
Ausgrabungen	43	Brückenkörper	666
Ausschleiftechnik (Provisorien)	548, 550	Brückenpfeiler	666
Außenanker (Doppelkronen)	979	–, Aufbau	666
Autogenes Training	388	Brückenzahnersatz, Aufgaben	669
Axiographien	361	–, Einteilung	666
		–, Indikationen	669
B		–, Kontraindikationen	670
Back-Action-Klammer	942	Brückenzwischenglied	660
Balancekondylus	143		
Balanceseite (Kieferbewegungen)	139		
Balkwill-Winkel	113		
Bandkronen	55		
Basallamina, interne	94		

Sachregister 449

Brückenzwischenglieder,
falsch gestaltete 219
Bruxismus 305, 362, 370, 371, 372, 379, 389
Buccae 95
Bukkalkorridor 535, 537, 1077, 1092, 1099

C
CAD/CAM-Systeme 685
Canalis mandibulae 125
Candulor-Zähne 1038
Caninisierung 106
Caninus-Papilla-Caninus-Linie 1041
Capsulitis 310
Carnivoren 76
Caruncula sublingualis 99
Catarrhini 74
Cavum oris 63
Cavum oris proprium 63, 97, 98, 99
central bearing point 1087
CeraOne-System 1170, 1172
Charters-Methode 241
Chirurgie, mukogingivale 412
Chlorhexidin(diglukonat) 250, 251, 422, 430, 1166
Chlormezanon 379
Chondroidkontakt 1130
Chondroprotektiva 381
Chroma (Farbintensität) 510, 517
Cingulum basale 85
CoCr-Legierungen 935
Commissura labiorum 96
Compliance 148
Computer-Tomographie 359
Condylator 501, 1051, 1080, 1081, 1085
Condyloform-Zähne 1046, 1048, 1051
Conex-Geschiebe 968
Connector, intramobiler 1141
Conod-Anker 1014
Corpus linguae 99
Crampons 59, 1088
Czermak-Räume 89

D
Dauerbiegefestigkeit 618
Dauerfestigkeit 652
Deckgold 784
Defekt, periimplantärer 1195
Defektprothesen, extraorale 1215
-, intraorale 1215
Deflexion 346
Dentalhygienikerin 233
Dentalkeramik 631
Dentallegierungen 599, 603, 607
Dentatus-Artikulator 497, 500
Dentes decidui 82
- lactales 85
Dentin 80, 88
-, Interglobular- 89
-, intertubuläres 89
-, Kanaldichte 88
-, Kanaldurchmesser 88
-, Manteldentin 88
-, Orthodentin 89
-, Primärdentin 89
-, Schichten 88
-, Sekundärdentin 89
-, Tertiärdentin 89
-, Wachstumslinien 89
-, zirkumpulpales 88
-, Zusammensetzung 76
Dentinliquor 88
Dentinogenese 80
Dentinzähne 72, 76
Dentinzwischenbrand 787
Desinfektion von Abformungen 582
Desmodont 93
Desmodontalspalt 93
Deviation 346
Diagnose 207
Diagnostik, psychiatrische 361
-, psychologische 361
Diatorics 1046
Diazepam 379
Diazonien 90
Diclofenac 379
Dicor 676, 689, 698
DIN-Normen (Legierungen) 609
Diphyodontie 73
Disaccharide 256
Diskusprolaps 309, 310
Diskusverlagerung, exzentrisch-posteriore 309, 313
-, zentrisch-anteriore 309, 310, 372, 377
Diskusverlagerungen 309, 372
Dislokationsknacken 309
Distalbißstellung 118
Distanzhülsen, abgewinkelte 1174
Distanzosteogenese 1130
Dolder-Steg 1151
Doppelarmklammer mit Auflage 941
Doppelklammer 941
Doppelkronen, klinischer und labortechnischer Ablauf 993
-, Langzeituntersuchungen 989
-, mit zusätzlichen Hafteelementen 984
-, Nachteile 980
-, Verblendung 986
-, Vorteile 980
Dorsum linguae 99
Drahtklammern 570
Drahtligatur (Geschichte) 48
Drillbohrer (Geschichte) 60
Druckknopf (Implantologie) 1151
Druckknopfverbindung (Implantologie) 1192
Drüse, Nuhnsche 100
Ductus parotideus 98
- sublingualis major 99
- submandibularis 99
Dünnschichttechnik (Provisorien) 548, 550, 552

Duolock-Geschiebe	966
Duplizidentaten	76
Durchbruchszeiten, bleibende Zähne	85
Durchbruchszeiten, Milchzähne	82
Durchschnittsgesicht	529
Dysfunktionsindex, Anamnestischer	300
–, Klinischer	300

E

E-Klammer	941, 943
Ebene, Campersche	112, 503, 1077, 1078, 1082, 1084
Eckzahn-Führung	121
Eckzähne	104, 105
Eckzahnlinie	1080, 1099
Effekt, gingivaler	535
–, inzisaler	533
–, zervikaler	534
Eigenfaserzement, zelluläres	92
Einbetten (Gußteile)	759
– (Totalprothetik)	1093
Einbettmasse, Expansion	565
Eindringdistanz	954, 955
Eindringtiefe (Gußklammern)	954, 955
Einführungszug (Scaling)	226
Eingliederung (festsitzender Zahnersatz)	797
Einkleben der Patrize (Geschiebe)	965
Einschleifen von Klammerschultern	950
– von Totalprothesen	1059
Einstückgußprothese	919
Einzelabformung eines Kiefers (Totalprothetik)	1036
Einzelbüschelbürste	243
Einzelpfosten (Implantologie)	1220
Einzelzahnimplantate	1156
Einzelzahnversorgung, implantatgetragene	1156
Elastizitätsmodul	936
Elastomere	575
Elefanten	76
Elektromyographie (EMG)	362
Elektrovibratographie (EVG)	362
Elektrozahnbürsten	242
Elfenbein	41
Email (Geschichte)	55
EMG-Biofeedback	388
E-Modul	954
Empress	647, 652, 676, 698, 689
Endgefühl (Funktionsdiagnostik)	348
Endo-Paro-Läsionen	274
Endpfeilerbrücke	667
Entlastung, bukkale (Totalprothetik)	1050, 1061
Entspannungsmethode (Kieferrelationsbestimmung)	1079
Epikutantest (Metalle)	618
Epiprothesen	1115
Epithelansatz	94, 189
Epithelkörperchen, Serressche	80
Epithelreste, Malassezsche	82
Epithelscheide, Hertwigsche	81
Epithetik	1216
Ermüdungstests (Keramik)	648
Ernährung	42
Ernährungsanamnese	258
Ernährungsberatung	258
Ernährungsempfehlungen	263
Erosionen	258
Ersatzkronen	664
Ersatzzahn	661
Ersatzzähne	46
Erstabformung	1036
Eruption	82
Erwachsenenparodontitis	207
EsthetiCone-System	1172, 1173
Etrusker (Geschichte)	45
EVA-System	219, 220, 1211
Exkursionsbewegungen, Bestimmung von	194
Extensionsbrücken	805
Extensionsbrücke, implantatgetragene	1153, 1178
Externa (Salben)	381
Extraktion	266
Exzision, keilförmige	410, 412
–, T-förmige	410

F

Fachhelferin, zahnmedizinische	233
Farbangleichung	511, 516
Farbbestimmung	511, 515, 516
– in der Metallkeramik	517
Farbordnungssysteme	510
Farbringmuster	516
Farbringsysteme	512
Farbvalenzen	506
Faserapparat, supraalveolärer	94
Fasern, dentogingivale	94
–, Desmodontalverlauf	93
–, Sharpeysche	92, 93
–, Tomessche	88
–, von Korffsche	88
Federarm (Gußklammern)	938
Federweg (Gußklammern)	954
Fernröntgenseitenbild	396
Festigkeit, mechanische (Keramik)	652
Fiedelbohrer (Geschichte)	60
Finierbarkeit (Metalle)	620
Fischer-Winkel	142, 503
Fixationsabformung (Doppelkronen)	998, 999, 1000
Fluoridanwendung	252
Flußpferdhauer (Geschichte)	41
Folienkronensysteme (Metallkeramik)	682
Fornix vestibuli	98
Fossa digastrica	125
– mandibularis	133
Fovea mentalis	96
FR-Chip	969
– Ball-System	1117
Fragebogen, Erosionen	259
–, Kariesrisiko	260

Sachregister 451

Frankfurter Horizontale	112	-, Untersuchungsmethodik	297
freedom in centric	120	Furche, gingivale	189
Freiburger Präparations-Set	592, 770,	Furkationen, Bestimmung	191
	813, 814, 816, 841	-, Einteilung	191
Freiendbrücke	667		
Freiendprothesen	913, 921, 923	**G**	
Freiendsättel	923	Gabelklammer	945
Freiheit in der Zentrik	120	Galvanismus	1240
Fremdfaserzement, azelluläres	92	Gangränbehandlung	268, 272
Frenula buccae inferioris	98	Gebiß, bleibendes	67
- buccae superioris	98	-, parodontal stark reduziertes	811
Frenulum labii inferioris	98, 99	Gebißreduktion, phylogenetische	74
- linguae	99	Gebißschaden, kompensierter	903
Frialit-2-Implantatsystem	1081	-, unkompensierter	903
Friktionsstifte	985	-, völliger	904
Front-Eckzahn-Führung	120	Gebißzähne	72
Frontzahn-Führung	120	Gebührenordnung für Zahnärzte	
Frontzahnauswahl (Totalprothetik)	1038	(GOZ)	211
Frontzähne	102	Gefüge (Metalle)	620
Frontzahnführungsteller (Artiku-		Gelenkbahn	142
latoren)	500	-, sagittale	142
-, individueller, Herstellung		Gelenkmobilisation	387
(festsitzender Zahnersatz)	728	Gelenkzentrik	115
Frontzahnprothese	52	gelockerte Zähne, Schienung	267
Frontzahnstufe, sagittale	193, 346	Gemischtfaserzement, zelluläres	92
Frontzahntreppe nach Ackermann	1045	Gerber-Retentionszylinder	1014
Führungsarm (Gußklammern)	938, 939	Gerüstanprobe (festsitzender Zahn-	
Führungsstift (Artikulatoren)	496	ersatz)	782
Füllungen, insuffiziente	219	Gerüstdesign, schwedisches	
Funde, archäologische (Geschichte)	38	(Implantologie)	1143
-, frühneuzeitliche (Geschichte)	43	Gerüste, durch Kaltverformung	
Funkenerosionstechnik (Doppel-		hergestellte	682
kronen)	985	-, durch Maschinenfräsung	
Funktionsanalyse	356	hergestellte	685
Funktionsgrenzbereich (Total-		-, galvanotechnisch hergestellte	679
prothetik)	1058	-, gußtechnisch hergestellte	677
Funktionsrand (Totalprothetik)	1058	Gerüstgestaltung (Kronen-, Brücken-	
Funktionsstörungen, Ätiologie	303	prothetik)	740
-, Behandlungsbedarf	299	-, (Hybridprothetik)	1016
-, Definition	293	-, (implantatretinierte und -getragene	
-, Diagnostik, Anamnese	326	Suprastrukturen)	1143
-, Diagnostik, Bildgebende Verfahren	356	Gerüstzeichnung	952
-, Diagnostik, Klinische Unter-		Geschiebe	963
suchung	344	Geschiebebrücken	669
-, Klassifikation	306	Gesichtsbogen	201, 1023, 1084, 1085
-, Leitsymptome	294	Gesichtsbogen-Stützstift-Technik,	
-, Mikrotraumen	303	kombinierte	1083
-, Prävalenz	297	Gesichtsbogenübertragung	996
-, Stressoren	304	-, arbiträre	201
-, Symptome, objektive	295	Gesichtsdrittel	529
-, Symptome, subjektive	295	Gesichtsprothesen	1215
-, synonyme Begriffe	293	Gesprächstherapie	389
-, Therapie, Akupressur	387	Gewebekleber	417
-, Therapie, Akupunktur	387	Geweberegeneration, geführte	
-, Therapie, Aufklärung	370	parodontale	436, 443
-, Therapie, definitive okklusale	389	Geweberverträglichkeit (Metalle)	618
-, Therapie, Kieferchirurgie	390	Gingiva, angewachsene	98, 190
-, Therapie, physikalische	381	-, attached	98, 189, 190
-, Therapie, psychologische	387	- fixa	98
-, Therapie, Ruhe und Vermeidung	371	-, freie	97, 189
-, Therapie, Schienentherapie	371, 377	- marginalis	97
-, Therapie, Selbstbeobachtung	370		

– propria	98	Herdinfektion	662
–, unverschiebliche	98	Heterodontie	73
Gingivabreite	190	Heteromorphie	73
Gingivektomie, externe	406, 408	Hirtenstab	1009
–, interne	406	HM-Situationsabformlöffel nach	
Gingivitis	207	Meist	1037
–, akute nekrotisierende ulzerierende		Hochglanzpolitur der Keramik	794
(ANUG)	217	Hochkulturen (Geschichte)	38, 42
Gingivitisprophylaxe	233	Höcker, funktionelle	118
Gingivoplastik	407, 409	–, nichttragende	118
Glandula apicis linguae	100	–, nichtzentrische	118
– lingualis anterior	100	–, tragende	118
– sublingualis	99	–, zentrische	118
– submandibularis	99	Hohlkehlpräparation	591, 775, 813
Glandulae buccales	98	Homodontie	72
– labiales	98	Hornzähne	72
– linguales (posteriores)	100	Hue (Farbton)	511, 513, 517
– molares	98	Hülsen-Stift-Systeme (Hybrid-	
– palatinae	99	prothetik)	1014
Glanzbad, elektrogalvanisches	957	Hülsenkronen	664
Glaskeramik, gepreßte	689	–, Einteilung	665
–, gegossene	688	Hyaluronsäure	380
Glasphase (Keramik)	631	Hybridprothese (Implantologie)	1189
Gleichgewicht, visuelles	523	–, Gerüstgestaltung	1016
Glossalgie	174	–, Indikation	1013
Glossodynie	174	–, Okklusionskonzept	1018
Glucocorticoide	380	–, Verankerungselemente	1014
Golddraht (Geschichte)	53	–, Voraussetzungen	1013
Golddrahtgebinde (Geschichte)	46	–, Indikation	1013
Goldener Schnitt	524	Hydrokolloide	579
Goldfolie (Geschichte)	662	Hydroxylapatit	1138
Goldkappen (Geschichte)	661	Hydroxylapatitkeramik	1135, 1136
Goldlegierungen	607	Hygienephase, Ablauf	215
Goldplättchen (Geschichte)	661	Hypnose	388
Goldsteg, vorgefertigter	1152		
Gracey-Küretten	224	**I**	
Graduation (Ästhetik)	537	Ibuprofen	379
Graphittiegel	763	Imbrikationslinien	90
Greiferklammer	945	immediate side shift	143, 501, 503
Grenzlinie, mukogingivale	189	Immediatprothesen	569
Griechen (Geschichte)	45	Immediatprovisorien	550
Gruppenkontakt (Okklusionskon-		Implantat, bedingt erfolgreiches	1195
zepte)	121	–, fehlschlagendes	1195
Gußklammern, Bestandteile	938	– durchmesser	1143
–, Klammerformen	940	Implantate, enossale	1109, 1220
–, Nachteile	940	–, Hygienefähigkeit	1143
–, Vorteile	940	–, kombinierte	1112
Gußteile, Herstellung	735	–, submuköse	1111
		–, subperiostale	1111
H		–, transdentale	1111
Haller-Molaren	1057	–, zahnwurzelförmige	1112
Halt einer Totalprothese	1033	Implantatform	1114
Halteklammern	926	Implantationsplanung	1115
Haltungstonus (Kieferrelations-		Implantatkopf	1145
bestimmung)	1078	Implantatmaterialien	1112, 1129
Haplodontie	73	Implantatmißerfolg	1195
Harmonie (Ästhetik)	523	Implantatoberfläche	1114
Hauptantagonist	116	Implantatpfosten, abgewinkelter	1142
Hebelarm (Modellgußprothetik)	934	Implantatposition	1142
Heilkunde (Geschichte)	37, 51	Implantologie, operatives Vorgehen	1161
Hemidesmosomen	94	–, prothetisches Vorgehen	1170
Hemisektion	431	Implantoplastik	1202

Sachregister 453

IMZ-Implantat 1212
In-Ceram 648, 652, 676, 688, 1188
Incisura mandibulae 124
Individualisierung (Garniturzähne) 929
–, (Prothesenbasis) 930
Indometacin 379
Infektionsprophylaxe 1253
Infrawölbung 939, 953
Inlaybrücke 662
Innenanker (Doppelkronen) 979
Innovationen, technische
   (Geschichte) 60
Instrumente, rotierende 230
Instrumentiertechnik 1253
Insuffizienz, parodontale 904
Intensivfarben 930
Interalveolarlinie 1050
Interdentalbürstchen 243, 249
Interdentalpapille 97
Interdentalraumreinigung 243
Interdentalstimulatoren 243, 248
Interface (Implantatmaterialien) 1130
Interglobularräume 89
Interimsprothese 568
Interimsprothesen 913
Interinzisaldistanz, maximale 347
interkoronal 966
Interkuspidation, habituelle 115
–, maximale 115
Interkuspidationsposition 115
Interokklusalabstand 193
intrakoronal 966
Inzisalführungstisch 728
Inzisallinie (Ästhetik) 528, 535
Inzisalstift 496, 500, 503, 1082
Inzision, keilförmige 428
–, L-förmige 428
–, T-förmige 428
Isodontie 72
Isthmus faucium 96
ITI-System (Implantologie) 1121
Ivotray-Abformlöffel nach
   Schwarzkopf 1037

J
Jacketkrone 663, 686
Jodlösung, Schillersche 189
Juga alveolaria 124
Jungsteinzeit (Geschichte) 42

K
K-Silikone 575
Kältetherapie 381
Kaltpolymerisate 1032
Kalziumphosphatkeramik 1138
Kalottenaufstellung 1053
Kapillarplexus, subodontoblastischer 87
Kariesprophylaxe 233, 252
Kaubelastungen (Keramik) 652
Kauebene 112
Kauflächen aus Metall 919
Kaufunktion, Wiederherstellung 45

Kauorgan 122
Kauschlauch (Totalprothetik) 1077
Kauseite (Kieferbewegungen) 138
Kaustabilität, autonome 1030, 1037
Kausystem 122
Kautschuk (Geschichte) 53
Kautschukprothesen 913, 1032
Kegelwinkel 983
Kennedy-Klassen 906
Keramik 631
–, Auswahl 785
Keramikoberfläche 796
Keramikrestaurationen 690
Keramiktiegel 763
Keramikzähne 919
Kerbstellung (Totalprothetik) 1057
Kerneinbettung (Provisorien) 566
Kernspin-Tomographie 310, 317, 360
Kerr-Rand-Gestaltung 948, 1069, 1070
Kieferchirurgie 390
Kiefergelenk 132
–, bilaminäre Zone 136
–, Capsula articularis 136
–, Caput mandibulae 134
–, Discus articularis 132
–, Eminentia articularis 132
–, Fissura petrosquamosa 133
–, Fissura petrotympanica 133
–, Fissura tympanosquamosa 133
–, Fossa mandibularis 132
–, Gelenkkammern 135
–, Kondylus 132
–, Lig. laterale 136
–, Lig. mediale 136
–, Lig. sphenomandibulare 136
–, Lig. stylomandibulare 136
–, Planum praeglenoidale 134
–, Tuberculum articulare 134
–, Tuberculum postglenoidalis 133
Kiefergelenke, Untersuchung 349
Kiefergelenkgeräusche 294, 349
Kieferkammaufbau, geführte
   Geweberegeneration 438
–, Interposition 438
–, Onlay-Transplantat 439
Kieferkammprofil 1089
Kieferrelationsbestimmung 203, 952,
   996, 1002, 1023
–, horizontale 1086
–, vertikale 1077
Kippung (Modellgußprothetik) 934
Klammerarm, elastischer 938
–, starrer 938
Klammerprothese 913
Klammerauflage 938, 939
Klammer, fortlaufende 943
Klammerführungslinie 899, 953
Klammer, gestielte 943
–, zusammengesetzte gestielte 943
Klammerschulter 938, 940
Klammerstiel 938
Klebung 825

Knochen (Geschichte)	41	Kunststoffpressen	1096
Knochenqualität (Implantologie)	1112	Kunststoffprothesen	913
Kohlenhydrate	256	Kunststoffverblendung	788
Kollagen, mikrofibrilläres	417	Kunststoffzähne	919
Kombinationsprothesen	913	Küretten	223
Kompensationsfarben	507	Kurve, Speesche	114
Kompensationskurve, sagittale	114, 1037	–, Wilson-	114
–, transversale	1037	Kurzwellen	382, 384
Komplementärfarben	507	Kurzzeitprovisorien	547
Kompositionsmassen, thermoplastische	579	**L**	
Konditionierung	825	Labia oris	95
Kondylarbahnführung, horizontale	501	Labium inferius	96
–, transversale	501	– superius	95
Kondylare (Artikulatoren)	496, 500	Laboruntersuchungen, Blut und Harn	361
Kondylenbahnwinkel	142	Lachkurve	1091
Kondylenposition, zentrische	115	Lachlinie	533, 1080, 1099, 1143
Kondylus, schwingender	143	Lamina cribriformis	95
Koni-Meter	1007, 1008	– dura	95
Konstruktionsmodell (Doppelkronen)	1001	Langzeitprovisorien	547
Kontakte, Höcker-Fossa-	118	– laborgefertigt, mit NEM-Gerüst	548
–, Höcker-Randleisten-	118	–, Herstellungstechniken	557
Kontaktosteogenese (Implantatmaterialien)	1130	–, laborgefertigt, ohne Gerüst	548
Kontaktposition, retrale	115	–, Materialien	557
Konter (Totalprothetik)	1094	–, mit NEM-Gerüst	562
Kontraindikationen, Adhäsivbrücken	830	Laser	230
Kontrolle Differenz IKP - RKP	206	Lateralbewegung, Bennettsche	143
Konuskronen	983	Laterotrusionsseite (Kieferbewegungen)	138
Konuskronen, Haftkraft	983	Lebenserwartung	42
Konusprothese	913	Leerlaufseite	139
Konuswinkel	983, 987, 997	Legen von Fäden	738
Kopfbiß	120	Legierung	618
Körnerschicht, Tomessche	89	–, angußfähige	964
Korrosion	620, 1242	Legierungen	619
Korrosionsbeständigkeit (Metalle)	622	Legierungsgruppen	617
Korrosionsfestigkeit (Co-Cr-Legierungen)	937	Lehre, hippokratische (Geschichte)	38
Korrosionsraten (Metalle)	620	Leichenzähne (Geschichte)	55
Kosmetik	526	Leuzit	631, 634
Kostenplan, privater	211	Ligamentum periodontale	93
Kraftarm (Modellgußprothetik)	934	Limbus cutaneus	96
Kralle (E-Klammern)	943	– gingivae	97
Krepitationsgeräusche	317	„Line angle"	227
Kreuzbiß	120	Linea girlandiformis	98
Kreuzbißaufstellung	1050	Lingua	130
Kronen	661	Lingualbügel	920
Kronenabnehmer	1009	Lingula mandibulae	125
Kronenflucht	541	Linien, Owensche Kontur-	89
Kronenränder, abstehende	219	–, von Ebnersche	89
Kronenrandgestaltungen, Metallkeramik	699	Linienwinkel	227
Kronensysteme, vollkeramische	692	Lippenfülle	1077
Kronenzahnersatz, Einteilung	663	Lippenschilder, anteriore	1092
–, Indikationen	663	Lippenschlußlinie	1080
–, Kontraindikationen	663	Lippenstütze	1091
Krümmungsmerkmal	539, 540, 541	Lochplatte (Teilprothetik)	920
Kryotherapie	381	Löffel, individuelle	1022
Kühlrippen (Gußteile)	758	Löffeleffekt, zervikaler (Provisorien)	550, 551, 553, 559
Kulturgeschichte (Geschichte)	37	Löffel, individuelle	1068
Kunststoff-Gerüst-Verbund	566	Lokalanästhetika	380, 404
		Long centric	120

Sachregister

Lost-wax-Verfahren	687
LTI Carbon	1133
Lückengebisse, Einteilung nach Eichner	909
-, Einteilung nach Kennedy	906
-, Einteilung nach Steffel	455, 861, 1263
-, Einteilung nach Wild	909

M

M. buccinator	95, 130
M. digastricus	125, 131
M. genioglossus	125
M. geniohyoideus	125, 131
M. masseter	125, 127
M. mylohyoideus	96, 125
M. omohyoideus	131
M. orbicularis	130
M. orbicularis oris	95
M. pterygoideus lateralis	124, 125, 129
M. pterygoideus medialis	125, 128
M. sternohyoideus	131
M. sternothyreoideus	131
M. stylohyoideus	132
M. temporalis	125, 126
M. thyreohyoideus	131
Magnet-Split-Cast	1001, 1074
Magnetresonanz-Tomographie	360
Magnetverankerungen (maxillofaziale Prothesen)	1220
Mandibula, Angulus mandibulae	123
-, Basis mandibulae	123
-, Caput mandibulae	124
-, Collum mandibulae	124
-, Corpus mandibulae	123
-, Pars alveolaris	123
-, Processus condylaris	124
-, Processus coronoideus	124
-, Ramus mandibulae	124
Margo linguae	99
Maryland-Brücken	829
Massage	382
Materialien, bioaktive (Implantatmaterialien)	1134
Maxillofaziale Prothesen, Abformung	1219
-, Behandlungsablauf	1220
-, Einleitung	1215
-, Funktionen	1217
-, Geschichte	1216
-, Verankerung	1226
-, Werkstoffe	1218
Maya (Geschichte)	49
Mediotrusionsseite (Kieferbewegungen)	139
Mehrkostenberechnung	211
Membran, aus expandiertem Polytetrafluorethylen	436
Mentum	96
Mesialbißstellung	118
Mesiostruktur (Implantologie)	1142
Mesopharynx	96
Meßsystem nach Ney	954
Metall-Kleber-Verbund	825
Metall-Keramik-Verbund	636
Metallbasis	55
Metallgerüste, mittels Sintertechnik hergestellte	681
Metallgußtechnik	662
Metallkeramik, Kronenrandgestaltung	698
Metallkronen, keramisch verblendete	663
Metamerie	509
Metamizol	379
Methode, phonetische (Kieferrelationsbewegung)	1079
Michigan-Schiene	372
Mikromotor	586
Mikrotraumen	317
Mikrowellen	382, 384
Milchgebiß	67
Mineralpaste (Geschichte)	59
Mineralzähne (Geschichte)	59
Minikalotten	1059
Mischimplantate	1110
Mißerfolge von prothetischen Restaurationen	1205
Mittelalter (Geschichte)	39, 51
Mittellinie	1080
Mittelwertartikulator	1023
Mittelwertartikulatoren, nichteinstellbare	496
Modellanalyse	950
Modellanfertigung	57
Modellgußprothetik, klinischer und labortechnischer Ablauf	949
-, Langzeitresultate	945
-, Statik	933
-, Werkstoffkunde	935
Modellpflege	205
Molaren, dritte	108, 110
-, erste	107, 109
-, zweite	107, 110
Molarisation	106
Monophyodontie	79
Monosaccharide	256
Monson-Aufstellung	1051
Montagekontrolle	206
Mörser-Pistill-Prinzip	1037, 1046, 1038, 1049
Mucosa alveolaris	98
Muffel	758
Muffeleinlagen	565
Mukositis, periimplantäre	1197, 1200
mukostatischen Abformung	1037
Multibandapparatur	395
Multimorbidität	151
Mundduschen	250
Mundhygiene	233
Mundöffnung, maximale	346, 347
Mundschutz (Zahnschutz)	1223
-, Anforderungen	1225
-, Aufgaben	1224
-, Definition	1223
-, Herstellungstechniken	1225

–, Materialien	1225
–, mögliche Nachteile	1224
–, Nachsorge	1227
–, Typen	1225
–, Verhaltensmaßregeln	1227
–, Vorteile	1224
Mundtrockenheit	174
Mundwinkelgerade	527
Muskelentspannung	388
Muskelgriffigkeit (Totalprothetik)	923, 1034, 1037, 1059
Muskelrelaxantien	379
Muskelrelaxation, progressive	388
Muskulatur, infrahyale	131, 132
–, suprahyale	130
Myalgie	294
Myoarthropathie	293
Myopathien, Muskelkontraktur	320
–, myofaszialer Schmerz	319
–, Myositis	319
–, Myospasmus	320
–, reflektorische Muskelschienung	319
Myotonolytika	379

N

N. alveolaris inferior	124, 125
N. hypoglossus	130
N. mandibularis	124
N. massetericus	128
N. mentalis	124
N. pterygoideus lateralis	130
N. pterygoideus medialis	128
Nachregistrierung	1100
Nachsorgeintervall	1212
Nadelimplantate	1112
Nahrungsmittel	42
Nasenblaseversuch	1092
Naßverfahren (Geschichte)	1032
Nebenantagonisten	116
NEM-Legierungen	565, 607
Neonatallinie	89, 90
Nervenplexus, Raschkowscher	87
Nervenstimulation, transkutane elektrische (TENS)	382
Neufund, archäologischer (Geschichte)	49
Neutralbißstellung	118, 192
Neuzeit (Geschichte)	51
New Attachment	222
Ney-Klammern	941
Nicht-Verbundsysteme	688
Nichtarbeitsseite	139
Nn. temporales profundi	127
Non-Arcon-Artikulator	501
Non-Compliance	148
Normalbiß	120
Notfallsituationen, endodontische	216

O

Oberflächenbearbeitung von Keramik, mechanische	793
Oberkiefer-Frontzähne	103
Oberkiefer-Seitenzähne	106
Oberkiefermodell, Montage	204
Objekte, archäologische (Geschichte)	43
Obturatoren	1216
Octa-Sekundärteil	1123
Odontoblasten	80
Odontogenese	78
Öffnungsbewegung	346
Okkludatoren	495
Okklusalauflagen (Gußklammern)	951
Okklusion	115
–, bilateral balancierte	122, 1046, 1060
–, dynamische	115
–, eckzahngeschützte	121
–, frontzahngeschützte	120
–, habituelle	115
–, lingualisierte	1047, 1051
–, polyvalente	1061, 1097
–, statische	115
–, unilateral balancierte	121
–, Zahn-zu-zwei-Zahn-	116
–, zentrische	115
Okklusionsebene	112, 1084, 1085
Okklusionskonzepte	120, 1018, 1118
Okklusionskurve, sagittale	114
Okklusionstyp	192
Oligosialie	187
Onlay-Transplantat (Kieferkammaufbau)	442
Opaker- „Washbrand" (Keramikverblendung)	786
Opakerbrand (Keramikverblendung)	786
Oropharynx	96
Orthopantomogramm	317, 357
Os alveolare	95
Osseointegration	1130, 1133
Ostektomie	425
Osteoarthritis	379
Osteoarthrose	358, 372, 380
Osteoidkontakt (Implantatmaterialien)	1130
Osteophyten	317, 358
Osteoplastik	424
Overbite	115, 193, 345
Overdenture	1013
Overjet	115, 193, 346

P

Paläopathologie (Geschichte)	38
Palatinalband	919
Palatinalbügel	920
Palatum	99
Palladium-Legierungen	607
Palpationsempfindlichkeit, Kaumuskulatur	294
–, Kiefergelenke	294
Pannus	315
Panoramaschichtaufnahme	321, 357
Papilla gingivalis	97
– incisiva	98
– interdentalis	97
– parotidea	98

Sachregister 457

Papillae filiformes	100	Plica sublingualis	99
– foliatae	100	Plicae palatinae transversae	98
– fungiformes	100	point centric	120
– vallatae	100	Polierer (Scaling)	230
Papillameter	1072, 1075	Polyäthergummi-Abformmaterial	575,
Papillenblutungsindex (PBI)	211, 235,		1000, 1022, 1179, 1184
	1211	Polymerisation	1096
Paracetamol	378	Polyphyodontie	72
parakoronal	966	Polysaccharide	256
Parallelometer	953, 997	Polytetrafluorethylen	436
Parazonien	90	Polyvalenz (Totalprothetik)	1048
Parodontalabszeß, akuter	216	Pontics (Teilprothetik)	918, 928
Parodontalinstrumente, Schärfen	227	Porzellan (Geschichte)	59
Parodontitis	207	Porzellan-Mantelkrone	662
–, akute nekrotisierende ulzerierende		Posselt-Diagramm	140
(ANUP)	208, 217	Potenz, allergene (Metalle)	618
–, juvenile (lokalisiert/generalisiert)	208	Präameloblasten	80
– marginalis profunda	207	Prädentin	80
– marginalis superficialis	207	Prämolaren, erste	106, 108
–, rasch fortschreitende	207	–, zweite	106, 109
Parodontitisprophylaxe	233	Prämolarisierung	432
Parodontium	90	Präodontoblasten	80
Partieller Zahnersatz, Aufgaben	904	Präparation	840
–, Einteilung	605	–, diagnostische	769
–, Gerüst	918	– einer Tasche (Kieferkammaufbau)	441
–, Gerüstretention	928	Präparationsgrenze, Anzeichnen	724
–, historische Entwicklung	905	Präparationsinstrumente	592
Patientenaufklärung	213	Präparationsmodell	996
Patientenlagerung	1248	Präparationsstumpf, Höhe	587
Patrize, Anlötung (Geschiebe-		–, Oberflächenrauhigkeit	587
prothetik)	965	–, Präparationswinkel	587
–, Einkleben	965	–, Umfang	587
Perforationen (Adhäsivprothetik)	828	Präparationstechnik	548, 550, 585
Periimplantitis	1197	Präzisionsgeschiebe	964
–, Schweregrad	1197	Primärfarben	507
Perikymatien	90	Primärkrone (Doppelkronen)	979
periodontitis, rapidly progressive		Primatenlücke (Totalprothetik)	1048
(RPP)	207	Primatenlücken	78
Periodontium	90	Prinzip, embryogenetisches	
Periotest-Gerät	1202	(Totalprothetik)	1039
perverted centric	120	Probleme, akute, Behandlung	216
Pfosten, beweglicher (Implantologie)	1146	Probond-System	663
–, starrer (Implantologie)	1146	Profil, gerades	530
Pfostenauswahl (Implantologie)	1149	–, konkaves	530
Philtrum	95	–, konvexes	530
Phöniker (Geschichte)	45	Profilgeschiebe	946
Phosphatzement	662	Profilzirkel	1089
Phylogenese der Zähne	72	Proglissement (Total-	
Pilzbefall	1035	prothetik)	1037, 1049
Pins, Setzen der (Sägemodell)	712	progressive side shift	143, 501, 503
Pinseltechnik (Hybridprothetik)	1021	Prophylaxehelferin	233
Plakoidschuppen	72	Proportion (Ästhetik)	524
Planung	177	Prothesen, definitive	913
Planungskarte	210	–, maxillofaziale	1215
Plaque	256	Prothesenkörper	918
Plaque-Index	1209	Prothesenpflege	253
Plaquerevelatoren	235	Prothesenrand, Trimmen	1099
Platamic-Verfahren	663	Prothesenunverträglichkeit,	
Platte, skelettierte	920	psychogene	1235
Plattenapparaturen, herausnehmbare	395	Prothesenzahnbürste	253
Platzhalterlack, Auftragen	725	Prothesenzähne, farbliche	
Plazebowirkung	369, 371	Angleichung	925

Prothesenzahnlänge und
  Gingivaverlauf 927
Prothetik, maxillofaziale 1215
prothetischer Zahnersatz, Aufgaben 521
Protrusion, äquilibrierte 1060
–, balancierte 1060
–, maximale 348
Provisorien, abnehmbare 549
– bei abnehmbarem Zahnersatz 568
–, festsitzend-abnehmbare 547
–, festsitzende 547
Provokationstest 354
Pseudo-Infraokklusion 314
Pulpa, Austrocknung 586
–, Kernzone 87
–, Randzonen 87
–, thermische Schädigung 586
Pulpektomie 269
Pulver-Wasserstrahl-Geräte 218
Punctum fixum (Muskulatur) 126
– mobile 126
Punkt-Zentrik 120

R
Radix linguae 99
Rahmenbedingungen, wirtschaftliche 149
Raphe palati 98
Rapid-Flex-Klammersystem 955
Raum, negativer (Ästhetik) 537
RDA-Werte (Reinigungspasten) 219
Re-Osseointegration 1199
Reattachment 222
Reevaluation, präprothetische
  Vorbehandlung 403, 445
Regeneration, bindegewebige 222
Registratkontrolle 206
Registrierschablonen 951, 996, 1001,
                     1002, 1022, 1075, 1078
Registrierung 1023
Reinigungspasten 218
Relation, zentrale 1086
Reliefgriffigkeit (Totalprothetik) 1034,
                                   1098
Remodellierung (Kiefergelenk) 309
Remontage (Totalprothetik) 1101
Remontageabformungen (Zahn-
  fleischmasken) 726
Remontieren, primäres 1059
–, sekundäres 1001
Reokkludieren 1059, 1096
Replika (Implantologie) 1149
Repositionsknacken 309
Repositionsschiene 377
Resilienzgelenk 972
Resilienzspielraum 971
Resilienzteleskope 981
Resilienztest 354
Resistenz, parodontale 904
Retentionsarm (Gußklammern) 938,
                              939, 954
Retentionsnetze (Adhäsivprothetik) 826
Retentionsperlen (Adhäsivprothetik) 826

Retentionspuffer nach Gerber 1015
Retentionszylinder 1024
Revolvergebiß 73
Richmond-Krone 662
Richmond-Stiftkrone 662
Rillen-Schulter-Geschiebe 963
Rillen-Schulter-Stift-Geschiebe
  (RSS-Geschiebe) 963
Rima oris 96
Ring-Deckel-Krone 662
Ringklammer 942
Rißbildung (Keramik) 648
Roach-Klammer 945
Rohbrandanprobe 789
Rollappentechnik (Kieferkamm-
  aufbau) 439
Römer (Geschichte) 45
Röntgenaufnahme, schräglaterale
  transkranielle 357
Röntgentomographie 358
Root Planing 222
Rotation (Modellgußprothetik) 934
–, um eine fronto-transversale Achse 972
–, um eine sagittale Achse 972
Rotationsachse (Modellguß-
  prothetik) 934
Rotationsgerüst nach Krol 926
Rotationsschutz (Implantologie) 1145
Rotlicht 382
RSS-Geschiebe 964
Rückenschutzplatte 1003
Rückgesicht 529
RUM-Position 115, 203

S
Sägemodellherstellung 709
Salben 381
SAM 499
SAM 1 497
SAM 2 498, 500
SAM-Pin-System 717
Sandstrahlen (Adhäsivprothetik) 827
Sandwich-Osteoplastik 1112
Sattelbrücken 668, 669
Sattelteile, zahntragende 918
Saumepithel 189
Scaler 218, 222
–, maschinelle 231
Scaling 222
Schalengerüst, Herstellung im Labor 552
Schalenprovisorien 548, 550
Schalt-Freiend-Prothesen 913
Schaltprothesen 913, 921
Scharniergelenke 972
Scherhöcker 118
Schichttechniken, keramische 785
Schienentherapie 371
Schienungen 46
Schleifgeräte 227
Schleimhaut, mastikatorische 95, 97
–, spezialisierte 100
Schleimhauttransplantat, freies 412

-, keilförmiges	441	Sonographie	364
Schließungsprothesen	913, 934	Sounding	419, 425, 427
Schlotterkamm	1035	Spaltbrücken	668, 669
Schluckmethode (Kieferelations-		Spätimplantate	1121
bestimmung)	1078	Spätmittelalter (Geschichte)	39
Schmelz-Dentin-Grenze	89	Speicheltests	262
Schmelz-Zement-Grenze	91	-, Fließrate	1212
Schmelzbüschel	90	Spektralfarben	506
Schmelzepithel, äußeres	79	Spektrum, farbiges	505
-, inneres	79	-, optisches	505
-, reduziertes	81	Spezialküretten	224
Schmelzfaltigkeit	75	Split-Cast	200, 957, 1001
Schmelzlamellen	90	Sprühdesinfektion	582
Schmelzmatrix	80	Spüllösungen, antimikrobielle	228
Schmelzorgan	79	- zur Plaquehemmung	250
Schmelzprismen	89	Stabilisierungsarm (Modellguß-	
Schmelzpulpa	79	prothetik)	938
Schmelzretikulum, epitheliales	79	Stabilisierungselement (Teil-	
Schmelzrippen	75	prothetik)	918
Schmerzen, chronische	296	Stabilisierungsfräsung (Führungs-	
Schmerztherapie, psychologische	388	fräsung) (Geschiebeprothetik)	965
Schneeschuhprinzip (Teilprothetik)	923,	Stabilisierungsschiene	372
	934	Stampfhöcker	118
Schneidezähne, mittlere	103, 104	Steg, ausbrennbarer	1152
-, seitliche	105	-, individuell gefräster	1152
Schönheitsvorstellungen (Geschichte)	48	Stege	971, 1220
Schraubenimplantate	1110	Steggelenk	971, 91014, 1151, 1190
Schraubensysteme (Aufbauten)	282	Steggeschiebe	971, 1151, 1190
Schreinemakers-Löffel	1065, 1067	Stegverbindung	1190
Schutz des marginalen Parodonts	587	Stereomikroskop	735
Schutzkronen	664	Stifte, konische	282
Schwammobturatoren	1217	-, zylindrisch-konische	282
Schwebebrücken	667, 668	-, zylindrische	282
Seitenzähne	105	Stiftkronen	661, 664
Seitschub, maximaler	349	Stiftzahnbrücken	55, 662
Seko(no)dontie	76	Stiftzähne	661
Sekretdrainage	662	Stillman-Methode, modifizierte	240
Sekundärfarben	507	Stopplinie	1090
Sekundärkrone (Doppelkronen)	979	Störungen, extrakapsuläre	318
Semipräzisionsgeschiebe	964	-, kraniomandibuläre	293
Septa interalveolaria	124	Strahlensterilisation	583
- interradicularia	124	Streifen, Hunter-Schregersche	90
Set-up	1142	-, Retzius-	90
Si-Plast-Träger nach Hofmann	1037	Streßbewältigung	388
Sicca-Syndrom	174	Stressoren	304
Siegelwachs (Geschichte)	57	strukturosteotrop	1131
Silanisierung (Adhäsivprothetik)	827	Studienmodelle	361
Silberlegierungen	607	Stufenpräparation, zirkuläre	770,
Silikatisierung (Adhäsivprothetik)	827		773, 809
Silikophosphatglas (Implantat-		Stumpflack	736, 997
materialien)	1134	Stützkronen	664
Simplizidentaten	76	Stützfeld, parodontales (Modellguß-	
Sinterkeramik (Implantat-		prothetik)	933
materialien)	1133	Stützlinie (Modellgußprothetik)	933, 944
Situationsabformung	196, 547,	Stützstift-Registrierung,	
	1036, 1067	intraorale	951, 992
Situationsmodelle, Herstellung	199	Stützstiftführungsteller	1082, 1085
Sjögren-Syndrom	174, 187	Sublingualbügel	920
Sofortimplantate	1121	Sulcus gingivae	94
Sondierung, transsulkuläre	425	- gingivalis	97, 189
Sondierungstiefe	189	- mentolabialis	96
Sondierungszug (Scaling)	226	- nasolabialis	96

– transversus menti	96	Tunnelierung	430
Sulkusboden	94	Turbine	586
Superfloss	243, 246		
Suprakonstruktion (Implantologie)	1149	**U**	
		Überbiß, vertikaler	193, 345, 347, 395
Suprastruktur (Implantologie)	1115	Überprüfung, Paßgenauigkeit,	
Suprastrukturen, implantatgetragene	1186	Randlänge	782
		Ultraschall	362, 384
Suprawölbung	939	Ultraschall-Scaler	218
Süßstoffe, künstliche	262	Ultraschallinstrumente	230
Swager (Metallgerüste)	683	Umlauf (Geschiebeprothetik)	966
Symbolwert von Zähnen	1231	Universalküretten	218, 224
Symmetrie, dynamische (Ästhetik)	535	Unterfütterung	1062
Synovitis	310, 315, 316, 317	Unterkiefer	123
System, kraniozervikales	122	–, Beweglichkeit	345
–, mastikatorisches	122	–, Bewegungen	137
–, orofaziales	122	– Frontzähne	104
–, stomatognathes	122	– Seitenzähne	108
Systeme, metallkeramische	675, 677	Unterkieferersatz	55
–, vollkeramische	676, 686	Unterkiefermodell, Montage	205
		Unterschnittstiefe	954
T		Untersuchung, intraorale	353
Tangentialbrücken	668, 669	Urzahnformel	74
Tangentialpräparation	590, 813	Uvula palatina	99
Tauchbaddesinfektion	583		
Teilhülsengeschiebe	963	**V**	
Teilkronen	662, 664	Vakuum-Brennverfahren	663
Teleskopkronenbrücken	662	Value (Farbhelligkeit)	510, 517
Tendinitis	319	Velum palatinum	99
Tendomyopathien	293	Veränderungen, artifizielle	40
Tendomyositis	319	Verankerungselemente	918, 922
Terminologie, anatomische	63	Verankerungskronen	664
Thekodontie	73	Verbinder, großer	918, 919
Thermographie	364	–, kleiner	918, 921, 938, 940
Tierzähne	41	Verbindung, dentogingivale	94
Titan	610, 938	Verblockung, direkte	
–, bioinert	1131, 1132	(Primärverblockung)	670
–, strukturosteotrop	1131	–, indirekte (Sekundärverblockung)	670
–, titanplasmabeschichtetes	1131	Verbundosteogenese	
Titan-Insert	1124	(Implantatmaterialien)	1131
Titanimplantate, titanplasmabeschichtete	1137	Verbundsysteme, keramische	687
		Vergießen (Gußteile)	762
Titanlegierungen	612	Verhaftung, epitheliale	94
Tonsilla palatina	96	Verlängerungsprothesen	913
Torus palatinus	99	Verschiebelappen, apikaler	423
Totalprothetik, Geschichte	1031	Versorgung, provisorische	267
Totalprothetikkonzept nach Gerber	1037	Verwindungskurve	114
Toxizität, lokale	1237	Verzinnung (Adhäsivprothetik)	828
– systemische	1237	Vestibulum oris	63, 97
Tranquillantien	379	Vestibulumplastik	1035, 1114
Translation (Modellgußprothetik)	934	Videofluoroskopie	361
–, vertikale(Steg-Gelenk-Prothesen)	972	Vitadur N	648
Transversalband (Teilprothetik)	919	Vitalexstirpation	268, 269
Tricalciumphosphatkeramik		Volksbücher, zahnheilkundliche	
(TCP)	1131, 1134	(Geschichte)	52
Trisektion	431	Vollgußkronen	662
Tuberculum Carabelli	107	Vollkronen	662
– labii superioris	95	Vollporzellankrone	662
– mentale	124	Vollprothesen (Geschichte)	55
Tuberositas masseterica	125, 128	Vorbehandlung, endodontische	267
– pterygoidea	128	–, kieferchirurgische	400
Tübinger Sofortimplantat	1121	–, kieferorthopädische	393

Sachregister

-, konservierende 277
-, oralchirurgische 265
-, präprothetische, Phase I 265
-, präprothetische, Phase II 406
Vorgesicht 529
Vorwärmen (Gußteile) 760

W

Wachskäppchen 736
Wachsmodell 52, 55
Wachsprofile 954
Wachsregistrat, zentrisches 202, 951, 952
Walroßhauer (Geschichte) 41
Wärmeausdehnungskoeffizient 601, 636, 650, 784
Wärmetherapie 382
Waschkristalle (Adhäsivprothetik) 826
Wax-up 731, 838, 1142, 1149
-, additives 731
-, volles 732
Wechselgebiß, frühes 85
-, spätes 85
Weichteilprofil 530
Werkstoffe, dentale, und Plaque-Interaktionen 1243
wide centric 120
Widerstandsarm (Lastarm) (Modellgußprothetik) 934
Widman-Lappenoperation, modifizierte 418
Wiederanheftung, bindegewebige 222
Winkelmerkmal 539, 540, 541
Wirkung, toxische (Metalle) 618
Wurzelamputation 433
Wurzelkanal 661
Wurzelscheide 81
Wurzelspitzenresektion 435
Wurzelstiftkappe (Hybridprothetik) 1015, 1024
Wurzelzement, Zusammensetzung 91

X

Xerostomie 174, 187

Z

Zahnarztberuf, Belastungen im 1245
Zahnbogen 111
Zahnbrecher (Geschichte) 39
Zahnbrücken (Geschichte) 45
Zahnbürste 236
Zähne, bleibende 85
-, Anzahl 101
-, Höcker 101
-, Okklusionskontakte 117
-, Wurzelkanäle 101
-, Wurzeln 101
Zähne, echte 72
-, künstliche 51
-, menschliche 41
- mit unkontrollierbaren Schmerzen 216

-, nicht erhaltungswürdige 216
-, „semi-anatomische" 1048
-, unechte 72
Zahnentwicklung, Glockenstadium 78
-, Kappenstadium 78
-, Knospenstadium 78
Zahnersatz, enossal-gingival getragener 914
-, enossal-parodontalgingival getragener 914
-, festsitzender 542
-, halbphysiologischer 915
-, kombiniert enossal-parodontal getragener 914
-, kombinierter 543
-, parodontaler 913
-, parodontal-gingivaler 913
-, partieller 56
-, physiologischer 914
-, rein enossal befestigter 914
-, rein gingival getragener 913
-, Rinderknochen 49
-, totaler 56
-, unphysiologischer 916
-, Werkstoffe 55
Zahnfleischepithese, flexible 1143
Zahnfleischmaske, flexible 725, 1154
Zahnformel, Ur- 73
-, Bär 77
-, Catarrhini (Cercopithecoidea) 77
-, Elefant 76
-, Feliden (Löwe) 76
-, Hasentiere (Kaninchen) 76
-, Hominoidea 78
-, Hund 77
-, Nagetiere (Maus) 76
-, Platyrrhini (Callitrichiden) 77
-, Platyrrhini (Cebidae) 77
-, Säugetiere 75
-, Unpaarhufer (Pferd) 75
-, Wiederkäuer (Schaf) 75
-, Wiederkäuer (Schwein) 75
Zahnhalteapparat 86, 90
Zahnhölzer 243
Zahnkeim 79
Zahnkranz, Beschleifen 714
Zahnkünstler (Geschichte) 41, 43
Zahnleiste, Ersatz- 73, 79, 80
-, generelle 78, 80
-, laterale 78, 80
-, Milch- 73
-, Zuwachs- 73, 79
Zahnlockerungen 190
Zahnlosigkeit 1029
Zahnmedizingeschichte 37
Zahnmerkmale, Bogenmerkmal 70
-, Eindellungsmerkmal 72
-, Krümmungsmerkmal 70
-, Winkelmerkmal 70
-, Wurzelmerkmal 71
-, Zahnhalsmerkmal 71
Zahnpapille 79

Zahnpasta	242	Zementieren	798
Zahnprothesen	45	Zene Artzney (Geschichte)	51
Zahnsäckchen	79, 82	Zinkoxid-Eugenol-Paste	579, 958, 1022
Zahnschema, amerikanisches	69		1070, 1071, 1072, 1103
-, internationales	69	Zinkoxid-Phosphat-Zement	1004
- nach Haderup	68	Zone, kaustabile	1090
- nach Zsigmondy und Palmer	68	Zuckeraustauschstoffe	262
Zahnschmelz	80, 89	Zungenbeinmuskulatur	130
Zahnseide	243, 244	Zungenbrennen	174
Zahnsteinentfernung	217	Zungenmuskulatur	130
Zahnverlust	43, 903	Zwischengliedgestaltung	743
-, Reaktionen auf	1232	Zwölftafelgesetze (Geschichte)	48
Zement, Arten	92	Zylinderimplantate	1100
-, Fasersysteme	92	Zylinderteleskope	981